D1723197

Gertrude Kubiena (Hrsg.)

Praxishandbuch Akupunktur

5. Auflage

Unter Mitarbeit von:
Dorothee Bergfeld, Gertrude Kubiena, Alexander Meng,
Johannes Nepp, Heidi Rausch, Ansgar Römer, Birgit Seybold,
Boris Sommer, Ursula Völkel

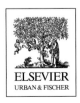
ELSEVIER
URBAN & FISCHER

URBAN & FISCHER München

Zuschriften und Kritik an:
Elsevier GmbH, Urban & Fischer Verlag, Hackerbrücke 6, 80335 München

Wichtiger Hinweis für den Benutzer
Die Erkenntnisse in der Medizin unterliegen laufendem Wandel durch Forschung und klinische Erfahrungen. Herausgeber und Autoren dieses Werkes haben große Sorgfalt darauf verwendet, dass die in diesem Werk gemachten therapeutischen Angaben dem derzeitigen Wissensstand entsprechen. Das entbindet den Nutzer dieses Werkes aber nicht von der Verpflichtung, anhand weiterführender Literatur zu überprüfen, ob die dort gemachten Angaben von denen in diesem Buch abweichen und seine Verordnung in eigener Verantwortung zu treffen.

Bibliografische Information der Deutschen Nationalbibliothek
Die Deutsche Nationalbibliothek verzeichnet diese Publikation in der Deutschen Nationalbibliografie; detaillierte bibliografische Daten sind im Internet über http://dnb.d-nb.de abrufbar.

Planung und Lektorat: Christl Kiener, München
Redaktion: Doris Schultze-Naumburg, Übersee
Herstellung: Kadja Gericke, Arnstorf; Nicole Kopp, München
Satz: Kadja Gericke, Arnstorf
Druck und Bindung: Stürtz GmbH, Würzburg
Fotos/Zeichnungen: Henriette Rintelen, Velbert; Gerda Raichle, Ulm
Umschlaggestaltung: SpieszDesign, Büro für Gestaltung, Neu-Ulm
Titelfotografie: Anja Messerschmidt, Doehring, Lübeck
Gedruckt auf 100 g/m² Primaset 1,01f. Vol.

ISBN 978-3-437-55119 -2

Aktuelle Informationen finden Sie im Internet unter **www.elsevier.de** und **www.elsevier.com**

Anstelle eines Vorwortes zur 5. Auflage

Das TCM-Wissen wird größer
Das Praxishandbuch immer besser,
Die Leser werden immer mehr
Das freut die Macher wirklich sehr.
Es ist ja auch ein gutes Buch!
Wenn ich nach einer Krankheit such'
Dann find' ich sie und außerdem
Was sagt dazu die TCM?
Und außerdem: Wo soll ich nadeln?
Am Kopf, am Körper, an den Wadeln?
Weil Worte halt nicht alles schildern
Zeigt man, wo's lang geht, gleich in Bildern.
Ein gutes Buch! Mit einem Wort:
Ich hoff, es geht so weiter fort!
Und Dank an alle, die sich mühen,
Es immer besser durchzuziehen!

Prof. Dr. med et Mag. phil
Gertrude Kubiena
Weissensee, im August 2009

Autorenverzeichnis

Dr. med. Dorothee Bergfeld
Heinrich-Delp-Straße 201
64297 Darmstadt

Prof. Dr. med. Gertrude Kubiena
Weimarer Straße 41
A-1180 Wien – Österreich

Prof. Dr. med. Alexander Meng
Frauenfelderstr. 8
A-1170 Wien – Österreich

Dr. med. Johannes Nepp
Abteilung für Augenheilkunde der
Universität Wien
Währinger Gürtel 18–20
A-1090 Wien – Österreich

Dr. med. Heidi Rausch
Steinbrinkstraße 96
46145 Oberhausen

Dr. med. Ansgar Römer
Spreyer Straße 137
67112 Mutterstadt

Dr. med. Birgit Seybold
Türkenstraße 54
80799 München

Dr. med. Boris Sommer
Heinrich-Delp-Straße 201
64297 Darmstadt

Dr. med. Ursula Völkel (-Petricek)
Anton-Bruckner-Gasse 3
A-3400 Kloster Neuburg – Österreich

Inhalt

G. Kubiena, B. Sommer

Haben uns die großen Meister
Doch ihr Wissen preisgegeben
Und jetzt sollen ihre Geister
Auch nach un'srem Willen leben.

Stichwort Ganzheitsmedizin

Die Akupunktur ist Teil der Traditionellen Chinesischen Medizin (TCM) und gilt daher als ganzheitlich – wobei es modern ist, einen Gegensatz zu unserer modernen westlichen Medizin – als „rein symptomatisch" zu konstruieren. Damit liegt man insofern falsch als es keine „symptomatischere" Medizin gibt als die traditionelle chinesische Medizin.

Da es zur Zeit der Entstehung der TCM/Akupunktur noch keinerlei Labor- oder bildgebende Verfahren gab, war der Arzt bei der Diagnostik auf seine eigenen Sinnesorgane und auf das subjektive Empfinden des Patienten angewiesen. So kommt man zu einer **individuellen** Diagnose, welche zwingend zur individuellen Therapie leitet. Allein diese Tatsache berechtigt dazu, Akupunktur/TCM als ganzheitlich zu bezeichnen.

Der Einstich der Nadel in Akupunkturpunkte hat mehr als lokale Wirkung: Er bewirkt eine Bewegung der Vitalenergie *Qi*, die aufgrund der komplexen Vernetzung des Organismus Balancestörungen im Körper ausgleichen, Überflüssiges ableiten und Stagnationen beseitigen kann.

Akupunktur kann mit vielen konventionellen und komplementären Methoden kombiniert werden. Im Chinesischen wird sie in einem Atemzug mit Moxibustion genannt – einer spezifischen Wärmeapplikation, die in manchen Fällen (*Yang*-Mangel oder äußere Kälte) zusätzlich notwendig, in anderen (*Yin*-Mangel oder Hitze) kontraindiziert sein kann – und außerdem häufig mit Massage, Bewegungstherapie, Diätetik und/oder Arzneimitteltherapie kombiniert. Praktisches modernes Beispiel: HWS-Syndrom: Kombination von schmerzstillender und muskelrelaxierender Akupunktur, Manualtherapie und Krankengymnastik.

Buch versus Kurs

Dass kein Buch einen guten Kurs ersetzen kann oder soll, ist selbstverständlich und wird nur der Vollständigkeit halber erwähnt. Die richtige Reizung des richtigen Akupunkturpunkts ist logische Voraussetzung für eine erfolgreiche Akupunkturtherapie. Diese Fertigkeit kann nur durch persönliche Anleitung erworben werden.

Indikationsstellung

Akupunktur ist eine hochwirksame Therapieform, die gezielt eingesetzt werden muss. Die primäre Indikation zur Akupunktur liegt beim Therapeuten: Nur eine gute Ausbildung garantiert guten Erfolg. Akupunktur – bekanntlich nebenwirkungsfrei – nur so nebenbei zu probieren, ist nicht zu empfehlen. Die wesentliche Indikation hängt von Patient und Diagnose ab: Verschiedene Pathologien sprechen unterschiedlich auf Akupunktur an. Bekannt ist die positive Wirkung der Akupunktur bei Kopfschmerz, Migräne und rheumatischen Beschwerden des Bewegungsapparates, ebenso wie bei Erkältung und Beschwerden im HNO-Bereich wie Sinusitis oder (allergische) Rhinitis.

Eine Retrospektivstudie aus dem Ludwig Boltzmann Institut für Akupunktur in Wien (Kubiena 1985) mit 599 Patientinnen ergab aber auch sehr gute Erfolge bei Asthma und insbesondere bei Beschwerden des Verdauungstraktes (Gastritis, Ulcus, Colitis). Ein Pilotprojekt über Akupunktur bei Morbus Crohn (Wagner/Wolkenstein 2000) zeigte eine Verringerung der Stuhlfrequenz, flüssige Stühle wurden breiig, breiige Stühle wurden fest, allerdings bei unverändertem Koloskopiebefund).

Die Akupunktur beeinflusst funktionelle Störungen, reguliert Gestörtes, kann aber Zerstörtes nicht wiederherstellen. Akupunktur ist nicht geeignet zur kausalen Behandlung von Malignomerkrankungen, Organschäden, schweren bakteriellen Infektionen, Psychosen (stationär ja, ambulant keinesfalls). Akute lebensbedrohliche Zustände gehören ebenfalls in die Hand der kon-

1

ventionellen Medizin – falls vorhanden (bewährte Indikationen → 6).

Kontraindikationen

Schwere Gerinnungsstörungen sind eine Kontraindikation, mit Antikoagulanzien behandelte Patienten (Phenprocoumon [Marcumar®], Acetylsalicylsäure) sind eine relative Kontraindikation – keine wilden Nadelmanipulationen! In mehr als 30 Jahren Akupunktur hat die Autorin jedoch niemals eine wirkliche Komplikation bei einem mit Antikoagulanzien behandelten Patienten verursacht (hingegen sehr wohl an ihrem Ehemann, der weder an einer Gerinnungsstörung litt, noch mit Antikoagulanzien behandelt war, sondern einfach in die Vena jugularis gestochen wurde).

Während der Schwangerschaft muss sowohl auf das Stechen abdomineller und lumbosacraler Punkte als auch stark hormonell wirksamer Punkte verzichtet werden (→ 3.1), sowie auf Gb 21, der zu einem Abort führen kann. Stärkere Nadelmanipulationen sind zu unterlassen, da sie *Qi* in Bewegung setzen und daher auch Wehen auslösen können, (z. B. Di 4).

Die häufigsten Fragen an den Akupunkturtherapeuten

Was ist Akupunktur?
Einstechen von dünnen Nadeln in genau definierte Punkte

Tut das weh?
Weniger als eine Injektion, aber schmerzlos ist Nadelakupunktur nicht, Laser-Punktur hingegen schon. An manchen Punkten wird ein etwas merkwürdiges Gefühl zu spüren sein – anders als der Einstichschmerz, nämlich ziehend, schwer, muskelkaterartig, warm etc. (→ *De Qi*, 3.2).

Wie wirkt Akupunktur?
Nach Ansicht der TCM bewirkt die Nadel eine Bewegung der allgegenwärtigen Vitalenergie *Qi*. Nur durch Bewegung kann gestörtes Gleichgewicht wieder hergestellt, unnötiger Ballast aus dem Körper entfernt und schmerzhafter Stau aufgelöst werden. Die Wissenschaft hat bewiesen, dass Akupunktur z. B. die Durchblutung und die Produktion von Anti-Schmerz-Substanzen (z. B. Endorphinen) fördert.

Wie lange dauert eine Behandlung?
Eine Körperakupunktur-Sitzung dauert rund 20 Minuten. Insgesamt muss man aber mit etwas mehr Zeit rechnen, da sich der Arzt stets über den aktuellen Zustand informieren muss um die optimale Behandlung durchzuführen.

Wie oft muss ich zur Behandlung kommen?
Das hängt von der Art der Beschwerden ab. Erstmalig auftretende, ganz akute Schmerzen im Bereich des Bewegungsapparat können u. U. mit einer einzelnen Behandlung erledigt sein, chronische Schmerzen brauchen meist 8–15 Sitzungen im Wochenabstand. Heftige Schmerzen und akute Beschwerden benötigen Nadelungen mehrmals wöchentlich, so lange bis eine Besserung eintritt.

Wie lange dauert es bis zur Besserung?
Auch das hängt von den Beschwerden ab. Akute Beschwerden werden meist sofort besser bis gut. Nach der 4.–5. Sitzung sollte sich auch bei chronischen Leiden ein positiver Effekt zeigen, ich habe allerdings auch schon erlebt, dass eine alte Kniegelenksarthrose erst nach 7 Sitzungen ansprach.

Kann Akupunktur schaden?
Nicht wenn sie von Experten ausgeübt wird. Akupunktur hat – im Gegensatz zu vielen Medikamenten – keine Nebenwirkungen. Es gibt allerdings die Möglichkeit einer Erstverschlechterung – wie wir das auch von diversen Kuraufenthalten kennen. Sie ist als positiv zu bewerten, weil sie die Reaktionsfähigkeit des Organismus anzeigt.

Muss ich an die Akupunktur glauben?
Nein! Aber eine positive Einstellung kann nie schaden. Erfahrungsgemäß aber auch eine negative nicht.

Kann ich meine Medikamente weiter nehmen?
In der Regel ja. Aber meistens will man ja die Medikamenteneinnahme reduzieren und das ist mit dem Arzt abzustimmen, der die Medikamen-

te verschrieben hat. Manche Medikamente kann man nicht einfach abrupt absetzen, man muss sie „ausschleichen" (z.B. Betablocker). Andere Medikamente blockieren die Akupunkturwirkung, z.B. Immunsuppressiva, Cortison, sehr starke Schmerzmittel.

Können mehrere Krankheiten zugleich behandelt werden?

Das ist ja das Schöne – Akupunktur ist eine Regulationsbehandlung und wirkt auf den ganzen Körper. Oft sieht die chinesische Medizin Zusammenhänge zwischen verschiedenen Symptomen, die bei uns nicht bekannt sind.

Was kostet eine Akupunkturbehandlung und wer zahlt?

Der Berufsverband der akupunktierenden Ärzte empfiehlt 25–50 € je nach Aufwand, berechnet nach den geltenden GOÄ-Ziffern. Die Gebührenordnung für Ärzte (GOÄ) enthält zwei offizielle Abrechnungsziffern zur Akupunktur (269, 269a). Die Akupunktur ist eine Leistung der privaten Krankenkassen, der Beihilfestellen und der Postbeamtenkrankenkasse B, jedoch keine Leistung der gesetzlichen Krankenkassen. Allerdings erstatten die gesetzlichen Krankenkassen die Akupunkturbehandlung im Rahmen von Modellprojekten für bestimmte Indikationsbereiche.

Non-Responder

Die Tatsache, dass es einige Patienten gibt, die auf eine Akupunkturtherapie nicht ansprechen, wie das ja auch bei anderen Regulationsverfahren beobachtet wird, spiegelt sich in vielen Namen und Theorien wieder: Regulationsstarre, Blockierung, Non-Responder etc.

Dazu nur soviel: Keine der Theorien ist letztendlich in sich schlüssig. So genannte „Regulationsstarren" lassen sich evtl. durch Focussuche, neuraltherapeutische „Herdsanierung" oder „Störfeldersuche" bei entsprechenden Vorkenntnissen angehen.

Primär sollten bei Nichtansprechen auf die Akupunktur offensichtliche Fehlermöglichkeiten wie falsche (chinesische oder westliche) Diagnose, falsche Punktauswahl, fehlerhafte Punktsuche, fal-

sche Reiztechnik oder Wechselwirkung mit Medikamenten ausgeschlossen werden. Meist kann man über Erfolg oder Misserfolg nach den ersten 4–6 Sitzungen entscheiden. Bei entsprechender Ausbildung kann bei ausbleibendem Erfolg dann ein Behandlungsversuch mit einer anderen ganzheitlichen Therapieform angeschlossen werden.

2 Grundlagen der Akupunktur im Rahmen der traditionellen chinesischen Medizin (TCM)

Audiodatei 02

G. Kubiena

2.1 Was ist Akupunktur?

Westliche Definition

Der Ausdruck Akupunktur kommt von
• acus (lat.) = Nadel, Spitze und
• pungere (lat.) = stechen

Akupunktur ist das Einstechen von Nadeln in genau definierte Punkte zu therapeutischen Zwecken. Die klassischen Akupunkturpunkte liegen auf Leitbahnen, den sog. Meridianen. Die Akupunktur vermag Gestörtes in Ordnung zu bringen, nicht jedoch Zerstörtes zu restaurieren.

TCM-Definition

In der chinesischen Sprache gibt es eigentlich keinen separaten Ausdruck für die Akupunktur. Man kann wohl sagen, dass man einen Patienten mit Nadeln behandelt *(gei bing ren zha zhen)*, der gebräuchliche Ausdruck für Akupunktur lautet aber *zhen jiu* = Nadeln und Moxibustion:
• *zhen* = Nadel und
• *jiu* = Moxakraut abbrennen

Schon aus der Tatsache, dass es eigentlich keinen Begriff für reine Akupunktur gibt, sondern nur den Kombinationsbegriff „nadeln und moxen", geht hervor, dass die Akupunktur in China keineswegs als Monotherapie angesehen wird. Akupunktur ist in China nur ein kleiner Teil der TCM, zu der nebst der gezielten Anwendung von Wärme u.a. eine weit entwickelte Arzneitherapie mit Elementen aus Pflanzen-, Tier- und Mineralreich ebenso gehört wie Massage, Bewegungsübungen, Diätetik etc.

2.2 Akupunkturwirkung

Forschungsergebnisse aus der westlichen Medizin

Die Akupunktur bewirkt nachweislich:
• **Zentrales und peripheres Nervensystem:** Analgetische Effekte (Jellinger 1984, Kaada 1984, Pauser 1979, Pauser et al. 1977)
• **Humoral-endokrines System:** Einfluss auf die Endorphin-, Serotonin- und Cortisonproduktion (Cheng et al. 1980, Pomeranz 1977, Pomeranz et al. 1977, Riederer et al. 1975 und 1978)
• **Blutzirkulation** (Kaada 1984)
  – Wirkung direkt auf die Blutzirkulation
  – Aktivierung des vasoaktiven intestinalen Polypeptides (VIP)
• **Muskulatur**
  – Wirkung über musculoaktive Substanzen
  – Wirkung über Bewegungsketten (Bergsmann/Meng 1982)
• **Immunsystem** (Wogralik et al. 1985)

Vorstellungen der TCM

Akupunktur bewirkt:
• Wiederherstellung gestörter Strömungsverhältnisse durch Auflösung von Stauungen; Ab- und Umleitung von Blut, Körperflüssigkeit, Hitze und Energie
• Energieausgleich zwischen verschiedenen Körperregionen sowohl an der Körperoberfläche (Bewegungsapparat) als auch zwischen Körperoberfläche (Haut, Bindegewebe, Bewegungsapparat) und Körperinnerem (innere Organe)
• Direkte Beeinflussung innerer Organe über die Körperoberfläche

• Wiederherstellung gestörter Balanceverhältnisse im Sinne der TCM (→ 2.6).

2.3 Der Akupunkturpunkt

Für jeden Tag im Sternenjahr
Gibt's einen Punkt und deshalb war
Der Punkte Zahl gut abgezählt,
Dreihundertsechzig auserwählt
Plus eins. Und du hast jetzt die Wahl –
Und mit der Wahl kommt auch die Qual:
Was soll ich nehmen, welcher stimmt?
Was macht's, wenn man den falschen nimmt?

▨ Forschungsergebnisse aus der westlichen Medizin

Akupunkturpunkte lassen sich bioelektrisch – mittels Hautwiderstandsmessungen – und histologisch objektivieren.

Bioelektrische Untersuchungen
• Herabgesetzter Hautwiderstand (Bischko: Einführung, Maresch 1966)
• Elektrisch „vorzügliches Verhalten" (Bischko: Einführung, Maresch 1966)
• „Sender- und Empfängerverhalten" von Akupunkturpunkten: Akupunkturpunkte haben Eigenschaften wie Demodulationsdioden, d.h. an Akupunkturpunkten konnten Eigenschaften nachgewiesen werden, die sowohl in Richtung Sender- als auch in Richtung Empfängerfähigkeit für elektrische Schwingungen im bioelektrischen Umfeld weisen. Informationen elektromagnetischer Reize werden in bioelektrische Signale umgewandelt, auf die der Körper reagiert (Meng, Kokoschinegg 1980)

Histologie
• **Rezeptoren**: Meissner- und Krause-Körperchen, Hoyer-Grosser-Organe
• **Effektoren**: Glatte Muskelfasern mit Kontakt zu Lymphgefäßen (Bischko: Einführung, Kellner 1966)
• **„Spezifisch strukturierte Bündel"**: Begleitendes Gefäß-Nerven-Bündel der Venae perforantes, 5–7 mm (Heine 1988 und 1994).

▨ Vorstellungen der TCM

Was wir als „Punkte" bezeichnen, heißt für den Chinesen *Xue*. *Xue* heißt eigentlich nicht Punkt, sondern Höhle, Loch, Nest. Gemeint ist damit ein Zugang von der Körperoberfläche zur Tiefe. Der Akupunkturpunkt wird als Zugang zu einem verzweigten Kanalsystem, das Körperoberfläche und innere Organe verbindet, angesehen (→ 2.4).

2.4 Der Meridian

Leitbahnen heißen Meridiane
Und die verbinden die Organe
Untereinander und mit außen,
Drum meldet sich Organschmerz draußen.

▨ Westliche Definition und Interpretation

Der chinesische Ausdruck „*Jing*" kann auf vielerlei Weise interpretiert werden. Unseligerweise ist im deutschen Sprachraum ausgerechnet die Übersetzung mit „Meridian" üblich, was von Anfang an zu Missverständnissen führt: Ein geographischer Meridian ist eine gedachte longitudinale Leitlinie an der Erdoberfläche. Ein Akupunkturmeridian hingegen ist mehr als eine gedachte Leitlinie an der Körperoberfläche nämlich Teil eines alles verbindenden/vernetzenden Systems von longitudinalen Kanälen „*Jing*" („Meridianen") und „*luo*" (Verbindungen, Kollateralen).

Nur so ist die Projektion innerer Erkrankungen in Meridianpunkte an der Körperoberfläche zu verstehen, welche die Akupunktur in zwei Richtungen nutzt:
• Diagnostisch: Veränderungen an der Körperoberfläche weisen auf Erkrankungen innerer Organe hin
• Therapeutisch: Wir erreichen Zonen des Körperinneren durch Behandlung an der Körperoberfläche, z.B. durch Reizpflaster, Neuraltherapie oder eben Akupunktur.

Histologisch gibt es bisher kein eindeutiges Substrat für den Meridian, allerdings verbreiten sich in Akupunkturpunkte injizierte Isotope – im Gegensatz zu an neutralen Punkten injizierte Isotope – entlang der Meridiane (Darras et al. 1992).

Grundsätzlich können wir den Meridian aus moderner westlicher Sicht ansehen als
- Synthese verschiedener Systeme: Blutgefäße, Nerven, Lymphe
- Muskelkette
- Elektromagnetisches Kraftfeld

TCM-Definition und -Interpretation

Meridiane und Kollateralen zusammen heißen „Jing luo":
- *Jing* heißt u.a. Meridian, aber auch Kette, Längsfaden, „Kanäle" – entspricht dem oberflächlichem longitudinalen Meridianverlauf
- *luo* heißt Netz, wird übersetzt als „Kollateralen" und steht für die Verbindungen der Meridiane untereinander und mit den inneren Organen

Zusammen also ein Netzwerk von Energie- und Blut-Kanälen. Der Meridian an der Körperoberfläche ist Teil eines Funktionskreises der Fünf-Elemente-Lehre (→ 2.6).
In den Meridianen kreist *Qi*-Vitalenergie – zusammen mit Blut, in einem tages- und jahreszeitabhängigen Rhythmus – und versorgt alle Regionen, Schichten und Organe des Körpers. Die ungestörte Zirkulation – der „glatte Fluss" – von *Qi* und *Xue*-Blut ist der wichtigste Faktor für die Gesundheit: Nur so ist der Mensch schmerzfrei.

2.5 Was ist traditionelle chinesische Medizin?

Die Grundlage TCM ist eine Synthese aus verschiedenen, einander gelegentlich widersprechenden, naturphilosophischen Schulen Chinas aus der Zeit des 5. bis 2. vorchristlichen Jahrhunderts. Begründer der TCM sollen 3 von den 5 mythischen Kaisergöttern im 4. Jahrtausend v. Chr. gewesen sein:
- *Huang Di* (Der gelbe Kaiser): Der ihm zugeschriebene „Klassiker der Inneren Medizin" mit den beiden Teilen *Nei Jing Su Wen* (Einfache Fragen) und *Ling Shu* (Mystisches Tor) soll nach neuen Erkenntnissen zwischen dem 5. und 2. vorchristlichen Jahrhundert entstanden sein. Es gibt zahlreiche spätere Ergänzungen

- *Shen Nong*, dem göttlichen Ackerbauern wird ein Buch über Heilkräuter zugeschrieben: *Shen Nong Pen Cao*
- *Fu Xi* wird als Staatsgründer bezeichnet und als Erfinder der 8 Trigramme (Grundlage der 64 Hexagramme), der Schrift und (er oder seine Frau) der Ehe.

2.6 Grundbegriffe der TCM

Die Begriffe der TCM müssen aus ihrer Zeit heraus verstanden werden. Sie entstammen der Naturbeobachtung und stützen sich natürlich nicht auf wissenschaftliche Erkenntnisse in unserem heutigen Sinn.
Das Besondere an der TCM ist, dass sie von Anfang an den Menschen als Teil eines allumfassenden Systems betrachtete – eine Erkenntnis, die heute wieder unter dem Schlagwort „Ganzheitsmedizin" aktuell geworden ist. Die TCM bedient sich dabei verschiedener Arbeitshypothesen, die materielle und immaterielle Aspekte des Menschen berücksichtigen:

Yin und Yang ➕ Audiodatei 03

> *Es kennt ein jeder die Scharade,*
> *Repräsentiert in der Monade:*
> *Ein jedes Ding hat halt zwei Seiten –*
> *Die ineinander übergleiten*
> *Und jede Seite trägt den Keim*
> *Zur andern in sich insgeheim.*

Die ursprüngliche Bedeutung von *Yin* ist Schattenseite, von *Yang* Sonnenseite eines Berges. *Yin* und *Yang* sind ein Begriffspaar, das einander ein-

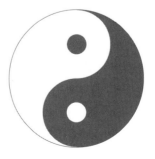

Abb. 2.1 *Yin-Yang-Monade*

erseits ausschließt, andererseits bedingt, ja sogar hervorbringt. Symbol für *Yin* und *Yang* ist die Monade, ein Kreis, der durch eine Sinuskurve in eine helle und eine dunkle Hälfte geteilt wird. Dass in jedem *Yin* ein bisschen *Yang* ist und umgekehrt, wird symbolisiert durch gegensinnige Punkte in den beiden Feldern (→ Abb. 2.1). Alle Naturphänomene und Erscheinungen des Lebens lassen sich aus dem Zusammenspiel von *Yin* und *Yang* ableiten (→ Tab. 2.1).

Tabelle 2.1 *Yin*- und *Yang*-Aspekte

Yin	Yang
Wasser	Feuer
Weiblichkeit	Männlichkeit
Innen	Außen
Passivität	Aktivität
Rechts	Links
Erde	Himmel
Kälte	Wärme
Mond	Sonne
Nacht	Tag
Dunkel	Hell
Körper	Geist
Langsam	Schnell
Farbe: Weiß	Farbe: Rot, gelb

Yin und *Yang*
• bedingen einander (z.B. Licht und Schatten)
• stehen zueinander im Gegensatz (z.B. Außen und Innen)
• sind ohne das andere nicht existenzfähig (z.B. Substanz und Funktion)
• gehen ineinander über (z.B. Tag und Nacht)

Wenn das *Yang* am kleinsten ist, dann ist das *Yin* am größten (um Mitternacht), dann beginnt aber auch das *Yang* zu wachsen (der neue Tag beginnt) und umgekehrt. Nach Erreichen eines Gipfels geht es bergab, aus der Talsohle kann es nur bergauf gehen(→ Abb. 2.1).

Als wesentlichen Faktor für die Gesundheit sieht die TCM das Gleichgewicht zwischen *Yin* und *Yang* an. Eben dieses Gleichgewicht herzustellen, ist eines der Ziele einer Akupunkturbehandlung.

Das Zusammenspiel von *Yin* und *Yang* lässt sich auch auf die Medizin übertragen (→ Tab. 2.2):

Tabelle 2.2 Die Bedeutung von *Yin* und *Yang* in der Medizin

Yin	Yang
Topographie	
Innen	Außen
Unten	Oben
Bauch	Rücken
Physiologie	
Substanz	Funktion
Innere Organe	Bewegungsapparat
Bewegungsapparat	
Beugeseite	Streckseite
Innere Organe	
Zang-Organe	*Fu*-Organe
Herz	Dünndarm
Niere	Blase
Leber	Gallenblase
Lunge	Dickdarm
Milz	Magen
Pathophysiologie	
Zu wenig (Unterfunktion)	Zu viel (Überfunktion)
Kältegefühl	Hitzegefühl, Fieber
Atrophie	Entzündung
Arthrose	Arthritis
Akupunktur: Lokalisation der Meridiane und Punkte	
Innenseite der Extremität	Außenseite der Extremität

Die 5 Substanzen ⊞ Audiodatei 04 + 11

Drei Schätze – und nur diese drei –
Sind wirklich dein, was sonst auch sei:
Jing, die Essenz, Qi – Energie
Und Shen – der Geist – da hast du sie.
Und dazu kommen noch beizeiten
Blut und die Körperflüssigkeiten.

Die 5 Substanzen sind:
• Qi-Lebensenergie, Funktion
• Xue-Blut
• Jing-konstitutionelle Basis, Essenz
• Jin ye-Körpersäfte
• Shen-Geist

2

Sie sind 5 wichtige philosophische Begriffe in der TCM. *Cave*: Nicht mit den 5 Elementen (→ 2.6) verwechseln!

Qi-Lebensenergie ✚ Audiodatei 05

Für das Wort „*Qi*" gibt es viele Übersetzungen. In der Akupunktur meinen wir damit meist die Energie, die Funktion, die Triebfeder oder die Lebenskraft – das bewegende Agens, das aus toter, lebende Materie macht.
Beispiele für verschiedene Arten von *Qi*:

Quellen-*Qi*	Ererbte Konstitution
Reines *Qi*	Atemluft
Abwehr-*Qi*	Abwehrkraft
Essentielles *Qi*	Verwertbare Stoffe aus der Nahrung
Organ-*Qi*	Basis der Funktion der inneren Organe
Wahres *Qi*	Summe aller biochemischen und bioelektrischen Vorgänge im Körper, Lebenskraft

Das „wahre *Qi*" – die Lebensenergie – kreist nach der TCM-Vorstellung zusammen mit Blut in einem 24-Stunden-Rhythmus im Körper, in den Organen und in den Meridianen. Es hält gleichzeitig diesen Kreislauf selbst in Schwung. Eine Behinderung dieses ewigen *Qi*-Kreislaufs führt zu Gesundheitsstörungen. Nach TCM soll die Akupunktur u. a. Stauungen des *Qi* beseitigen.

Xue-Blut ✚ Audiodatei 06

Während *Qi* als bewegendes Agens verstanden wird, ist *Xue*-Blut ein nährendes Agens. *Xue*-Blut nährt *Qi*, und *Qi* bewegt *Xue*-Blut. Das eine ist ohne das andere nicht denkbar. Funktionen in der TCM sind Befeuchtung und Ernährung von Haut, Muskeln, Sehnen, Knochen und inneren Organen.

Jing-Essenz ✚ Audiodatei 07

Jing ist eine Substanz, die allem organischen Leben zugrunde liegt. *Jing* ist die materielle Substanz, aus der *Qi*-Energie produziert wird (s. Tab. oben, verschiedene Arten von *Qi*).

vorgeburtliches *Jing*	ist die Summe der Erbanlagen
nachgeburtliches *Jing*	wird dem Körper zur Erhaltung des Lebens zugeführt, ist also die „Essenz" aus Nahrung und Luft

▓ Körperflüssigkeiten – *jin ye*
✚ Audiodatei 08

Nach der TCM entstammen die Körperflüssigkeiten und *Xue*-Blut der gleichen Quelle.
Der Ausdruck „*jin ye*" umfasst alle Flüssigkeiten im Körper. Unter „*jin*" (liquids) versteht man die klaren, dünnen Flüssigkeiten, wie z. B. Gewebsflüssigkeit; unter „*ye*" (humours) die dicken Flüssigkeiten, wie z. B. die Gelenksschmiere, den physiologischen Schleim der Mucosa („mucus") etc.

Klare/dünne Körperflüssigkeiten *jin* (liquids)	Trübe/dicke Körperflüssigkeiten *ye* (humours)
Kontrolle durch Dickdarm	Kontrolle durch Dünndarm
Gewebsflüssigkeit, wässrige Komponente des Schweißes	Gelenkflüssigkeit Tränen, Harn, fettige Komponente des Schweißes – Talg

Die TCM nennt fünf „*ye*":

Flüssigkeit	Sezerniert von
Schweiß	Herz
Tränen	Leber
Nasensekret	Lunge
Parotisspeichel	Milz
Sublingualisspeichel	Niere

Die dicken und dünnen Flüssigkeiten im Körper befeuchten die inneren Organe, Muskeln, Haut und Haar, „schmieren" die Gelenke und „nähren" Hirn, Mark und Knochen.
Die parenchymatösen Organe – *zang* – produzieren, die Hohlorgane – *fu* – kontrollieren die Körperflüssigkeiten.
Nach anderer Auffassung werden die klaren Flüssigkeiten – *jin* – nicht ausgeschieden, die trüben – *ye* – hingegen schon.

Shen-Geist ✚ Audiodatei 09

Shen ist die materielle Basis des Geistes, der nur dem Menschen eigen ist. Er entspricht nach westlicher Vorstellung dem Bewusstsein.

Die 5-Elemente-Lehre ✚ Audiodatei 10

Merke dir auf jeden Fall:
Zu Holz g'hört Leber und die Gall;
Zu Feuer Dünndarm und das Herz,
Milz und Magen Erde werd's,
Lunge, Dickdarm sind Metall,
Und Niere, Blase Wasserfall.

Während die *Yin-Yang*-Philosophie chinesischen Ursprungs ist, kam die 5-Elemente-Lehre zusammen mit dem Buddhismus aus Indien, wurde für die chinesische Denkweise adaptiert und in die bereits abgehandelten Lehren integriert. Jedem Element sind zahlreiche Entsprechungen zugeordnet (→ Tab. 2.3). Es handelt sich dabei um ein Denkmodell zur Beschreibung physiologischer und pathologischer Beziehungen der 5 Elemente und ihrer zahlreichen Entsprechungen, z.B. der inneren Organe und Meridiane. Original Chinesisch spricht man von *(xiang) sheng ke cheng wu*, wobei die einzelnen Silben folgende Bedeutung haben:

* *xiang* — einander, gegenseitig
* *xiang sheng* — einander fördern, hervorbringen, gebären
* *xiang ke* — auf einander wirken, in zwei Richtungen: Kontrolle und Widerstand
* *xiang cheng* — einander überwältigen, überkontrollieren
* *xiang wu* — gegen die Kontrolle rebellieren

Xiang sheng und *xiang ke* beschreiben primär physiologische Beziehungen, *xiang cheng* und *xiang wu* hingegen beziehen sich ausschließlich auf pathologische Zustände innerhalb des *Ke*-Zyklus.

Primär physiologische Zyklen
(→ Abb. 2.2)

Sheng-Zyklus – xiang sheng
Förderungs-/Hervorbringungs-/Gebär-Zyklus (engendering, interpromoting): Jedes Element bringt

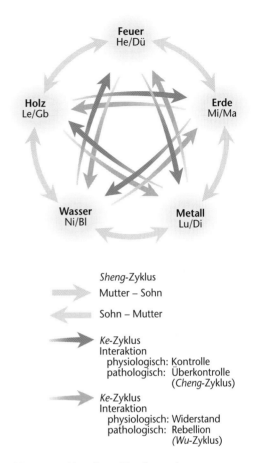

Abb. 2.2 Zyklen der 5 Wandlungsphasen

als „Mutter" ein „Kind" – also ein weiteres Element hervor. Die Mutter fördert und stärkt stets ihr Kind. Gleichzeitig entsteht jedes Element als „Kind" aus dem vorhergehenden Element, der „Mutter", die durch diesen Prozess geschwächt, „konsumiert" wird.
Reihenfolge der Elemente:

So wird aus Wasser Holz, damit
Gemeint ist jede Pflanze;
Aus Holz wird Feuer; nächster Schritt:
Zu Erde wird das Ganze.
Erde gebiert Metall, und draus
Kommt das Wasser letztlich raus.

Dieses Prinzip ist auch die Grundlage für die Tonisierungs- = Mutter- und die Sedativ- = Kind-Punkte (→ 5.2.2).
Beispiele: Die Leber (Holz) bewahrt das *Xue*-Blut

Tabelle 2.3 Das System der 5 Wandlungsphasen

Meridianpaar	Gb	Le	He	Dü	Ma	Mi	Lu	Di	Bl	Ni
	Yang	Yin	Yin	Yang	Yang	Yin	Yin	Yang	Yang	Yin
	Fu	Zang	Zang	Fu	Fu	Zang	Zang	Fu	Fu	Zang
Makrokosmos, Umwelt										
Element	Holz		Feuer		Erde		Metall		Wasser	
Äußere Faktoren (Umwelteinflüsse)	Wind		Sommer-Hitze (Feuer)		Feuchtigkeit		Trockenheit		Kälte	
Jahreszeit	Frühling		Frühsommer		Spätsommer		Herbst		Winter	
Tageszeit	23–01	01–03	11–13	13–15	07–09	09–11	03–05	05–07	15–17	17–19
Himmelsrichtung	Osten		Süden		Mitte		Westen		Norden	
Farbe	Blaugrün		Rot		Gelb		Weiß		Schwarz	
Aroma	Sauer		Bitter		Süß		Scharf		Salzig	
Zugeordnetes Organsystem („Schichten")	Sehnen, Muskel (funktion), Nägel		Subcutis, perivaskuläres Gewebe		Bindegewebe, Muskel(masse), „Fleisch"		Haut, Körperhaar		Knochen, Kopfhaar	
Wandlungsphasen	Entstehen		Wachsen		Umwandeln		Aufnehmen		Bewahren	
Öffner	Auge		Zunge		Mund		Nase		Ohr	
Innere Faktoren (Emotionen)	Zorn		Freude, Hektik		Sorge („overthinking")		Trauer, Melancholie		Angst, Schreck	
Mikrokosmos, Innenleben										
Zang-Funktion	Blut-Reservoir, glatter Fluss von *Qi* und Blut		• Gefäßsystem • Kreislauf • Stofftransport		Aufnahme und Aufbereitung von Energie/Nährstoffen		• Atmung • Poren öffnen und schließen, Abwehr		Wassermetabolismus, urogenitale Schwäche, Fertilität	
Zang-Reaktion	• Emotionale Störungen • Schmerzen mit Bewegungseinschränkung		• Palpitationen • Geist- und Bewusstseinsstörungen • Schlafstörungen		• Transport-, Transfomationsstörung • Flüssigkeitsanomalien • Stuhlanomalien, z.B. chron. Diarrhöen		• Husten • Abwehrschwäche • Schwitzen		Urogenitale Störungen/Fertilität/ Wasserhaushalt, Schmerzen im Lendenbereich	
Fu-Funktion	Sammelt Lebersekret (Galle)		Regiert ye – Dicke Flüssigkeiten (humours), sammelt aufbereitete Nahrung zum Weitertransport		Sammelt Nahrung und bereitet sie zur Weiterverarbeitung durch die Milz vor		Regiert jin – Dünne Flüssigkeiten (liquids), trennt Verwertbares von nicht Verwertbarem		Sammelt Harn der Niere	
Fu-Reaktion	• Stau: Schmerzen und cholerisches Verhalten • Mangel: feige Schwäche		• Transportfunktion: Schmerzen, Koliken • Trennfunktion: Harnanomalien		Aufstoßen, Erbrechen		• Feuchtigkeit: Diarrhö • Trockenheit: Obstipation		Miktionsbeschwerden	

auf und unterstützt so das Herz, das Element des Herzens (Feuer) wärmt die Milz (Erde), damit sie ihrer Transport- und Transformations-Funktion nachkommen kann, um gereinigtes *Qi* an ihr „Kind" – die Lunge (Metall) zu liefern, welche ihrerseits reinigt und abwärts wirkt und so die Niere (Wasser) bei ihrer Ausscheidungsfunktion unterstützt. Nieren-Element Wasser ist lebensnotwendiges Elixier für alle Arten von Pflanzen (Holz [Leber]).

Es gibt aber auch pathologische Zustände im Rahmen des *Sheng*-Zyklus:

- Eine Krankheit wird von „Mutter" auf „Kind" übertragen: „Die Mutter attackiert Kind". **Beispiel:** Transformationsfunktionsstörung der Milz (Erde) führt zur Bildung von Schleim, der in der Lunge (Metall) abgelagert wird – es kommt zur chronischen Bronchitis.
- Umgekehrt kann sich das Kind auch gegen die Mutter wenden: „Das Kind attackiert Mutter". **Beispiel:** Eine Affektion der Lunge (Metall) – z. B. Erkältung, TBC – kann sich negativ auf Appetit und Verdauung – Milz (Erde) auswirken.

Ke-Zyklus – *xiang ke*

Interaktions-/Beeinflussungs-Zyklus (interacting), bestehend aus Kontrolle (restraining) und gesundem Widerstand gegen die Kontrolle, wobei in der Physiologie Ersteres im Vordergrund steht. Wesentlich ist die Balance zwischen den Elementen und ihren Entsprechungen:

> *Das Wasser kontrolliert das Feuer,*
> *Das Feuer seinerseits Metall,*
> *Metall das Holz, das sich erneuer',*
> *Das Holz die Erde in dem Fall.*
> *Und Erde kontrolliert das Wasser –*
> *Wenn nicht, dann wird es immer nasser.*

Beispiele:

- Die reinigende und absenkende Wirkung des Lungen-*Qi* (Metall) wirkt aufsteigenden Tendenzen von Leber-*Yang* (Holz) entgegen.
- Die glättende Wirkung der Leber (Holz) verhindert Stagnationstendenzen der an sich trägen Milz (Erde).
- Transport und Transformation von Flüssigkeiten durch die Milz (Erde) verhindern eine Überlastung der Niere (Wasser).

- Das Element der Niere – Wasser – verhindert das Emporlodern von Herz-Feuer.
- Nur die tadellose Funktion des Herzens (Feuer) garantiert auch die klaglose Funktion der Lunge (Metall).

▪ **Pathologische Zyklen** (→ Abb. 2.2)

Die pathologischen Manifestationen im *Ke*-Zyklus (überschießende bzw. übergreifende Aktionen) werden mittels der beiden folgenden Zyklen beschrieben.

Cheng-Zyklus – *xiang cheng*

Über-Kontrolle (overwhelming, overaction), entspricht der Reihenfolge der Kontrolle im Rahmen des *Ke*-Zyklus, nur wird hier eine übermäßige Kontrolle beschrieben, z. B. ein Übergreifen von Krankheiten vom kontrollierenden auf das kontrollierte Organ.
Beispiel: Emotionen (Leber – Holz) führen zu Verdauungsstörungen (Milz – Erde) = Leber überkontrolliert Milz

Wu-Zyklus – *xiang wu*

> *Wer lässt sich schon gern kontrollieren?*
> *So kommt's denn oft zum Rebellieren*
> *Und es regt sich allerhand*
> *Int'ressanter Widerstand.*

Rebellions-Zyklus (rebellion, counteraction) entspricht der Reihenfolge des Widerstandes im Rahmen des *Ke*-Zyklus, beschreibt aber ein Übermaß an Widerstand. Das kontrollierte Organ „rebelliert" gegen das kontrollierende.
Beispiel: Verdauungsstörung (Milz – Erde), wenn z. B. durch Fehlernährung (zu viel Rohkost und Milchprodukte) „Müll" liegen bleibt, kann die Leber ihrer Funktion – der Gewährleistung von glattem Fluss von *Qi* und *Xue*-Blut – nicht mehr nachkommen, es kommt zur Leber-*Qi*-Stagnation (z. B. bei aggressiven Vegetariern).

In diesem komplexen Entsprechungssystem werden den 5 Elementen jeweils bestimmte Funktionen, Begriffe, sowie Meridianpaare zugeordnet (→ Tab. 2.3). **Entsprechungen** heißen die einem Element zugeordneten Begriffe, und **Funktionskreise** sind jeweils die Summe der Entsprechungen eines Elementes.

Die Bedeutung der einzelnen Entsprechungen in der TCM:

- *Yin-Yang*: Übergeordnetes Prinzip
- **Element:** Zentrale Vorstellung, alle Entsprechungen stehen in gleicher Beziehung zueinander wie die Elemente
- **Jahreszeit:** Jahreszeitliche Anpassung von Therapiekonzepten, Stichtiefe, Medikamenten, Nahrungsmitteln. Beispiel: Im Winter soll man eher tief, im Sommer eher oberflächlich stechen
- **Tageszeit:** Krankheiten der einzelnen Organe zeigen sich zu den entsprechenden Zeiten (→ Abb. 2.3). Daneben Spezialsysteme: Neben dem „normalen" System mit dem Gebrauch von ca. 361 Meridianpunkten gibt es mehrere Systeme, die den Faktor „Zeit" minutiös berücksichtigen
- **Aroma:** Hinweis auf den Geschmack der wirksamen Arznei und Hinweis auf gestörtes Organ. Beispiel: Besondere Lust auf eine bestimmte Geschmacksrichtung lässt auf Störung des Organes im gleichen Funktionskreis schließen; Heißhunger auf Süßigkeiten weist auf Störung von Magen und Milz hin; Lust auf Saures auf Leberirritation – denken wir an das Katerfrühstück mit saurem Hering!
- **Innere Faktoren** (Emotionen*)* und **äußere Faktoren** (Umwelteinflüsse): Einerseits potenzielle Pathogene, besonders für das ihnen zugeordnete Organ; die äußeren Pathogene werden andererseits zur Beschreibung von Symptomen verwendet. Ob der Mensch krank wird, hängt davon ab, was stärker ist: Die pathogenen Einflüsse oder seine Abwehrkraft (die TCM spricht von Abwehr-*Qi*)
- **Zang**-Organe: Gehören zu *Yin*
- **Fu**-Organe*:* Gehören zu *Yang*; je ein *Yin*- und ein *Yang*-Organ bilden eine untrennbare Einheit, die auf die zugehörigen Meridiane übertragen wird

■ Die Begriffe „Gesundheit" und „Krankheit" in der TCM 🔊 Audiodatei 12

Nach westlicher Vorstellung ist Gesundheit ein Zustand des vollkommenen körperlichen, geistigen, seelischen und sozialen Wohlbefindens (WHO-Definition).

Nach der TCM entspricht Gesundheit der Harmonie und dem Gleichgewicht von Körper und Umwelt, zwischen *Yin* und *Yang*, sowie dem ungehinderten Fluss von Blut und *Qi* (Energie) im Körper.

Als Ursachen für Krankheiten werden angesehen:

- 5 äußere und 7 innere pathogene Faktoren, die in erster Linie jeweils das ihnen zugeordnete Organ, in zweiter Linie aber alle Organe schädigen können (Viscero-Visceralreflex) (→ 2.7)
- Ungesunde Lebensweise, z.B. Alkoholabusus, Drogen, übermäßiges/falsches/zu wenig Essen
- Verletzungen, Insektenstiche, Schlangenbisse
- Strömungshindernisse für *Xue*-Blut und *Qi*
- Erbkrankheiten.

2.7   Diagnostik nach TCM

Am Anfang jeglicher Therapie muss eine moderne westliche Diagnose stehen.

Auf dieser Basis ist es dann gerechtfertigt, eine Akupunkturbehandlung mit bewährten Punktkombinationen einzuleiten. Sollte es im Rahmen dieser Therapie zu keiner wesentlichen Besserung

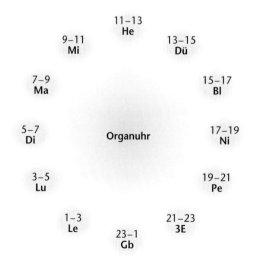

Abb. 2.3 Organuhr

kommen, muss die Diagnostik mit Hilfe der chinesischen Denkweise verfeinert werden. Nur so kann die Punktauswahl auf das bestehende Krankheitsbild weiter differenziert werden.

Das Syndrom in der TCM ist eine Beschreibung des Gesamtzustandes des Patienten und seiner Krankheit mit den Begriffen der TCM (Kubiena 1996).

> Das Syndrom beschreibt die Krankheit und bestimmt die Therapie.

Das Syndrom kann beschreiben:
- Ursache(n) der Erkrankung
- Lokalisation der Erkrankung
- Zustand des Patienten
- Stadium, Schwere und Verlauf der Krankheit
- Symptome und funktionelle Zustände (Hyper- bzw. Hypofunktion)
- Hinweise auf Widerstandskraft und Reaktion des Körpers auf pathogene Faktoren
- Störungen der Beziehungen verschiedener Körperregionen zueinander

Die Diagnose eines Syndroms in der TCM kann aufgrund verschiedener Systematiken erfolgen.

Diese können sich überschneiden.
Die verschiedenen Einteilungsmöglichkeiten von Syndromen werden im folgenden aufgeführt.

2.7.1 Syndrome nach den 8 Prinzipien

Eigentlich handelt es sich dabei um 4 Prinzipienpaare, die Hinweise geben können auf Ort, Art, Schwere und Dauer der Krankheit und Ort, Art und Technik der Behandlung und Prognose.

Die 8 Prinzipien = 4 Prinzipienpaare

Yang	*Yin*	(→ Tab. 2.3)
Außen *(biao)*	Innen *(li)*	(→ Tab. 2.4)
Hitze *(re)*	Kälte *(han)*	(→ Tab. 2.5)
Fülle *(shi)*	Mangel *(xu)*	(→ Tab. 2.6)

Das wichtigste Prinzip ist das *Yin-Yang*-Prinzip. Die anderen Prinzipienpaare sind ihm untergeordnet. Für eine differenzierte Therapie muss aber jedes einzelne Prinzip berücksichtigt werden (→ Abb. 2.4).

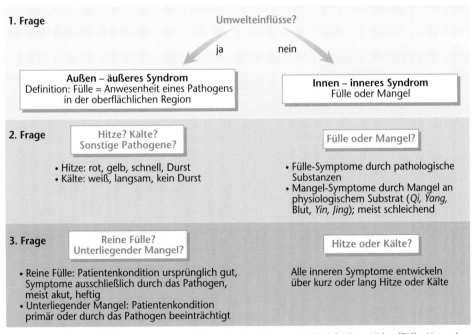

1. Frage — Umwelteinflüsse?

ja — nein

Außen – äußeres Syndrom
Definition: Fülle = Anwesenheit eines Pathogens in der oberflächlichen Region

Innen – inneres Syndrom
Fülle oder Mangel

2. Frage

Hitze? Kälte? Sonstige Pathogene?
- Hitze: rot, gelb, schnell, Durst
- Kälte: weiß, langsam, kein Durst

Fülle oder Mangel?
- Fülle-Symptome durch pathologische Substanzen
- Mangel-Symptome durch Mangel an physiologischem Substrat (*Qi, Yang, Blut, Yin, Jing*); meist schleichend

3. Frage

Reine Fülle? Unterliegender Mangel?
- Reine Fülle: Patientenkondition ursprünglich gut, Symptome ausschließlich durch das Pathogen, meist akut, heftig
- Unterliegender Mangel: Patientenkondition primär oder durch das Pathogen beeinträchtigt

Hitze oder Kälte?
Alle inneren Symptome entwickeln über kurz oder lang Hitze oder Kälte

Abb. 2.4 Diagnostisches Vorgehen nach den 8 Prinzipien am Beispiel Hitze-Kälte/Fülle-Mangel

Das Vorgehen nach den 8 Prinzipien ist in Abbildung 2.4 am Beispiel Hitze-Kälte und Fülle-Mangel dargestellt.

Der Mensch ist gesund, solange sein *Yin* und sein *Yang* ausreichend vorhanden sind, sich im Gleichgewicht befinden und solange ausreichend *Qi*-Lebensenergie und *Xue*-Blut ohne Hindernisse fließen. Nach der TCM gilt Krankheit u. a. als Störung im *Yin*-*Yang*-Gleichgewicht: d. h. entweder *Yin* oder *Yang* ist im Übergewicht (→ Abb. 2.5).
- Ein reines *Yin*-Syndrom ist kombiniert aus den Zeichen für Innen, Kälte, Mangel
- Ein reines *Yang*-Syndrom ist kombiniert aus den Zeichen für Außen, Hitze und Fülle

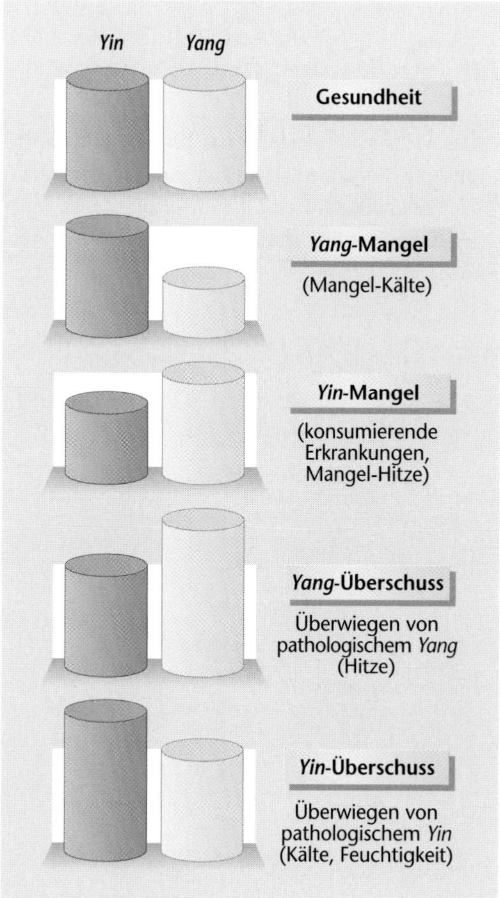

Aber leider liegen die Dinge nicht immer so einfach: Es gibt auch Mischbilder, d. h. Kombinationen von *Yin*- und *Yang*-Symptomen.
Balancestörungen zwischen *Yin* und *Yang*:
- Wenn von einem Faktor absolut zu viel da ist, dann ist der andere Faktor relativ schwächer
- Wenn von einem Faktor absolut zu wenig da ist, dann ist der andere Faktor relativ stärker. Diese sog. Mangelsymptome sind oft nicht einfach zu erkennen!
- Wenn von beiden absolut zu wenig da ist, kann noch immer der eine oder der andere Faktor relativ überwiegen. Die TCM spricht dann von „falschen" Syndromen. Diese Zustandsbilder sind schwer zu behandeln!

Die Interpretation der diagnostischen Befunde anhand der 8 Prinzipien erlaubt eine erste Einteilung der zugrunde liegenden Erkrankung. Die folgenden Tabellen (→ Tab. 2.4, 2.5, 2.6) sollen einen Überblick bei der Differenzierung verschaffen.

Abb. 2.5 Gegenseitiger Verbrauch von *Yin* und *Yang* (aus Focks, Hillenbrand 2006)

Tabelle 2.4 Differenzierung: Außen-Innen *(biao-li)*

	Yang-**Außen**	*Yin*-**Innen**
Lokalisation	Äußere Körperregionen, Meridiane, Kopf, Haut, Muskulatur, Sehnen, Gelenke	Innere Organe
Beginn	Akut	Selten akut, meist schleichend
Anamnese	Kurz	Meist länger
Prognose	Gut, leicht zu behandeln	Weniger gut, schwieriger zu behandeln
Allgemeinzustand	Gut	Beeinträchtigt
Stuhl	Nicht verändert	Verändert
Harn	Nicht verändert	Verändert
Zungenkörper	Je nach Faktor	Verändert
Zungenbelag	Nicht verändert	Verändert
Puls	Oberflächlich	Tief (meist)
TCM-Ursache	„Kampf" zwischen äußeren pathogenen Faktoren und Abwehrkraft	Äußere oder innere pathogene Faktoren führen zu innerer Disharmonie
Diagnosebeispiele	Muskelschmerzen, beginnender grippaler Infekt	Pneumonie als Folge eines grippalen Infektes, chronische Diarrhö
Therapeutische Konsequenz	Bezogen auf Lokalisation und pathogene Faktoren; Akupunktur	Organbezogen, Abwehr stärkend; vorwiegend Arzneitherapie, daneben Akupunktur
Akupunktur	Kräftig manipulieren, häufig nadeln; Punkte auf betroffenem Meridian, Fernpunkte *Hochakut:* Korrespondierender Meridian kontralateral und Lokalpunkte *Akut:* Korrespondierender Meridian homolateral und Lokalpunkte *Chronisch:* Fernpunkte auf betroffenem Meridian, viele Lokalpunkte	Vorsichtig manipulieren und in größeren Abständen nadeln *Fu*-Organe: Alarmpunkt (*Mu*-Punkt) und unterer *He*-Punkt *Zang*-Organe: Quellpunkt (*Yuan*-Punkt) und Zustimmungspunkt (*Shu*-Punkt)

Tabelle 2.5 Differenzierung: Hitze-Kälte *(re-han)*

	Yang-Hitze	*Yin*-Kälte
Leitfarben	Rot, gelb	Weiß
Gesicht	Rot	Blass
Bewegung	Schnell	Langsam
Verhalten	Extrovertiert	Introvertiert
Sprache	Gesprächig, schnell	Wortkarg, langsam
Körpertemperatur	Fieber	Schüttelfrost, kalte Extremitäten
Abneigung gegen	Hitze	Kälte
Besserung auf	Kälte	Wärme
Durst	Ja	Nein
Getränkewunsch	Kalt	Warm
Harn	Dunkelgelb	Hell
Stuhl	Obstipiert	Breiig
Geruch des Stuhls	Faulig, stinkend	Schwach
Zungenkörper	Rot	Blass
Zungenbelag	Gelb	Weiß
Puls	Schnell	Langsam
Ursache	Zu viel *Yang*-Hitze oder zu wenig *Yin*-Kühlung	Zu viel *Yin*-Kälte oder Mangel an *Yang*-Qi
Diagnosebeispiele	Blühender Infekt, Arthritis, hohes Fieber	Beginnender Infekt, Arthrose (die sich bei Kälte verschlimmert), chronische Schmerzen
Therapeutische Konsequenz	Keine Wärmezufuhr, Hitze ableiten	Wärme zuführen, z.B. Moxa
Akupunktur	Hitze-Punkte, z.B. Du 14, Di 4, Di 11	Akupunktur und/oder Moxa, z.B. auf Di 4

Tabelle 2.6 Differenzierung: Fülle–Mangel *(shi-xu)*

	Fülle*	Mangel*
Hinweis	Das Fülle-Bild ist stark ausgeprägt und bezieht sich auf Überschuss an **pathologischen** Energien – pathogenen Faktoren – und hängt von deren Natur ab: Sommerhitze, Feuer, Kälte, Feuchtigkeit, Trockenheit, Wind **physiologische** Energien und Substanzen am falschen Platz: *Qi-/Xue*-Blut-Stau – Schmerz	Mangel bezieht sich immer nur auf **physiologische** Energien und Substanzen: *Qi, Xue*-Blut, *Yin, Yang, Jing*, Flüssigkeit
Auf Druck	Verschlechterung	Besserung
Krankheitsstadium	Akut, subakut	Chronisch
Ursache	Pathogene Faktoren oder „Blockierung" führt zu Staung von *Xue*-Blut und *Qi*	Konstitutionell oder übermäßiger Verbrauch
Diagnosebeispiele	Akuter Infekt, Gallenkolik	Emphysem, Vitium
Therapeutische Konsequenz	Akupunktur	V.a. Arzneitherapie
Akupunktur	Sedierende Technik, oft nadeln, kürzeres Behandlungsintervall; bluten lassen	Tonisierende Technik, in größeren Abständen nadeln, wenige Punkte stechen. Roborierende Punkte, z.B. Bl 20, Ma 36, Mi 6, Ren 6, schwach manipulieren, „tonisieren"; nicht bluten lassen

* Bei Fülle und Mangel kommt es immer auf Folgendes an: **Was** ist zu viel? **Was** zu wenig?

2.7.2 Syndrome nach der Theorie von *Xue*-Blut und *Qi*

Qi und *Xue*-Blut können „gestaut" sein, d.h. dass ein harmonischer Fluss nicht mehr besteht. Sie können sich aber auch in einem Mangel-Zustand (→ Tab. 2.7) befinden oder die *Qi*-Flussrichtung insgesamt kann gestört sein.

2.7.3 Meridian-Syndrome

Unter „Meridian-Syndromen" werden zusammengefasst:
- Symptome im Meridianverlauf an der Körperoberfläche
- Zusätzlich die bei Störungen im zugeordneten Organ auftretenden Leitsymptome (→ Tab. 2.8)

Das Meridian-Syndrom gilt als äußeres Syndrom, evtl. mit einigen Aspekten des zugeordneten Organs. Die Beschwerden spielen sich also mehr an der Körperoberfläche, d. h. nach der TCM im Bewegungsapparat und im Meridianverlauf, ab und sind deshalb der Akupunktur gut zugänglich.

Tabelle 2.7 Vier *Qi*-und *Xue*-Blut-Pathologien

Pathologie	Symptome	Therapie
Qi-Mangel	• Müde, kraftlos • Schwitzen bei Anstrengung, Dyspnoe	Ren 4+, Ren 6+, Ma 36+, oder Ren 12, Bl 20 *Yang*-KP*: Dü 3, Bl 62, 3E 5, Gb 41
Qi-Stau	• Spannungsgefühl • wechselnder Schmerz	*Qi* bewegen und verteilen: Ren 6, Ma 36+/-
Inverses bzw. unkontrolliert aufsteigendes *Qi*	Bezieht sich auf einzelne Organe: • Lunge: Husten • Magen: Erbrechen, Aufstoßen • Leber: Kopfschmerz, Schwindel, Hämoptysen	Inverses *Qi* absenken: Bl 17, Ren 22 Lunge: Lu 9, Lu 7, Bl 13; Magen: Ren 12, Ma 36; Leber: Le 3
Sinkendes *Qi*	Prolaps, Descensus, Ptose	Milz stärken, *Qi* anheben: Ren 12, Ma 36, Mi 6, Bl 20, Du 20
Xue-Blut-Mangel	• Glanzlos blass • verschwommenes Sehen • Selbstwertgefühl↓	Bl 17+, Bl 20+, Mi 6+, Mi 10+; *si wu tang*
Xue-Blut-Stau	• Stechende lokalstabile Schmerzen • Schwellung, Hämatom, Gelose	Stau lösen, Blut regulieren: Bl 17+/-, Mi 10- *Qi* und Blut bewegen: Mi 6-, Ren 6-, Ma 36-; Bl 54 [Bi]-, Lu 5 bluten lassen Moxa lokal allgemein: *yue ju wan* postpartal: *sheng hua tang*
Xue-Blut-Stase/gestocktes *Xue*-Blut	Harte Tumore, Knoten	Therapiehindernis! „Blood-breakers" Uterus: *gui zhi fu ling wan*
Xue-Blut-Hitze	Blutungen	Mi 6, Mi 10, Bl 40, Ren 5, He 3 Rhinohorn-Formeln (wobei Rhinohorn heutzutage durch Haarwuchsmittel ersetzt wird)

* Feit und Zmiewski (1989)

In der folgenden Tabelle sind die Symptome jedes Meridians zur Differenzierung in Schmerzsymptome und weitere Symptome unterschieden.

Tabelle 2.8 Symptome der Meridiane

Meridian	Schmerzen	Weitere Symptome
Lu	• In der Schulter, Vorderseite des Armes, Fossa supraclavicularis • Halsschmerzen • Druckgefühl in der Brust	• Husten, Asthma • Hämoptysen
Di	• Im Meridianverlauf (Arm, Schulter, Nacken) • Zahn- und Halsschmerzen	• Borborygmus, Diarrhö, Bauchschmerz • Nasenbluten • wässriger Schnupfen
Ma	• Im Meridianverlauf (Bein, Hypochondrium, Hals) auch Druckgefühl in diesem Bereich	• Facialisparese mit Verzerrung von Mundwinkel und Abweichung des Auges • Ödeme • Borborygmus, Bauchspannung, epigastrische Schmerzen • Blähungen • Erbrechen, Hungergefühl • Fieber/-Manie
Mi	• Im Epigastrium • Schwellung und Kältegefühl an der Innenseite von Oberschenkel und Knie	• Blähungen, breiiger Stuhl • Gelbsucht • Schweregefühl, Mattigkeit • Rülpsen, Erbrechen • Trägheit und Schmerz des Zungengrundes
He	• In der Herzgegend • im Hypochondrium • an der Vorderseite des Oberarmes	• Durst, Kehle und Zunge trocken • Hitzegefühl in den Handflächen, Nachtschweiß • Schlaflosigkeit
Dü	• Im Unterbauch • an der Hinterseite der Schulter und des Oberarmes	• Blähungen • Polyurie • raue Kehle • Wangenschwellung • gelbe Skleren • Taubheit
Bl	• In Kreuz, (tiefem) Rücken • Kopf, Nacken • an der Hinterseite der Beine	• Harnverhaltung, Enuresis • Nasenbluten, Rhinitis, verstopfte Nase • tränende Augen durch Windexposition • geistige Verwirrtheitszustände (manisch-depressive Verstimmungen) • Malaria

2.7.4 Syndrome der 6 Meridianpaare

Wir kennen 2 Arten von „Meridian-Partnerschaften"

Gekoppelte Meridiane: Nach der Außen-Innen/*Yang-Yin*-Regel: Lu/Di, Ma/Mi, He/Dü, Bl/Ni, Pe/3E, Gb/Le (→ 4.2)

Korrespondierende Meridiane: Die Meridiane verlaufen nach der Oben-Unten-Regel an den Extremitäten an anatomisch korrespondierenden Stellen. Diese Partnerschaft ist in der TCM so wichtig, dass die Partner sogar einen gemeinsamen Namen tragen (→ 4.2).

Die TCM beschreibt das Eindringen pathogener Faktoren von außen zuerst über die 3 *Yang*- und dann weiter in die *Yin*-Paare, wobei die Prognose immer schlechter wird, je tiefer die pathogene Noxe eindringt.

Tabelle 2.8 Symptome der Meridiane *(Forts.)*

Meridian	Schmerzen	Weitere Symptome
Ni	• Lumbago • Schmerzen im Kreuz und am Oberschenkel posteriomedial	• Schwäche der unteren Extremität, Hitzegefühl an den Fußsohlen • Polyurie, nächtliche Pollutionen, Bettnässen, Impotenz • Menstruationsstörungen • asthmatische Atembeschwerden • Hämoptysen • trockene Zunge • Schmerzen und Druckgefühl im Hals • Ödeme
Pe	• Spasmen der oberen Extremität • Druckgefühl in der Brust • Herzschmerzen	• Palpitationen • Schwellungen in der Achselregion • rotes Gesicht, Hitzewallungen • Ruhelosigkeit • depressive und manische Verstimmungen • heiße Handflächen
3E	• Retroauriculär • am äußerem Lidwinkel • an Schulter und seitlichem Arm • am Ellenbogen	• Druckgefühl und Schmerzen im Hals • Wangenschwellungen • Blähungen • Bettnässen, Dysurie • Ödeme • Tinnitus, Taubheit
Gb	• In Flanke • Hypochondrium • Achsel • Fossa supraclavicularis • äußerem Augenwinkel • Kiefer • Kopf • untere Extremität	• Bitterer Geschmack • verschwommenes Sehen
Le	• In Unterbauch • Kreuz • Scheitelkopfschmerz	• Hernien • Völlegefühl in der Brust • Bettnässen, Dysurie • trockene Kehle • Singultus • geistige Verwirrtheit

2.7.5 Syndrome der 8 Wundermeridiane

Den Wundermeridianen (Syn.: Extra- oder Sondermeridiane, → 4.5) werden folgende Funktionen zugeschrieben:
- Stärkung der Verbindung der 12 regulären Meridiane
- Regulation von *Qi*-Energie und Funktion der 12 regulären Meridiane
- Besondere Verbindung zu den Organen Leber und Niere
- Verbindung zu den „außerordentlichen" Organen Uterus, Hirn und Mark (Knochen- und Rückenmark)

Krankheitssyndrome, die mit den Sondermeridianen in Verbindung gebracht werden, zeigen oft Symptome aufgrund ihres Verlaufs und ihrer Funktion (→ Tab. 2.9).

Tabelle 2.9 Symptome der Sondermerdiane (→ 4.5.9)

Sondermeridian	Eröffnung	Symptome
Chong mai	Mi 4	• Schmerzen, Spasmen im Abdomen • Menstruationsstörungen • weibliche und männliche Infertilität • Asthma
yin wei mai	Pe 6	„Tiefe Syndrome", z.B. Brust-, Herz- und Magenschmerzen
Ren mai (Konzeptionsgefäß)	Lu 7	• Schmerzen in Epigastrium, Unterbauch • Genitalregion: Fluor, Menstruationsbeschwerden, weibliche und männliche Infertilität; Pollutionen, • Bettnässen, Harnretention • Hernien
Yin qiao mai	Ni 6	• Schmerzen in Unterbauch, lumbal, Hüfte; Spasmen • Beeinträchtigung der Supination und Innenrotation des Fußes • Lethargie, Epilepsie
Du mai (Lenkergefäß)	Dü 3	• Bewegungseinschränkung und Schmerzen der gesamten Wirbelsäule • Opisthotonus • Kopfschmerzen und Epilepsie
Yang qiao mai	Bl 62	• Rücken- und Kreuzschmerzen • Spasmen • Pronation und Außenrotation der unteren Extremität beeinträchtigt • Schlaflosigkeit • Epilepsie • Entzündungen des inneren Augenwinkels
Dai mai	Gb 41	• Schwäche lumbal • Schwäche, Atrophie und motorische Beeinträchtigungen der unteren Extremität • Blähungen und Völlegefühl des Bauchraums • Fluor • Uterusprolaps
Yang wei mai	3E 5	„Oberflächliche Syndrome", z.B. Fieber und Schüttelfrost

2.7.6 Syndrome der äußeren pathogenen Faktoren

Ach, was muss man doch von bösen
Pathogenen lesen, hören!
Wie zum Beispiel auch von diesen,
Welche „Äuß're", „Inn're" hießen.

Die 5 äußeren pathogenen Faktoren sind:
• Wind
• Kälte
• Sommerhitze
• Feuer
• Trockenheit
• Feuchtigkeit (Schleim*)

Jedes Syndrom zeigt je nach auslösendem pathogenen Faktor charakteristische Symptome.

> Bedeutung der pathogenen Faktoren für die Akupunkturtherapie:
> • Wahl des Behandlungsortes, d.h. bestimmter symptomatischer Punkte
> • Wahl der Behandlungsart, d.h. Moxa bei Kälte, Ableiten, sedieren bei Fülle-Hitze

Den inneren Pathogenen sind keine eigenen Syndrome zugeschrieben, aber sie gelten als Hauptauslöser innerer Erkrankungen.

Wind

Yang- Pathogen	Zugehöriges Meridianpaar: Le/Gb

Symptome
• Plötzliche, wechselnde, heftige Beschwerden
• befällt die oberen, äußeren Körperabschnitte und die Seite (Le-Gb)

Pathogenese
• bewegt den Körper wie der Wind die Äste eines Baums und beeinflusst besonders den oberen Teil des Körpers
• führt zu Disharmonie im Körper

Therapie
• Akupunktur mit anschließendem Moxa und Schröpfen: Dü 3; 3E 5, Gb 20, Gb 31; Gb 34, Du 16, Du 20
• Innerer Wind: Le 3, Du 20

Innerer Wind

• Entsteht in der Leber, steigt nach oben (ist *Yang*!)
• Führt zu Kopfschmerzen, Drehschwindelanfällen
• Muskelzuckungen, Tremor, Tic, Krampfanfälle, plötzliche Lähmungen

Kälte

Yin-Pathogen	Zugehöriges Meridianpaar: Ni/Bl

Symptome
• Kälteabneigung, Frösteln, Frieren, kalte Extremitäten
• reichlich farblose Ausscheidungen (Harn, Fluor)
• wässrige Diarrhö mit Nahrungsresten
• **Zungenkörper:** Blass
• **Zungenbelag:** Weiß
• **Puls:** Langsam, tief, vibrierend

Innere Kälte

Entspricht einer *Yang*-Mangel-Krankheit; Schwächezeichen
• **Zungenkörper:** Blass, Zahneindrücke in der Zunge
• **Zungenbelag:** Dünner, weißer Belag

Pathogenese
• Kälte stört die Zirkulation von *Qi, Yang* und *Xue*-Blut in Meridianen und Gefäßen
• *Qi*-Stagnation führt zu Schmerzen. Kälteschmerz *(Yin)* ist fixiert, tief, bohrend, stark, besser auf Wärme, steife Glieder

Kombination
Mit Wind, Feuchtigkeit möglich

Therapie
Moxa auf die indizierten Punkte

Hitze – Sommerhitze (Magen-Hitze) und Feuer (Leber-Feuer)

Yang-Pathogen	Zugehöriges Meridianpaar: He/Dü

Sommerhitze ist ein saisonales natürliches Pathogen. Feuer ist Hitze in extremer Ausprägung; es kann jederzeit durch das Zusammenwirken mehrerer Pathogene entstehen.

---

* Schleim ist kein äußerer pathogener Faktor, sondern entsteht im Körper, ähnelt aber der Feuchtigkeit

Symptome
- Hitzeabneigung
- **Zungenkörper:** Rot
- **Zungenbelag:** Trocken und gelblich
- **Puls:** Schnell

Pathogenese
- Hitze dringt in den Körper ein
- Kälte, Wind, stagnierendes *Qi* und/oder stagnierende Feuchtigkeit führen zu innerer Hitze, feuchter Hitze oder „Hitze des Blutes", schädigen *Yin* und Säfte

Therapie
- Moxa kontraindiziert
- So genannte Hitzepunkte sind der 1. und v.a. der 2. Punkt proximal der Akren, weitere Punkte (→ Tab. 2.7, Tab. 2.10)

Trockenheit

Yang-Pathogen	Zugehöriges Meridianpaar: Lu/Di

Befällt ausschließlich die Lunge, seltener Faktor

Symptome
Alles trocken: Husten, Mund, Zunge, Lippen (Risse), Nase (evtl. Epistaxis), Haut; Obstipation

Pathogenese
Hitze, Flüssigkeitsverlust (Blutung, Diarrhö, Erbrechen) oder Schädigung des *Yin* und der Säfte

Therapie
- Exsikkose ausschließen; Flüssigkeitssubstitution
- Akupunktur: Lungen- und Nieren-Meridian behandeln

Feuchtigkeit

Yin-Pathogen	Zugehöriges Meridianpaar: Ma/Mi

Symptome
- Völlegefühl in Brust und Bauch
- dumpfer diffuser, fixierter Schmerz (z.B. Kopfschmerz)
- benommenes, schweres, pelziges Gefühl
- Schwellung von Extremitäten und Gelenken, Wundheitsschmerz
- Diarrhö

Pathogenese
- Exogene Feuchtigkeit befällt meist Mi; schädigt *Yang* und damit *Qi*-Fluss
- Gestörte Balance zwischen Mi, Ni, Lu führt zu Störung von Transformation, Transport und Reinigung

Kombination
- Feuchtigkeit mit Kälte führt zu Stagnation
- Feuchtigkeit mit Hitze führt zu schweren, akuten (Dysenterie) oder chronisch schwelenden inneren Erkrankungen

Therapie
- Moxa lokal (Hitze ausschließen!)
- Akupunktur auf: Mi 9, Ren 9 (Ausscheidung von Feuchtigkeit); Ma 36, Mi 6, Bl 20 stärken *Qi* und Mi, dadurch bessere Verteilung und Umwandlung von Feuchtigkeit

Endogene Feuchtigkeit

Symptome
Immer mit Energie-Mangel-Zeichen:
- Feuchtigkeit
- evtl. trüb; Hautausschlag mit Blasen
- **Zungenkörper:** Feucht, evtl. geschwollen
- **Zungenbelag:** Dick, schlüpfrig
- **Puls:** Schlüpfrig

Pathogenese
Milz-*Qi*-/-*Yang*-Mangel

Schleim (kein äußeres Pathogen)

Yin-Pathogen	Zugehöriges Meridianpaar: Mi/Ma

Bedeutet entweder Auswurf, Knoten, Steine oder Verlangsamung/Blockade intellektuell/mental/Sprache (unsichtbarer Schleim)

Symptome
- Schleim in Meridianen und Gefäßen: Schwellungen (Struma, Lymphknotenschwellung)
- Schwere und Taubheit der Glieder
- Herz: Gestörter Geist, Psychosen
- Lunge: Husten mit viel zähem Auswurf
- Magen: Völlegefühl, Appetitlosigkeit, evtl. Übelkeit, Erbrechen mit drückenden Kopfschmerzen (Stirnreif)

- Mit Wind: Krampfanfälle, evtl. Bewusstlosigkeit, Hemiplegie
- **Zungenbelag:** Dick, schleimig, klebrig
- **Puls:** Schlüpfrig

Pathogenese

Milz-*Qi*- und -*Yang*-Mangel:

- Milz kann Feuchtigkeit nicht mehr transformieren und bewegen
- Die Niere nicht mehr reinigen
- Die Lunge kann unreine Säfte nicht mehr zur Niere absenken
- Schleimbildung und Verlegung der Gefäße:
- Führt zu Stau von *Qi* und *Xue*-Blut
- Schleimbedingte Schädigung weiterer Organe kann weitere Schleimbildung nach sich ziehen
- Schleim kann auch durch *Yin*-Mangel entstehen, tritt an die Stelle des mangelnden *Yin*.

Therapie

Wie bei „Feuchtigkeit", speziell Ma 40, Ren 12

2.7.7 Häufige TCM-Syndrome

Da viele Autoren in ihren Beiträgen auf TCM-Syndrome verweisen, wird hier ein tabellarischer Überblick über Syndrome, damit verbundene Symptome und daraus folgende Therapieüberlegungen gegeben (→ Tab. 2.10).

Tabelle 2.10 Übersicht über die Syndrome in der TCM mit Therapiehinweisen

Syndrom und betroffene Organe	TCM	Typische Symptome	Diagnosebeispiele	Therapie(-Prinzip)
Qi-Mangel Lu, Mi, Ma, He, Ni, Le, Bl, Dü, Gb	**Puls:** Kraftlos **ZK:** Blass, schlaff, Zahnimpressionen **Gesicht:** Evtl. blass	• Belastungsdyspnoe • Stimme schwach, wortkarg, lethargisch, müde • spontane Schweißausbrüche (*Qi* kontrolliert Poren!) • bei Anstrengung Verschlechterung	Energiemangel, schlechte Kondition	• Stärkung von *Qi*: Ma 36, Mi 6, Ren 4, Ren 6 • Stärkung von Mi, Ma und (postpartalem) *Qi*: Mi 6, Bl 20, Ren 12
Xue-Blut-Mangel He, Le	**Puls:** Fadendünn, rau **ZK:** Blass **Gesicht:** Blass, glanzlos	• Benommen • weinerlich, mangelndes Selbstwertgefühl • Parästhesien • Sehstörungen (z.B. Mouches volantes) • Schwäche, Schwindel, Zittern • Haut und Haare trocken • abgemagert • wenig Menstruationsblut	Anämie, Neurasthenie	• *Xue*-Blut stärken und nähren • *Xue*-Blut-Stärkung: B 17 • Blutbildung: Mi 10, Bl 17 • Stärkung von Mi und Ma: Ma 36, Mi 6, Mi 10, Bl 17, Bl 20

2.8 Untersuchungsmethoden der TCM

2.8.1 Diagnostisches Vorgehen

Die TCM-Diagnostik und die Differentialdiagnose stützen sich auf die Sinne des Therapeuten:

- Sehen – Inspektion: Vitalität, Gesichtsfarbe, äußeres Erscheinungsbild, Beobachtung der Sinnesorgane, Exkrete und Zungendiagnose
- Hören: Klang der Stimme, Sprache, Atemgeräusche etc.; Riechen – Olfaktion: Körpergeruch und Exkrete
- Fühlen – Palpation: Pulstastung, Abdomen, Meridian- und Akupunktur-Punkte
- Anamnese – Befragung: Temperaturempfinden, Schwitzen, Appetit und Durst, Stuhl und Urin, Schmerzen, Schlaf und Menstruation

Andere (apparative) diagnostische Methoden und auch Laborwerte kommen natürlich in der TCM nicht vor, sind aber unbedingt einzubeziehen und zu beachten!

Tabelle 2.10 Übersicht über die Syndrome in der TCM mit Therapiehinweisen *(Forts.)*

Syndrom und betroffene Organe	TCM	Typische Symptome	Diagnose-beispiele	Therapie(-Prinzip)
Yang-Mangel Ni, Mi, He	**Puls:** Langsam, kraftlos, tief **ZB:** Weiß, **ZK:** Blass, feucht, Zahn-impressionen **Gesicht:** Blass (DD *Yin*-Mangel), leuchtend (DD *Xue*-Blut-Mangel)	• Kälte-Zeichen: Aversion gegen Kälte, kalte Glieder • Schwitzen: spontan, tagsüber, bei Anstrengung	Energiemangel mit Kälte-Zeichen	• *Yang* und Basis stärken und wärmen. Niere ist die Quelle des *Yang*! • Nieren-*Yang* stärken: Akupunktur und Moxa auf: Bl 23, Ren 4, Ren 6, Du 4
Yin-Mangel Ni, He, Le, Lu, Ma	**Puls:** Schnell, faden-dünn, evtl. oberflächlich **ZK:** Rot, dünn **ZB:** Dünn oder fehlt **Gesicht:** Nur rote Wangen	• Ruhelos • Nachtschweiß • 5 heiße Herzen	Parenchym-schaden	• *Yin* nähren, Basis stärken, Geist beruhigen • Moxa verboten! • Zustimmungs-Punkt, Quell-Punkt und evtl. Hitze-Punkte des zugeordneten Meridians (1. oder 2. Punkt proximal der Akren auswählen) • Allgemeinzustand und *Yin* stärken: Mi 6, Bl 23, Ni 3, Ni 6, Ren 3
Jing-Mangel Ni	**Puls:** Schwach bei *chi*-Position **ZK, ZB:** Je nach impliziertem Mangel	Angeboren: Schadhaftes *Jing*, Retardierung, Fehlbildungen Erworben: *Jing* erschöpft (impliziert immer einen oder mehrere Mangel-Zustände [*Qi*, *Xue*-Blut, *Yin*, *Yang*])		• Mark, Knochen stärken: Gb 39+ und Bl 11+ (Osteoporose), Du 20+, Du 13+ [Du 14 Bi] • Hirn stärken: Bl 15

Abkürzungen: ZK = Zungenkörper, ZB = Zungenbelag

Der TCM-Therapeut gewinnt aus der Fülle der Anamnese- und Untersuchungsbefunde einen differenzierten Gesamteindruck vom Patienten. Er bekommt Hinweise auf:

- den Zustand von *Xue*-Blut und *Qi*: Zustand und Funktion der allgemeinen Lebenskraft, Lebenslust, Befindlichkeit, Abwehrkraft
- den Zustand der inneren Organe: Wenn *Yin* und *Yang* im Gleichgewicht sind und Blut und *Qi* ungehindert fließen, dann sind die inneren Organe in Ordnung

Eine besonders wichtige Rolle bei der Untersuchung spielen die Zungen- und Pulsdiagnose, sie werden deshalb im Folgenden ausführlich beschrieben.

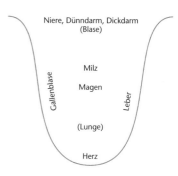

Abb. 2.6 Einteilung der Zungenoberfläche bei der Zungendiagnostik (aus Focks, Hillenbrand 2006)

2.8.2 Zungendiagnostik

Die Zunge ist in der TCM der „Öffner" des Herzens. Damit ist gemeint, dass sich Störungen des Herzens häufig an der Zunge (im übertragenen Sinne: dem Gesprochenen) zeigen.

Darüber hinaus bestehen zwischen allen inneren Organen über die Meridiane und ihre Kollateralen und der Zunge Verbindungen. Dadurch wird die Zunge zum Spiegel der inneren Organe: Die Zunge ist also, wie auch das Ohr, eine Somatotopie, d.h. Veränderungen im Körperinneren zeigen sich an der Zunge.

Die Zungendiagnostik dient v.a. der Differenzierung von Syndromen und als Hinweis auf den Krankheitsverlauf.

Hinweise auf Syndrome im Sinne der 8 Prinzipien:

- Außen/ Innen: Zungenkörper und Zungenbelag nicht verändert oder verändert?
- Hitze/ Kälte: Zungenkörper rot oder weiß? Zungenbelag gelb oder weiß?

- Fülle/ Mangel: Zungenkörper und Zungenbelag dick oder dünn?

Differenzierung nach Lokalisation: Welches Organ ist befallen (→ Abb. 2.6):

- Spitze: Herz, Lunge
- Rand: Leber (links), Gallenblase (rechts)
- Mitte: Magen, Milz
- Wurzel: Niere.

Zahnimpressionen: „Eindellung" des Zungenrandes durch die Zahnreihe. Typisches Symptom bei Milz-*Qi*-Mangel, d.h. bei neurasthenischen Syndromen, psychosomatischen, gastrointestinalen Beschwerden, Dyspepsien, chronischer Diarrhö, Schwäche in der Rekonvaleszenz.

2.8.3 Pulsdiagnostik

Die Pulsdiagnostik ist eine empirische Methode. Eine einfache Pulsdiagnostik ist durchaus mit einiger Übung erlernbar. (→ Tab. 2.11, Abb. 2.7). **Prinzip:** Nach TCM entsteht der Puls durch die Zirkulation von *Qi* (Energie) und *Xue* (Blut).

Tabelle 2.11 Pulstaststellen

	Rechts	Links	Tastender Finger
Proximal, *chi*	Ni	Ni	Ringfinger
Mitte, *guan*	Mi	Le	Mittelfinger
Distal, *cun*	Lu	He	Zeigefinger

Herz- und Lungen-*Qi* (Energie) halten das *Xue* (Blut) unter Beteiligung des Leber-*Qi* (Energie) in Bewegung. Die Milz produziert *Qi* (Energie) und *Xue* (Blut) aus der Nahrung und aus der „Essenz", die in der Niere aufbewahrt wird. Alle *Zang*-Organe spielen also eine Rolle beim Blutkreislauf und so ist der Puls ein sensibler Indikator für pathologische Veränderungen im Körperinneren.

Technik: Palpation der A. radialis, von distal (Radiusapophyse, knapp proximal der Handgelenksfurche) nach proximal Zeigefinger, Mittelfinger und Ringfinger auflegen. Die Palpation erfolgt in 3 Stärken: Leicht, mittel und fest.

Kriterien
- Tiefe: Oberflächlich oder tief
- Frequenz: Langsam oder schnell
- Form der Pulswelle: Ausgedehnt oder fadendünn, lang oder kurz, d. h. länger oder kürzer als die drei Pulstaststellen
- Strömungen: Kraftlos oder kräftig, rollend oder zögernd, weich oder vibrierend
- Rhythmus: Rhythmisch oder arrhythmisch

Aussagen im Sinne der TCM
- Differenzierung Innen-Außen-Syndrom
- Feststellung des Krankheitsortes bzw. des betroffenen Organs
- Differenzierung Mangel-Fülle-Syndrom
- Differenzierung *Yin-Yang*-Störung
- Bestimmung von Krankheitsursachen und subjektiven Symptomen

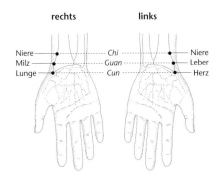

Abb 2.7 Pulstaststellen (aus Focks, Hillenbrand 2006)

- Bestimmung des Krankheitsverlaufs, -stadiums: Die Pulsdiagnostik gibt einen Hinweis darauf, ob Akupunktur bei einem Patienten überhaupt noch sinnvoll ist, oder eine andere wirksamere Therapie, z. B. Arzneitherapie, angewendet werden muss.

2.9 Allgemeine Regeln zur Punkteauswahl

Die chinesische Diagnostik führt zu einer differenzierten Therapie, die Punkteauswahl, Stich- und Reiztechnik sowie Variation der Punkte bei verschiedenen Sitzungen beeinflusst. Sie stützt sich auf:
Chinesische Anamnese: Frage nach bioklimatischen pathogenen Faktoren, *Yin-Yang*-Symptomatik und Syndrome
Konstitutionelle Faktoren: Achten auf *Yin-Yang*-Typus, Erbenergie, Geistesenergie, Nahrungsenergie, Abwehrenergie
Puls- und Zungendiagnostik: (s. o.)

Westliche Akupunkturschulen bedienen sich oft bewährter Punkteschemata, die den jeweiligen westlichen Diagnosen zugeordnet sind. Bei schweren und auch chronischen Erkrankungen werden aber zur differenzierten Therapie oft Kriterien der TCM in die Punktauswahl miteinbezogen.

2.9.1 Syndromtherapie der TCM

Das Syndrom leitet direkt zur Behandlung. Wesentlich für den Akupunktur-Therapeuten sind 3 Kriterien:

Mangel-Zeichen erkennen
Bei vorliegendem Mangel bzw. bei Mangel an Blut, Flüssigkeit, Energie usw., zunächst aufbauend arbeiten. Alle daneben bestehenden Schmerzen vorsichtig mit reduzierenden, sedierenden Maßnahmen bekämpfen. Also nicht schwache Patienten durch aggressive ableitende, reduzierende Maßnahmen noch mehr schwächen!

Diskrete Hitze-Zeichen erkennen

Wärme bzw. Moxa-Behandlung ist hier kontraindiziert! Diskrete Hitze-Zeichen sind:
- Dünner, aber beschleunigter Puls
- Kraftlose, aber schnelle Bewegungen
- Rote Zunge, aber dünner Zungenkörper
- Spärlicher oder fehlender Zungenbelag
- Nachmittagsfieber
- Heiße Handflächen und Fußsohlen
- Unruhe

Erklärung: „Hitze" (ein *Yang*-Pathogen) verbraucht Flüssigkeit, d.h. Substanz (*Yin*). Liegt bereits ein *Yin*-Defizit (Substanzverlust, Parenchymschädigung) vor, dann kommt es zum relativen Überwiegen eines an sich schwachen *Yang* (Hitze) über ein noch schwächeres *Yin* (Kühlung). Hier köchelt sozusagen ein kleines Feuer unter wenig Wasser. Heizt man jetzt noch zusätzlich mit Moxa oder dergleichen das *Yang* an, dann muss es zwangsläufig zur weiteren Konsumation von *Yin* kommen. Übertragen auf unser banales Bild: Das angefachte Feuer wird zur weiteren Konsumation des wenigen Wassers führen. *Beispiel:* „Lungen-Tbc": Parenchymschädigung (*Yin*-Defizit) der Lunge führt zu diskreten Hitzezeichen. Dieses Zustandsbild erfordert Ruhe, Kühle, Kräftigung und nicht weiteres Anheizen!

Gute und schlechte Akupunkturindikationen erkennen

Erkennen, wann der Arzneitherapie – chinesisch oder westlich – der Vorrang vor der Akupunktur zu geben ist.

> Faustregel:
> - Alle „Hyper"-Zustände (*Yang*-Fülle), akuten Leiden und Schmerzen, somatischen Leiden mit konkreter Organbeteiligung (Asthma, Gastritis, Ulcus duodeni und ventriculi) sind gute Akupunkturindikationen
> - Alle „Hypo"-Zustände (*Yin*-Mangel), Schwächezustände (mit vermindertem Reaktionsvermögen des Körpers), Unterfunktionen, Neurasthenien, Multimorbidität ohne konkreten Organbefall brauchen mehr als Akupunktur!

2.9.2 Wiener Schule nach Bischko

Diese stellt ein Konzentrat aus den Überlegungen nach der chinesischen Methode und Erfahrungen mit westlichen Patienten dar. Das Resultat sind Punktkombinationen, die auf westliche, dem naturwissenschaftlich ausgebildeten Arzt vertraute Diagnosen angewendet werden können. Diese Methode ist leichter erlernbar und zeigt bei den meisten Affektionen vergleichbar gute Ergebnisse.

Eine sinnvolle und praktikable Vereinfachung ist die Dreierregel der Wiener Schule:

▨ Konzentrieren sich die Symptome des Patienten auf einen Meridian?

Wenn ja, dann handelt es sich um ein „äußeres" Syndrom (Haut, Bewegungsapparat).

Therapie: Akupunktur. Punktwahl auf dem betroffenen Meridian oder auf einem seiner Partner (→ 4.2, korrespondierende und gekoppelte Meridiane)

▨ Weisen die Symptome des Patienten auf ein Organ oder eine „Substanz des Lebens" hin?

Wenn ja, dann handelt es sich um eine innere Erkrankung. Nächster Schritt: Differenzierung in Funktionsstörungen ohne schwere Parenchymschädigung (Meteorismus, funktionelle Stenocardien, Asthma bronchiale bei Kindern u.a.)

Therapie: Akupunktur und evtl. Medikamente. Punkteauswahl: Substanz- bzw. organspezifische und symptombezogene Punkte:
- *Fu*-Organe: Alarmpunkt (*Mu*-Punkt) plus unterer *He*-Punkt
- *Zang*-Organe: Zustimmungs- (*Shu*-Punkt) plus Quellpunkt (*Yuan*-Punkt)
- Funktionsstörungen mit Parenchymschädigung: Pankreasinsuffizienz nach Pankreatitis, Tbc (bei uns keine Akupunkturindikation, in China schon) u.a. *Therapie:* Medikamentöse Therapie im Vordergrund; Akupunktur adjuvant mit milder Stimulation:
- Allgemeinbefinden heben: Ren 4, Ren 6, Ma 36, Mi 6
- Organspezifische Punkte
- Substanzspezifische Punkte: → Tab. 2.10

▨ Welche Begleitumstände (Modalitäten) spielen eine Rolle?

Wind- und Wetterfühligkeit
Zuordnung zu Funktionskreis Le/Gb (→ Tab. 2.3)
Therapie: Punkte mit Bezug zu „Wind" auf folgenden Meridianen:
- Le-Meridian: Le 3
- Gb-Meridian: Gb 20, Gb 34, Gb 31
- 3E-Meridian (mit Gb-Meridian korrespondierend): 3E 5, 3E 15
- Du (am stärksten dem Wind ausgesetzt, da über den Kopf ziehend): Du 20, Du 16; Dü 3 – eröffnet als Kardinalpunkt (anfangs oder am Ende einer Punktkombination) das Du
- Punkte auf anderen Meridianen mit Namensbezug zu Wind: Bl 12 = *feng men* = Tor des Windes

Hitze-Symptome
Fieber, Durst, rote Zunge, Tachycardie
Therapie:
- Hitze-Punkte: 1. oder 2. Punkt proximal der Akren
- Hitzeableitende Punkte: Di 4, Di 11, Du 13
- Keine zusätzliche Hitze – kein Moxa!

Kälte-Symptome
Therapie: Akupunktur und Wärme
- Stärken der Niere: Ni 3, Ni 6
- Moxa, warme Getränke

Feuchtigkeit
Als Auslöser (Verschlechterung bei Nebel oder feuchtem Wetter) oder als Symptome (Gelosen, Flüssigkeitsretention)
Therapie:
- Stärken der Milz: Evtl. Akupunktur und Moxa auf Mi 6, Mi 9
- Gegen Feuchtigkeit: Ren 9

Trockenheit
Therapie:
- Niere stärken (Assoziation Wasser): Ni 3, Ni 6 oder Ni 7 und Bi 23
- Lunge „befeuchten": Inhalieren, Arzneitherapie, Punkte auf Lu, z.B. Lu 5

Verschleimung
Therapie:
- Milz stärken: Ren 12, Ma 40, Mi 6
- Kombination mit Moxa – falls keine Hitzesymptome vorliegen!

Allgemeinzustand, Ernährungszustand
- Guter Allgemeinzustand, Ernährungszustand: Meist lokale Schmerzen im Bewegungsapparat im Vordergrund
  Therapie: Mehr Akupunkturpunkte je nach lokalen Gegebenheiten, kräftigere Stimulation
- Schlechter Allgemeinzustand, Ernährungszustand
  Therapie: Zuerst den Patienten kräftigen, dann erst Lokalsymptome behandeln: Medikamente und wenige Akupunkturpunkte, milde Stimulation
- Allgemeinzustand, Ernährungszustand
  Therapie: Kräftigen durch Stärkung der „Basis": Ni 3 oder Ni 7 und Bl 23
- Appetit und Nahrungsverwertung verbessern
  Therapie: Ma 36, Ren 12, Mi 6, Bl 20

Art und Stadium der Erkrankung
- Akute Krankheit, heftige Symptome
  Therapie: Fernpunkte kräftig stimulieren, dazu evtl. lokale Punkte
- Chronische Krankheit, schleichende Symptome
  Therapie: Wenige Punkte, seltene Nadelung, milde Stimulation

Psyche
Therapie: Seelisch ausgleichende Punkte
- He 3, He 7 (Herz regiert Seele und Großhirn), Bl 15, Ma 36

Hormonstörung
Therapie:
- Punkte auf Ni-und Bl-Meridian, z.B. Ni 3, Ni 11, Bl 31, Bl 23

Allergie
Therapie:
- Stoffwechselpunkte (Auswahl nach Lokalisation der Allergie): Bl 54, Bl 58, Ni 2, Ni 6, Le 13, Di 2, Di 3, Di 4
- Kortikotrope Punkte: Bl 23, Bl 47, Du 16

3 Durchführung und Techniken der Behandlung

Boris Sommer

3.1 Allgemeines

■ Vorbereitung

Eine angenehme Umgebungstemperatur und eine ruhige Atmosphäre begünstigen die Entspannung des Patienten und steigern somit den therapeutischen Effekt. Bei Bedarf kann Nacken- oder Kniekehlenrolle untergelegt werden. Die Aufklärung des Patienten ist selbstverständlich, zusätzlich sichert sie die notwendige Kooperation.

■ Lagerung des Patienten

Die Behandlung erfolgt am besten im Liegen, besonders bei der ersten Sitzung. Damit beugt man einem Kollaps vor und erreicht eine wirkungsvolle Entspannung.

Die Nadelung kann in bestimmten Fällen auch durchgeführt werden
- **in Bauchlage:** Wenn hauptsächlich Punkte auf dem Blasen-Meridian zu nadeln sind oder für die Moxabehandlung von Punkten am Rücken
- **im Sitzen:** Gutes Erreichen aller Punkte, aber weniger Entspannung und Kollapsgefahr
- **in Seitenlage:** Erreichen vieler Punkte, aber schwierigere Lokalisation der Punkte an Bauch und Rücken und weniger Entspannung

Sollen Punkte auf dem Rücken gestochen werden, können diese entweder zu Anfang der Sitzung und kürzer gegeben werden oder so schräg s.c. eingestochen werden, dass man den Patienten mit liegender Nadel vorsichtig auf den Rücken drehen kann.

■ Nadelmaterial

Die heute verwendeten Nadeln für die Körperakupunktur sind aus Stahl, 1–10 cm lang und 0,15–0,3 mm stark. Für die Ohrakupunktur und für den Gesichtsbereich verwendet man Nadeln mit einer Länge von 15–25 mm und Stärke von < 0,2 mm. Die international anerkannte Standardnadel hat eine Länge von 3 cm und eine Stärke von 0,3 mm und eignet sich für alle Körperregionen. Die Nadeln sollen zur Erleichterung der Stimulationstechniken vorzugsweise einen Griff aus gewundenem Metall haben.
- **Einmalnadeln** sind aus Sicherheitsgründen und forensischen Erwägungen sowie zur Beruhigung des Patienten (AIDS-Angst) absolut zu empfehlen
- **Dreikantnadeln** werden für den Mikroaderlass verwendet
- **Dauernadeln** sind einige Millimeter lange, sehr dünne Nadeln, die mit einem Klebestreifen auf der Haut fixiert werden und bis zu einer Woche in situ belassen werden können. Sie werden hauptsächlich im Rahmen der Ohrakupunktur verwendet. Anstelle von Dauernadeln kann man auch ein etwa 1 × 1 mm großes Korn, Rapssamen oder Magnetkügelchen mit einem Pflaster über den Akupunkturpunkt kleben.

■ Behandlungsdauer und Behandlungsverlauf

Behandlungsdauer: Die Dauer einer Akupunkturbehandlung beträgt im Regelfall 15–30 min. In dieser Zeit können die Nadeln 2- bis 3-mal stimuliert werden.

Behandlungsabstand: Behandelt wird normalerweise einmal wöchentlich, bei akuten Erkrankungen kann man auch in kürzeren Abständen (auch täglich) akupunktieren.

Behandlungsserie: Eine Behandlungsserie umfasst je nach Erkrankungsbild 10–15 Sitzungen. Wiederholung der Akupunkturserie bei Bedarf üblicherweise nach 1 Jahr, bei chronisch-rezidivierenden Erkrankungen schon nach 3–6 Monaten.

▨ Unerwünschte Nebenwirkungen der Nadelung

Erstverschlimmerung der Beschwerden: Sie beruht meist auf zu starkem Reiz (zu viele Nadeln, zu stark stimuliert), ist aber als positives Zeichen zu werten, da sie ein Ansprechen auf die Behandlung signalisiert

Schmerzen beim Einstich: Sie lassen sich durch Verbesserung der Stichtechnik (schnelleres Durchstechen der Haut) und Vorsicht im Bereich von Gefäßen, Nerven- und Sehnenscheiden vermeiden

Schmerzen bei liegender Nadel: Sie treten bei falscher Lokalisation des Punktes und bei Bewegungen des Patienten auf. Hier schafft ruhiges Liegen, Zurückziehen oder (im Bereich von Muskeln) Vorschieben der Nadel Abhilfe

Punktförmige Blutung beim Herausziehen der Nadel: Bei Fülle-Zuständen erwünscht, sterilen Tupfer bereithalten

▨ Komplikationen

Komplikationen treten selten auf, am häufigsten sind Infektionen, Kollaps und akzidentielle Verletzungen.

Maßnahmen zur Verminderung des Infektionsrisikos:

- Einmalnadeln verwenden
- Verschmutzte Hautstellen reinigen
- Haut vor tiefen Einstichen und bei Patienten mit herabgesetzter Immunität oder Diabetes mellitus desinfizieren
- Wenig Punkte verwenden
- Bei Dauernadeln Patient über Infektionszeichen informieren

Maßnahmen bei Kollaps („Needle fainting", *yun-cheng*-Phänomen):

- Vorbeugung durch Legen des Patienten
- Bei bereits eingetretenem Kollaps Nadeln entfernen, Pe 9, He 9 und Du 26 (oberes Drittel des Philtrums schräg aufwärts) nadeln, besser massieren

Akzidentielle Verletzungen: Schwere, z.T. in der Presse berichtete Komplikationen wie z.B. Pneumothorax können bei ordnungsgemäßer Durchführung der Akupunktur durch ausgebildete Ärzte **nicht** auftreten

3.2 *De Qi*

Nach einem eher spitzen, epikritischen Einstichschmerz entsteht an vielen Punkten nach Nadelstimulation in der Tiefe durch die protopathische Sensibilität das *De-Qi*-Gefühl oder *PSC* (Propagated Sensation along the Channel) – das Gefühl, dass etwas angekommen ist. Das *De-Qi*-Gefühl ist ein dumpfes, evtl. warmes, drückendes und parästhesierendes Gefühl am Punkt oder im Meridianverlauf. Es strahlt erfahrungsgemäß entlang des Meridianverlaufs in die Richtung aus, in welche die Nadelspitze zeigt. Das *De-Qi*-Gefühl sollte immer angestrebt werden, ist jedoch an manchen Punkten nicht auslösbar. Individuelle Unterschiede in der Empfindlichkeit sollen berücksichtigt werden: Bei zarten Patienten zart stechen.

Bleibt bei richtiger Lokalisation des Punktes das *De-Qi*-Gefühl aus, kann man sich mit folgenden Reiztechniken behelfen:

- Heben und Senken der Nadel
- Drehen der Nadel
- Kombination aus Heben, Senken und Drehen
- Klopfen und Schnellen des Nadelgriffs
- Am Nadelgriff kratzen, „riffeln"
- Mit der Nadel wippen
- Die Nadel „vibrieren", mit geringer Amplitude schnell auf und ab bewegen

> Generelle Nichtauslösbarkeit des *De Qi* deutet oft auf eine Reaktionsstarre hin, d.h. die Patienten befinden sich in einem Zustand des *Qi*-Mangels. Manchmal helfen Ruhe und ein kleiner Imbiss, manchmal muss *Qi* durch entsprechende Arzneien aufgebaut werden (Basisrezept: *si jun zi tang*).

3.3 Akupunkturtechnik

■ Stichtechnik

Einstich (→ Abb. 3.1)

Mit der linken Hand wird der Akupunkturpunkt getastet und die Haut gestrafft bzw. eine Hautfalte zusammengeschoben. Die rechte Hand führt die Nadel schnell durch die Haut und schiebt sie dann in drehenden Bewegungen bis zur jeweils angegebenen Tiefe vor, bzw. bis das *De-Qi*-Gefühl auftritt.

Bei der „Very-Point-Technik" (nach Gleditsch) wird der Punkt an der Hautoberfläche exakt aufgefunden, indem man die Nadel in diesem Bereich locker auf der Haut spielen (tänzeln) lässt und dort einsticht, wo die Nadel am leichtesten durch die Haut gleitet.

Stichtiefe

Abhängig von den anatomischen Gegebenheiten sticht man an den Fingern sehr oberflächlich, in muskelreichen Regionen (z.B. M. tibialis anterior beim Punkt „Ma 36") tiefer. Kenntnis der genauen topographischen Anatomie ist natürlich Voraussetzung.

Stichrichtung

Das *De Qi* soll in Richtung der erkrankten Region ausstrahlen, deshalb gilt: Nadelspitze zeigt in Richtung zur erkrankten Region.

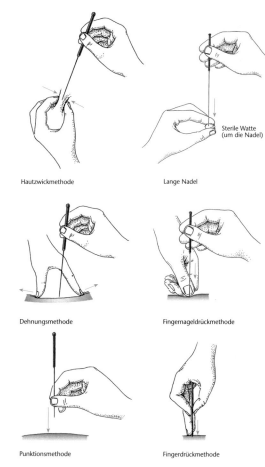

Hautzwickmethode   Lange Nadel

Sterile Watte
(um die Nadel)

Dehnungsmethode   Fingernageldrückmethode

Punktionsmethode   Fingerdrückmethode

Abb. 3.1 Einstichtechniken (aus Focks, Hillenbrand 2006)

Einstichwinkel (→ Abb. 3.2)

Abhängig von den unter der Haut gelegenen Strukturen gilt:

• Senkrecht (90°) für Muskeln
• Schräg (30–60 → 45°) bei nur mäßig dicker Weichteilschicht, z.B. um Gelenkspalten
• Tangential (<20 → 5–15°) beim subkutanen Auffädeln mehrerer Akupunktur-Punkte und in Regionen mit empfindlichen anatomischen Strukturen wie Intercostalräume und Schädel

Entfernen der Nadel

Die Nadel sollte mit zarten Drehbewegungen entfernt werden. Das Herausziehen kann auch mit einer letzten Stimulation verbunden werden.

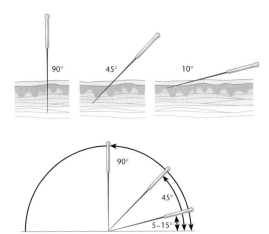

Abb. 3.2 Einstichwinkel (aus Focks, Hillenbrand 2006)

■ **Manipulationstechniken** (→ Abb. 3.3)

Sedieren *(xie)*

Indikationen: „Fülle"-Zustände (*Yang*-Zustände), Überfunktionen, akute Erkrankungen, akute Schmerzzustände, entzündliche Erkrankungen auch mit Fieber (*cave*: nur bei guter Konstitution), Hypertonie, allgemeine Reizbarkeit, Neigung zu muskulären Spasmen. **Zunge:** Rau, dick belegt (→ Tab. 3.1)

Technik: Kräftiger Reiz, langsames Senken und schnelles Heben der Nadel („etwas herausziehen"), Reizdauer 10–30 min. Keinen Druck nach der Entfernung der Nadel auf den Akupunktur-Punkt ausüben, Stichkanal darf nachbluten

Elektrische Reizung: Hochfrequente Nadelstimulation

Punktauswahl: Sedierende Wirkung auch über den Sedativ-Punkt des Meridians und über dem seinem „Sohn" entsprechenden Meridian (→ 4.2 Mutter-Sohn-Regel)

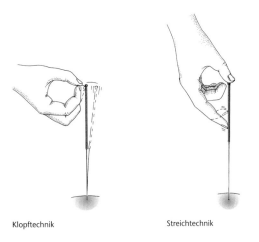

Klopftechnik

Streichtechnik

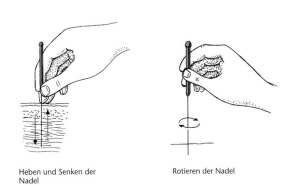

Heben und Senken der Nadel

Rotieren der Nadel

Abb. 3.3 Stimulationstechniken (aus Focks, Hillenbrand 2006)

Tonisieren *(bu)*

Indikationen: „Mangel"-Zustände, Unterfunktionen, chronische und degenerative Leiden, Schwächezustände, Neigung zu nächtlichem Schwitzen, Hypotonie, Apathie. **Zunge:** Blass, dünn belegt (→ Tab. 3.1)

Technik: Sanfter Reiz durch vorsichtiges und schnelles Einführen der Nadel. Sanfte Stimulation durch schnelles Senken und langsames Heben der Nadel („etwas zuführen"), Reizdauer 5–20 min. Vorsichtiges Entfernen der Nadel, dann Druck auf den Akupunkturpunkt ausüben, Blutung vermeiden

Elektrische Reizung: Niederfrequente Nadelstimulation

Punktauswahl: Tonisierende Wirkung auch über den Tonisierungs-Punkt des Meridians und über dem seiner „Mutter" entsprechenden Meridian (→ 4.2 Mutter-Sohn-Regel); Laser-Behandlung (→ 3.7) wird als tonisierend angesehen.

3.4 Mikromassage und Tuina-Therapie

■ Mikromassage

Hierbei werden Akupunkturpunkte durch Druck oder Massage gereizt, sprachlich inkonsequent wird diese Methode auch als Akupressur bezeichnet.

Indikationen: Allgemeine Befindlichkeitsstörungen, in der Kinderheilkunde, bei Hautschädigungen durch häufig wiederholte Akupunkturbehandlungen, auch zur Selbstbehandlung, entweder allein oder in Verbindung mit einer Akupunkturbehandlung

Kontraindikationen: Lokale Hautaffektionen, Verdacht auf maligne Veränderungen im Akupressurbereich

■ Tuina, chinesische Massage

Tuina ist eine chinesische Massage mit spezieller Technik (*tui* = schieben, *na* = ergreifen, halten). Die Methode kann auch in Kombination mit

Tabelle 3.1 Sedierende, tonisierende und neutrale Stichtechniken

	tonisierend	sedierend	neutral
Indikation	• Schwacher Patient • Chronische Erkrankung • „Mangel"-Zustände	• Kräftiger Patient • Akute Erkrankung • „Fülle"-Zustände	
Reiz	Schwach	Stark	Mittel
De Qi	Schwach auslösen	Stark auslösen	Mittelstark auslösen
Manipulation	Kurz	Lang	
Einführen der Nadel	Schnell	Langsam	Mittelschnell
Zurückziehen der Nadel	Langsam	Schnell	Mittel
Stimulation	Etwas in den Körper „hineinstopfen"	Etwas aus dem Körper „herausziehen"	Heben und Senken gleich intensiv
Verweildauer der Nadel	5–20 min	10–30 min	15–20 min
Einstichstelle nach Entfernen der Nadel	„Verschließen" mit Tupfer und kurzer Mikromassage	Nicht „verschließen"	
Sonstige Methoden	Moxa, Laser	Elektrostimulation allgemein	

einer Akupunkturbehandlung durchgeführt werden

Indikationen: Wie Akupunkturindikationen, also funktionelle und reversible Störungen

Kontraindikationen: Ebenfalls wie Akupunktur, also nicht indiziert bei Depressionen, Neurosen, Psychosen oder ernsten Organleiden.

3.5 Moxibustion

Die Moxibustion ist eine kombinierte Phyto- und Wärmetherapie. Getrockneter Beifuß (Artemisia vulgaris) wird dabei auf oder über der Haut im Bereich von Akupunkturpunkten abgeglüht. Moxakraut ist in Form von „Wolle" (wie feiner Pfeifentabak) oder Zigarren im Handel. Aus Moxawolle können mit Hilfe von kleinen Trichtern Kegel geformt werden.

Anwendungsformen:

- **Direkte Applikation:** Moxakegel auf die Haut aufsetzen und auf bis zu $2/3$ herunterbrennen lassen, dann von der Haut nehmen. Die chinesische Methode der direkten Moxibustion, bei der die Kegel ganz herunterbrennen und zur Narbenbildung führen, ist in unseren Breiten kontraindiziert
- **Indirekte Moxibustion:** Zwischen Moxakegel und Haut kommt zur Isolierung eine Ingwerscheibe. Eine andere Form der indirekten Anwendung ist die Erwärmung eines bestimmten Areals durch wiederholte Annäherung einer Moxazigarre an die Haut oder an bereits gesetzte Akupunkturnadeln. Circa 2,5 cm lange brennende Moxazigarrenstücke können auch auf Nadelgriffe aufgesetzt werden

Indikationen: Kälte-Symptome; bei *Fülle-Kälte* – z.B. einem akuten Infekt mit Schüttelfrost oder heftigen Schmerzen im Bewegungsapparat ausgelöst durch Kälte – kombiniert man mit sedierender Akupunkturtechnik; bei *Mangel-Kälte* hingegen – leichtes Frösteln bei Müdigkeit und Antriebslosigkeit – kombiniert man mit tonisierender Akupunktur-Technik.

Kontraindikationen: Hitze-Symptome vom Fülle-Typ aber vor allem ist auf Hitze-Symptome vom Mangel-Typ (*Yin*-Mangel) zu achten: „Anheizen" bedeutet den *Yang*-Überschuss verstärken und die weitere Konsumption von *Yin* zu fördern. Beispiel: Patienten mit Tbc (Lungen- und Nieren-*Yin*-Mangel) sollen Sonne, Sauna, Hitze meiden!

3.6 Elektrostimulation

Bei dieser Behandlungsmethode wird über die liegenden Akupunkturnadeln elektrische Energie zugeführt. Die dabei verwendeten Stimulationsgeräte arbeiten mit einer Impulsfrequenz von 1–200 Hz mit Einzelimpulsen oder Impulssalven. Für die Elektrostimulationsanalgesie werden spezielle Hochfrequenzgeräte bis 2000 Hz verwendet; die Stromstärke beträgt 0–5 mA.

Indikationen: Schlaffe und spastische Paresen, chronische Schmerzzustände bei degenerativen Erkrankungen, Kopfschmerzen, Schmerzen bei bösartigen Tumoren, postoperative Schmerzsyndrome, Wehenschmerzhemmung

Kontraindikationen: Herzschrittmacher, Herzrhythmusstörungen, Erkrankungen des ZNS wie Epilepsie und andere Krampfleiden, akute fieberhafte Erkrankungen, Schwangerschaft mit Ausnahme der Indikation Wehenschmerzhemmung und Weheninduktion

3.7 Laser in der Akupunktur

Das Akronym „Laser" bedeutet **L**ight **A**mplification for **S**timulated **E**mission of **R**adiation und steht für gebündeltes, monochromes Licht einer definierten Wellenlänge. In der Akupunktur kommen so genannte Soft-Laser in Stärken von 2–30 mW zum Einsatz, bei denen ein biostimulatorischer Effekt postuliert wird. Die in der Chirurgie eingesetzten so genannten Hard-Laser haben dagegen eine Stärke von mehreren Watt und koagulatorische Wirkung auf Gewebe. Sie werden bei der Laserakupunktur nicht verwendet.

Man unterscheidet Rotlicht-Laser mit einer Wellenlänge von 632 nm (Helium-Ncon-Laser) und

Infrarot-Laser mit einer Wellenlänge von 780–1006 nm (Dioden-Laser).

Vorteile: Schmerzfrei, atraumatisch, aseptisch. Zeitersparnis durch kürzere Stimulationszeiten

Nachteile: Geringe Eindringtiefe, für stärkere Stimulation ungeeignet. Der Behandlungserfolg kann oft länger auf sich warten lassen als mit der konventionellen Akupunktur, MedGV (Medizinische Geräteverordnung) muss beachtet werden, hohe Geräteanschaffungskosten

Anwendungsformen:
- **Punktbestrahlung:** Der Laser wird in Form einer „milden Akupunktur" anstelle der Nadel verwendet. Bestrahlungszeit 10–30 sek. pro Punkt
- **Flächenbestrahlung:** Dabei werden ganze Hautareale durch den Laser bestrahlt. Einsatzgebiete sind v.a. großflächige und nässende dermatologische Erkrankungen

Indikationen: Als Nadelersatz bei Kindern, schwachen und alten Menschen; dermatologische Erkrankungen wie Herpes simplex, Herpes zoster; Gingivitis, Ulcus cruris

Kontraindikationen: Anwendung im Bereich des Schädels.

> Bei der Behandlung mit Soft-Lasern sollte trotz der meist unter der retinaschädigenden Energiemenge liegenden mW-Stärke immer eine Schutzbrille getragen werden.

3.8   PuTENS

PuTENS nach Heydenreich bedeutet **pu**nktförmige **t**ranskutane **e**lektrische **N**ervenstimulation über eine Stiftelektrode. Im Gegensatz zur klassischen TENS wird dabei mit Hochvolt-Impulsen gearbeitet. Genaue Punktlokalisation möglich, gute Möglichkeit zur Selbstbehandlung!

Technische Voraussetzungen:
- Biphasischer Impuls mit einer max. 500 Volt-Amplitude bei 20 kOhm

- Stromstärke 0–10 mA
- Impulsdauer 85 msec, Pulsleistung bei 20 kOhm 0,86 mWs
- Frequenz 2–200 Hz

Durchführung: Nach Frequenzvorwahl wird der Behandlungsstift aufgesetzt und die Stromstärke bis zum Auftreten eines leichten Kribbelns geregelt. Stimulation 1 × tgl. über 10–20 sec

Basiskombination: Zur allgemeinen Schmerztherapie werden bewährte Akupunkturpunkte empfohlen: Lu 7, Di 4, Ma 36, Mi 6, He 7, Dü 3, Bl 10, Bl 62, Ni 6 (3), Pe 6, 3E 5, Gb 20, Gb 41, Le 3, PdM sowie eine Rollenbehandlung aller Reflexzonen am Rücken mit den Zustimmungspunkten des Blasenmeridians und Stimulierung der Punkte des Lenkergefäßes *(Du mai)*

Indikationen: Alle Indikationen der Nadelakupunktur

Kontraindikationen: Autoimmunerkrankungen, Therapie mit Immunsuppressiva, Zytostatica, Radiotherapie; Herzschrittmacher, Herzrhythmusstörungen, Herzkreislaufinsuffizienz, Epilepsie, Psychosen, Schock; Schwangerschaft (absolute Kontraindikation)

3.9   Injektionsakupunktur

Bei dieser Behandlungsmethode werden verschiedene Substanzen in Akupunkturpunkte injiziert.

Anwendungsformen:
- Aquapunktur: pro Punkt jeweils mit 0,1 ml pyrogenenfreiem Aqua dest.
- Phytoinjektion: z.B. mit Mistelpräparat (z.B. Plenosol®)
- Homöopathikainjektion
- Mesotherapie: mit diversen homöopathischen und allopathischen Medikamenten und Mischpräparaten
- Medikamente: Mit Lokalanästhetika, z.B. 0,5% Procain

Indikationen: Schmerzsyndrom, alle anderen Indikationen der Akupunktur

Kontraindikationen: Allergien, Schwangerschaft

4 Übersicht über die 12 regulären Meridiane und die 8 Wundermeridiane

G. Kubiena

4.1 Das Meridiansystem

✚ Audiodatei 13

Meridian ist ein von Europäern geprägtes Wort für den chinesischen Terminus technicus „*Jing luo*", was soviel wie „Netz von Kanälen" bedeutet. Ein anatomisches Substrat der Meridiane ist nicht gesichert. Heute werden die Meridiane als ein System von Orientierungslinien für die Lokalisa-tion von Akupunkturpunkten aufgefasst. Nach der Vorstellung der TCM entsprechen die Meridi-ane Kanälen, in denen *Qi* (sprich: tschi; Energie, Funktion) und *Xue* (sprich: hsüe; „Blut" nach chi-nesischer Vorstellung) in einem 24-h-Rhythmus fließen. Die Nummerierung der auf den Meridia-nen liegenden Akupunktur-Punkte folgt dabei der Flussrichtung von *Qi*. Eine Störung des Flus-ses führt zu Krankheitserscheinungen.

Tabelle 4.1 Bezeichnung der Meridiane in deutscher, englischer und chinesischer Sprache

Deutsch		Englisch		Chin. Bezeichnung	Pinyin
Lunge	■Lu	Lung	L	Großes Hand-*Yin*	*Shou tai yin fei jing*
Dickdarm	■Di	Large Intestine	LI	Strahlendes Hand-*Yang*	*Shou yang ming da chang jing*
Magen	Ma	Stomach	S	Strahlendes Fuß-*Yang*	*Zu yang ming wei jing*
Milz	Mi	Spleen	SP	Großes Fuß-*Yin*	*Zu tai yin pi jing*
Herz	■He	Heart	H	Kleines Hand-*Yin*	*Shou shao yin xin jing*
Dünndarm	■Dü	Small Intestine	SI	Großes Hand-*Yang*	*Shou tai yang xiao chang jing*
Blase	■Bl	Urinary Bladder	UB	Großes Fuß-*Yang*	*Zu tai yang pang guang jing*
Niere	■Ni	Kidney	K	Kleines Fuß-*Yin*	*Zu shao yin shen jing*
Pericard	■Pe	Pericardium	P	Geringes Hand-*Yin*	*Shou jue yin xin bao jing*
Dreifacher Erwärmer, San Jao	■3E, SJ	Triple Energizer, Tiple Warmer	TE, TW	Kleines Hand-*Yang*	*Shou shao yang san jiao jing*
Gallenblase	Gb	Gallbladder	G	Kleines Fuß-*Yang*	*Zu shao yang dan jing*
Leber	Le	Liver	LIV	Geringes Fuß-*Yin*	*Zu jue yin gan jing*
Lenkergefäß	■Du, LG	Governor Vessel	GV	*Du mai*	*Du mai*
Konzeptionsgefäß	■Ren, KG	Conception Vessel	CV	*Ren mai*	*Ren mai*

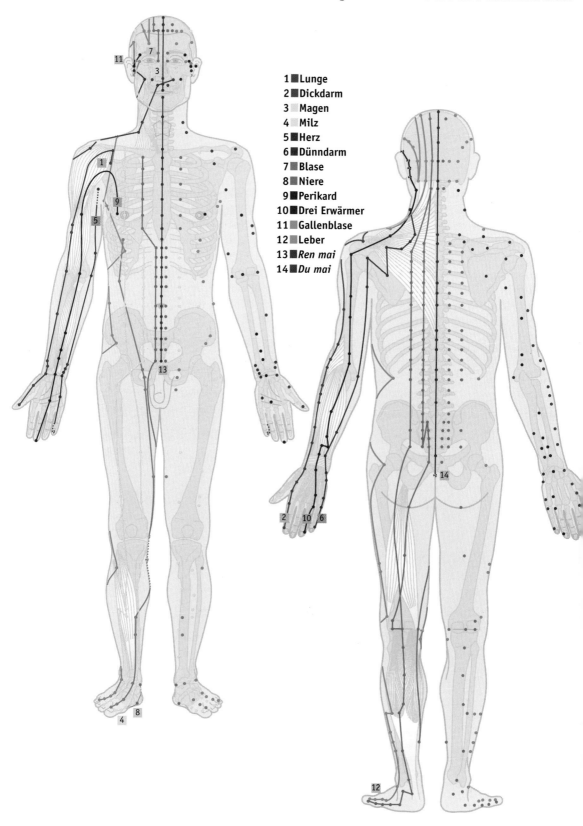

1 ■ Lunge
2 ■ Dickdarm
3 ■ Magen
4 ■ Milz
5 ■ Herz
6 ■ Dünndarm
7 ■ Blase
8 ■ Niere
9 ■ Perikard
10 ■ Drei Erwärmer
11 ■ Gallenblase
12 ■ Leber
13 ■ *Ren mai*
14 ■ *Du mai*

Es gibt 12 Hauptmeridiane, die spiegelbildlich in Längslinien auf dem Körper verlaufen und 8 Wundermeridiane, auch außergewöhnliche oder Extrameridiane genannt (→ Tab. 4.1).

Darüber hinaus gibt es noch eine Reihe von begleitenden und verbindenden Gebilden (mit den Hauptmeridianen insgesamt 72), die in unterschiedlicher Tiefe zu finden, über verschiedene Punkte zu erreichen und bei unterschiedlichen Indikationen einzusetzen sind (→ Tab. 4.2).

Tabelle 4.2 Übersicht über alle Leitbahnen in der Chinesischen Medizin

Meridian	Anzahl	Wesentliche Punkte	Indikationen
Hautzonen	12	Nur Massage	Massage, oberflächliche Probleme, empfindliche Patienten
luo mai an den Extremitäten*	12	*Luo*-Durchgangs-Punkt!	Sichtbare Besenreiser mit Pflaumenblütenhämmerchen behandeln; Probleme die von einem Meridian auf den gekoppelten übergreifen; *Yin*-Meridiane: Sinnesorgane
Spezial-*Luo* auf dem Rumpf	4	Du 1, Ren 15, Mi 21 und *xu li* ** – die leere Meile = Ren 12, Ren 17 nach links – Richtung Herz	Mi 21 für alle Kollateralen *xu li* für die Verbindung Magen – Herz, angeborene Allergien
Muskulotendinäre Meridiane (MTM)	12	*A-shi*-Punkte = Triggerpunkte auf den MTM und *Jing*-Brunnen-Punkte homolateral	Akuter Befall mit pathogenen Faktoren, z. B. akutes Cervical-Syndrom nach Zugluft
Divergente Meridiane	12	*Jing*-Brunnen-Punkte kontralateral, *He*-Meer-Punkte, Du 20	Psychosomatische Erkrankungen, unilaterale Beschwerden, die jeden Tag zur gleichen Zeit auftreten, verbunden mit „Organgefühl"
Hauptmeridiane	12	Meridianpunkte	Meridian- und Organ-Probleme
Wundermeridiane	8	Kardinal-Punkte	Für tief sitzende Probleme, Wundermeridian-Syndrome u. „diagonale" Probleme (z. B. linke Schulter/rechtes Knie)

* Neben den erwähnten 72 „großen" *luo mai* gibt es unzählige kleine, die als *sun luo* („Enkel"), *fu luo* (oberflächliche) und als *xue luo* (Blutgefäß-Netzwerk) bezeichnet werden. Wenn Besenreiser sichtbar sind, werden diese als kleine *luo mai* aufgefasst und mit dem Pflaumenblütenhämmerchen lokal behandelt. Alle diese kleinen Netzwerke stehen in direkter Verbindung zur großen Kollaterale der Milz: Mi 21. Daher spielt dieser Punkt eine Rolle bei der Behandlung generalisierter Schmerzen. (Neue Krankheiten sind in den Meridianen, alte in den Kollateralen!)

** Findet sich nicht in allen Publikationen, ist eine spätere Hinzufügung

Tabelle 4.3 *Qi*-Fluss im Verlauf eines Tages

Umläufe	von	nach	Doppelstunde (→ Abb. 2.3)	Meridian-Sequenz	Funktionskreis
1. Umlauf	Thorax	Fingerspitzen	3–5 h	■Lu	Metall
	Fingerspitzen	Kopf	5–7 h	■Di	
	Kopf	Zehenspitzen	7–9 h	Ma	Erde
	Zehenspitzen	Thorax	9–11 h	Mi	
2. Umlauf	Thorax	Fingerspitzen	11–13 h	■He	Imperiales Feuer
	Fingerspitzen	Kopf	13–15 h	■Dü	
	Kopf	Zehenspitzen	15–17 h	■Bl	Wasser
	Zehenspitzen	Thorax	17–19 h	■Ni	
3. Umlauf	Thorax	Fingerspitzen	19–21 h	■Pe	Ministerielles Feuer
	Fingerspitzen	Kopf	21–23 h	■3E	
	Kopf	Zehenspitzen	23–1 h	Gb	Holz
	Zehenspitzen	Thorax	1–3 h	Le	

4.2 Die Meridiane und ihre Beziehung zueinander

Im Lauf eines Tages durchläuft *Qi* in einem Doppelstunden-Rhythmus alle 12 regulären Meridiane. Dabei werden 3-mal alle Regionen des Körpers durchströmt – stets der gleichen Regional-Sequenz folgend (→ Abb. 4.1, Tab. 4.3).

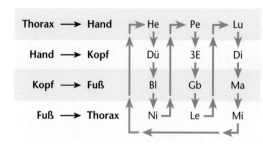

Abb. 4.1 Die zyklische *Qi*-Zirkulation

Funktionskreise

Einem Funktionskreis sind in der TCM jeweils 2 Organe mit ihren zugehörigen Meridianen, die funktionell eine Einheit bilden, zugeordnet. Sie haben gemeinsame Beziehungen zu inneren und äußeren Faktoren, wie z.B. bioklimatische und psychische Faktoren. Immer ein Voll-(*Zang-*)Organ (z.B. Niere) und ein Hohl-(*Fu-*)Organ (z.B. Blase) gehören zusammen dem gleichen Funktionskreis an (→ 2.6, Tab. 2.3).

Gekoppelte Meridiane

Der Meridian des *Yin-* und der des *Yang*-Organs aus dem gleichen Funktionskreis werden als „gekoppelte" Meridiane bezeichnet. Da an den Extremitäten die *Yang*-Meridiane außen und die *Yin*-Meridiane innen verlaufen, spricht man auch von der Außen-Innen-Regel.

Lunge (Lu)	Dickdarm (Di)
Milz (Mi)	Magen (Ma)
Herz (He)	Dünndarm (Dü)
Nieren (Ni)	Blase (Bl)
Pericard (Pe)	Dreifacher-Erwärmer (3E)
Leber (Le)	Gallenblase (Gb)

Hand	Fuß	Lokalisation		Meridian
Dickdarm (Di)	Magen (Ma)	Vorne	Außen	*Yang ming*
Dreifacher-Erwärmer (3E)	Gallenblase (Gb)	Mitte	Außen	*shao yang*
Dünndarm (Dü)	Blase (Bl)	Hinten	Außen	*tai yang*
Lunge (Lu)	Milz (Mi)	Vorne	Innen	*tai yin*
Pericard (Pe)	Leber (Le)	Mitte	Innen	*jue yin*
Herz (He)	Niere (Ni)	Hinten	Innen	*shao yin*

Korrespondierende Meridiane

Nicht nur die *Yin-Yang*-Koppelung von Meridianen ist wichtig! Jeweils zwei *Yin*-und zwei *Yang*-Meridiane zusammen bilden einen der „Sechs Großen Meridiane" und haben als solche jeweils einen gemeinsamen Namen (→ Abb. 4.2). Sie verlaufen an den Extremitäten an anatomisch korrespondierender Stelle, daher der Ausdruck „Korrespondierende Meridiane". In China werden diese Namen häufiger gebraucht als die bei uns üblichen Bezeichnungen nach Organen. So sagt man z.B. zum Dickdarm-Meridian „Hand-*Yang ming*", zum Magen-Meridian „Fuß-*Yang ming*."

Mutter/Sohn-Regel

Die Mutter/Sohn-Regel ergibt sich aus dem erzeugenden Zyklus der Wandlungsphasen der 5 Elemente: Jede Phase im Zyklus fördert die folgende. Bezogen auf die Meridiane besagt die Mutter/Sohn-Regel also, dass die Meridiane in der Richtung Le/Gb (Holz) → He/Pe/Dü/3E (Feuer) → Mi/Ma (Erde) → Lu/Di (Metall) → Ni/Bl (Wasser) „gestärkt" bzw. tonisiert, in der umgekehrten Richtung „geschwächt" bzw. sediert werden können. Statt den zu behandelnden Meridian selbst zu tonisieren, kann man auch tonisieren durch Tonisieren der „Mutter" oder sedieren durch Sedieren des Sohnes (→ 5.2.2; Abb. 2.2).

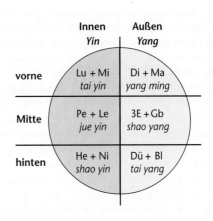

Abb. 4.2 Meridianpartnerschaften

4.3 Meridianpunkte

Audiodatei 14

Auf den Meridianen liegen insgesamt 361 Punkte, die als Projektionszonen bzw. Reflexgebiete innerer Strukturen angesehen werden können. Die „Punkte" (chin. *xue* = Öffnung, Zugang) werden bei der Akupunktur durch den Nadelstich stimuliert. Auch andere Techniken, wie z.B. die Laserakupunktur (→ 3.7), Injektionsakupunktur (→ 3.9) oder die Mikromassage (→ 3.4) bedienen sich dieser anatomisch definierten Lokalisationen. Auf jedem Meridian liegen wichtige, therapeutisch besonders einzusetzende Punkte, die sog. „Besonderen Meridianpunkte" oder „Spezifische Punkte". Diese Punkte werden hier bei den einzelnen Meridianen der Vollständigkeit halber aufgeführt (→ 5.2).

4.4 Die 12 Hauptmeridiane und die 2 wichtigsten Wundermeridiane

Angeführt wird für jeden Meridian:
- der chinesische Name
- die Anzahl der Punkte
- die Partner nach der Innen/Außen-Regel und nach der Oben/Unten-Regel
- die Hauptindikationen
- äußerer und innerer Verlauf
- besondere Punkte.

Zu Hauptindikationen: Bei jedem Meridian sind es selbstverständlich Schmerzen bzw. Beschwerden im Meridianverlauf. Die Hauptindikation nach TCM sind definiert durch die TCM-Physiologie und -Pathologie des zugeordneten Organs. Die wesentlichen Parameter sind daher für die komplexeren Organe tabellarisch dargestellt.

Wie man Punkte lokalisiert
Man verwendet das individuelle Körpermaß „cun" (entspricht etwa 1 Zoll oder 1 Daumenbreite des Patienten), um die Entfernung von anatomisch definierten Fixpunkten zu bestimmen. Es ist aber ganz wichtig zu realisieren, dass ein cun nicht immer einer Daumenbreite entspricht, sondern oft als Regionalmaß definiert ist.

> Der kürzeste Weg ins Irrenhaus führt über den Vergleich mehrerer chinesischer und westlicher Akupunkturtafeln bzw. Abbildungen: Zwei identische Versionen gibt es nicht, daher lassen Sie sich bitte nicht von kleinen Differenzen irritieren.

Prinzipiell verwendet man heute 3 Methoden zur Punktlokalisation:
- Anatomische Anhaltspunkte, wobei unterteilt wird in fixe und bewegliche
- Fingermaß Daumenbreite
- Proportionales Maß – regionales cun.

Anatomische Anhaltspunkte
Punktlokalisationen werden in Relation zu anatomisch exakt definierbaren Stellen beschrieben. **Fixe Anhaltspunkte** sind z.B. Brustwarze, Nabel, Capitulum fibulae, Knöchelspitze etc. **Bewegliche Anhaltspunkte** findet man nur bei einer bestimmten Körperhaltung: z.B. die Punkte auf dem äußeren Ast des Blasen-Meridians liegen 3 cun lateral der Medianen; nur bei entspannter Haltung mit hängenden Schultern entspricht das einer senkrechten Linie durch den Margo medialis scapulae.

Fingermaß Daumenbreite (→ Abb.)
Ein cun entspricht
- 1 Daumenbreite knapp distal des Daumenendgelenks
- Exakter ist – bei lockerer Beugung – der obere Abstand zwischen den Falten des proximalen und des distalen Gelenks des Mittelfingers
- Meist gebraucht man die Vier-Finger-Methode: 4 Querfinger – von Zeigefinger bis kleinen Finger – entsprechen in Höhe der 3 proximalen Fingergelenke 3 cun, 2 Finger sind dann $1\frac{1}{2}$ cun.

> Nie vergessen, dass es sich um ein individuelles Maß des Patienten handelt! In der Praxis mache ich es so, dass ich meine Finger mit denen des Patienten vergleiche und dementsprechend korrigiere.

Proportionales Maß – regionales cun (→ Abb.)
Berücksichtigt man nicht, dass es neben dem Fingermaß cun auch noch „regionale cun" gibt, dann kommt man nie auf einen grünen Zweig: Regionale cun sind durch Unterteilung bestimmter Regionen definierte Maßeinheiten und stimmen nicht unbedingt mit dem Fingermaß cun überein – denken wir nur an die unterschiedliche Form von Bäuchen! Hier wird z.B. die Strecke Symphyse-Nabel in 5 gleiche Teile unterteilt, die Strecke Nabel-Processus xiphoideus in 8 Teile. Jeweils ein Teil ist dann ein regionales/lokales cun. Kitzinger empfiehlt eine praktische Messmethode:

4

Man nehme ein Gummiband und markiere darauf eine gleichmäßige Unterteilung. Zur Lokalisation von Punkten auf dem Unterbauch dehnt man 5 Abschnitte des Gummibandes zwischen Symphyse und Nabel. Für Punkte auf dem Oberbauch dehnt man 8 Abschnitte zwischen Nabel und Processus xiphoideus.

Auch im Bereich von Schädel, Thorax und Extremitäten gelten regionale cun:
- Vom Stirn- zum Nacken-Haaransatz 12 cun
- Vom Mittelpunkt zwischen den Augenbrauen über den Schädel bis HWK 7 16 cun
- Zwischen den Mamillen 8 cun.

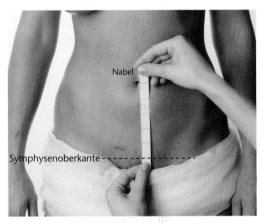

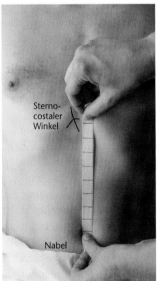

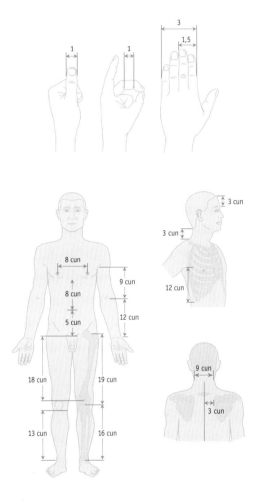

4.4.1 Lungen-Meridian (Lu)   *shou tai yin*   Großes *Yin* der Hand   11 Punkte

➕ Audiodatei 15

In der Lunge ist er z'Haus,
Tritt unter zweiter Rippe aus,
vorn, seitlich; steigt zum Schlüsselbein
Und muss ganz nah der Schulter sein.
Auf dem Arm verläuft er innen,
denn er gehört zu Yin.
Vorn zum Daumen tut er rutschen
Und dort kannst du an ihm lutschen.

Partner

Gekoppelt nach der Innen/Außen-Regel *(Yin/Yang)*	Dickdarm-Meridian
Korrespondierend nach der Oben/Unten-Regel *(Yin/Yin)* Zusammen: *tai yin*	Milz-Meridian

Hauptindikationen nach TCM anhand der Organphysiologie und -pathologie

Organphysiologie	Pathologie
Premierminister im „Staat Körper" *(Nei Jing)*	Viscero-visceral-Reflex: isolierte Erkrankung kaum möglich, meist mehrere Organe mit betroffen
Regiert *Qi,* kontrolliert Atmung, „Grundstock von *Qi"*, führt *Qi* abwärts	Dyspnoe
Sichert regulären Fluss durch die Wasserwege	Ödeme – oben, Gesicht
Regiert Oberfläche – Haut, Körperhaar	Hautpathologien, anfällig auf äußere Pathogene
Öffner: Nase	Beeinträchtigt Geruchssinn, Nasenflügelatmung
Ausdruck: Stimme	Heiserkeit, leise Stimme
Kontrolliert *wei qi* und Schwitzen (physisch)	Schwitzen bei Anstrengung, mangelnde Infektabwehr – Infekte, Erkältung
Unterstützt Herz bei Blutzirkulation	Zirkulationsstörung, kalte Hände
Lunge beherbergt die Körperseele *po*	Vegetative Dystonie, Hautjucken
Aufgrund des Verlaufs bzw. der Partnerschaft mit dem Dickdarm-Meridian	Kopfschmerzen, Sinusitis, Schnupfen

Äußerer Verlauf

Beginnt am Thorax im 2. ICR unter Clavicula ➜ Arm innen, vorne ➜ endet in **Lu 11** neben dem radialen Nagelfalzwinkel des Daumens [nach Bi neben dem ulnaren Nagelfalzwinkel]

Innerer Verlauf und Verbindungen

Entspringt im *Mittleren* Erwärmer ➜ steigt ab zum Dickdarm ➜ steigt auf zur Cardia ➜ durch das Zwerchfell in die Lunge ➜ entlang der Trachea zum Larynx

Besondere Punkte des Lungen-Meridians

Alarm-Punkt (*Mu*-Punkt)	Lu 1
Zustimmungs-Punkt (*Shu*-Punkt)	Bl 13
Durchgangs-Punkt (*Luo*-Punkt)	Lu 7 zu Di 4
Quell-Punkt (*Yuan*-Punkt)	Lu 9
Kardinal-Punkt (KP)	Lu 7 (für *Ren mai*)
Tonisierungs-Punkt (+)	Lu 9
Sedativ-Punkt (–)	Lu 5
Meister-Punkte (MP)	Lu 11 (Halskrankheiten, Bi.) Lu 7 (alles Geschehen im Thorax) Lu 9 (Gefäßkrankheiten, Arrhythmien)
Akut-Punkt (*Xi*-Punkt)	Lu 6
Einflussreicher Punkt (*Hui*-Punkt)	Lu 9 (vaskuläre Erkrankungen)
He-Punkt	Lu 5
Maximalzeit	3–5 h

4

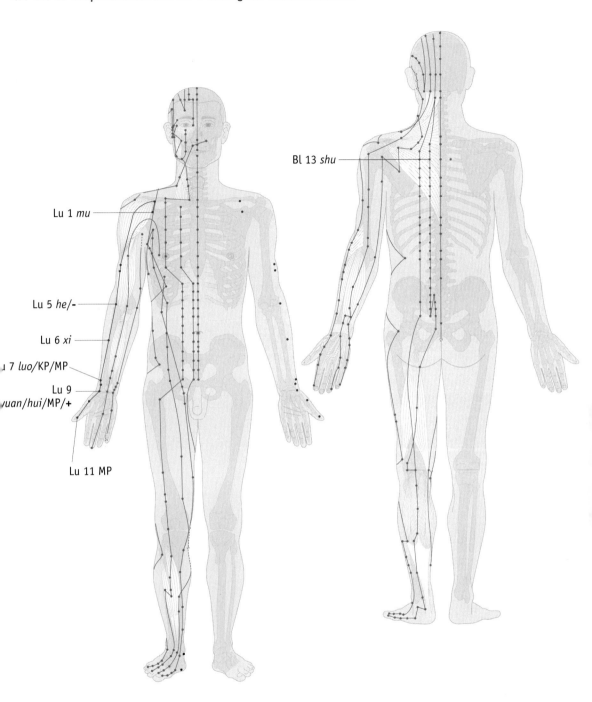

Bl 13 *shu*

Lu 1 *mu*

Lu 5 *he/-*

Lu 6 *xi*

⅃ 7 *luo*/KP/MP

Lu 9
yuan/hui/MP/+

Lu 11 MP

4.4.2 Dickdarm-Meridian (Di)   *shou yang ming*   Klares, helles *Yang* der Hand   20 Punkte

⊞ Audiodatei 16

> *Vom Zeigefinger zu der Nasen,*
> *Wo man tut ins Schneuztuch blasen,*
> *läuft er vorne und als Yang-*
> *Meridian auch außen lang.*
> *Es hat der Mensch zum Nasenbohren*
> *Den Zeigefinger auserkoren,*
> *Man kann auch sagen, dass sich dann*
> *Des Dickdarms Kreis so schließen kann.*

Partner

Gekoppelt nach der Außen/Innen-Regel *(Yin/Yang)*	Lungen-Meridian
Korrespondierend nach der Oben/Unten-Regel *(Yang/Yang)* Zusammen: *Yang ming*	Magen-Meridian

Hauptindikationen nach TCM anhand der Organphysiologie und -pathologie

Organphysiologie	Pathologie
Nei Jing: Palast der Weiterleitung	Obstipation, Diarrhö
Regiert die Flüssigkeiten (liquids)	Resorptionsstörungen wasserlöslicher Substanzen
Aufgrund des Verlaufs und der Partnerschaft mit dem Lungen-Meridian	Beschwerden in Handgelenk, Ellbogen, Schulter, Sinusitis, Kopfschmerz insbesondere im Bereich des Gesichtsschädels, Erkältung, Schnupfen

Äußerer Verlauf

Beginnt am daumenseitigen Nagelfalzwinkel des Zeigefingers ➜ über den Arm, außen ➜ als vorderster Meridian über das radiale Ende der Ellenbogenfalte ➜ Vorderrand des M. deltoideus ➜ vordere Schulterpartie zum Kopf ➜ endet in **Di 20** am oberen Ende der Nasolabialfalte.

Nach TCM kreuzt der Dickdarmmeridian im Bereich der Oberlippe auf die kontralaterale Seite und endet dort mit Di 20.

Innerer Verlauf und Verbindungen

Verbindung mit Lunge ➜ passiert Zwerchfell ➜ Dickdarm ➜ von hier ein Ast zu seinem unteren *He*-Punkt Ma 37

Besondere Punkte des Dickdarm-Meridians

Alarm-Punkt (*Mu*-Punkt)	Ma 25
Zustimmungs-Punkt (*Shu*-Punkt)	Bl 25
Durchgangs-Punkt (*Luo*-Punkt)	Di 6 zu Lu 9
Quell-Punkt (*Yuan*-Punkt)	Di 4
Tonisierungs-Punkt (+)	Di 11
Sedativ-Punkt (−)	Di 2
Stoffwechsel-Punkt (SP)	Di 2,3,4 [Bi]
Meister-Punkte (MP)	Di 1 (Zahnschmerzen) Di 15 (alle Leiden der oberen Extremität, Schulter) Di 11 (Paresen obere Extremität) Di 3 und Di 4 (Akne)
Akut-Punkt (*Xi*-Punkt)	Di 7
He-Punkt	Di 11
Unterer *He*-Punkt (*xia he*)	Ma 37
Maximalzeit	5–7 h

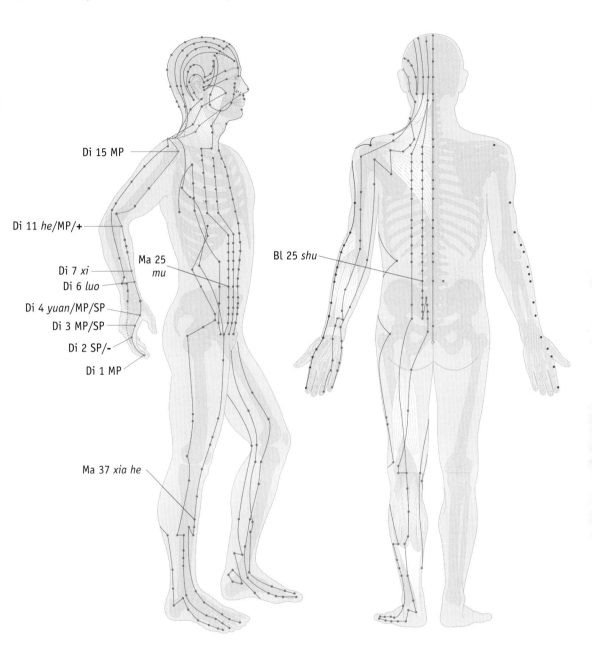

Di 15 MP

Di 11 *he*/MP/+

Di 7 *xi*

Di 6 *luo*

Di 4 *yuan*/MP/SP

Di 3 MP/SP

Di 2 SP/-

Di 1 MP

Ma 25 *mu*

Ma 37 *xia he*

Bl 25 *shu*

4.4.3 Magen-Meridian (Ma)   *zu yang ming*   Klares, helles *Yang* des Fußes   45 Punkte

⊞ Audiodatei 17

Vom Kopf zum Fuße läuft der Magen,
Tut fünfundvierzig Punkte tragen!
Zu viele Punkte – ach, wer wird sich
Schon merken alle fünfundvierzig?

Partner

Gekoppelt nach der Außen/Innen-Regel *(Yin/Yang)*	Milz-Meridian
Korrespondierend nach der Oben/Unten-Regel *(Yin/Yin)* Zusammen: *Yang ming*	Dickdarm-Meridian

Hauptindikationen nach TCM anhand der Organphysiologie und -pathologie

Organphysiologie	Pathologie
Arbeitet wie eine „Futter-Mischmaschine" – kontrolliert Fermentieren und Reifen der Nahrung, bereitet Nahrungsbrei für die Qi-/Blutproduktion durch die Milz vor	Wenn der Magen die Milz nicht mit Grundstoffen beliefert dann führt das zu *Qi*-Mangel, *Xue*-Blut-Mangel, Muskelschwäche, Anorrhexie, Marasmus, Tod
Kontrolliert gemeinsam mit Milz den Transport der Nahrungsessenzen in den ganzen Körper, v. a. Gliedmaßen	Gliederschwäche
Ist Ursprung der Flüssigkeiten aus Speisen/Getränken	Störungen des Flüssigkeitshaushalts
Aufgrund des Verlaufs und der Partnerschaft mit dem Milz-Meridian	Kopfschmerz insbesondere im Bereich des Gesichtsschädels, Sinusitis, Heiserkeit, Mastitis, Laktationsprobleme, Darmprobleme, Beschwerden in Bein, Knie, Fußgelenk, Rist

Äußerer Verlauf

Beginnt gabelförmig am Gesichtsschädel (im Anfangsteil differente Nummerierungen) ➜ die beiden Äste vom unteren Orbitarand bzw. vom Unterkiefer zur Schläfe vereinigen sich am Kieferwinkel. Ab Ma 9 ist die Nummerierung wieder einheitlich ➜ anterolateral über Hals ➜ Mitte der Clavicula ➜ Medioclavicularlinie abwärts bis 6. ICR ➜ ab hier näher der Medianlinie (medial des Mi-Meridians) ➜ Leistenbeuge ➜ auf dem Bein außen, vorne ➜ Mitte der Streckseite des Fußgelenkes (Ma 41) ➜ über die höchste Wölbung des Rists (Ma 42) ➜ zwischen Os metatarsale II und III ➜ endet in **Ma 45** neben dem lateralen Nagelfalzwinkel der 2. Zehe.

Innerer Verlauf und Verbindungen

Mit Organ Magen und Milz-Meridian

Besondere Punkte des Magen-Meridians

Alarm-Punkt (*Mu*-Punkt)	Ren 12
Zustimmungs-Punkt (*Shu*-Punkt)	Bl 21
Durchgangs-Punkt (*Luo*-Punkt)	Ma 40 zu Mi 3
Quell-Punkt (*Yuan*-Punkt)	Ma 42
Tonisierungs-Punkt (+)	Ma 41
Sedativ-Punkt (–)	Ma 45
Meister-Punkt (MP)	Ma 36 [Bi.: „Göttlicher Gleichmut, großer Heiler der Füße und Knie"; Meng: Hormonhaushalt, Hyper-, Hypotonie]
Akut-Punkt (*Xi*-Punkt)	Ma 34
He-Punkt	Ma 36
Unterer *He*-Punkt (*xia he*)	Ma 37 für Di Ma 39 für Dü
Maximalzeit	7–9 h

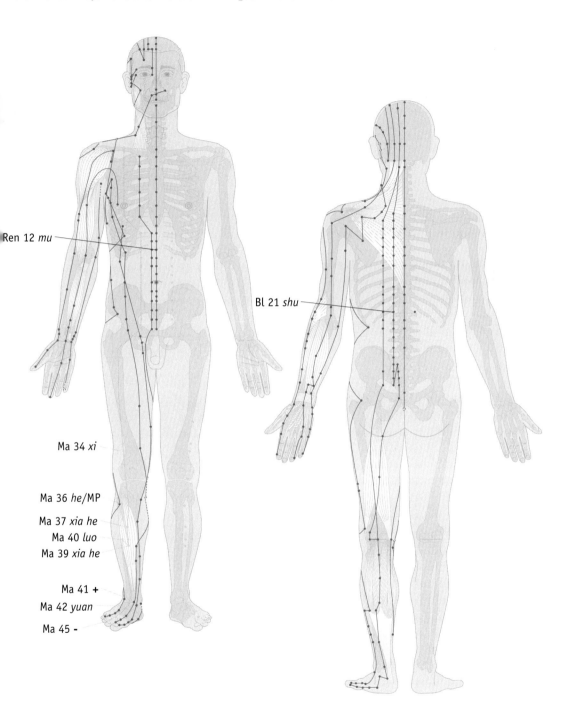

Ren 12 *mu*

Bl 21 *shu*

Ma 34 *xi*

Ma 36 *he*/MP
Ma 37 *xia he*
Ma 40 *luo*
Ma 39 *xia he*

Ma 41 **+**
Ma 42 *yuan*
Ma 45 **-**

4.4.4 Milz-Meridian (Mi)   *zu tai yin*   Großes *Yin* des Fußes   21 Punkte

➕ Audiodatei 18

> *Suchst du den Meridian der Milz,*
> *Dann denke an den Nagelpilz,*
> *Der Zehennägel gern befällt –*
> *Das ist ein bisschen grauslich – gelt?*

Partner

Gekoppelt nach der Innen/Außen-Regel *(Yin/Yang)*	Magen-Meridian
Korrespondierend nach der Oben/Unten-Regel *(Yin/Yin)* Zusammen: *tai yin*	Lungen-Meridian

Hauptindikationen nach TCM anhand der Organphysiologie und -pathologie

Organphysiologie	Pathologie
Milz = Synonym für Verdauung – regiert Transport und Transformation der Nahrung und Flüssigkeiten	Trophische Störungen, aber auch Fettleibigkeit, chronische Diarrhoe und Darmträgheit, Flüssigkeitsretention, Bildung von Feuchtigkeit-Schleim
Stellt Basis für Bildung von Blut und Fleisch (Muskeln) bereit, hält Blut in den Gefäßen	Anämie, TCM: *Xue*-Blut-Mangel, Blutungen; mangelnde Muskelbildung
Regiert Muskeln, Fleisch und Glieder	Muskel-, Gliederschwäche, Schweregefühl
Sendet gereinigtes *Qi* aus der Nahrung zur Lunge	Bei Fehltransformation Schleim
Öffner: Mund, Lippen, kontrolliert Geschmack	Lippenpathologien, Geschmacksstörungen (süß, sauer, bitter, salzig, scharf)
Kontrolliert die Mitte, hält Organe an ihrem Platz	Bindegewebsschwäche, Descensus, Ptose
Milz beherbergt die Philosophen, Buchhalter-Seele „*yi*"	Grübeln, Kleben an Gedanken

Äußerer Verlauf

Beginnt neben dem medialen Nagelfalzwinkel der Großzehe ➜ zieht am Farbumschlag der Haut entlang über Os metatarsale I ➜ Os cuneiforme I ➜ ventral vom Malleolus medialis ➜ zum Hinterrand der Tibia ➜ aufwärts über Bein, Leiste, Rumpf ➜ bis zum 2. ICR ➜ dann wieder nach lateral-caudal ➜ endet in **Mi 21** unterhalb der Axilla im 6. ICR

Innerer Verlauf und Verbindungen

Oberhalb der Leiste in den Bauch eintretend ➜ aufwärts zur Milz ➜ verbindet sich mit dem Magen ➜ aufwärts durch das Zwerchfell ➜ entlang des Ösophagus zu Zungengrund und -unterfläche; ein Zweig geht vom Magen durch das Zwerchfell zum Herzen und zum He-Meridian

Besondere Punkte des Milz-Meridians

Alarm-Punkt (*Mu*-Punkt)	Le 13
Zustimmungs-Punkt (*Shu*-Punkt)	Bl 20 (11. ICR)
Durchgangs-Punkt (*Luo*-Punkt)	Mi 4 zu Ma 42
Quell-Punkt (*Yuan*-Punkt)	Mi 3
Kardinal-Punkt (KP)	Mi 4 (für *Chong mai*)
Tonisierungs-Punkt (+)	Mi 2
Sedativ-Punkt (–)	Mi 5
Meister-Punkte (MP)	Mi 5 (bindegewebige Schwäche) Mi 4 (Durchfälle) Mi 9 (weibliches Genitale, Miktion)
Reunions-Punkt (RP)	Mi 13 mit Le, *yin wei;* Mi 14, Mi 15, Mi 16 mit *yin we*i
He-Punkt	Mi 9
Maximalzeit	9–11 h

4

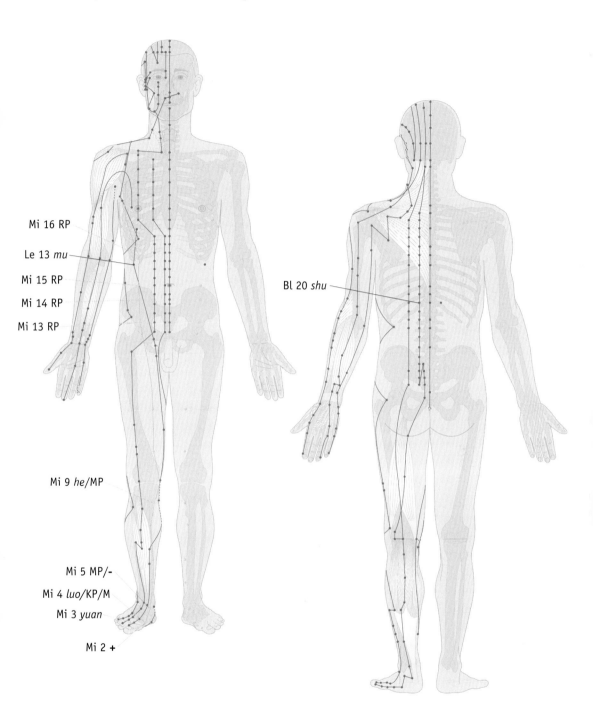

Mi 16 RP

Le 13 *mu*

Mi 15 RP

Mi 14 RP

Mi 13 RP

Bl 20 *shu*

Mi 9 *he*/MP

Mi 5 MP/-

Mi 4 *luo*/KP/M

Mi 3 *yuan*

Mi 2 +

4.4.5 Herz-Meridian (He)

shou shao yin   Kleines *Yin* der Hand   9 Punkte

Audiodatei 19

Wenn am lauen Sommerabend
Liebende, sich gerne habend
Haken ein die kleinen Fingern,
Tun die Herzen sie verschlingern,
Weil der Herz-Meridian da endet
Und man so Signale sendet.

Partner

Gekoppelt nach der Außen/Innen-Regel *(Yang/Yin)*	Dünndarm-Meridian
Korrespondierend nach der Oben/Unten-Regel *(Yin/Yin)* Zusammen: *shao yin*	Nieren-Meridian

Hauptindikationen nach TCM anhand der Organphysiologie und -pathologie

Organphysiologie	Pathologie
Herz ist der „Kaiser" im Körper Staat	Isolierte Herz-Symptomatik ist kaum möglich: Wenn der Kaiser krank ist, dann ist der ganze Staat (Körper) mit betroffen
Herz regiert Blut und Blutgefäße	Zirkulationsstörungen, „Palpitationen"
Öffner: Zunge	Sprachstörungen
Manifestiert sich in Gesichtsfarbe, Gesichtsausdruck („complexion")	Pathologische Gesichtsfarbe (z.B. bei Vitium); fader Gesichtsausdruck
Schweiß ist Saft des Herzens	Unkontrolliertes Schwitzen (psychisch)
Herz beherbergt die Seele „shen"	Störungen des Geistes, Gemütes, Nervosität, Schlafstörungen, schlechtes Gedächtnis

Äußerer Verlauf

Thorax (Axilla) ➜ Arm ulnar, innen, hinten ➜ Hand, volar ➜ endet in **He 9** am radialen Nagelfalzwinkel des kleinen Fingers

Innerer Verlauf und Verbindungen

Ursprung im Herzen ➜ durch die Lunge zur Axilla-He 1 ➜ innerer Ast aufsteigend beiderseits des Ösophagus zu den Augen ➜ absteigend durch das Zwerchfell zum Dünndarm.

Besondere Punkte des Herz-Meridians

Alarm-Punkt (*Mu*-Punkt)	Ren 14
Zustimmungs-Punkt (*Shu*-Punkt)	Bl 15
Durchgangs-Punkt (*Luo*-Punkt)	He 5 zu Dü 4
Quell-Punkt (*Yuan*-Punkt)	He 7
Tonisierungs-Punkt (+)	He 9
Sedativ-Punkt (−)	He 7
Meister-Punkt (MP)	He 3 (Depression)
Akut-Punkt (*Xi*-Punkt)	He 6
He-Punkt	He 3
Maximalzeit	11–13 h

4

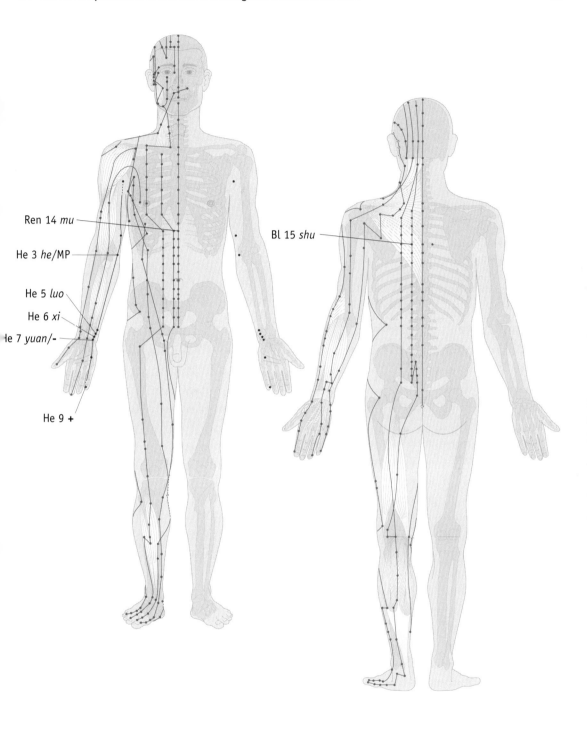

Ren 14 *mu*

He 3 *he*/MP

He 5 *luo*

He 6 *xi*

He 7 *yuan*/–

He 9 **+**

Bl 15 *shu*

4.4.6 Dünndarm-Meridian (Dü)

shou tai yang   Großes *Yang* der Hand   19 Punkte

Audiodatei 20

Es fängt der Dünndarm-Meridian
Am kleinen Finger außen an –
Der Meridian vom dünnen Darm
Verläuft – wie seltsam – auf dem Arm:
Aufwärts, auf dem Arm entlang,
Außen, hinten, g'hört zu Yang.

Partner

Gekoppelt nach der Außen/Innen-Regel *(Yin/Yang)*	Herz-Meridian
Korrespondierend nach der Oben/Unten-Regel *(Yang/Yang)* Zusammen: *tai yang*	Blasen-Meridian

Hauptindikationen nach TCM anhand der Organphysiologie und -pathologie

Organphysiologie	Pathologie
Ist ein Hohlorgan *(Fu)* Element: Feuer	Anfällig auf: Fülle- oder Mangel-Kälte, beides führt zu *Qi*-Stagnation – Schmerz
Beamter der Trennung des Klaren vom Trüben, regiert dicke Flüssigkeiten: resorbiert „Schmutzwasser", welches von der Niere zu Urin transformiert und zur Blase weiter geleitet wird	Trüber Harn, Miktionsstörung
Außen-Innen-Verbindung mit Herz	Fortgeleitetes Herz-Feuer kann Zystitis, Hämaturie verursachen
Aufgrund des Verlaufs	Schmerzen in Handgelenk, Ellbogen, Schulter, Schulterblatt, CVS, Trismus, Ohrenkrankheiten wie Otitis, Tinnitus, Schwerhörigkeit, Augenkrankheiten wie Konjunktivitis

Äußerer Verlauf

Beginnt am Nagelfalzwinkel des Kleinfingers ➜ über Arm außen ➜ ulnar-dorsal über Olecranonrinne ➜ über hintere Achselfalte ➜ Hinterrand der Spina scapulae ➜ Zacke nach caudal und medial in die Mitte der Fossa infraspinata ➜ über laterale Halspartie, wo Dü 15 am Trapeziusknick nahe an 3E 16 und Gb 21 kommt [nach Bi. identisch] ➜ endet in **Dü 19** vor dem Ohrläppchen.

Innerer Verlauf und Verbindungen

Verbindungen zu Du 14 [Du 13 Bi.]; über Fossa supraclavicularis zum Herz ➜ durch Zwerchfell zu Magen und Dünndarm ➜ von hier ein Ast zu Ma 39, dem unteren *He*-Punkt des Meridians; von der Fossa supraclavicularis (Ma 12) auch Richtung Wange ➜ in zwei Ästen zum lateralen Augenwinkel und Innenohr sowie zum medialen Augenwinkel (Bl 1)

Besondere Punkte des Dünndarm-Meridians

Alarm-Punkt *(Mu*-Punkt)	Ren 4
Zustimmungs-Punkt *(Shu*-Punkt)	Bl 27
Durchgangs-Punkt *(Luo*-Punkt)	Dü 7 zu He 7
Quell-Punkt *(Yuan*-Punkt)	Dü 4
Kardinal-Punkt (KP)	Dü 3 (für *Du mai*)
Tonisierungs-Punkt (+)	Dü 3
Sedativ-Punkt (−)	Dü 8
Meister-Punkt (MP)	Dü 3 (Spasmen, Schleimhaut)
He-Punkt	Dü 8
Unterer *He*-Punkt *(xia he)*	Ma 39
Maximalzeit	13–15 h

4

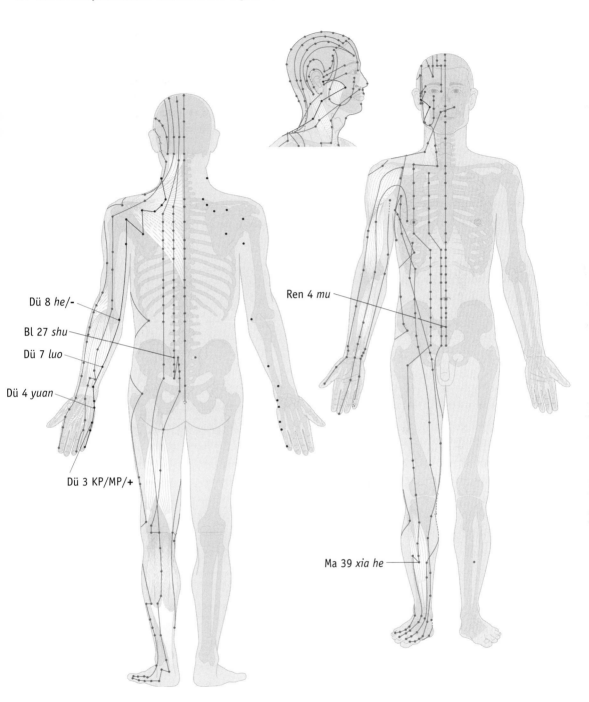

Dü 8 *he/-*

Bl 27 *shu*

Dü 7 *luo*

Dü 4 *yuan*

Dü 3 KP/MP/+

Ren 4 *mu*

Ma 39 *xia he*

4.4.7 Blasen-Meridian (Bl)   *zu tai yang*   **Großes *Yang* des Fußes   67 Punkte**

⊞ Audiodatei 21

Beginnend zwischen Aug' und Nasen
Zur kleinen Zehe läuft der Blasen-
Meridian per Kopf und Rücken
Und 67 Punkt bedrücken.

Partner

Gekoppelt nach der Außen/Innen-Regel *(Yin/Yang)*	Nieren-Meridian
Korrespondierend nach der Oben/Unten-Regel *(Yang/Yang)* Zusammen: *tai yang*	Dünndarm-Meridian

Hauptindikationen nach TCM anhand der Organphysiologie und -pathologie

Organphysiologie	Pathologie
Kontakt mit der Außenwelt	Anfällig auf äußere pathogene Faktoren
Transformiert Wasser, das durch Darm abgeschieden wurde, mit Hilfe von Nieren-*Yang* zu Harn	Nieren-*Yang*-Mangel: reichlich heller Harn, Enuresis
Qi hält Urin in der Blase und aktiviert Urinieren	Inkontinenz, Harnverhaltung
Aufgrund des Verlaufs	Kopfschmerzen, CVS, Rückenschmerz, Lumbalgie
Aufgrund der Zustimmungs-Punkte (Back-*Shu*-Punkte)	Erkrankungen der inneren Organe

Äußerer Verlauf

Kopf (nasaler Augenwinkel, paramedian über dem Schädel nach hinten) ➜ Nacken ➜ Rücken paramedian ➜ Bein hinten ➜ endet in **Bl 67** am lateralen Nagelfalzwinkel der kleinen Zehe

Innerer Verlauf und Verbindungen

5 Verzweigungen, die teils an der Oberfläche, teils in der Tiefe verlaufen; hat Verbindung mit Scheitel, Hirn, Schulter

Besondere Punkte des Blasen-Meridians

Alarm-Punkt (*Mu*-Punkt)	Ren 3
Zustimmungs-Punkt (*Shu*-Punkt)	Bl 28
Durchgangs-Punkt (*Luo*-Punkt)	Bl 58
Quell-Punkt (*Yuan*-Punkt)	Bl 64
Kardinal-Punkt (KP)	Bl 62 (für *Yang qiao mai*)
Tonisierungs-Punkt (+)	Bl 67
Sedativ-Punkt (−)	Bl 65
Meister-Punkte (MP)	Bl 21 (Magen) Bl 31 (Klimakterium) Bl 40 (Hautkrankheiten) Bl 43 (Hämatopoese) Bl 60 (alle Schmerzen) Bl 62 mit Ni 6 (Schlaflosigkeit)
Stoffwechsel-Punkt (SP)	Bl 58, Bl 40 [Bl 54 Bi.]
He-Punkt	Bl 40 [Bl 54 Bi.]
Unterer *He*-Punkt (*xia he*)	Bl 39 [Bl 53 Bi.] – 3E
Einflussreicher Punkt (*Hui*-Punkt)	Bl 11 (Knochen) Bl 17 (Blut)
Maximalzeit	15–17 h

4

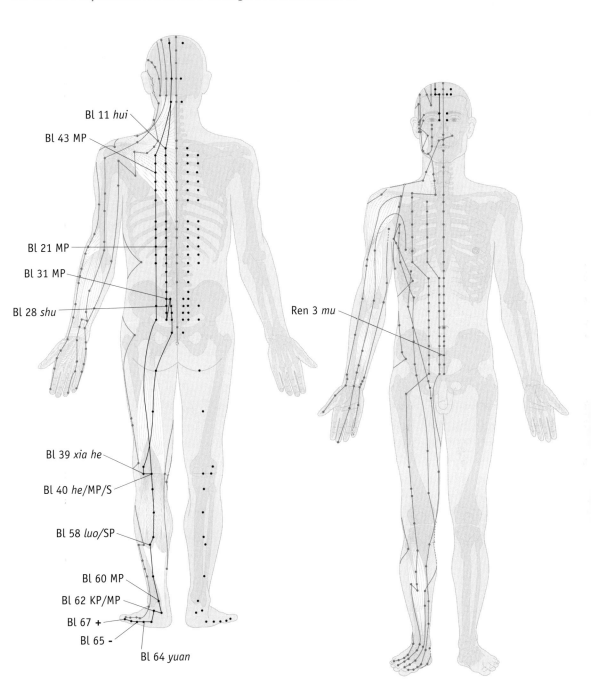

Bl 11 *hui*

Bl 43 MP

Bl 21 MP

Bl 31 MP

Bl 28 *shu*

Ren 3 *mu*

Bl 39 *xia he*

Bl 40 *he*/MP/S

Bl 58 *luo*/SP

Bl 60 MP

Bl 62 KP/MP

Bl 67 **+**

Bl 65 **–**

Bl 64 *yuan*

4.4.8 Nieren-Meridian (Ni)

zu shao yin   **Kleines *Yin* des Fußes**   **27 Punkte**

✚ Audiodatei 22

Beginnen tut er ganz verstohlen
Auf des Fußes weichen Sohlen
Auf dem Beine, innen, hinten
Kann man Nieren-Punkte finden.
Den inn'ren Knöchel man umkreiste
Aufwärts geht's, über die Leiste,
Aufwärts über'n Rumpf gezogen.
Bis man kommt zum Rippenbogen
Läuft die Bahn sehr nah der Mitte,
Ab hier wird's lateraler, bitte.
Am besten an das Ende denk –
Sternoclaviculargelenk.

Partner

Gekoppelt nach der Innen/Außen-Regel *(Yin/Yang)*	Blasen-Meridian
Korrespondierend nach der Oben/Unten-Regel *(Yin/Yin)* Zusammen: *shao yin*	Herz-Meridian

Hauptindikationen nach TCM anhand der Organphysiologie und -pathologie

Organphysiologie	Pathologie
Lende ist das Haus der Niere	Chronische Lumbalgie mit Schwäche in LWS und Knien (Nieren-Schwäche)
Niere ist das Haus von Wasser und Feuer – „Wasser- und Feuer-Niere"	Sowohl Störungen des Flüssigkeitshaushaltes als auch Hormonstörungen
Bewahrt *Jing*-Essenz: Hormongeschehen	Fertilitätsstörungen, Erbkrankheiten, vorzeitiges Ergrauen
Regiert und füllt Knochen – Einfluss auf Mark, Hirnsubstanz	Osteoporose, vorzeitiger Epiphysenschluss, offene Fontanelle, Leukämie, Anämie, Alzheimer
Spiegelt sich in den Zähnen *(Jing)*	Zahnanomalien, schlechte Zähne
Regiert Wasserhaushalt	Ödeme, Diarrhö, Obstipation, Polyurie/Oligurie, Miktionsprobleme
„Ergreift" *Qi* (Atemluft) von der Lunge	Dyspnoe, Asthma, insbes. nach Cortisontherapie
Öffnet sich im Ohr und in den „zwei *Yin*" (Anus und Urethra)	Tinnitus, Schwerhörigkeit und Kontinenzprobleme

Spiegelt sich im Kopfhaar	Nicht altersgemäßer Zustand (Ergrauen, Glatze)
Nährt Leber-*Yin*	Nieren-*Yin*-Mangel ist oft Ursache von hyperaktivem Leber-*Yang*
Ist der Ursprung von allem *Yin* und *Yang* im Körper	Allgemeiner *Yin*-/*Yang*-Mangel ist begründet in der Niere, Mangel in einzelnen Organen kann auch die Niere betreffen
Aufgrund des Meridianverlaufs – insbesondere des inneren Verlaufs	Beschwerden in Unterbauch und kleinem Becken ebenso wie im Bereich von Pharynx und Zungengrund

Äußerer Verlauf

Beginnt an der Fußsohle zwischen den Fußballen ➜ um medialen Knöchel herum ➜ das Bein an der Innenseite entlang ➜ als hinterster *Yin*-Meridian aufwärts ➜ als dem *Ren mai* nächster Meridian über den Bauch zum Thorax ➜ endet in **Ni 27** am Sternoclaviculargelenk

Innerer Verlauf und Verbindungen

Zu Du 1 ➜ von dort innen aufwärts entlang der Wirbelsäule zu Niere, Leber, Zwerchfell, Zungenwurzel, Pericard, Thorax

Besondere Punkte des Nieren-Meridians

Alarm-Punkt (*Mu*-Punkt)	Gb 25
Shu-Zustimmungs-Punkt	Bl 23
Luo-Durchgangs-Punkt	Ni 4 zu Bl 64
Quell-Punkt (*Yuan*-Punkt)	Ni 3
Kardinal-Punkt (KP)	Ni 6 (für *Yin qiao mai*)
Tonisierungs-Punkt (+)	Ni 7
Sedativ-Punkt (−)	Ni 1
Stoffwechsel-Punkte (SP)	Ni 2, Ni 6
Meister-Punkt (MP)	Ni 6 mit Bl 62 (Schlaflosigkeit)
Akut-Punkt (*Xi*-Punkt)	Ni 5 von Ni, Ni 8 von *Yin qiao mai*, Ni 9 von *yin wei mai*
He-Punkt	Ni 10
Maximalzeit	17–19 h

4

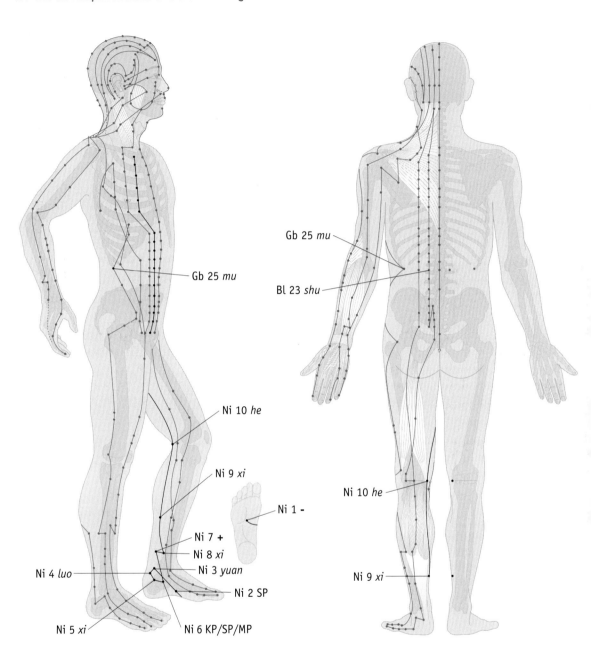

Gb 25 *mu*

Gb 25 *mu*

Bl 23 *shu*

Ni 10 *he*

Ni 9 *xi*

Ni 1 -

Ni 7 +

Ni 8 *xi*

Ni 3 *yuan*

Ni 4 *luo*

Ni 2 SP

Ni 5 *xi*

Ni 6 KP/SP/MP

Ni 10 *he*

Ni 9 *xi*

4.4.9 Pericard-Meridian (Pe)

shou jue yin   Kleines *Yin* der Hand   **9 Punkte**

⊞ Audiodatei 23

Er läuft mit Herz-Bahn parallel,
Die Punkte an ähnlicher Stell.
Neun Punkte hat das Exemplar,
Weil "Yin" verläuft er auch volar

Partner

Gekoppelt nach der Innen/Außen-Regel *(Yin/Yang)*	Dreifacher-Erwärmer-Meridian
Korrespondierend nach der Oben/Unten-Regel *(Yin/Yin)* Zusammen: *jue yin*	Leber-Meridian

Hauptindikationen nach TCM anhand der Organphysiologie und -pathologie

Organphysiologie	Pathologie
Leibwächter des Herzens – repräsentiert das Herz als Organ im Sinne der westlichen Medizin	Herz-Kreislauf-Beschwerden, Hyper-/Hypotonie, Beschwerden, die als „vorne aufsteigend" empfunden werden: Nausea, Erbrechen, Flush
Herz im Sinne der TCM	Siehe Herz-Meridian
Schützt Herz vor externen pathogenen Faktoren	Pericard-Muster werden verwendet zur Kategorisierung komatös-deliranter Zustände verursacht durch Hitze (Fieber) und/oder Schleim
Befördert *Yang*- und *Yin-Qi* zu den *Yin*-Organen, aktiviert, kontrolliert und versorgt die *Yin*-Meridiane mit Energie	Kollaps (Pe 9)

Äußerer Verlauf

Beginnt am Thorax (im 4. ICR 1 *cun* lateral der Mamille) ➜ verläuft in weiterer Folge parallel zum He-Meridian ➜ Innenseite des Armes, Mitte ➜ endet in **Pe 9** am Mittelfinger

Innerer Verlauf und Verbindungen

Beginn mitten im Thorax ➜ Verbindung mit Herzbeutel ➜ abwärts durch das Zwerchfell ➜ Verbindungen zu den drei Etagen des 3E (Atmung, Verdauung, und Urogenitale/Endokrinium)

Besondere Punkte des Pericard-Meridians

Alarm-Punkt (*Mu*-Punkt)	Ren 17
Zustimmungs-Punkt (*Shu*-Punkt)	Bl 14
Durchgangs-Punkt (*Luo*-Punkt)	Pe 6 zu 3E 4
Quell-Punkt (*Yuan*-Punkt)	Pe 7
Kardinal-Punkt (KP)	Pe 6 (für *yin wei mai*)
Tonisierungs-Punkt (+)	Pe 9
Sedativ-Punkt (–)	Pe 7
Meister-Punkt (MP)	Pe 6 (Nausea)
Akut-Punkt (*Xi*-Punkt)	Pe 4
He-Punkt	Pe 3
Maximalzeit	19–21 h

4

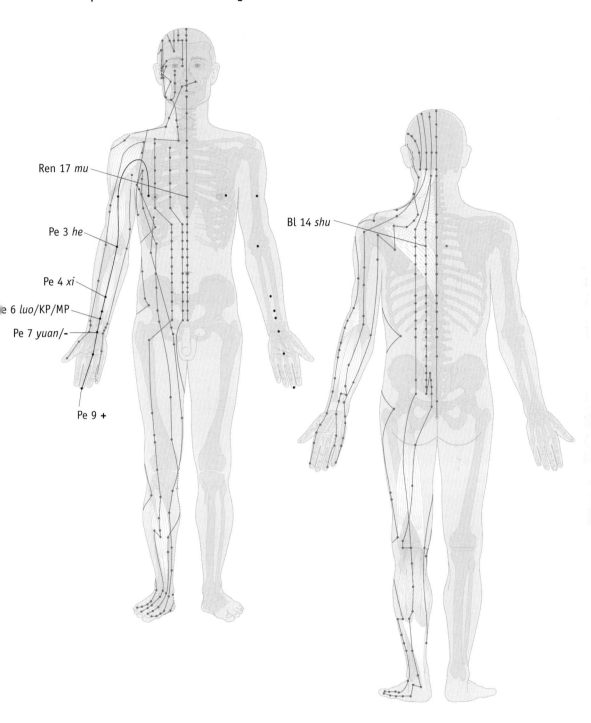

Ren 17 *mu*

Pe 3 *he*

Pe 4 *xi*

e 6 *luo*/KP/MP

Pe 7 *yuan*/-

Pe 9 +

Bl 14 *shu*

4.4.10 Dreifacher-Erwärmer-Meridian (3E) *shou shao yang*   Kleines *Yang* der Hand   23 Punkte

➕ Audiodatei 24

Man hält mit seinem Eheringe
Zusamm'geschlossen manche Dinge,
Und so – damit beim Thema wär'(n) ma
'S fängt an der Dreifache Erwärmer
Am Ringfinger; läuft auf dem Arm
Flankiert von dick' und dünnem Darm,
Ist 23 Punkte lang
Und er gehört zur Sorte Yang.

Der Dreifacher-Erwärmer-Meridian (3E) heißt in der chinesischen Literatur *San Jiao* (SJ).

Partner

Gekoppelt nach der Außen/Innen-Regel *(Yin/Yang)*	Pericard-Meridian
Korrespondierend nach der Oben/Unten-Regel *(Yin/Yin)* Zusammen: *shao yang*	Gallenblasen-Meridian

Hauptindikationen nach TCM anhand der Organphysiologie und -pathologie

Organphysiologie	Pathologie
Name bezieht sich auf drei Etagen des Körpers **Oberer Erwärmer:** Herz und Lunge **Mittlerer Erwärmer:** Milz, Magen **Unterer Erwärmer:** Leber, Niere	Differenzierung von feuchter Hitze in drei Etagen **Oberer Erwärmer:** z. B. chronische Sinusitis **Mittlerer Erwärmer:** z. B. chronische Pankreatitis, Hepatitis **Unterer Erwärmer:** z. B. chronische Prostatitis
Bezug zu den Wasserwegen: Steuert Wasser-Metabolismus, sichert freien Fluss der Flüssigkeiten	Der untere *He*-Punkt des Meridians Bl 39 ist wirksam bei Harnverhaltung
Kontrolliert Produktion von *wei qi*, transportiert *Jing*-Essenz/Quellen-*Qi* von den Nieren zu anderen Organen via Quell-Punkte der Meridiane	Erkältung, Wind- und Wetterfühligkeit; 3E 5 kann alle pathogenen Faktoren entfernen
Aufgrund des Verlaufs	Schläfenkopfschmerz, Migräne; Augenkrankheiten; Ohrenkrankheiten; Facialisparese; dorsale Schulterschmerzen, Flankenschmerz, Interkostalneuralgie

Äußerer Verlauf

Beginn am ulnaren Nagelfalzwinkel des Ringfingers ➜ zwischen Os Metacarpale IV und V über die Hand ➜ Arm außen, in der Mitte, zwischen Di- und Dü-Meridian aufwärts ➜ über Olecranonspitze ➜ Schulterhöhe ➜ Mastoid-Vorderrand ➜ das Ohr umrundend ➜ zwischen Ohr und Gb-Meridian nach vorne bis zur Incisura supratragica ➜ endet in **3E 23** am lateralen Brauenrand

Innerer Verlauf und Verbindungen

Zu Du 12 und Du 14 [Du 13 Bi.], zu Gb 21; zum Mediastinum ➜ Ren 17, tritt durch das Zwerchfell ➜ kontaktiert so alle seine drei Ebenen ➜ schickt einen Ast nach unten zu seinem unteren *He*-Punkt Bl 39 [Bl 53 Bi]. Ein Ast zieht ins Ohr

Besondere Punkte des Dreifachen-Erwärmer-Meridians

Alarm-Punkt *(Mu*-Punkt)	Ren 5
Zustimmungs-Punkt *(Shu*-Punkt)	Bl 22
Durchgangs-Punkt *(Luo*-Punkt)	3E 5 zu Pe 7
Gruppen-*Luo*-Punkt (*Luo*)	3E 8 für die 3 *Yang* des Armes (Dü, 3E, Di)
Quell-Punkt *(Yuan*-Punkt)	3E 4
Kardinal-Punkt (KP)	3E 5 (für *Yang wei mai*)
Tonisierungs-Punkt (+)	3E 3
Sedativ-Punkt (–)	3E 10
Meister-Punkte (MP)	3E 4 (vasomotorischer Kopfschmerz) 3E 5 (Rheuma) 3E 15 (Wetterfühligkeit, Arme)
Akut-Punkt *(Xi*-Punkt)	3E 7
He-Punkt	3E 10
Unterer *He*-Punkt *(xia he)*	Bl 39 [Bl 53 Bi]
Maximalzeit	21–23 h

4

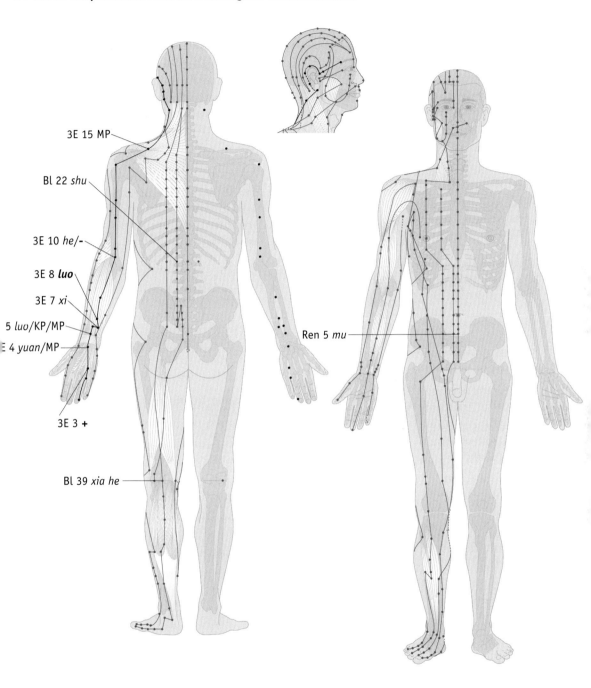

3E 15 MP

Bl 22 *shu*

3E 10 *he/-*

3E 8 **luo**

3E 7 *xi*

5 *luo*/KP/MP

E 4 *yuan*/MP

3E 3 +

Bl 39 *xia he*

Ren 5 *mu*

4.4.11 Gallenblasen-Meridian (Gb)   *zu shao yang*   Kleines *Yang* des Fußes   44 Punkte

➕ Audiodatei 25

Der Galle-Mer'dian – was wild's –
Benimmt sich wie der Rumpelstilz:
Start: seitlich, neben Augenhöhle,
End: seitlich auf dem vierten Zeh'le.

Partner

Gekoppelt nach der Außen/Innen-Regel *(Yin/Yang)*	Leber-Meridian
Korrespondierend nach der Oben/Unten-Regel *(Yang/Yang)* Zusammen: *shao yang*	Dreifacher Erwärmer

Hauptindikationen nach TCM anhand der Organphysiologie und -pathologie

Organphysiologie	Pathologie
Beamter des weisen Richtens und der Entscheidung richtig/falsch *(Nei Jing)*	**Mangel:** Entscheidungsschwäche **Fülle:** Aggressiv
Bewahrt und scheidet Galle aus	Gallenflussanomalien
Der Meridian aktiviert die *Yang*-Aktivität der Leber-Funktion	Leber-Anomalien, Gelenksbeschwerden, Bewegungsanomalien
Gleichzeitig *Fu* und Extra-*Fu* – „*Fu* der inneren Reinheit", transformiert als einziges *Yang*-Organ eine **reine** Substanz	*Fu*- und Extra-*Fu*-Probleme
Aufgrund des Verlaufs	Augenkrankheiten, Ohrenkrankheiten; Kopfschmerz, Migräne in der Schläfenregion mit Augenbeteiligung, besonders im Bereich der Augenbraue; Cervikalsyndrom, Flankenschmerz, Lumbalgie, Beschwerden aller großen Gelenke, insbesondere des Hüftgelenks

Äußerer Verlauf

Beginnt am lateralen Orbitarand ➜ lateral, gezackt am Kopf ➜ vor das Ohr (Incisura intertragica) ➜ zur Schläfe ➜ zackt um das Ohr zum Mastoid (Gb 12) ➜ wieder zur Stirn (Gb 14) ➜ wieder zum Mastoid (Gb 20) ➜ zwischen Bl und 3E zum Nacken ➜ Trapeziusknick ➜ Kreuzung von 3 *Yang*-Meridianen (Gb 21, 3E 16 und Dü 15) ➜ nach vorne ➜ kreuzt am oberen Trapeziusrand den Di-Meridian ➜ lateral vom Ma-Meridian über das Schlüsselbein in die Axilla ➜ zackt zuerst nach vorn zur Mamillarlinie (Gb 24, 7. ICR) ➜ dann nach hinten zum freien Ende der 12. Rippe (Gb 25) ➜ von hier wieder nach vorne, unten ➜ über den Darmbeinkamm zur Spina iliaca ventralis superior ➜ wieder nach hinten, hinter den Trochanter major femoris ➜ vom Trochanter an der Außenseite des Beines ziemlich gerade abwärts zum Vorderrand des Fibulaköpfchens ➜ zum Fußrücken, zwischen den Ossa metatarsalia IV und V ➜ endet in **Gb 44** neben dem lateralen Nagelfalzwinkel der 4. Zehe

Innerer Verlauf und Verbindungen

In der Fossa supraclavicularis ins Körperinnere ➜ durchtritt Zwerchfell ➜ Verbindung mit Gallenblase, Leber, Genitalbereich, Innenohr

Besondere Punkte des Gallenblasen-Meridians

Alarm-Punkt *(Mu*-Punkt)	Gb 24
Zustimmungs-Punkt *(Shu*-Punkt)	Bl 19
Durchgangs-Punkt *(Luo*-Punkt)	Gb 37 zu Le 3
Gruppen-*Luo*-Punkt (**Luo**)	Gb 39 für Bl, Ma, Gb-Meridiane
Quell-Punkt *(Yuan*-Punkt)	Gb 40
Kardinal-Punkt (KP)	Gb 41 (für *Dai mai*)
Tonisierungs-Punkt (+)	Gb 43
Sedativ-Punkt (−)	Gb 38
Meister-Punkte (MP)	Gb 34 (Muskulatur) Gb 41 (große Gelenke) Gb 30 (Ischias, Paresen der Beine)
Akut-Punkt *(Xi*-Punkt)	Gb 36
Einflussreicher Punkt *(Hui*-Punkt)	Gb 39 (für Mark/Knochen- und Rückenmark, Hirn)
He-Punkt	Gb 34
Maximalzeit	23–1 h

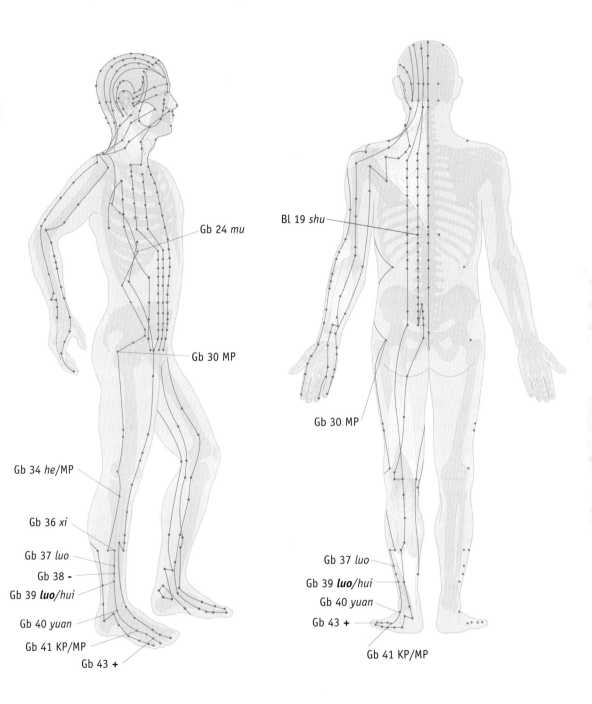

Gb 24 *mu*

Bl 19 *shu*

Gb 30 MP

Gb 30 MP

Gb 34 *he*/MP

Gb 36 *xi*

Gb 37 *luo*

Gb 37 *luo*

Gb 38 -

Gb 39 ***luo**/hui*

Gb 39 ***luo**/hui*

Gb 40 *yuan*

Gb 40 *yuan*

Gb 41 KP/MP

Gb 43 +

Gb 43 +

Gb 41 KP/MP

4.4.12 Leber-Meridian (Le)

zu jue yin   Kleines *Yin* des Fußes   14 Punkte

🔊 Audiodatei 26

Über Rist und Knie zur Leiste,
Wo's Genitale man umkreiste.
Zur Leber geht's im Unterbauch,
Die Gallenblas' besuch'n ma auch,

Partner

Gekoppelt nach der Innen/Außen-Regel *(Yin/Yang)*	Gallenblasen-Meridian
Korrespondierend nach der Oben/Unten-Regel *(Yin/Yin)* Zusammen: *jue yin*	Pericard-Meridian

Hauptindikationen nach TCM anhand der Organphysiologie und -pathologie

Organphysiologie	Pathologie
„Planungs-General", Strategie und Aktion	Planlosigkeit
Bewahrt Blut auf – Blut kehrt in Ruhe zur Leber zurück	Symptome – z. B. Palpitationen – werden schlechter in Ruhe
Reguliert *Qi*-Fluss und freien Fluss von *Qi*, Galle und Emotionen	*Qi*-Stagnation bedeutet Schmerz, z. B. Dysmenorrhö, Bauchkrämpfe
Kontrolliert Aktivität, Geschmeidigkeit von Muskeln, Sehnen, Bändern	Bewegungsanomalien
Beeinflusst die Verdauungsfunktion von Magen und Milz	Verdauungsstörungen durch Emotionen
Öffner: Augen	Augensymptome
Manifestiert sich in den Nägeln	Lausige Nägel
Aufgrund des Verlaufs, insbesondere des inneren Verlaufs (umkreist Genitale, schickt innere Äste zu Augen und Du 20)	Beschwerden des äußeren Genitale; Scheitelkopfschmerz, Augensymptome

Äußerer Verlauf

Beginnt am fibularen Nagelfalzwinkel der Großzehe ➔ über den Innenknöchel ➔ auf dem Bein innen ➔ unten ventral, ab Unterschenkelmitte zwischen Ni- und Mi-Meridian aufwärts ➔ auf dem Bauch lateral vom Ma-Meridian ➔ überkreuzt sich 2-mal mit dem Mi-Meridian ➔ endet in **Le 14** auf dem Thorax, im 6. ICR, in der Medioclavicularlinie

Innerer Verlauf und Verbindungen

Zu Zwerchfell, Magen, Brustraum, Lunge, Retrobulbärraum, Du 20

Besondere Punkte des Leber-Meridians

Alarm-Punkt (*Mu*-Punkt)	Le 14
Zustimmungs-Punkt (*Shu*-Punkt)	Bl 18
Durchgangs-Punkt (*Luo*-Punkt)	Le 5 zu Gb 40
Quell-Punkt (*Yuan*-Punkt)	Le 3
Tonisierungs-Punkt (+)	Le 8
Sedativ-Punkt (–)	Le 2
Stoffwechsel-Punkt (SP)	Le 13
Meister-Punkt (MP)	Le 14 (Nausea)
Akut-Punkt (*Xi*-Punkt)	Le 6
He-Punkt	Le 8
Einflussreicher Punkt (*Hui*-Punkt)	Le 13: Konzentrationspunkt für die 5 Vollorgane (zugehörig: *Yin*-Meridiane) Lu, Mi, He, Ni, Le, Pe
Maximalzeit	1–3 h

4

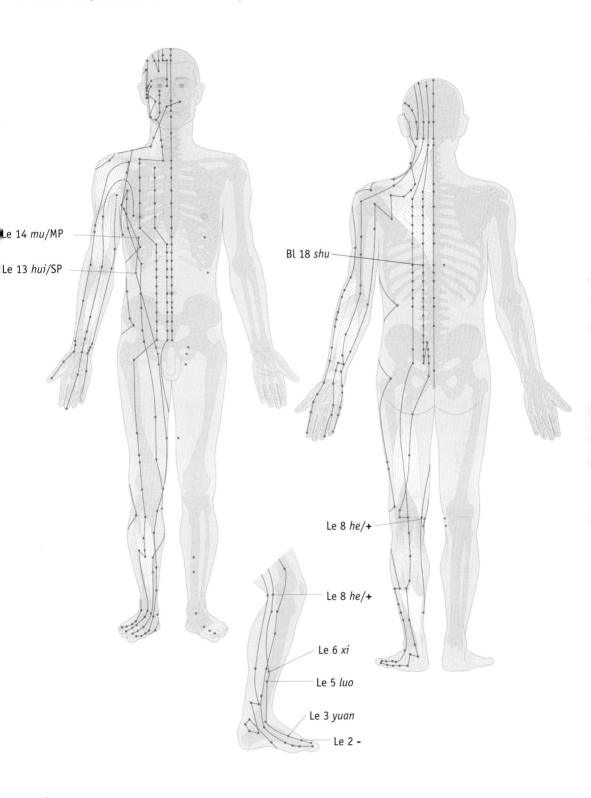

Le 14 mu/MP

Le 13 hui/SP

Bl 18 shu

Le 8 he/+

Le 8 he/+

Le 6 xi

Le 5 luo

Le 3 yuan

Le 2 -

4.5 Die 8 Wundermeridiane

⊞ Audiodatei 27

Von den Acht Wunder-Meris wäre
Zu sagen, es gibt vier primäre:
Chong, Ren, Du, Dai sind erster Guss.
Chong, Ren, Du aus dem Uterus
Sie alle werd'n zusamm'gehalten
Vom Dai mai in der Gürtelfalten.

Die Wundermeridiane, die auch Sonder- oder Extra-Meridiane genannt werden, sind keinem speziellen Organ zugeordnet. Es handelt sich keineswegs um Sonder- oder Extra-Gebilde, sondern um die tiefsten und ursprünglichsten Meridian-Strukturen, vergleichbar Energie-Reservoirs. Mit Ausnahme von *Du mai* und *Ren mai* haben sie keine eigenen Punkte, sondern benützen Punkte der regulären Meridiane, die sie auf diese Weise miteinander verbinden.

Sie sind nicht wie die regulären Meridiane ständig von Energie durchflossen, sondern werden erst durch das Nadeln von Kardinal-Punkten aktiviert. Man nadelt dabei zuerst den wichtigeren der beiden Kardinal-Punkte, als nächstes den zweiten und anschließend vorzugsweise Punkte auf den eröffneten Wundermeridianen.

Am wirksamsten werden sie paarweise eingesetzt, wobei immer entweder 2 *Yin*- oder 2 *Yang*-dominierte Kardinal-Punkte/Wundermeridiane zusammengehören (→ 5.2.2).

4.5.1 *Chong mai* ⊞ Audiodatei 28

Chong mai kommt raus bei Magen dreißig
Und nützt der Niere Punkte fleißig

Durchdringungsgefäß	Kardinalpunkt:	13 Punkte
Verteiler der Energie	Mi 4	
Breite Troststraße		
Meer der 12 Meridiane		
Meer des Blutes		
Meer der Organe		

Punkte

Ren 1   Ni 11 bis Ni 21   Ma 30

Partner

Yin wei mei

Funktion

- *Jing-/Xue*-Blut- und *Qi*-Reservoir für alle 12 Meridiane
- Beziehung zu allen 12 regulären Meridianen, besonders zu den beiden Quellen von *Jing*-Essenz: Niere und Magen

Indikationen

- Verdauungsprobleme: Blähungen, Borborygmus, Aufstoßen; Herzbeschwerden; Blut-/Venenprobleme
- gemeinsame Indikation mit Partner (s. *Yin wei mai* → 4.5.2)

Äußerer Verlauf

Ren 1 ➜ Ma 30 ➜ Ni 11 bis Ni 21

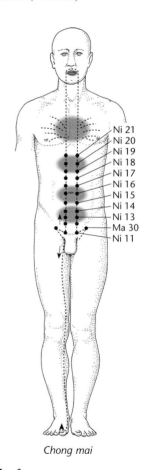

Ni 21
Ni 20
Ni 19
Ni 18
Ni 17
Ni 16
Ni 15
Ni 14
Ni 13
Ma 30
Ni 11

Chong mai

Innerer Verlauf

Aus dem *dan tian* abwärts ➜ Ren 1 ➜ entlang Wirbelsäule ➜ aufwärts; nach äußerem Verlauf ab Ni 21 aufwärts zum Hals, umrundet den Mund

4.5.2 *Yin wei mai* ✚ Audiodatei 29

Yin wei beginnt mit Niere neun,
Acht Punkte hat es und die sei'n
Auf Niere, Milz und Leber und
Auf Ren mai – nahe bei dem Schlund.

Bewahrer des   Kardinalpunkt: Pe 6   7 Punkte
Yin

Punkte

Ni 9   Mi 13   Mi 15   Mi 16   Le 14   Ren 22
Ren 23

Partner

Chong mai

Funktion

- Verbindet drei *Yin*-Meridiane und hält sie zusammen
- Regiert das Körperinnere

Indikationen

- Leitsymptom Herzschmerz
- Thorax-, Magen-, Bauchschmerz
- Übelkeit, Erbrechen, Diarrhö
- generelle Schwäche
- Rektumprolaps
- Struma
- Hypertonie

Verlauf

Von Ni 9 Unterschenkel, Oberschenkel medial ➜
breiter Streifen ventrolateral ➜ Mi 13 ➜ Mi 15 ➜
Mi 16 ➜ Le 14 ➜ Ren 22 ➜ endet in Ren 23

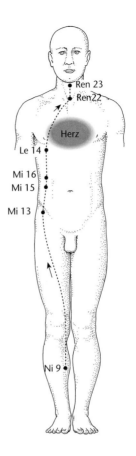

Yin wei mai

4.5.3 *Ren mai*, Konzeptionsgefäß

(KG)   ⊞ Audiodatei 30

Ren mai – eröffnet von Lu sieben,
Ist vorne mittig stets geblieben.

Meer der *Yin*   Kardinalpunkt: Lu 7   24 Punkte

Funktion
• Regiert *Qi* und *Xue*-Blut aller *Yin*-Meridiane

Indikationen
• Entsprechend dem Verlauf und den Alarm-Punkten des 3E auf dem *Ren mai*
• Respiration
• Geschehen im Abdomen: Verdauung, Diarrhö
• Urogenitale. Das *Ren mai* wird auch „Meer der *Yin*-Meridiane" genannt und gilt als Ausgleichs-reservoir der Energie *Qi* der *Yin*-Meridiane

Äußerer Verlauf
Beginnt knapp vor dem Anus, auf dem Perineum ➜ steigt streng median vorne über Bauch, Brust und Hals ➜ endet in **Ren 24** in der Mitte der Kinn-Lippen-Furche

Innerer Verlauf und Verbindungen
Entspringt im Unterbauch ➜ verläuft am Rumpf innen und außen ➜ umkreist die Lippen ➜ verläuft durch die Wange zur Gegend des Foramen infraorbitale bei Ma 1; ein Ast tritt bei Du 1 in die Wirbelsäule ein und verläuft im Rückenmark aufwärts. Bei Ren 15 verbreiten sich Kollateralen flächenförmig über den Bauch nach unten

Besondere Punkte des *Ren mai*

Zustimmungs-Punkt (*Shu*-Punkt)	Bl 24 für Ren 6, Bl 26 für Ren 4
Kardinal-Punkt (KP)	Lu 7
Einflussreicher Punkt (*Hui*-Punkt)	Ren 12 für „*Fu*-Organe" (Hohlorgane); Ren 17 für *Qi*, Respirationstrakt

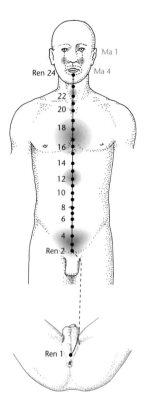

Ren mai

4

4.5.4 *Yin qiao mai* ⊞ Audiodatei 31

Yin qiao fängt an bei Niere zwei
Und hängt sich seitlich an's Ren mai,

| Beschleuniger des *Yin* | Kardinalpunkt: Ni 6 | 5 Punkte |

Punkte

Ni 2   Ni 6   Ni 8   Ma 12   Ma 9   Bl 1

Partner

Ren mai

Funktion

• Sorgt für glatten *Qi*-Fluss in der medialen Bein-
  region und damit für ausgeglichene Bewegung
• Hilfsmeridian des *Ren mai*
• Innenrotation des Beins
• Lidschluss, Schlaf

Indikationen

Zyklusstörungen, gynäkologische Erkrankungen,
Schmerzen/Koliken im Bereich des Abdomens;
Bein: Kontraktur medial, Schwäche lateral; bei
Mangel Lidschluss erschwert, Schlaflosigkeit; bei
Fülle Lidöffnung erschwert, Schläfrigkeit

Verlauf

Von Ni 2 ➜ Ni 6 ➜ Ni 8 ➜ Bein ➜ Rumpf ➜
Ma 12 ➜ Ma 9 ➜ Bl 1 (Treffpunkt mit *Yin qiao
mai*)

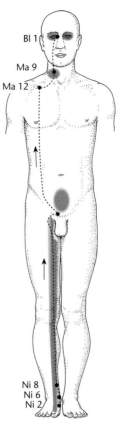

Yin qiao mai

4.5.5 *Du mai*, Lenkergefäß (LG)

⊞ Audiodatei 32

Du mai kommt aus dem Unterbauch
Wie Chong und Ren mai eben auch.

Herrschergefäß   Kardinalpunkt: Dü 3   28 Punkte

Funktion
Regiert bzw. supervidiert alles *Yang* bzw. alle
Yang-Meridiane, die sich in Du 14 treffen

Indikationen
Erkrankungen durch Wind und Kälte, Fieber,
Wirbelsäulenschmerzen, psychische Störungen

Äußerer Verlauf
Gelangt zwischen Anus und Steißbeinspitze an
die Oberfläche ➔ verläuft streng dorsomedian
aufwärts ➔ über die Spitzen der Dornfortsätze
zur Hinterhauptsschuppe ➔ median entlang des
Sinus sagittalis ➔ über den Schädel von hinten
nach vorn ➔ über Stirn, Nase, Oberlippe ➔ endet
in **Du 28**

Innerer Verlauf und Verbindungen
Entspringt aus dem Unterbauch (wie bei *Ren mai*
und *Chong mai* werden Uterus bzw. Penis als
Ursprung angegeben) ➔ tritt am Perineum an die
Oberfläche; verläuft innerhalb der Wirbelsäule
bis zum Nacken (Du 16) ➔ tritt dort ins Gehirn
ein ➔ steigt zum Scheitel auf ➔ gelangt entlang
der Stirn zur Nase.
Im Bereich der Scapula verbindet sich das *Du mai*
mit dem Blasenmeridian (Bl 12). Im Thoraxbe-
reich treten segmental Äste des *Du mai* durch die
Wirbelsäule. Von Du 1 läuft ein Ast innen die ven-
trale Mittellinie entlang aufwärts, parallel zu *Ren
mai* und *Chong mai*

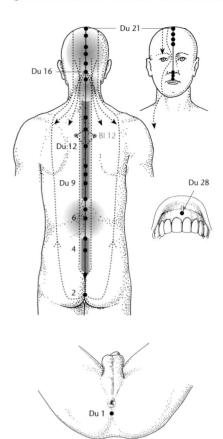

Du mai

Besondere Punkte des *Du mai*

Zustimmungs-Punkt (*Shu*-Punkt)	Bl 16
Kardinal-Punkt (KP)	Dü 3
Meister-Punkt (MP)	Du 4 (Sexualpunkt), Du 14 (Erschöpfungen), Du 19 (Geistige Erschöpfung, Konzentrationsschwäche)
Maximalzeit	Keine

4

4.5.6 *Yang qiao mai* ⊞ Audiodatei 33

Yang qiao verläuft von Fuß bis Nase,
Verbindet Blas' und Gallenblase.

Beschleuniger   Kardinalpunkt: Bl 62   13 Punkte
des *Yang*

Punkte
Bl 59 bis Bl 62 Gb 20 Gb 29 Dü 10 Di 15
Di 16 Ma 4 Ma 3 Bl 1 Du 16

Partner

Du mai

Funktion
• Sorgt für glatten *Qi*-Fluss in der lateralen Bein-
  region und damit für ausgeglichene Bewegung
• Hilfsmeridian für *Du mai*
• Außenrotation des Beins
• Öffnen der Lider

Indikationen
• Epilepsie, Kopfschmerz
• Rötung der medialen Augenwinkel
• Vertigo, psychische Unruhe, Schlaflosigkeit
• Bein: Kontraktur lateral, Schwäche medial; hoch
  akute Athritis, schwere Lumbalgie
• Bei Mangel Lidöffnung erschwert – Schläfrig-
  keit; bei Fülle Lidschluss erschwert – Schlaflosig-
  keit

Verlauf
Benützt v.a. Punkte des Blasen- und Gallenbla-
sen-Meridians: Bl 62 ➜ Bl 61 ➜ Bl 59 ➜ Gb 29 ➜
Dü 10 ➜ Di 15 ➜ Di 16 ➜ Ma 4 ➜ Ma 3 ➜ Ma 1
➜ Bl 1 ➜ Gb 20

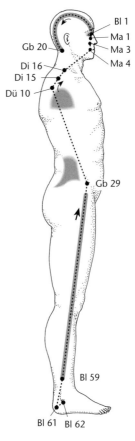

Yang qiao mai

4.5.7 Dai mai   ⊞ Audiodatei 34

Manche Bücher tun uns reizen,
Sag'n, es kommt von Leber 13.
Übereinstimmend man kann sich
Merken G sechs-, achtundzwanzig,
Wobei dazwischen ist geblieben
Gallenblase zwanzig sieben.

Gürtelgefäß   Kardinalpunkt: Gb 41   4 Punkte

Punkte
Le 13 Gb 26 Gb 27 Gb 28

Partner

Yang wei mai

Funktion
- Hält alle Wundermeridiane und regulären Meridiane auf dem Rumpf zusammen
- Sorgt für Ausgleich oben-unten

Indikationen
- Bewegungsapparat: Probleme der großen Gelenke, hoch-akute Lumbalgie, Schwäche des Beins
- Krämpfe im kleinen Becken, Uterusprolaps, Fluor albus, Druckgefühl im Bauch, durchhängende Taille
- Kopfschmerz und Stau im Unterbauch (Frauen)

Verlauf
Wie ein Korsett um Körpermitte ➜ Darmbeinkamm, verbindet alle Meridiane am Rumpf

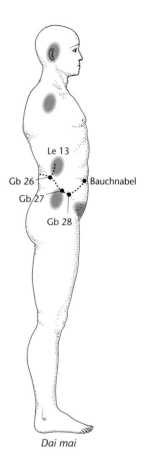

Dai mai

4.5.8 *Yang wei mai* 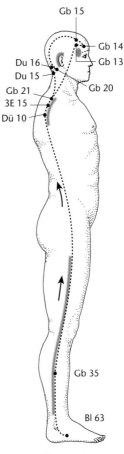 Audiodatei 35

Bei dreiundsechzig fängt es an,
Doch geht's zur Gallenblas' gleich dann
Und zwar zum Punkt G fünfunddreißig,
Läuft aufwärts zu Dü 10 gar fleißig,
Wo es sich trifft mit dem Yang qiao,
Drum merk dir Dünndarm zehn genau.

Bewahrer des *Yang*	Kardinalpunkt: 3E 5	15 Punkte

Punkte

Gb 13 bis Gb 21 Gb 35 Dü 10 Bl 63 3E 15
Du 15 Du 16

Partner

Dai mai

Funktion

- Kontrolliert Äußeres (Körperoberfläche)
- Verbindet drei *Yang*-Meridiane und hält sie zusammen

Indikationen

- Akuter Infekt mit Fieber, Frösteln
- Subakute bzw. chronische Arthritis, Cervikal-syndrom
- Torticollis, Schulterschmerzen
- Probleme der kleinen Gelenke
- Hitzende Dermatosen – Akne, Furunkel
- Kopfschmerz, Migräne, Vertigo

Verlauf

Breit, dorsolaterale Flanke ➜ Bl 63 ➜ Gb 35 ➜
Dü 10 (Treffpunkt mit *Yang qiao mai*) ➜ 3E 15 ➜
Gb 21 ➜ Gb 13 ➜ Gb 14 ➜ Gb 15 ➜ Gb 16 ➜
Gb 17 ➜ Gb 18 ➜ Gb 19 ➜ Gb 20 ➜ Du 16 ➜
Du 15

Yang wei mai

4.5.9 Die Wundermeridiane: Tabellarische Übersicht

(→ Tab. 2.9)

Wundermeridian	Verlauf	Partner	Kardinal-Punkt	gemeinsame Indikation
Yin wei mai Yin-regulierender Meridian	Breiter Streifen ventrolateral ➜ Bein ➜ Rumpf Punkte von Le, Ni, Mi, Ren	**Chong mai**	Pe 6	• Probleme im Bereich von Herz und Thorax, Magen* • Erbliche Organinsuffizienz (Jing-Problem), Hypothyreose (Ren 22 oder Ren 23) **
Verteiler **Chong mai** der Energie, Meer der 12 Meridiane des Blutes, der Organe	Äußerer Ast: Ren 1, Ni 11–21 innerer Ast entlang der Wirbelsäule!	**Yin wei mai**	Mi 4	
Ren mai Konzeptionsgefäß, Meer der Yin-Meridiane	Ventromedian Perineum ➜ Kinn innerer Ast entlang der Wirbelsäule aufwärts, parallel zu Du und Chong mai	**Yin qiao mai**	Lu 7	• Probleme im Bereich von Hals, Thorax, Lunge* • Yin-Probleme, bei Frauen kombiniert mit Flüssigkeitsproblemen**
Yin qiao mai Beschleuniger des Yin	Schmaler Streifen vorne ➜ Bein ➜ Rumpf Punkte: (Ni 2), Ni 6, Ni 8, Bl 1 Treffpunkt mit Yin qiao mai	**Ren mai**	Ni 6	
Du mai Lenkergefäß, Meer der Yang-Meridiane	Dorsomedial Perineum ➜ Philtrum	**Yang qiao mai**	Dü 3	• Probleme im Bereich von Nacken, Schulter, Rücken, innerem Lidwinkel* • Speziell bei Männern: Spasmen, Kontrakturen, Gelenkbeschwerden, Probleme des ZNS**
Yang qiao mai Beschleuniger des Yang	Dorsal, schmal ➜ parallel zu Du v.a. Punkte von Bl und Gb	**Du mai**	Bl 62	
Yang wei mai Yang-regulierender Meridian	Breite, dorsolaterale Flanke ➜ Schläfe v. a. Punkte von Bl, Gb, 3E und Du	**Dai mai**	3E 5	• Probleme im Bereich von Retroaurikularregion, Wange, äußerem Lidwinkel* • Migräne plus Menstruationsbeschwerden, Gelenkbeschwerden**
Dai mai Gürtelgefäß	Wie Korsett um Körpermitte ➜ Darmbeinkamm ➜ verbindet alle Meridiane auf dem Rumpf Punkte: Le 13, Gb 26–28	**Yang wei mai**	Gb 41	

* Cheng Xinnong 1987

** Low 1983

5 Akupunkturpunkte Audiodatei 13

G. Kubiena

5.1 Meridian-Punkte

Auf den Meridianen liegen insgesamt 361 Akupunkturpunkte (→ 5.2.6), die als Projektionszonen bzw. Reflexgebiete innerer Strukturen angesehen werden können. Die „Punkte" (chin. Übersetzung: Öffnung, Zugang) werden bei der Akupressur durch Massage, bei der Akupunktur durch den Nadelstich stimuliert (→ 3.3, Durchführung und Techniken der Behandlung).

Daneben existiert eine Vielzahl von Extra-Punkten, nach verwendeter Quelle, plus „Punkte außerhalb der Meridiane" (PaM), „Neupunkte" oder „Zusatzpunkte". Im Abschnitt 5.3 wird die Bezeichnung der neuerdings gesetzlich in China vorgeschlagenen Nomenklatur unter Nennung der synonymen Punktenamen aufgeführt (Extrapunkte → 5.3).

Alle Akupunkturpunkte haben eine **lokale** (z. B. Knie) und eine **regionale** (z. B. Bein) **Wirkung**. Letztere bezieht sich auf den Meridianverlauf, wobei die „Sechs großen Meridiane" in diese Überlegungen einzubeziehen sind. Weiter finden wir bei zahlreichen Punkten zusätzlich eine **übergeordnete Funktion**, z. B. Stoffwechsel, Flüssigkeitshaushalt, beruhigend etc. Unter den Meridianpunkten gibt es mehrere Gruppen **„Spezifischer Punkte"**, die im Rahmen spezieller Techniken und Kombinationen eingesetzt werden (→ 5.2).

5.2 Spezifische Meridian-Punkte Audiodatei 14

Synonyme: Besondere Meridianpunkte, Steuerungspunkte, Spezialpunkte.

Auf jedem Meridian liegen wichtige, therapeutisch besonders einzusetzende Punkte. Die Bezeichnung dieser spezifischen Punkte richtet sich meist nach den besonderen Eigenschaften, also ob sie z. B. sedierend oder tonisierend, bei akuten oder bei chronischen Zuständen besonders gut wirken.

5.2.1 Spezifische Punkte auf dem Rumpf – segmental wirksame Punkte

Auf dem inn'ren Ast des Blasen-
Meridianes, ja, da lassen
Sich für jedes der Organe
Punkte finden nach dem Plane
Der Segmente aufgereiht.
Für Organstörung bereit,
Eine Störung im Organ
Kündigt der Alarmpunkt an:
Mal schwillt er an, mal fällt er ein,
Auch kann der Druck hier schmerzhaft sein.

Zustimmungs-Punkte (Back-*Shu*-Punkte)
Sie haben segmentalen Bezug zu dem Organ, nach welchem sie benannt sind und zeigen durch Konvexität, Konkavität oder Druckschmerzhaftigkeit Fülle- oder Mangel-Zustände, jedenfalls Störungen im zugeordneten Organ an und werden entsprechend behandelt.
Lokalisation: Auf dem inneren Ast des Blasen-Meridians auf dem Rücken
Indikationen: Vorzugsweise zur Behandlung von Störungen der *Zang/Yin*-Organe, zusammen mit den entsprechenden *Yuan*-Quell-Punkten.

Alarm-Punkte (Front-*Mu*-Punkte)
Sie zeigen – wie die Zustimmungs-Punkte – Störungen der inneren Organe an.
Lokalisation: Alle frontal am Rumpf (Ausnahme Gb 25 für Niere): Drei verschiedene Möglichkeiten der Lokalisation:
1. Auf dem entsprechenden Organ-Meridian:

Lunge	Gallenblase	Leber
Lu 1	Gb 24	Le 14

2. Auf dem *Ren mai*:

Magen	Herz	Dünndarm
Ren 12	Ren 14	Ren 4
Blase	**Perikard**	**Drei Erwärmer**
Ren 3	Ren 17	Ren 5

3. Auf einem anderen Meridian:

Dickdarm	Milz	Niere
Ma 25	Le 13	Gb 25

Indikationen: Vorzugsweise zur Behandlung von Störungen der Hohl-/*Yang*-Organe, meist zusammen mit dem entsprechenden unteren *He*-Punkt (→ 5.2.2). Zusammen mit den Zustimmungs-Punkten, um ein Organ sicher zu erreichen.

Zustimmungs-Punkte (rot), 2. Zeile: *Yuan*-Quell-Punkte

Lunge	Dickdarm	Magen	Milz	Herz	Dünndarm	Blase	Niere	Perikard	Drei Erwärmer	Gallenblase	Leber	*Ren mai*
Bl 13	Bl 25	Bl 21	Bl 20	Bl 15	Bl 27	Bl 28	Bl 23	Bl 14	Bl 22	Bl 19	Bl 18	Bl 24 (Ren 6)
Lu 9	Di 4	Ma 42	Mi 3	He 7	Dü 4	Bl 64	Ni 3	Pe 7	3E 4	Gb 40	Le 3	Bl 26 (Ren 4)

Alarm-Punkte, Zustimmungs-Punkte (rot), untere Zeile: *He*-Punkte und untere *He*-Punkte (in Klammern)

Lunge	Dickdarm	Magen	Milz	Herz	Dünndarm	Blase	Niere	Perikard	Drei Erwärmer	Gallenblase	Leber
Lu 1	Ma 25	Ren 12	Le 13	Ren 14	Ren 4	Ren 3	Gb 25	Ren 17, (Pe 1, Ni 11)	Ren 5, 7, 12, 17	Gb 24	Le 14
Bl 13	Bl 25 (Ma 37)	Bl 21 Ma 36	Bl 20	Bl 15	Bl 27 (Ma 39)	Bl 28 Bl 40	Bl 23	Bl 14	Bl 22 (Bl 39)	Bl 19 Gb 34	Bl 18

5

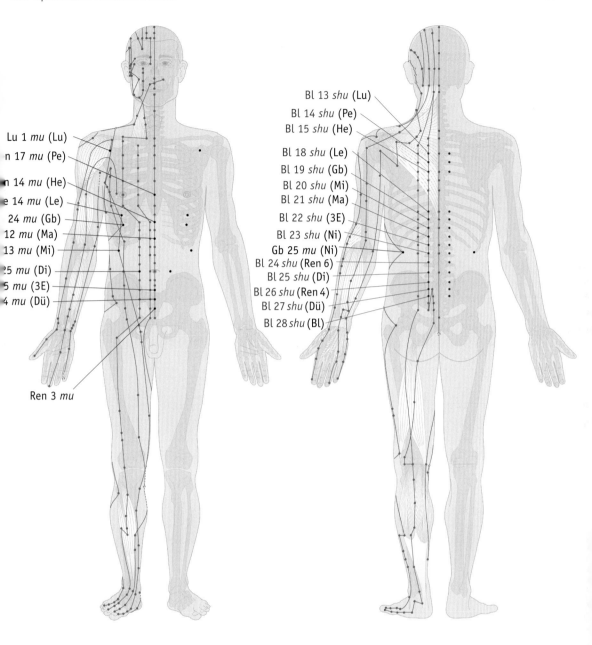

Lu 1 *mu* (Lu)

n 17 *mu* (Pe)

n 14 *mu* (He)

e 14 *mu* (Le)

24 *mu* (Gb)

12 *mu* (Ma)

13 *mu* (Mi)

25 *mu* (Di)

5 *mu* (3E)

4 *mu* (Dü)

Ren 3 *mu*

Bl 13 *shu* (Lu)

Bl 14 *shu* (Pe)

Bl 15 *shu* (He)

Bl 18 *shu* (Le)

Bl 19 *shu* (Gb)

Bl 20 *shu* (Mi)

Bl 21 *shu* (Ma)

Bl 22 *shu* (3E)

Bl 23 *shu* (Ni)

Gb 25 *mu* (Ni)

Bl 24 *shu* (Ren 6)

Bl 25 *shu* (Di)

Bl 26 *shu* (Ren 4)

Bl 27 *shu* (Dü)

Bl 28 *shu* (Bl)

Zustimmungs- und Alarm-Punkte

5.2.2 Spezifische Punkte an den Extremitäten

Yuan-Quell-Punkte

> *Wieso heißt der Punkt „Yuan-Quelle"?*
> *Weil eben an des Quellpunkts Stelle*
> *Das Quellen-Qi für Meridian*
> *Und zugeordnetes Organ*
> *Geliefert wird und residiert*
> *Und steuert, was dann dort passiert.*

Jeder der 12 regulären Meridiane hat einen *Yuan*-Quell-Punkt. Der Name der *Yuan*-Quell-Punkte leitet sich vom Bezug zum *Yuan*-Quellen-*Qi* (aus der angeborenen Essenz *Jing*) ab. Schwellung, Einsinken oder Druckdolenz zeigen Störungen im zugeordneten Organ an.

Lokalisation: Auf *Yin*-Meridianen ist der *Yuan*-Quell-Punkt identisch mit dem *Shu*-Strömungs-Punkt und daher stets der 3. Punkt proximal der Akren (z.B. He 7). Auf *Yang*-Meridianen gibt es diese Koinzidenz nicht, hier sind sie an 4. Stelle proximal der Akren zu finden, mit einer Ausnahme: Gb 40.

Indikationen: Vorzugsweise bei *Yin*-Organ-Störungen zusammen mit dem Zustimmungs-Punkt (→ 5.2.1).

Yuan-Quell-Punkte (rot) und Luo-Zustimmungspunkte

Lunge	Dickdarm	Magen	Milz	Herz	Dünndarm	Blase	Niere	Perikard	Drei Erwärmer	Gallenblase	Leber
Lu 9	Di 4	Ma 42	Mi 3	He 7	Dü 4	Bl 64	Ni 3	Pe 7	3E 4	Gb 40	Le 3
Bl 13	Bl 25	Bl 21	Bl 20	Bl 15	Bl 27	Bl 28	Bl 23	Bl 14	Bl 22	Bl 19	Bl 18

Yuan-Quell-Punkte (rot) und Shu-Strömungspunkte

Lunge	Dickdarm	Magen	Milz	Herz	Dünndarm	Blase	Niere	Perikard	Drei Erwärmer	Gallenblase	Leber
Lu 9	Di 4	Ma 42	Mi 3	He 7	Dü 4	Bl 64	Ni 3	Pe 7	3E 4	Gb 40	Le 3
	Di 3	Ma 43			Dü 3	Bl 65			3E 3	Gb 42	

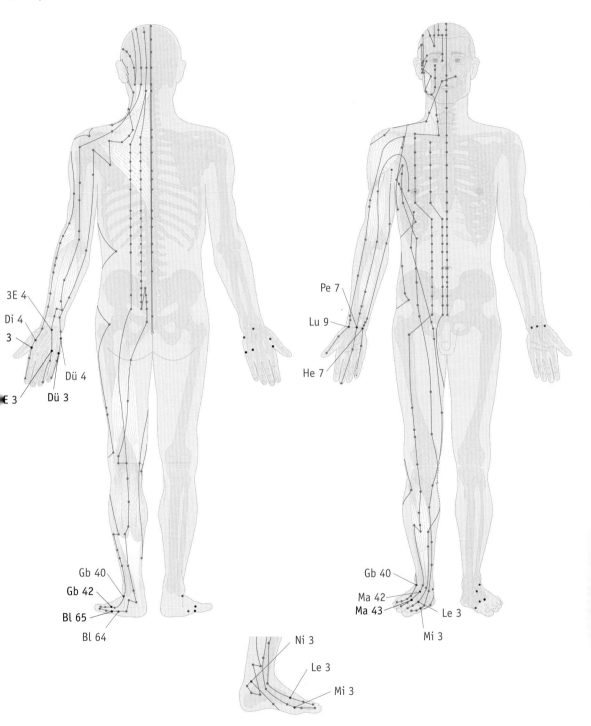

3E 4
Di 4
3
Dü 4
E 3
Dü 3

Pe 7
Lu 9
He 7

Gb 40
Gb 42
Bl 65
Bl 64

Gb 40
Ma 42
Ma 43
Le 3
Mi 3

Ni 3
Le 3
Mi 3

Yuan-Quell-/Ursprungs-Punkte und *Shu*-Strömungspunkte (schwarz)

Luo-Durchgangs-Punkte

> *Noch eine schöne Eigenschaft*
> *Der Durchgangspunkte Freude schafft:*
> *Gehören der Meridian zu Yin,*
> *Dann leiten sie zum Öffner hin.*
> *Bist du des Lebens nicht mehr froh,*
> *Dann denke an die Gruppen-Luo-*
> *Punkte, denn auf einen Streich,*
> *Erreichen s' drei Bahnen zugleich.*

Jeder reguläre Meridian hat einen *Luo*-Durchgangs-Punkt. Die *Luo*-Durchgangs-Punkte der *Yin*-Meridiane haben über die divergenten Meridiane einen speziellen Bezug zu den zugeordneten Öffnern/Sinnesorganen. Auch zwei der Wundermeridiane haben *Luo*-Durchgangs-Punkte: Du 1 und Ren 15.

Außerdem gibt es die große Kollaterale der Milz – Mi 21 und die – nicht überall erwähnte – des Magens (Ren 12, Ren 17 in Richtung Ma 18 links genadelt).

Lokalisation: Proximal vom *Yuan*-Quell-Punkt

Indikationen: Störungen der Sinnesorgane, Erkrankungen, die von einem *Yin-Yang*-Partner auf den anderen Übergreifen, z.B. Beginn eines Infekts mit Schnupfen/Husten (Lunge), gefolgt von Diarrhö (Dickdarm). In diesem Fall nadelt man den *Yuan*-Quell-Punkt des zuerst betroffenen Meridians (hier Lu 9) und den *Luo*-Durchgangs-Punkt des später betroffenen (hier Di 6).

Gruppen-*Luo*-Durchgangs-Punkte

Gruppen-*Luo*-Durchgangs-Punkte fassen alle Meridiane der gleichen *Yin*- oder *Yang*-Kategorie einer Extremität zusammen und kommen zum Einsatz wenn eine derartige Gruppe betroffen ist.

Lokalisation: → Abb.

Die *Luo*-Durchgangs-Punkte der 12 regulären Meridiane sowie von *Du mai* und *Ren mai*

Lunge	Dickdarm	Magen	Milz	Herz	Dünndarm	Blase	Niere	Perikard	Drei Erwärmer	Gallenblase	Leber	Du mai	Ren mai
Lu 7	**Di 6**	Ma 40	Mi 4	He 5	Dü 7	Bl 58	Ni 4	Pe 6	3E 5	Gb 37	Le 5	Du 1	Ren 15

Die *Luo*-Durchgangs-Punkte und *Yuan*-Quell-Punkte

Lunge	Dickdarm	Magen	Milz	Herz	Dünndarm	Blase	Niere	Perikard	Drei Erwärmer	Gallenblase	Leber	Du mai	Ren mai
Lu 7	Di 6	Ma 40	Mi 4	He 5	Dü 7	Bl 58	Ni 4	Pe 6	3E 5	Gb 37	Le 5	Du 1	Ren 15
Lu 9	Di 4	Ma 42	Mi 3	He 7	Dü 4	Bl 64	Ni 3	Pe 7	3E 4	Gb 40	Le 3		

Die vier Gruppen-*Luo*-Punkte

Obere Extremität		**Untere Extremität**	
3 *Yin*-Meridiane	3 *Yang*-Meridiane	3 *Yin*-Meridiane	3 *Yang*-Meridiane
Pe 5	3E 8	Mi 6	Gb 39

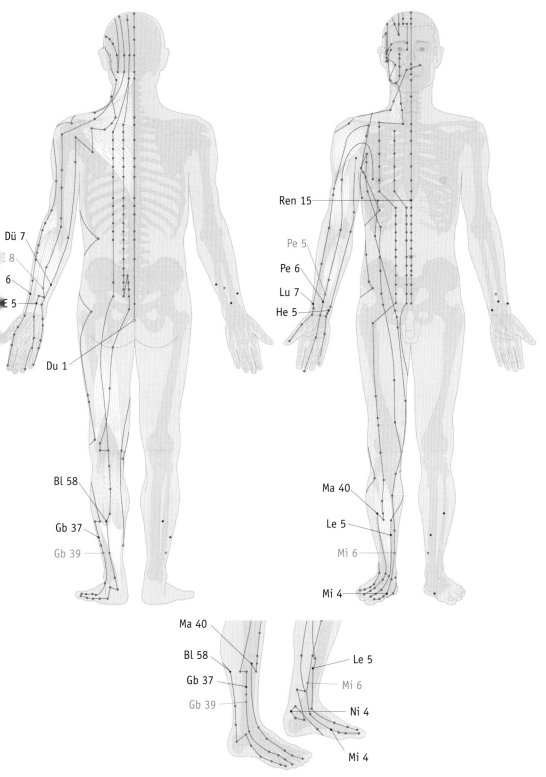

Luo-Durchgangs- und Gruppen-*Luo*-Durchgangs-Punkte (hier grün)

Fünf *Shu*-Transport-Punkte (5 Antike Punkte)

> *Wird ein Vergleich gezogen*
> *Mit jedem der Meridian'*
> *Ein Meer bei Knie Ellbogen,*
> *An Finger/Zeh fängt's an.*

Jeder Meridian hat an der Extremität 5 Punkte, die den 5 Elementen zugeordnet sind. Die Namen dieser Punkte symbolisieren die Vorstellung der von distal nach proximal wachsenden Energie, wie bei einem Wasserlauf, der sich zum Fluss entwickelt. Bei Ellbogen/Knie kommt es zur Vereinigung („*he*") bzw. zum Eintritt in die tiefen Schichten des Körpers. Die Sequenz der Elemente beginnt distal auf den *Yin*-Meridianen mit Holz und auf den *Yang*-Meridianen mit Metall.

Der Tonisierungs-Punkt entspricht dem Element der „Mutter", der Sedativ-Punkt dem des „Kindes" des gegenständlichen Meridians.

> *Jetzt kommt ein Trick, ein guter,*
> *Wenn d'Mutter-Kind-Regel bekannt:*
> *Ein Shu-Punkt g'hört zur Mutter*
> *Und wird Mutter-Punkt genannt.*
> *Weil Mütter immer alles geben,*
> *So nimmt man ihn zum tonisier'n,*
> *Das Kind nimmt's ganze Leben –*
> *Der Kind-Punkt tut sedier'n.*

Lokalisation: Der 1., 2. und 3. Meridianpunkt proximal der Akren ist gleichzeitig der 1.–3. *Shu*-Transport-Punkt. Der 5. Punkt liegt immer bei Knie oder Ellbogen. Der 4. *Shu*-Transport-Punkt ist nicht unbedingt der 4. Punkt auf dem Meridian, sondern liegt irgendwo zwischen dem 3. und 5. Punkt.

Indikationen:
- Alle *Jing*-Brunnen-Punkte: Epigastrisches Völlegefühl, Reizbarkeit, Unruhe, Schlaflosigkeit
- Alle *Ying*-Quellen-Punkte: Fieberhafte Erkrankungen, Hitze-Symptome
- Alle *Shu*-Strömungs-Punkte: Gelenkbeschwerden, v.a. durch Feuchtigkeit
- Alle *Jing*-Fluss-Punkte: Husten durch Kälte/Hitze, Atemwegserkrankungen, Asthma
- Alle *He*-Meer-Punkte: Inverses *Qi, Zang-fu*-Erkrankungen

Praktische Durchführung der Nadelung: Die *Shu*-Transport-Punkte sind wesentlich in der Chronopunktur nach der Zeit. Die einfachste Methode richtet sich nach der Organuhr und kann leicht umgesetzt werden. Man nadelt den *Shu*-Transport-Punkt mit der passenden Indikation zur Maximalzeit des jeweiligen Meridians (Organuhr → Abb. 2.3).

Beispiel Gelenkbeschwerden: Hierfür ist der *Shu*-Strömungs-Punkt indiziert. Kommt der Patient um 8 Uhr (Maximalzeit des Magens) zur Behandlung, nadelt man Ma 43. Kommt er hingegen um 14 Uhr (Maximalzeit des Dünndarms) nadelt man Dü 3.

5

1. Meridian-Punkte: *Jing*-Brunnen-Punkte (Tonisierungs- [rot], Sedativ-Punkte [schwarz] fett gedruckt

Lu 11 Di 1 **Ma 45** Mi 1 **He 9** Dü 1 **Bl 67** **Ni 1** **Pe 9** 3E 1 Gb 44 Le 1

2. Meridian-Punkte: *Ying*-Quellen-Punkte

Lu 10 **Di 2** Ma 44 **Mi 2** He 8 Dü 2 Bl 66 Ni 2 Pe 8 3E 2 **Gb 43** **Le 2**

3. Meridian-Punkte: *Shu*-Strömungs-Punkte

Lu 9 Di 3 Ma 43 Mi 3 **He 7** Dü 3 **Bl 65** Ni 3 **Pe 7** 3E 3 Gb 41 Le 3

4. Meridian-Punkte: *Jing*-Fluss-Punkte

Lu 8 Di 5 **Ma 41** **Mi 5** He 4 Dü 5 Bl 60 **Ni 7** Pe 5 3E 6 **Gb 38** Le 4

5. Meridian-Punkte: *He*-Punkte

Lu 5 Di 11 Ma 36 Mi 9 He 3 **Dü 8** Bl 40 Ni 10 Pe 3 **3E 10** Gb 34 **Le 8**

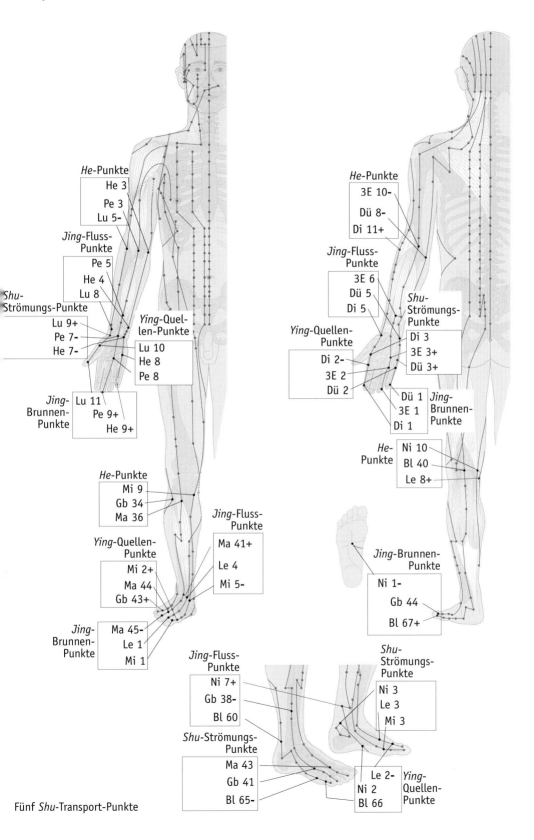

He-Punkte
He 3
Pe 3
Lu 5-

Jing-Fluss-Punkte
Pe 5
He 4
Lu 8

Shu-Strömungs-Punkte
Lu 9+
Pe 7-
He 7-

Ying-Quellen-Punkte
Lu 10
He 8
Pe 8

Jing-Brunnen-Punkte
Lu 11
Pe 9+
He 9+

He-Punkte
Mi 9
Gb 34
Ma 36

Ying-Quellen-Punkte
Mi 2+
Ma 44
Gb 43+

Jing-Brunnen-Punkte
Ma 45-
Le 1
Mi 1

Jing-Fluss-Punkte
Ma 41+
Le 4
Mi 5-

He-Punkte
3E 10-
Dü 8-
Di 11+

Jing-Fluss-Punkte
3E 6
Dü 5
Di 5

Shu-Strömungs-Punkte
Di 3
3E 3+
Dü 3+

Ying-Quellen-Punkte
Di 2-
3E 2
Dü 2

Jing-Brunnen-Punkte
Dü 1
3E 1
Di 1

He-Punkte
Ni 10
Bl 40
Le 8+

Jing-Brunnen-Punkte
Ni 1-
Gb 44
Bl 67+

Jing-Fluss-Punkte
Ni 7+
Gb 38-
Bl 60

Shu-Strömungs-Punkte
Ma 43
Gb 41
Bl 65-

Shu-Strömungs-Punkte
Ni 3
Le 3
Mi 3

Ying-Quellen-Punkte
Le 2
Ni 2
Bl 66

Fünf *Shu*-Transport-Punkte

Tonisierungs-Punkte

Die Tonisierungs-Punkte rekrutieren sich aus den fünf *Shu*-Transport-Punkten. Jeder Meridian ist einem Element zugeordnet, jeder *Shu*-Transport-Punkt ebenfalls. Tonisierungs-Punkt ist jener *Shu*-Transport-Punkt, welcher dem Mutter-Element des Meridians zugeordnet ist.

Sedativ-Punkte

Prinzip siehe Tonisierungs-Punkte. Sedativ-Punkt ist jener, welcher dem Kind-Element des Meridians zugeordnet ist.

Indikationen: Tonisierung und Sedierung, insbesondere als Chronopunktur-Technik.

Tonisierungs-Punkte (+)

Lu 9	Di 11	Ma 41	Mi 2	He 9	Dü 3	Bl 67	Ni 7	Pe 9	3E 3	Gb 43	Le 8

Sedativ-Punkte (−)

Lu 5	Di 2	Ma 45	Mi 5	He 7	Dü 8	Bl 65	Ni 1	Pe 7	3E 10	Gb 38	Le 2

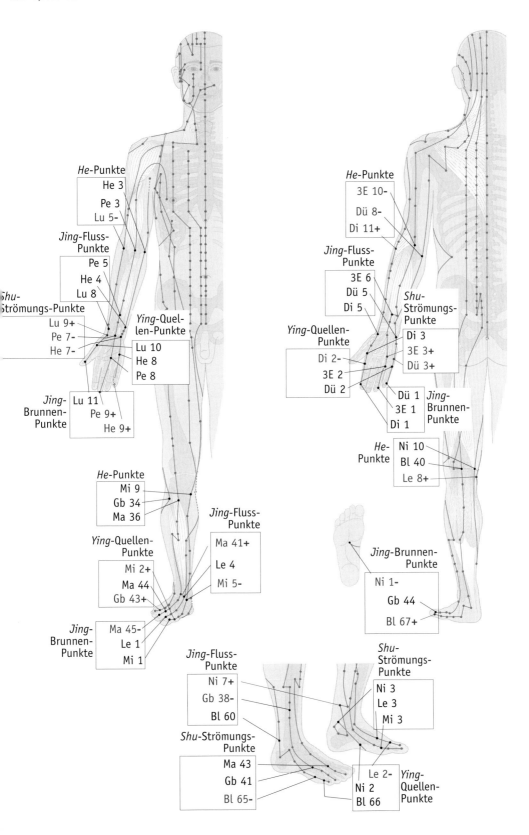

He-Punkte
He 3
Pe 3
Lu 5-

Jing-Fluss-
Punkte
Pe 5
He 4
Lu 8

Shu-
Strömungs-Punkte
Lu 9+
Pe 7-
He 7-

Ying-Quel-
len-Punkte
Lu 10
He 8
Pe 8

Jing-
Brunnen-
Punkte
Lu 11
Pe 9+
He 9+

He-Punkte
3E 10-
Dü 8-
Di 11+

Jing-Fluss-
Punkte
3E 6
Dü 5
Di 5

Shu-
Strömungs-
Punkte
Di 3
3E 3+
Dü 3+

Ying-Quellen-
Punkte
Di 2-
3E 2
Dü 2

Jing-
Brunnen-
Punkte
Dü 1
3E 1
Di 1

He-
Punkte
Ni 10
Bl 40
Le 8+

He-Punkte
Mi 9
Gb 34
Ma 36

Jing-Fluss-
Punkte
Ma 41+
Le 4
Mi 5-

Ying-Quellen-
Punkte
Mi 2+
Ma 44
Gb 43+

Jing-
Brunnen-
Punkte
Ma 45-
Le 1
Mi 1

Jing-Brunnen-
Punkte
Ni 1-
Gb 44
Bl 67+

Jing-Fluss-
Punkte
Ni 7+
Gb 38-
Bl 60

Shu-Strömungs-
Punkte
Ma 43
Gb 41
Bl 65-

Shu-
Strömungs-
Punkte
Ni 3
Le 3
Mi 3

Le 2-
Ni 2
Bl 66

Ying-
Quellen-
Punkte

Untere *He*-Punkte *(xia he)*

> *Drei Leitbahnen vom Typus Yang*
> *Laufen auf dem Arm entlang*
> *Und diese haben – und nur sie –*
> <u>*Noch*</u> *einen He-Punkt bei dem Knie.*

Die drei *Yang*-Meridiane der oberen Extremität besitzen zusätzlich zu ihrem „normalen" *He*-Meer-Punkt beim Ellbogen noch einen weiteren unterhalb des Knies. Dieser ist nicht eingebunden in das energetische Konzept der 5 *Shu*-Transport-Punkte, hat aber starke Wirkung auf das zugeordnete *Fu*-/Hohlorgan.

Indikationen: Störungen der *Fu*-Organe, vorzugsweise zusammen mit dem Alarm-Punkt anzuwenden.

Untere *He*-Punkte *(xia he)*

Dickdarm	Dünndarm	Drei Erwärmer
Ma 37	Ma 39	Bl 39

5

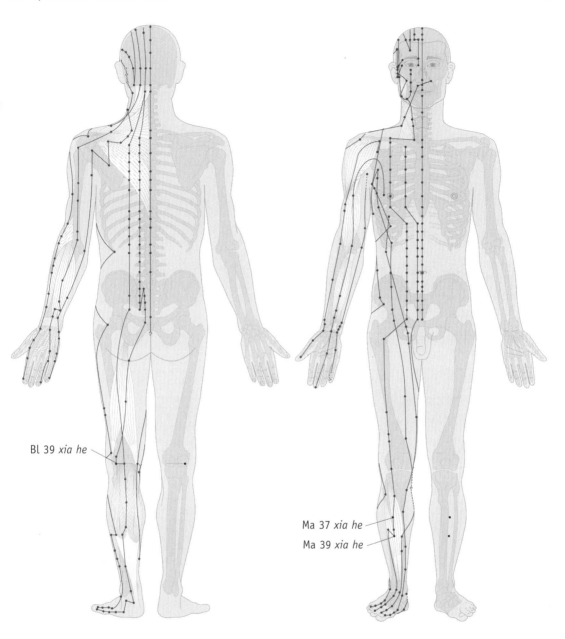

Bl 39 *xia he*

Ma 37 *xia he*
Ma 39 *xia he*

Untere *He*-Punkte

8 Kardinal-Punkte

Man wendet Kardinalpunkt an
Zu öffnen Wundermeridian,
Das heißt – man mache sich bewusster
Dieser Meridiane Muster.

Die 8 Kardinal-Punkte, auch Konfluenz-, Ein-
schalt- oder chinesische Meister-Punkte genannt,
schalten die Wundermeridiane ein.
Indikationen: → Tab. 4.2

8 Kardinal-Punkte (KP)

Chong mai	Du mai	Yang qiao mai	Yin qiao mai	Yin wei mai	Yang wei mai	Dai mai	Ren mai
Mi 4	Dü 3	Bl 62	Ni 6	Pe 6	3E 5	Gb 41	Lu 7

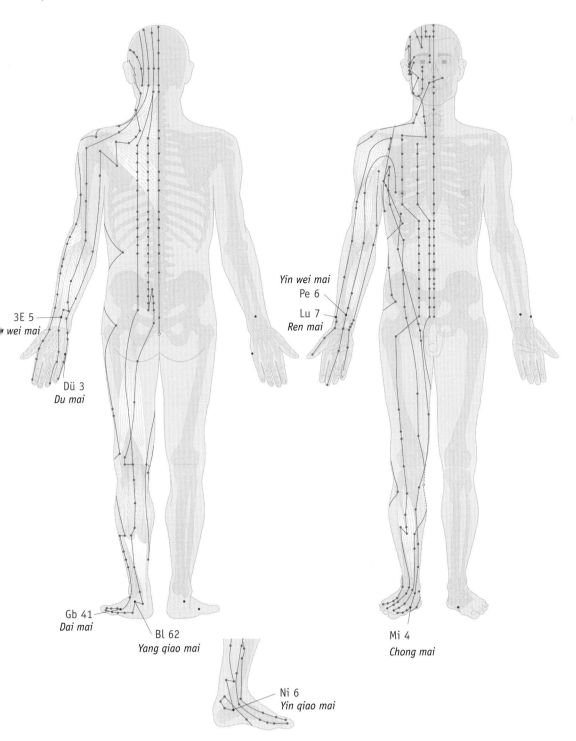

3E 5
Yang wei mai

Dü 3
Du mai

Gb 41
Dai mai

Bl 62
Yang qiao mai

Yin wei mai
Pe 6

Lu 7
Ren mai

Mi 4
Chong mai

Ni 6
Yin qiao mai

8 Kardinal-Punkte

Xi-Spalten-/Akut-Punkte

> *Die Xi-Punkte sind dafür gut,*
> *Wenn ein Leiden sehr akut*
> *Oder auch sehr obstinat*
> *Sich bislang gemeldet hat.*

Alle 12 regulären sowie 4 Wundermeridiane besitzen einen *Xi*-Akut-Punkt.
Indikationen: Akute Schmerzzustände oder therapieresistente Leiden.

Xi-Spalten-/Akut-Punkte

Lunge	Dickdarm	Magen	Milz	Herz	Dünndarm	Blase	Niere	Perikard	Drei Erwärmer	Gallenblase	Leber	Yang qiao mai	Yin qiao mai	Yang wei mai	Yin wei mai
Lu 6	Di 7	Ma 34	Mi 8	He 6	Dü 6	Bl 63	Ni 5	Pe 4	3E 7	Gb 36	Le 6	Bl 59	Ni 8	Gb 35	Ni 9

5

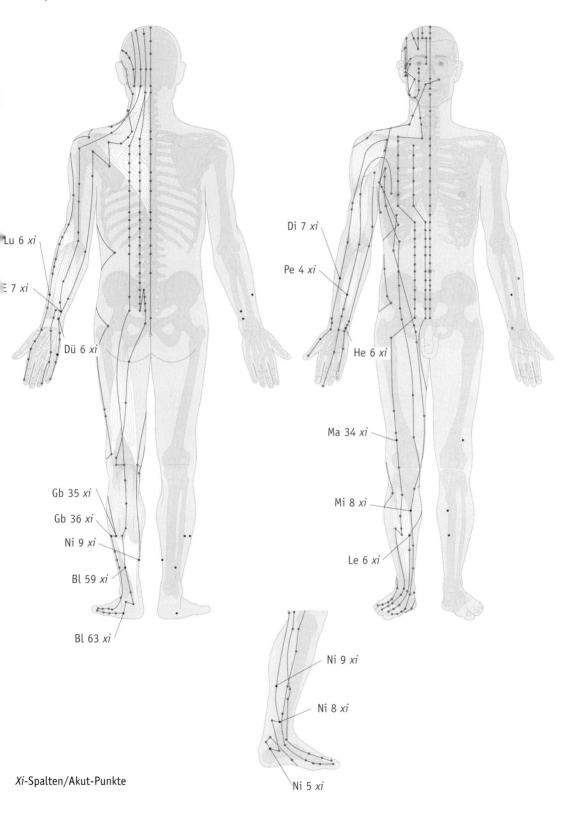

Lu 6 *xi*

3E 7 *xi*

Dü 6 *xi*

Gb 35 *xi*

Gb 36 *xi*

Ni 9 *xi*

Bl 59 *xi*

Bl 63 *xi*

Di 7 *xi*

Pe 4 *xi*

He 6 *xi*

Ma 34 *xi*

Mi 8 *xi*

Le 6 *xi*

Ni 9 *xi*

Ni 8 *xi*

Ni 5 *xi*

Xi-Spalten/Akut-Punkte

5.2.3 8 Einflussreiche Punkte *(hui)*

Willst du ein System erfassen –
Acht Einflussreiche wirken lassen:
Leber 13 – Vollorgane,
Ren mai 12 – für Hohlorgane,
Ren mai 17 – Atmung, Qi,
Blase 17 – Blut, und wie!
Lunge 9 – Gefäße dehnen,
Galle 34 – Sehnen,
Galle 39 – Mark,
Blase 11 macht Knochen stark.

Sie beeinflussen Organsysteme/Gewebe.
Lokalisation: → Abb.
Indikationen: Störungen dieser Organsysteme/
Gewebe.

8 Einflussreiche Punkte *(hui)*

Gefäße	Knochen	Blut	Sehnen	Mark	Vollorgan	Hohlorgan	Qi
Lu 9	Bl 11	Bl 17	Gb 34	Gb 39	Le 13	Ren 12	Ren 17

5

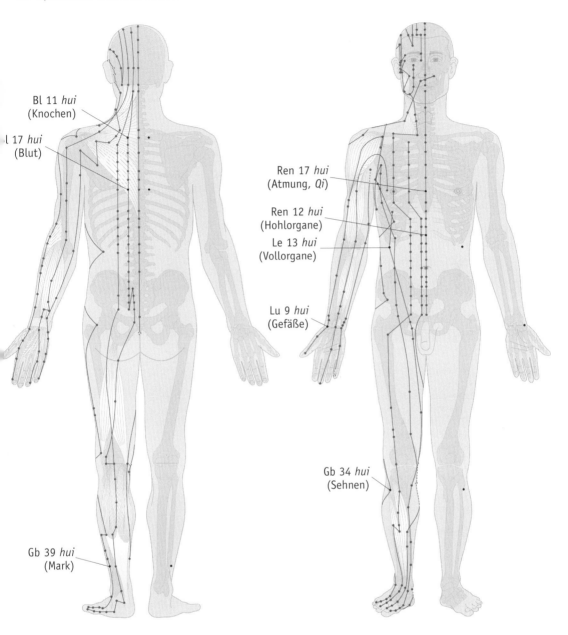

Bl 11 *hui*
(Knochen)

l 17 *hui*
(Blut)

Ren 17 *hui*
(Atmung, *Qi*)

Ren 12 *hui*
(Hohlorgane)

Le 13 *hui*
(Vollorgane)

Lu 9 *hui*
(Gefäße)

Gb 34 *hui*
(Sehnen)

Gb 39 *hui*
(Mark)

8 Einflussreiche Punkte

5.2.4 Zusammenstellungen nach Indikationen der TCM

6 Kommando-Punkte

Kommandopunkte wie Strategen
Eine Region bewegen

Speziell für bestimmte Regionen/Indikationen

6 Kommando-Punkte (KoP)

Bauch	Rücken, oben, unten	Kopf, Hals	Gesicht, Mund	Thorax, Rippen	Wiederbelebung
Ma 36	Bl 40	Lu 7	Di 4	Pe 6	Du 26

Chinesische Meister-Punkte

Hierzu zählen die 8 Einflussreichen und die Kardinal-Punkte sowie die Gruppen-*Luo*-Punkte.

4 Meere

Ma 30 pränatal
Ma 36 postnatal

Blut: ob'rer Körper Blase 11,
Dass Knochen und Mark weiterhelf'
Im Körper unten, kann man sagen,
Geht's über Punkte von dem Magen,
Die wohl mit Flüssigkeit zu tun.
Und welche Punkte sind das nun?
Ma 37 Dickdarm – dünne
Und 39 dick's Gerinne.

Qi: Ren 17, Blase zehn,
Und Magen neun – willkommen Ren –
Willkommen Mensch heißt's übersetzt.

Jetzt kommt das Mark zu guter Letzt:
Du 20 auf des Kopfes Mitte,
Du 16 Hinterköpfchen bitte.

Die 4 Meere braucht man eben
Für das ganz normale Leben.

5

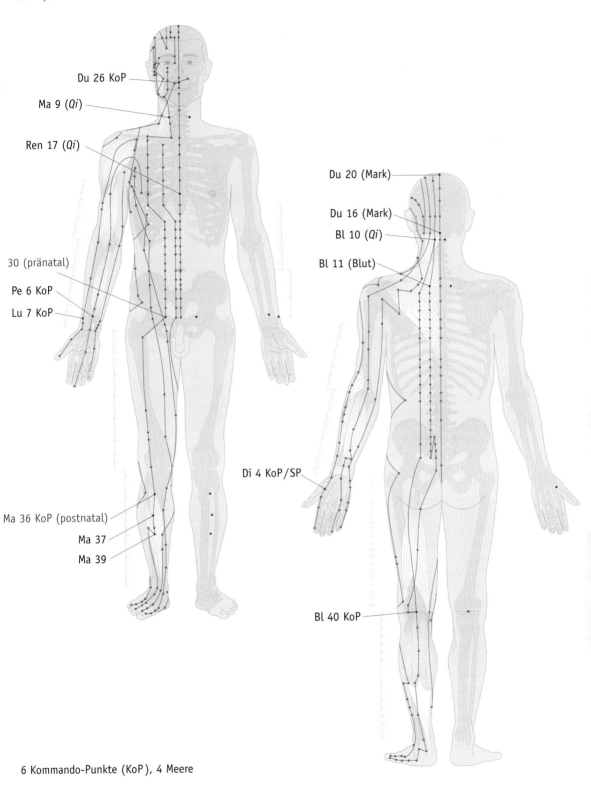

Du 26 KoP

Ma 9 (*Qi*)

Ren 17 (*Qi*)

Du 20 (Mark)

Du 16 (Mark)

Bl 10 (*Qi*)

Bl 11 (Blut)

30 (pränatal)

Pe 6 KoP

Lu 7 KoP

Di 4 KoP/SP

Ma 36 KoP (postnatal)

Ma 37

Ma 39

Bl 40 KoP

6 Kommando-Punkte (KoP), 4 Meere

5.2.5 Zusammenstellungen nach europäischen Mustern

*Wenn Punkte ganz was B'sondres können
Tut man sie Meisterpunkte nennen.
Symptombezogen hier im Westen,
in China fürs's System am besten.*

Europäische Meister-Punkte

Europäische Zusammenstellung empirisch besonders wirksamer Punkte bei bestimmten Indikationen.

Europäische Meister-Punkte (eu MP), Indikation in alphabetischer Reihenfolge

Zugeordnete Indikationen	Punkt
Arm, insbesondere Paresen	Di 15
Arm: Rückhebung	Dü 9
Arm: Seithebung	Di 14
Arme, Wetterfühligkeit	3E 15
Bindegewebe	Mi 5
Claudicatio intermittens	Bl 58
Depression	He 3
Diarrhö	Mi 4
Erschöpfung, Impotenz, Schwindel	Ren 6
Erschöpfungszustände	Du 14
Gelenke (große), Kardinal-P. f. *Dai mai*	Gb 41
Gelenke (kleine), Kardinal-P. f. *Yang wei mai*	3E 5
Hand, Schmerz nach Gipsabnahme	3E 4
Halsschmerzen	Lu 11
Hauterkrankungen im Gesicht	Lu 5
Hormone	Ma 36
Hyper-/Hypotonie	Ma 36
Hypertonie, Interkostalneuralgie	Pe 7
Klimakterium	Bl 31
Knie und Füße, Analgesie-P. unt. Körperhälfte (zus. m. Mi 6), psychisch ausgleichend	Ma 36
Knochenmark	Gb 39
Kollaps, epileptische Anfälle	Du 26
Konzentrationsschwäche; im Zentrum der Punktkombination: Weisheit der 4 Götter	Du 20
Kopfschmerzen, vaskuläre	3E 4
Krämpfe und Oberbauchkoliken	Ren 13
Kreislauf, Analgesie-P. obere Körperhälfte, stimmungshebende Wirkung	Pe 6
Magen (Zustimmungs-P. [Back-*Shu*-Punkt])	Bl 21
Magen- und Oberbauch-Erkrankungen	Ren 12
Muskulatur	Gb 34

Nausea	Pe 6
Ohr: Tor des Ohres	3E 21
Paresen d. unt. Extremität, Ischias (bes. lateral), Test-P. f. Knochenerkrankungen (zus. m. Bl 11)	Gb 30
Reizhusten	Ren 22
Schlaf, Kardinal-P. f. *Yang qiao mai*	Ni 6
Schlaflosigkeit (Basispunkte)	Bl 62
Schmerz im Bereich des Blasen-Meridians	Bl 60
Sexualität, phys. und psych. Erschöpfung	Du 4
Spasmen	Le 2
Spasmen, psychisch ausgleichend (zus. m. Di 4)	Le 3
Spasmolyse, Schleimhautwirksamkeit, (Kardinal-Punkt für *Du mai*)	Dü 3
Stauungen, Schwellungen	Lu 7
Stoffwechsel-Aktivierung	Le 13
Stoffwechsel-/Analgesie-P. obere Körperhälfte	Di 4
Stottern, Speichelfluss	Ren 24
Thorax	Ren 17
Vegetative Störungen bei Rechtshändern	Ni 27 links
Verdauung, Tonisierung des sexuellen Systems	Ma 30
Vitale Energie, Sedierung: Energieregulierung des Nervensystems, psychisch ausgleichend	Ren 15
Zahnschmerz	Di 1
Zwerchfell, Atmung	Bl 17

Stoffwechsel-Punkte nach Bischko

Nach Bischko sind dies Punkte mit einer ausgeprägten Wirkung auf den Stoffwechsel. Die Auswahl der Punkte erfolgt nach Lokalisation und spezifischer Organindikation

Indikationen: Dermatologische und allergische Erkrankungen, Asthma.

Stoffwechsel-Punkte nach Bischko (SP)

Di 2	Bl 54	Ni 2	Le 13
Di 3	Bl 58	Ni 6	
Di 4			

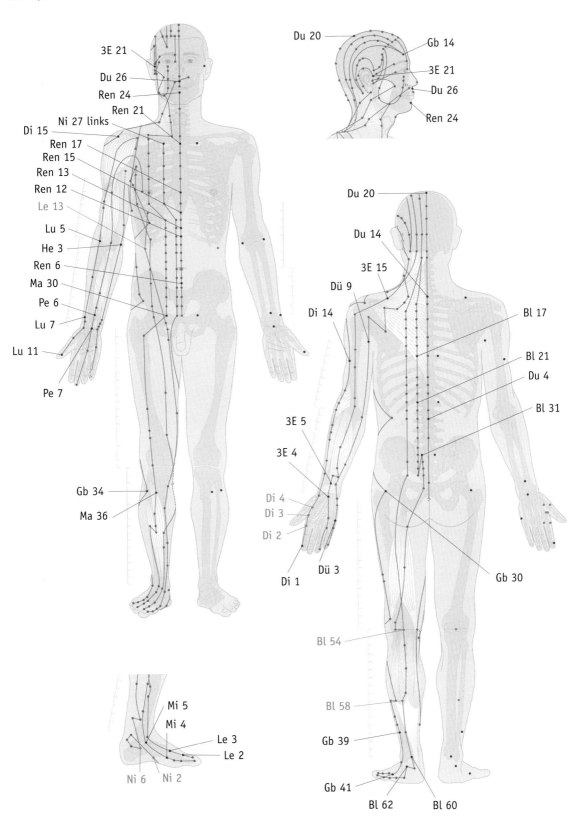

5.2.6 Übersichtstabelle der besonderen Punkte

➕ Zum Ausdrucken auf www.elsevier.de.

	Lunge	Dickdarm	Magen	Milz	Herz	Dünndarm	Blase
Shu-Zustimmungs-Pkte.	Bl 13	Bl 25	Bl 21	Bl 20	Bl 15	Bl 27	Bl 28
Mu-Alarm-Punkte	Lu 1	Ma 25	Ren 12	Le 13	Ren 14	Ren 4	Ren 3
Yuan-Quell-Punkte	Lu 9	Di 4	Ma 42	Mi 3	He 7	Dü 4	Bl 64
Luo-Durchgangs-Punkte	Lu 7	Di 6	Ma 40	Mi 4	He 5	Dü 7	Bl 58
Gruppen-*Luo*-Durchgangs-Pkte.			Mi 6				
Jing-Brunnen-Pkte.	Lu 11	Di 1	Ma 45	Mi 1	He 9	Dü 1	Bl 67
Ying-Quellen-Pkte.	Lu 10	Di 2	Ma 44	Mi 2	He 8	Dü 2	Bl 66
Shu-Strömungs-Punkte	Lu 9	Di 3	Ma 43	Mi 3	He 7	Dü 3	Bl 65
Jing-Fluss-Punkte	Lu 8	Di 5	Ma 41	Mi 5	He 4	Dü 5	Bl 60
He-Punkte	Lu 5	Di 11	Ma 36	Mi 9	He 3	Dü 8	Bl 40
Tonisierungs-Pkte.	Lu 9	Di 11	Ma 41	Mi 2	He 9	Dü 3	Bl 67
Sedativ-Punkte	Lu 5	Di 2	Ma 45	Mi 5	He 7	Dü 8	Bl 65
Untere *He*-Punkte		Ma 37				Ma 39	
Kardinal-Punkte	Lu 7			Mi 4		Dü 3	Bl 62
Xi-Spalten-Punkte	Lu 6	Di 7	Ma 34	Mi 8	He 6	Dü 6	Bl 63
Acht Einflussreiche Punkte	Lu 9						Bl 11, 17
6 Kommando-Pkte.	Lu 7	Di 4	Ma 36				Bl 40
Meister-Punkte	Lu 5, 7 Lu 11	Di 1, 4, Di 14, 15	Ma 30, Ma 36	Mi 4, 5		Dü 3, 9	Bl 17, 21, Bl 31, 58, Bl 60, 62
Stoffwechsel-Punkte	Di 2, 3, Di 4						Bl 54, 58

5

(Forts.)

Niere	Perikard	Drei Erwärmer	Gallenblase	Leber	Ren mai	Du mai	
Bl 23	Bl 14	Bl 22	Bl 19	Bl 18	Bl 24 (Ren 6) Bl 26 (Ren 4)		Shu-Zustimmungs-Pkte.
	Ren 17	Ren 5	Gb 24	Le 14			Mu-Alarm-Punkte
Ni 3	Pe 7	3E 4	Gb 40	Le 3			Yuan-Quell-Punkte
Ni 4	Pe 6	3E 5	Gb 37	Le 5			Luo-Durchgangs-Punkte
	Pe 5	3E 8	Gb 39				Gruppen-Luo-Durchgangs-Pkte.
Ni 1	Pe 9	3E 1	Gb 44	Le 1			Jing-Brunnen-Pkte.
Ni 2	Pe 8	3E 2	Gb 43	Le 2			Ying-Quellen-Pkte.
Ni 3	Pe 7	3E 3	Gb 41	Le 3			Shu-Strömungs-Punkte
Ni 7	Pe 5	3E 6	Gb 40	Le 4			Jing-Fluss-Punkte
Ni 10	Pe 3	3E 10	Gb 34	Le 8, 9			He-Punkte
Ni 7	Pe 9	3E 3	Gb 43	Le 8			Tonisierungs-Pkte.
Ni 1	Pe 7	3E 10	Gb 38	Le 2			Sedativ-Punkte
		Bl 39					Untere He-Punkte
Ni 6	Pe 6	3E 5	Gb 41				Kardinal-Punkte
Ni 5	Pe 4	3E 7	Gb 36	Le 6			Xi-Spalten-Punkte
			Gb 34, 39	Le 13	Ren 12, 17		Acht Einflussreiche Punkte
	Pe 6					Du 26	6 Kommando-Pkte.
Ni 6, 27	Pe 6, 7	3E 4, 5	Gb 14, 30, Gb 34, 39, Gb 41	Le 2, 3, Le 13	Ren 6, 12, Ren 13, 15, Ren 17, 21, Ren 24	Du 4, Du 14, Du 20 Du 26	Meister-Punkte
Ni 2, 6				Le 13			Stoffwechsel-Punkte

5.3   Extrapunkte

Neben den klassischen 361 Akupunkturpunkten auf den Meridianen gibt es noch die so genannten Extrapunkte. Eine Entwirrung der Nomenklatur dieser Punkte hat eine neue Systematik geschaffen, die 1991 in China gesetzlich beschlossen wurde und 48 Extrapunkte aufführt. Von verschiedenen Autoren wurden zwischenzeitlich noch andere Bezeichnungen verwendet wie **Punkte außerhalb der Meridianen** (König und Wancura), **Points curieux** (Petricek und Zeitler) und **Neu-Punkte** (König und Wancura, Schnorrenberger). Die Lokalisation dieser Punkte überschneidet sich teilweise mit den jetzt gültigen Extrapunkten. Wo die alte Nomenklatur häufig verwendet wird, ist diese in der tabellarischen Auflistung der Extrapunkte mit angeführt (→ Abb.).

Kopf und Hals

Bezeichnung	*Pinyin*	Übersetzung	Lokalisation
EX-HN 1	*si shen cong*	4 weise Götter, Weisheit der 4 Götter	je 1 cun vor, seitlich und hinter Du 20
EX-HN 2	*dang yang*	Der Sonne entgegen, nach vorne gerichtet	Stirn, Pupillarlinie, 1 cun innerhalb der Haargrenze
EX-HN 3	*yin tang*	Siegelhalle [Bi: „PdM" = Point de Merveille (Wunder-Punkt)]**	Mitte zwischen den Augenbrauen
EX-HN 4	*yu yao*	Fisch-Rücken, Fischlende	Augenbrauenmitte
EX-HN 5	*tai yang*	Sonne	Schläfengrube, Schnittpunkt Verlängerung des Augenbrauenbogens mit einer Waagrechten vom äußerem Lidwinkel nach lateral
EX-HN 6	*er jian*	Ohrspitze	Höchster Punkt der Ohrmuschel („Allergie-Punkt")
EX-HN 7	*qiu hou*	Hinter dem Augapfel	An der Grenze zwischen dem lateralen und den 3 medialen Vierteln des unteren Orbitarandes
EX-HN 8	*shang ying xiang*	Oberhalb von Dickdarm 20	Craniales Ende der Nasolabialfalte
EX-HN 9*	*nei ying xiang*	Innerer Dickdarm 20	An der Knorpel-Knochengrenze der Nasenschleimhaut
EX-HN 10*	*ju quan*	Gesammelte Quelle	In der Mitte der Raphae linguae
EX-HN 11*	*hai quan*	Meeresquelle	Mitte des Zungenbandes
EX-HN 12*	*jin jin*	Goldener Saft	Zunge gegen den Gaumen biegen lassen, auf den sublingualen Venen links neben dem Frenulum linguae
EX-HN 13	*yu ye*	Jadesaft	Zunge gegen den Gaumen biegen lassen, auf den sublingualen Venen rechts neben dem Frenulum linguae
EX-HN 14	*yi ming*	Hüter des Lichts	1 cun hinter 3E 17 (am Vorderrand des Mastoids). Lokalisation wie Gb 12
EX-HN 15	*(jing) bai lao*	Hundertfache Mühe	2 cun cranial der Unterkante des Dornfortsatzes HWK 7- und 1 cun lateral der Mittellinie

*   nicht in Abbildung dargestellt
** nach Bischko: Wunderpunkt wegen schneller Wirkung bei verlegter Nase und Kopfschmerzen

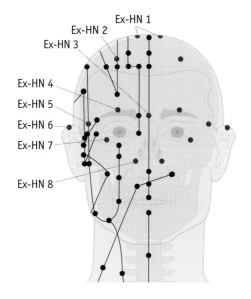

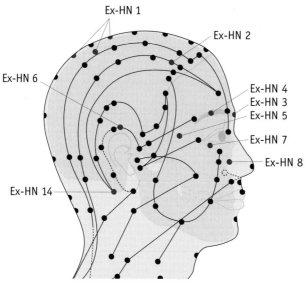

Rücken

Bezeichnung	*Pinyin*	Übersetzung	Lokalisation
EX-B 1	*ding chuan*	Asthma-Punkt	0,5 cun lateral der Dornfortsatzspitze HWK 7
EX-B 2	*hua tuo jia ji*	Paravertebrale Punkte nach Hua Tuo	Je 17 Punkte auf jeder Seite, je 0,5 cun paravertebral, lateral der jeweiligen Dornfortsatzspitze von BWK 1 bis LWK 5; medial von den Punkten des inneren Blasen-Astes
EX-B 3	*wei wan xia shu*	Zustimmungs-Punkt des unteren Magenabschnitts	1,5 cun lateral des Unterrandes des Dornfortsatzes BWK 8
EX-B 4	*pi gen*	Tumorwurzel	3,5 cun neben Dornfortsatzspitze von LWK 1
EX-B 5	*xia ji shu*	Zustimmungs-Punkte für unten	Dorsal median, caudal des Dornfortsatzes LWK 3
EX-B 6	*yao yi*	Wohlbefinden der Lende	3 cun lateral auf Höhe des Dornfortsatzes LWK 4
EX-B 7	*yao yan*	Auge der Lende	In dem Grübchen, das bei Vorbeugen 3,5 cun lateral der Dornfortsatzspitze von LWK 4 erscheint
EX-B 8	*shi qi zhui*	Unter dem 17. Wirbel	Dorsal median, unter dem Dornfortsatz LWK 5
EX-B 9	*yao qi*	Wunder der Lende	In einer Vertiefung 2 cun oberhalb der Spitze des Os coccygis

5

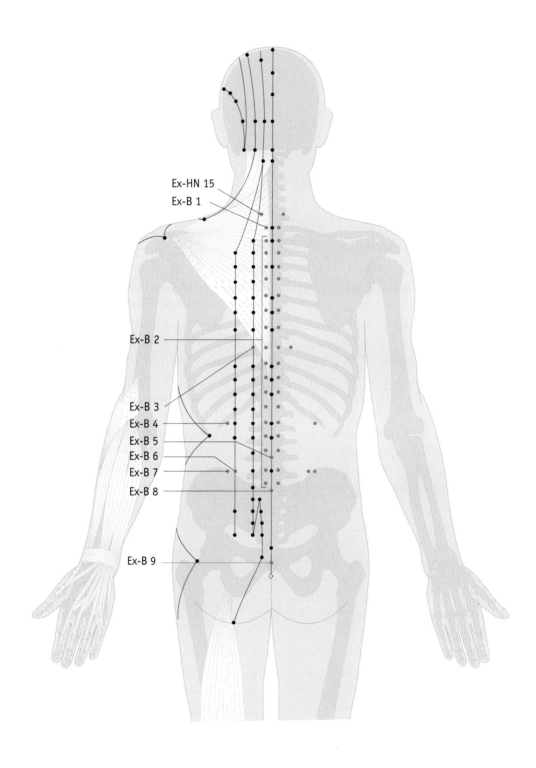

Ex-HN 15

Ex-B 1

Ex-B 2

Ex-B 3

Ex-B 4

Ex-B 5

Ex-B 6

Ex-B 7

Ex-B 8

Ex-B 9

Abdomen

Bezeichnung	Pinyin	Übersetzung	Lokalisation
EX-CA 1	zi gong	Palast des Kindes, Uterus	Unterbauch, 1 cun oberhalb und 3 cun lateral des Mittelpunktes der Symphyse (Höhe von Ren 3)

Obere Extremität

Bezeichnung	Pinyin	Übersetzung	Lokalisation
EX-UE 1	zhou jian	Ellbogenspitze	Olecranonspitze ulnar bei gebeugtem Ellbogen (auf dem 3E-Meridian)
EX-UE 2	er bai	Die beiden Weißen	2 Punkte 4 cun proximal der Handgelenksfurche, links und rechts neben der Sehne des M. flex. carpi radialis. (1 Punkt liegt auf dem Pe-Meridian!)
EX-UE 3	zhong quan	Mittlere Quelle	Grübchen zwischen Tabatiere und Mitte der Handgelenkswurzel
EX-UE 4	zhong kui	Mittlerer Riese/kräftige Mitte	Mittelfinger, dorsal, Mitte der proximalen Interphalangealgelenksfalte
EX-UE 5	da gu kong	Großer Gelenksspalt	Handrücken, Mitte des Daumengelenks
EX-UE 6	xiao gu kong	Kleiner Gelenksspalt	Handrücken, im Zentrum des Mittelgelenks des kleinen Fingers
EX-UE 7	yao tong xue/ yao tong dian	Kreuzschmerzpunkt	Je zwei Punkte auf dem Handrücken, zwischen den Metacarpalia II und III sowie IV und V, in der Mitte zwischen querer Handgelenksfurche und Metacarpophalangealgelenk
EX-UE 8	wai lao gong	Äußerer Arbeitspalast	Auf dem Handrücken, zwischen II. und III. Metacarpale, 0,5 cun proximal vom Metacarpophalangealgelenk
EX-UE 9	ba xie	Die 8 Krankmacher	Bei lockerer Faust je 4 Punkte auf jedem Handrücken in den Schwimmhautfalten zwischen den Metacarpalköpfchen I–V
EX-UE 10	si feng	Die 4 Fugen	Volar, Mitte der Gelenksfalte zwischen Grund- und Mittelphalanx des 2. bis 5. Fingers
EX-UE 11	shi xuan	Die 10 Ableitungen	Spitzen der 10 Finger, ca 0,1 cun proximal vom Nagel

5

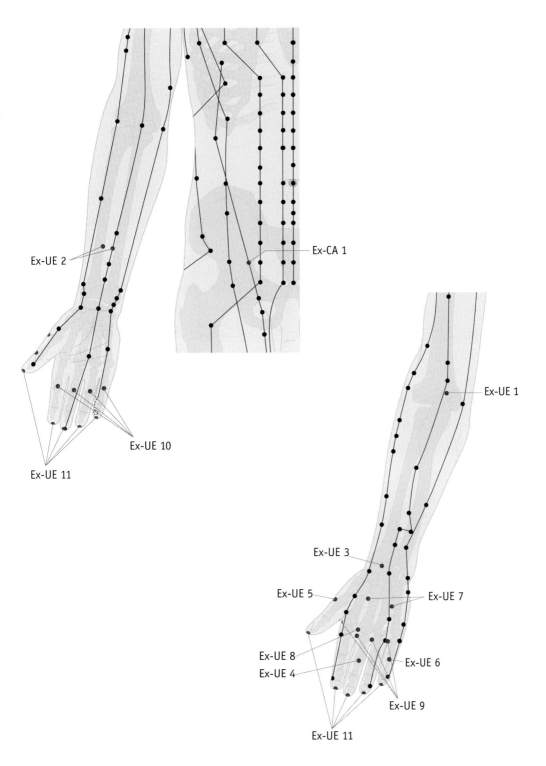

Untere Extremität

Bezeichnung	*Pinyin*	Übersetzung	Lokalisation
EX-LE 1	*kuan gu*	Hüftknochen	2 Punkte, je 1,5 cun links und rechts von Ma 34 (Ma 34: bei gebeugtem Knie 2 cun oberhalb des lateralen Patellaoberrandes)
EX-LE 2	*he ding*	Kranichdach	Mitte des Patellaoberrandes
EX-LE 3	*bai chong wo*	Nest der 100 Würmer	1 cun cranial von Mi 10; (Mi 10: bei gebeugtem Knie 2 cun oberhalb des medialen Patellarandes – Ausbuchtung des M. quadriceps femoris)
EX-LE 4	*nei xi yan*	Inneres Knieauge	Knie beugen – Delle medial des Ligamentum patellae (inneres Knieauge nach Bachmann)
EX-LE 5	*xi yan*	Knieaugen	Knie beugen, medial der Sehne ist das innere Knieauge, lateral der Sehne das äußere Knieauge; dieses ist zugleich auch Ma 35
EX-LE 6	*dan nang xue*	Gallenblasenpunkt	Auf dem Gb-Meridian, 1–2 cun unter Gb 34. (Gb 34: unter dem Vorderrand des Capitulum fibulae)
EX-LE 7	*lan wei xue*	Appendix	2 cun unter Ma 36 auf dem Magenmeridian. (Ma 36: 0,5 cun lateral der vorderen Tibiakante, 1,5 cun tiefer als der Unterrand des Fibulaköpfchens)
EX-LE 8	*nei huai jian*	Spitze des Innenknöchels	Vorwölbung des Malleolus internus
EX-LE 9	*wai huai jian*	Spitze des Außenknöchels	Vorwölbung des Malleolus externus
EX-LE 10	*ba feng*	Die 8 Winde	4 Punkte auf jedem Fußrücken 0,5 cun proximal von den Interdigitalfalten
EX-LE 11	*du yin*	Einsames *Yin*	An der Fußsohle der 2. Zehe, im Zentrum des distalen Zehengelenks
EX-LE 12	*qi duan*	Ende von *Qi*	An den Spitzen der 10 Zehen, knapp 0,1 cun vom Nagel entfernt; links und rechts insgesamt 10 Punkte

5

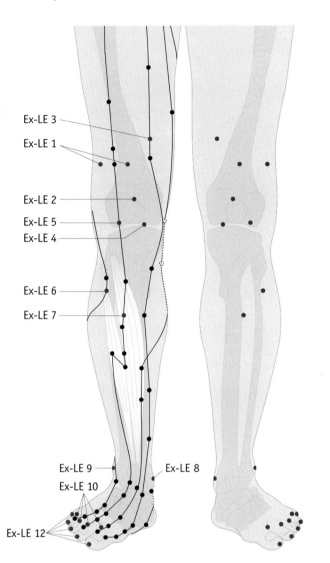

Ex-LE 3

Ex-LE 1

Ex-LE 2

Ex-LE 5

Ex-LE 4

Ex-LE 6

Ex-LE 7

Ex-LE 9

Ex-LE 10

Ex-LE 8

Ex-LE 12

Ex-LE 11

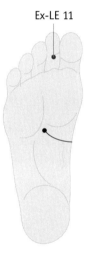

5.4   Punkte der Ohrakupunktur   ⊞ Audiodatei 36

Analgesie (Zahn) (7)
Angst/Eifersucht (PT2)
Antiaggression (PT1)
Antidepression (PT3)
Asthma (31)
Blase (92)
Blutdruck regulierender Punkt (59)
Blutdruck senkende Furche (105)
Brustwirbelsäule (39)
Colon (91)
Ellbogen (66)
Endokrinum (22)
Ferse (47)
Halswirbelsäule (37)
Handwurzel (67)
Herz (100)
Herz (21)
Hirn (Hypophyse) (28)
Hirnanhang (26a)

Hüfte (57)
Hunger (18)
Kniegelenk (49)
Knöchel (48)
Kreuz-/Steißbeinwirbel (38)
Larynx und Pharynx (15)
Leber (97)
Leber I (76)
Leber II (77)
Lendenschmerz (54)
Lendenwirbelsäule (40)
Lunge (101)
Magen (87)
Mamma (44)
Mandibula (6)
Maxilla (5)
Milz (98)
Mund (84)
Nebenniere (13)

Niere (95)
Ohrspitze (78)
Ovar (23)
Pankreas und Gallenblase (96)
Polster/Hinterkopf (29)
Schulter (65)
Schultergelenk (64)
Subkortex/graue Substanz (34)
Tonsillen I (73)
Tonsillen II (74)
Tonsillen III (75)
Tor der Götter/shen men (55)
Trachea (103)
Urticaria (71)
Uterus (58)
Vegetativum (51)
Zehe (46)

5

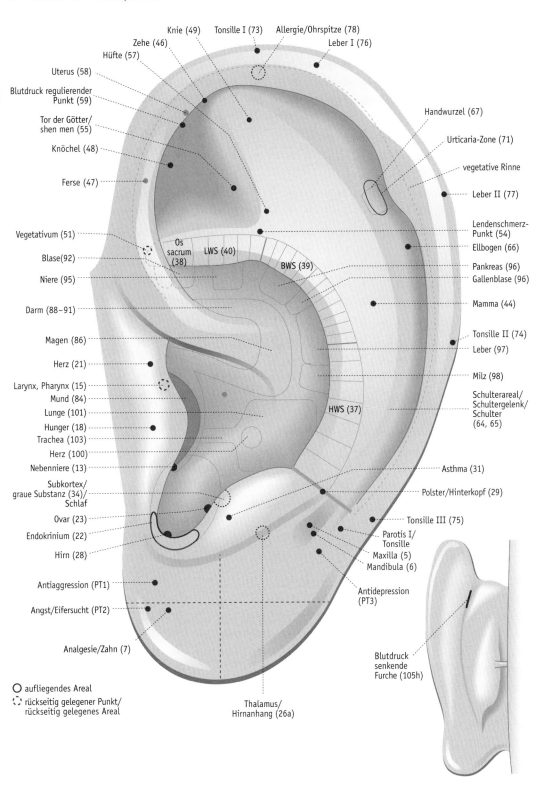

Knie (49) Tonsille I (73) Allergie/Ohrspitze (78)
Zehe (46) Leber I (76)
Hüfte (57)
Uterus (58)
Blutdruck regulierender Punkt (59)
Tor der Götter/ shen men (55)
Knöchel (48)
Ferse (47)
Handwurzel (67)
Urticaria-Zone (71)
vegetative Rinne
Leber II (77)
Vegetativum (51)
Blase(92)
Niere (95)
Darm (88–91)
Magen (86)
Herz (21)
Larynx, Pharynx (15)
Mund (84)
Lunge (101)
Hunger (18)
Trachea (103)
Herz (100)
Nebenniere (13)
Subkortex/ graue Substanz (34)/ Schlaf
Ovar (23)
Endokrinium (22)
Hirn (28)
Antiaggression (PT1)
Angst/Eifersucht (PT2)
Analgesie/Zahn (7)
Os sacrum (38) LWS (40)
BWS (39)
HWS (37)
Lendenschmerz-Punkt (54)
Ellbogen (66)
Pankreas (96)
Gallenblase (96)
Mamma (44)
Tonsille II (74)
Leber (97)
Milz (98)
Schulterareal/ Schultergelenk/ Schulter (64, 65)
Asthma (31)
Polster/Hinterkopf (29)
Tonsille III (75)
Parotis I/ Tonsille
Maxilla (5)
Mandibula (6)
Antidepression (PT3)
Blutdruck senkende Furche (105h)

○ aufliegendes Areal
⋰⋱ rückseitig gelegener Punkt/ rückseitig gelegenes Areal

Thalamus/ Hirnanhang (26a)

5.5   Wichtige Punkte der Handakupunktur

1	*yaotui dian*	Lenden- und Bein-Punkt	2 Punkte auf dem Handrücken, im prox. Winkel zwischen Metacarpale II/III und IV/V	Akute Lumbalgie
2	*huai dian*	Knöchel-Punkt	Radialseite des Metacarpophalangealgelenkes, dig.I, am Farbumschlag der Haut. (Lu)	Alle Schmerzen und Beschwerden im Sprunggelenk
3	*xiong dian*	Brust-Punkt	Daumengelenk radial, (Lu)	Intercostalneuralgie, alle Schmerzen im Thoraxbereich, z.B. Herpes Zoster, Contusio; Erbrechen, Diarrhö, Epilepsie
4	*yan dian*	Augen-Punkt	Daumengelenk ulnar, am Farbumschlag der Haut. (Zwischen Lu und Di)	Alle entzündlichen Augenerkrankungen: Konjunktivitis, Hordeolum, Keratitis; akuter Glaukomanfall
5	*jian dian*	Schulter-Punkt	Am Farbumschlag der Haut über dem Zeigefingergrundgelenk, zwischen Di 2 und Di 3	Alle Schulterschmerzen, besonders durch Kälte; Periarthritis humeroscap.
6	*qian tou dian*	Vorderkopf-Punkt	Radialseite des prox. Zeigefingergelenks, am Farbumschlag der Haut	Stirnkopfschmerz, Magenkrämpfe, akute Gastroenteritis, Zehen- und Kniegelenksschmerzen
7	*tou ding dian*	Scheitel-Punkt	Radialseite des prox. Mittelfingergelenks, am Farbumschlag der Haut (Pe)	Neuralgische Kopfschmerzen auf der Scheitelhöhe
8	*pian tou dian*	Hemikranie-Punkt	Ulnarseite des prox. Ringfingergelenks, am Farbumschlag der Haut (3E)	Schläfenkopfschmerz, Migräne, Flankenschmerz, Gallenkolik
9	*hui yin dian*	Perineum	Radialseite des prox. Kleinfingergelenks, am Farbumschlag der Haut (He)	Schmerzen im Bereich des Perineums, z.B. durch Fissuren, Hämorrhoiden, Furunkel
10	*hou tou dian*	Hinterkopf-Punkt	Ulnarseite des prox. Kleinfingergelenks, am Farbumschlag der Haut (Dü)	Hinterkopfschmerzen, Occipitalneuralgie, Tonsillitis acuta, Schmerzen in Wange, Arm; Aufstoßen
11	*ji zhu dian*	Wirbelsäulen-Punkt	Zwischen Dü 2 und Dü 3, direkt über dem Grundgelenk des Kleinfingers (Dü)	Wirbelsäulenbeschwerden, z.B. nach Distorsion, Operation; Lumbago, Coccygodynie. Tinnitus, verstopfte Nase
12	*zuo gu shen jing dian*	N. ischiadicus-Punkt	Handrücken, zw. Grundgelenk 4 und 5, näher bei 4 (3E)	Ischialgie, Schmerzen im Gluteabereich, Hüftgelenk
13	*xan hou dian*	Pharynx, Larynx, Hals	Handrücken, zw. Grundgelenk 3/4, näher 3 (zw. Pe/3E)	Akute Tonsillitis, Pharyngitis, Laryngitis, Trigeminusneuralgie, Zahnschmerzen
14	*jing xiang dian*	Hals- und Nacken-Punkt	Handrücken, zw. Grundgelenk 2/3, näher 2 (zw. Pe/Di)	Cervical-Syndrom, Distorsion der HWS

5

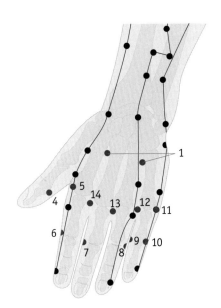
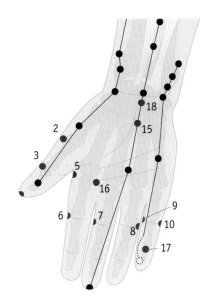

15	*wei chang dian*	Magen-/Darm-Punkt	Handfläche, Mitte zw. Pe 7 und Pe 8 (Pe)	Gastroenteritis acuta et chronica, Ulcus duodeni et ventriculi, Dyspepsie, Askariden im Gallentrakt
16	*ke chuan dian*	Husten- und Asthma-Punkt	Handfläche, Ulnarseite Zeigefingergrundgelenk	Bronchitis, Asthma bronchiale, Kopfschmerzen (neuralgisch)
17	*ye niao dian*	Nykturie-Punkt	Handfläche, Mitte der distalen Gelenksfalte Dig.V. (He)	Nykturie, Polakisurie
18	*zu gen dian*	Fersen-Punkt	Handfläche, Mitte zw. Hand 15 und Pe 7 bzw. Lebenslinie	Schmerzen im Bereich der Ferse

5.6   Die Akupunkturpunkte auf den Meridianen

Punkt	Pinyin	Übersetzung	Lokalisation	Funktion
■ Lungen-Meridian				
Lu 1	Zhong fu	Herrenhaus der Mitte	Zuerst Lu 2 aufsuchen, Lu 1 dir. im nächsten ICR darunter. Bei Punktur cave Pneumothorax!	• Alarm-Punkt (Mu-Punkt) Lunge • Reunions-Punkt mit Milz
Lu 2	Yun men	Tor der Wolken	An der Unterkante der Clavicula, vor der Schulter, o. 6 cun lat. der Medianen. Bei Punktur cave Pneumothorax!	
Lu 3	Tian fu	Palast des Himmels	Außenseite des M. biceps, 3 cun unterh. der Achselfalte. Zeitler: Biceps an Nasenspitze drücken lassen. zeigt auf Lu 3	
Lu 4	Xia bai	Weiß (Lunge) bewachend	Außenseite des M. biceps, 4 cun unterh. der Höhe der Achselfalte	
Lu 5	Chi ze	Ellbogenteich	Ellenbeuge, rad. der Bicepssehne	• Sedativ-Punkt • He-Punkt
Lu 6	Kong zui	Äußerste Höhlung	7 cun oberh. der Handgelenks-furche, auf einer Linie zw. Lu 5 (Ellenbeuge- rad. der Bicepssehne) u. Lu 9 (Handgelenksquerfurche, über A. rad.)	Akut-Punkt (Xi-Punkt)
Lu 7	Lie que	Engstelle/Lücke in der Sequenz	1,5 cun prox. der queren Hand-gelenksfurche, über d. A. rad.	• Durchgangs-Punkt (Luo-Punkt) • Kardinal-Punkt für Ren mai • Meister-Punkt Stauung
Lu 8	Jing qu	Abfluss aus d. Meridian	Rad. der A. rad., 1 cun prox. der queren Handgelenksfurche	Jing-Fluss-Punkt
Lu 9	Tai yuan	Großer Abgrund	In der queren Handgelenksfurche, rad. der A. rad.	• Shu-Strömungs-Punkt • Quell-Punkt (Yuan-Punkt) Lunge • Einflussreicher Punkt Gefäße • Meister-Punkt Blut-gefäße • Tonisierungs-Punkt
Lu 10	Yu ji	Grenze des Fischbauchs (Daumenballen)	Am Farbumschlag der Haut, Mitte des Os metacarpale I	Ying-Quellen-Punkt
Lu 11	Shao shang	Kleiner Händler	Neben dem Nagelfalzwinkel des Daumens, rad. [Bi: uln.]	• Jing-Brunnen-Punkt • Meister-Punkt Halskrankheiten

5

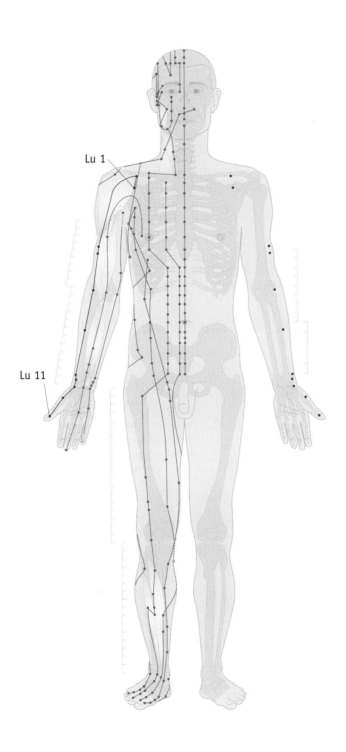

Lu 1

Lu 11

Punkt	*Pinyin*	Übersetzung	Lokalisation	Funktion
■ Dickdarm-Meridian				
Di 1	*Shang yang*	*Yang* der Wandlungsphase Metall	Neben dem daumenseitigen Nagelfalzwinkel des Zeigefingers	• *Jing*-Brunnen-Punkt • Meister-Punkt Zahnschmerzen
Di 2	*Er jian*	Zweiter Platz	Im Grübchen, das bei Faustschluss mit eingelegtem Daumen dist. vom Zeigefingergrundgelenk entsteht, am Farbumschlag der Haut	• *Ying*-Quellen-Punkt • Sedativ-Punkt • Stoffwechsel-Punkt
Di 3	*San jian*	Dritter Platz	Im Grübchen, das bei Faustschluss (Daumen innen) prox. v. Grundgelenk des Zeigefingers entsteht, am Farbumschlag der Haut	• *Shu*-Strömungs-Punkt • Stoffwechsel-Punkt • Meister-Punkt Akne
Di 4	*He gu*	Talschluss/zusammenkommendes Tal	Auf dem Handrücken, am höchsten Punkt des Muskelwulstes zw. Metacarpale I u. II	• Quell-Punkt (*Yuan*-Punkt) • Standard-Fieber-Programm: Di 4, Di 11 u. Du 14 • Verbindung zum Durchgangs-Punkt (*Luo*-Punkt) der Lunge Lu 7
Di 5	*Yang xi*	*Yang*-Strom	Rad. an der Handrücken-Querfalte, in einer Mulde zw. den Sehnen der Mm. ext. pollicis brevis u. ext. carpi rad. long. Trick: Handgelenk des Patienten zw. 2 Finger nehmen, die man rad. u. uln. anlegt; Handgelenk beugen lassen, so lokalisiert man die Gelenksfurche am besten. Uln. liegt nun Dü 5, rad. Di 5 unt. dem palpierenden Finger	*Jing*-Fluss-Punkt
Di 6	*Pian li*	Seitliche Strecke/Bahn	Radialseite Unterarm, am äußeren Rand des Radius, 3 cun prox. der Handgelenksfalte, Trick Daumen kreuzen, so dass die Zeigefinger über den Handrücken auf den Puls greift. Spitze des Mittelfingers zeigt auf Lu 7, Spitze des Zeigefingers auf Di 6	Durchgangs-Punkt (*Luo*-Punkt) zu Lu 9
Di 7	*Wen liu*	Warmer Strom	Auf der Verbindungslinie Di 5/Di 11, 5 cun oberh. der Handgelenksfurche, d.h. oberh. Di 5	Akut-Punkt (*Xi*-Punkt)
Di 8	*Xia lian*	Unterer Armvorsprung, untere Armregion	Auf der Verbindungslinie Di 5/Di 11, 4 cun unt. Di 11	
Di 9	*Shang lian*	Oberer Armvorsprung	2 cun dist. Di 11, am äußeren Rand des Muskelwulstes des M ext. digit. communis	

5

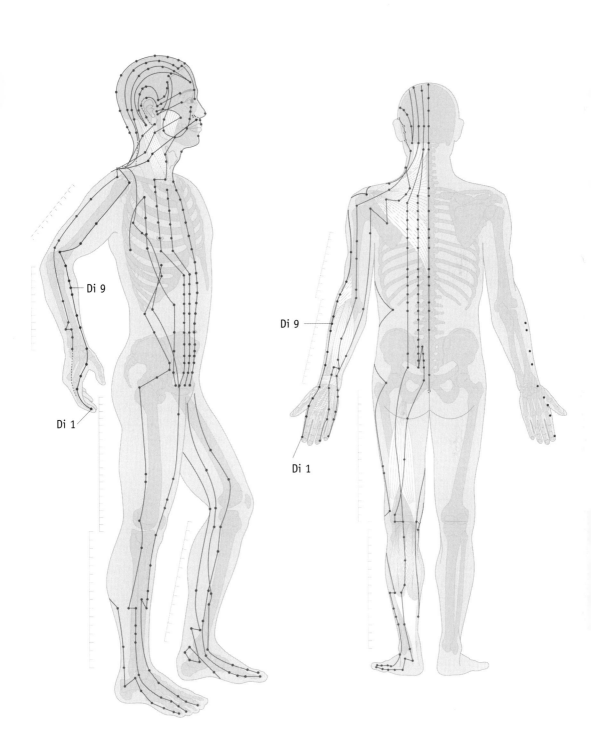

Di 9

Di 1

Di 9

Di 1

Punkt	*Pinyin*	Übersetzung	Lokalisation	Funktion
Dickdarm-Meridian				
Di 10	*Shou san li*	Drei-Meilen-Punkt des Armes	Unterarm rad., 3 cun dist. v. Di 11, in der Muskelmasse der Extensoren	
Di 11	*Qu chi*	Krümmung, des Teiches	Bei max. gebeugtem Arm am rad. Ende der Ellbogenfalte	• *He*-Punkt • Tonisierungs-Punkt
Di 12	*Zhou liao*	Grube des Ellbogens	Bei gebeugtem Ellbogen 1 cun oberh. Di 11, 2 cun oberh. des Epicondylus lat., am Rande des M. brachiorad.	
Di 13	*Shou wu li*	5 Entfernungen	3 cun oberh. Di 11, auf der Verbindungslinie Di 11 (lat. Ende Ellenbogenfalte)/Di 15 (Grübchen vor Acromioclaviculargelenk)	
Di 14	*Bi nao*	Muskel, Fleisch des Armes	An der Außenseite des Oberarms, knapp über u. vor dem Ansatz des M. deltoideus	Reunions-Punkt mit Magen, Dickdarm, *Yang qiao mai*
Di 15	*Jian yu*	Schulterknochen	Bei seitw. gehobenem Arm im ventr. der beiden Grübchen unt. dem Acromioclaviculargelenk zw. vord. u. mittl. Drittel des M. deltoideus (im dors. Grübchen liegt 3E 14)	• Meister-Punkt Paresen der oberen Extremität • Reunions-Punkt mit *Yang qiao mai*
Di 16	*Ju gu*	Schlüsselbein „langer Knochen"	Bei seitw. gehobenem Arm in einem Grübchen zw. dem acromialen Ende der Clavicula u. der Spina scapulae	Reunions-Punkt mit *Yang qiao mai*
Di 17	*Tian ding*	Himmlisches Gefäß	Am Hinterrand des M. sternocleidomast., 3 cun lat. der ventr. Medianen, Höhe Unterkante des Adamsapfels. Am Vorderrand des Muskels wenig höher Ma 10 (Höhe Mitte des Schildknorpels)	
Di 18	*Fu tu*	An der Seite der Vorwölbung	In Höhe der Prominentia laryngea, zw. stern. u. clavic. Anteil des M. sternocleidomast.; an der Vorderseite des Muskels auf gl. Höhe Ma 9	
Di 19	*He liao/ kou he liao*	Grube des Getreides	Unterhalb des Unterrandes des Nasenflügels. Laut chinesischer Literatur kreuzt der Di-Meridian bei Du 26 die Mediane, Di 19 u. 20 liegen also kontralat.	
Di 20	*Ying xiang*	Willkommen des Duftes	In der Nasolabialfalte, in der Mitte zw. deren Oberende u. Höhe des Naseneingangs	Reunions-Punkt mit Magen

5

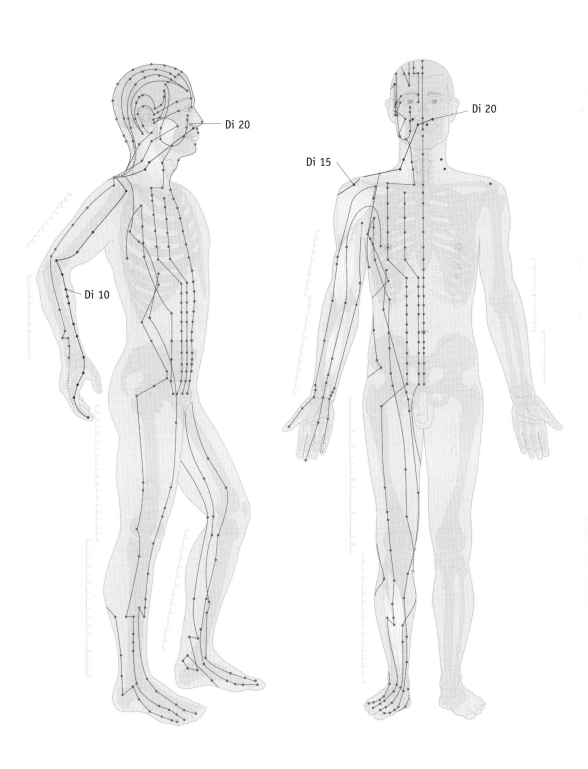

Di 20

Di 20

Di 15

Di 10

Punkt	Pinyin	Übersetzung	Lokalisation	Funktion
Magen-Meridian				
Ma 1 [Bi: Ma 4]	Cheng qi	Gefäß für Tränen	In der MPL am Unterrand der Orbita	Reunions-Punkt mit Ren mai, Yang qiao mai
Ma 2 [Bi: Ma 5]	Si bai	Vierfache Helle/alles erhellend	MPL, Grübchen über dem Foramen infraorbitale	
Ma 3 [Bi: Ma 6]	Ju liao	Tiefe Grube	Auf dem Schnittpunkt der MPL mit einer Horizontalen durch den Unterrand des Nasenflügels	Reunions-Punkt mit Yang qiao mai
Ma 4 [Bi: Ma 7]	Di cang	Speicher der Erde	1 cun neben dem Mundwinkel. Richtung Kieferwinkel stechen.	
Ma 5 [Bi: Ma 8]	Da ying	Großes Willkommen/ großer Empfang	Am Vorderrand des Masseter-ansatzes auf der Mandibula – Backe aufblasen lassen – über der Tast-stelle der A. facialis.	
Ma 6 [Bi: Ma 3]	Jia che	Kieferknochen	1 cun vor u. über dem Unterkiefer-winkel	
Ma 7 [Bi: Ma 2]	Xia guan	Untere Grenze/unterer Angelpunkt	Unterh. der Mitte des Arcus zygomaticus	
Ma 8 [Bi: Ma 1]	Tou wei	Kopfverbindung	Im Stirn-Schläfenwinkel, 3 cun oberhalb u. 1 cun hinter dem Orbital- Jochbeinwinkel	• Reunions-Punkt mit Gallenblase • gegen Schleim-Schwindel
Ma 9	Ren ying	Willkommen des Menschen	Am Vorderrand des M. sternoclei-domast., in Höhe der Prominentia laryngea	
Ma 10	Shui tu	Hervorsprudelndes Wasser/Wasser-Vor-sprung	In Höhe der Mitte des Schildknor-pels, am Vorderrand des M. sterno-cleidomast. Sängerpunkt	
Ma 11	Qi she	Saal des Atems	Am Oberrand der Clavicula, am Übergang vom Schaft zum Köpf-chen, zw. dem clavic. u. stern. Ansatz des M. sternocleidomast.	
Ma 12	Que pen	Schale des Mangels	In der Mitte der Fossa supraclavi-cularis in der Mammillarlinie	
Ma 13	Qi hu	Tor des Qi (Atems)	MCL, Clavicula Unterrand, unterh. v. Ma 12	
Ma 14	Ku fang	Vorratskammer	MCL, 1. ICR, Höhe Ren 20	
Ma 15	Wu yi	Schirm des Zimmers/ häuslicher Fächer	MCL, 2. ICR, lat. Ren 19	
Ma 16	Ying chuang	Fenster der Brust	MCL, 3. ICR, lat. Ren 18	
Ma 17	Ru zhong	Mitte der Brust	MCL, 4. ICR, Mitte der Brustwarze, in Höhe Ren 17	

5

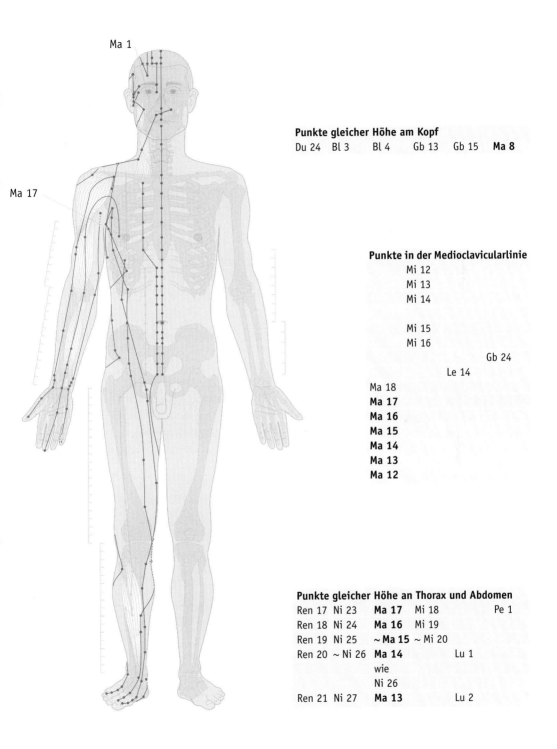

Ma 1

Ma 17

Punkte gleicher Höhe am Kopf

Du 24   Bl 3   Bl 4   Gb 13   Gb 15   **Ma 8**

Punkte in der Medioclavicularlinie

Mi 12

Mi 13

Mi 14

Mi 15

Mi 16

Gb 24

Le 14

Ma 18

Ma 17

Ma 16

Ma 15

Ma 14

Ma 13

Ma 12

Punkte gleicher Höhe an Thorax und Abdomen

Ren 17	Ni 23	**Ma 17**	Mi 18		Pe 1
Ren 18	Ni 24	**Ma 16**	Mi 19		
Ren 19	Ni 25	~ **Ma 15**	~ Mi 20		
Ren 20	~ Ni 26	**Ma 14**		Lu 1	
		wie			
		Ni 26			
Ren 21	Ni 27	**Ma 13**		Lu 2	

Punkt	Pinyin	Übersetzung	Lokalisation	Funktion
Magen-Meridian				
Ma 18	Ru gen	Grenze/Wurzel der Brust	MCL, 5. ICR, in Höhe Ren 16	
Ma 19	Bu rong	Kein Fassungsvermögen	2 cun seitl. der Medianen, im 7. ICR bzw. 6 cun über dem Nabel, neben Ren 14	
Ma 20	Cheng man	Volle Aufnahme	2 cun seitl. der Medianen, 5 cun oberh. des Nabels, neben Ren 13	
Ma 21	Liang men	Tor des Zaunes des Vater-hauses (Cardia)	2 cun seitl. der Medianen, neben Ren 12, Höhe Mitte der Strecke zw. Nabel u. Xiphoid	
Ma 22	Guan men	Geschlossene Pforte	2 cun seitl. der Medianen, neben Ren 11, 3 cun über dem Nabel	
Ma 23	Tai yi	Größte Einheit	2 cun seitl. der Medianen, neben Ren 10, 2 cun über dem Nabel	
Ma 24	Hua rou men	Pforte des glatten Fleisches	2 cun seitl. der Medianen, neben Ren 9, 1 cun über dem Nabel	
Ma 25	Tian shu	Himmlische Säule/obere Achse	2 cun seitl. der Medianen, neben Ren 8 (Nabel) [Bi: In der Mitte einer Linie vom Nabel zum ob. Darmbeinkamm]	Alarm-Punkt (Mu-Punkt) Dickdarm
Ma 26	Wai ling	Äußerer Hügel	2 cun seitl. der Medianen, neben Ren 7, 1 cun unt. dem Nabel [Bi: Mitte der Strecke Nabel/Spina iliaca ant. sup.]	
Ma 27	Da ju	Große Macht	2 cun seitl. der Medianen, 2 cun unt. dem Nabel; neben Ren 5 u. Ni 14	
Ma 28	Shui dao	Wasserweg	2 cun seitl. der Medianen, 3 cun unt. dem Nabel; neben Ren 4	
Ma 29	Gui lai	Rückkehr	2 cun seitl. der Medianen, neben Ren 3 u. Ni 12, 4 cun, unt. dem Nabel	
Ma 30	Qi chong	Ansturm der Energie	Am ob. Schambeinrand, 2 cun lat. der Medianen, neben Ren 2 u. Ni 11	
Ma 31	Bi guan	Grenze des Schenkels	Auf Höhe des Perineums, auf einer Verbindungslinie zw. Spina iliaca ant. sup. u. lat. Oberrand der Patella	
Ma 32	Fu tu	Vorwölbung, „kauernder Hase" (M. quadriceps femoris)	6 cun oberh. Patella-Oberrand auf M. rectus femoris	Reunions-Punkt für Arterien u. Venen

5

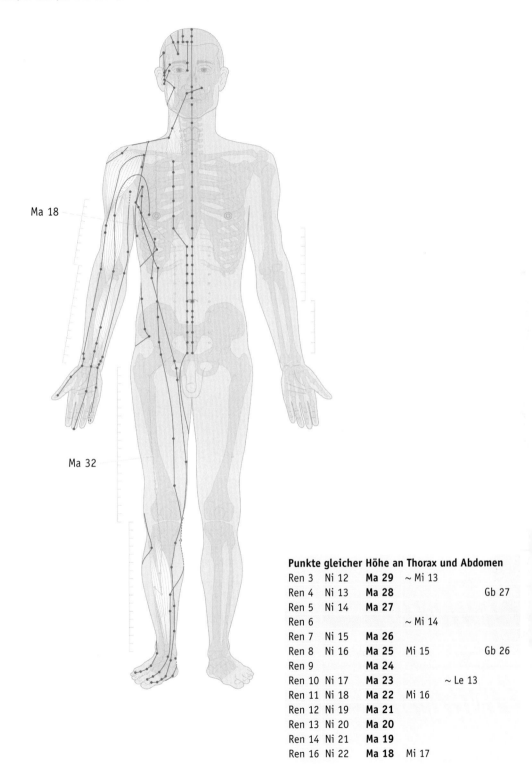

Ma 18

Ma 32

Punkte gleicher Höhe an Thorax und Abdomen

Ren	Ni	Ma	Mi	Le / Gb
Ren 3	Ni 12	**Ma 29**	~ Mi 13	
Ren 4	Ni 13	**Ma 28**		Gb 27
Ren 5	Ni 14	**Ma 27**		
Ren 6			~ Mi 14	
Ren 7	Ni 15	**Ma 26**		
Ren 8	Ni 16	**Ma 25**	Mi 15	Gb 26
Ren 9		**Ma 24**		
Ren 10	Ni 17	**Ma 23**		~ Le 13
Ren 11	Ni 18	**Ma 22**	Mi 16	
Ren 12	Ni 19	**Ma 21**		
Ren 13	Ni 20	**Ma 20**		
Ren 14	Ni 21	**Ma 19**		
Ren 16	Ni 22	**Ma 18**	Mi 17	

Punkt	Pinyin	Übersetzung	Lokalisation	Funktion
Magen-Meridian				
Ma 33	*Yin shi*	Stadt des *Yin*	Bei gebeugtem Knie, 3 cun oberh. des lat. Patellaoberrandes (Vertiefung beim Knien)	
Ma 34	*Liang qiu*	Gipfel des Hügels	Bei gebeugtem Knie, 2 cun oberh. des lat. Patellaoberrandes	Akut-Punkt (*Xi*-Punkt)
Ma 35	*Du bi*	Kalbsnüstern	Bei gebeugtem Knie in einer Mulde am Unterrand der Patella lat. vom Lig. patellae	Teil vom Extra-Punkt „Knieaugen"
Ma 36	*Zu san li*	3 Meilenpunkt des Fußes	1 Fingerbreit lat. der vord. Tibiakante, 1,5 cun unterh. des Unterrandes des Fibulaköpfchens (Gb 34)	• *He*-Punkt Magen • Meister-Punkt Hormone, Blutdruck
Ma 37	*Shang ju xu*	Obere große Leere	1 Fingerbreit lat. der Tibiakante, 4 cun unterh. der Höhe des Unterrandes des Fibulaköpfchens; 3 cun unterh. Ma 36	• Unterer *He*-Punkt Dickdarm
Ma 38	*Tiao kou*	Öffnung	1 cun lat. der Tibiakante, 7 cun unterh. der Höhe des Unterrandes des Fibulaköpfchens. Streckenmitte zw. höchsten Punkt des Malleolus ext. u. Kniegelenkspalt	Akut-Punkt Schulter
Ma 39	*Xia ju xu*	Große Schwäche der unteren Region	1 cun unterh. Ma 38	Unterer *He*-Punkt Dünndarm
Ma 40	*Feng long*	Reichliche Fülle	Streckenmitte zw. höchsten Punkt des Malleolus ext. u. Kniegelenkspalt 2 cun lat. der Tibiakante	• Durchgangs-Punkt (*Luo*-Punkt) zu Mi 3 Schleim-Transformation • Beiname: „Bisolvon d. Akupunktur"
Ma 41	*Jie xi*	Den Strom lösen/trennen	In der Mitte der Fußwurzel zw. den Mm. ext.. hallucis long. u. ext. digitorum long.	• Tonisierungs-Punkt • *Jing*-Fluss-Punkt
Ma 42	*Chong yang*	Pochendes *Yang*	Auf dem höchsten Punkt des Ristes (A. dors. pedis)	Quell-Punkt (*Yuan*-Punkt)
Ma 43	*Xian gu*	Eingesunkenes Tal	Im proximalen Winkel zw. Os metatarsale II u. III	*Shu*-Strömungs-Punkt
Ma 44	*Nei ting*	Innenhof	Interdigitalfalte zw. 2. u. 3. Zehe nahe dem Grundgelenk der 2. Zehe	*Ying*-Quellen-Punkt
Ma 45	*Li dui*	Wörtlich: langen Durchlauf akzeptieren/strikter Wechsel[1]/Beiname: grausame Bezahlung	Neben dem fibularen Nagelfalzwinkel der 2. Zehe	• *Jing*-Brunnen-Punkt • Sedativ-Punkt

[1] Deadman S. 172

5

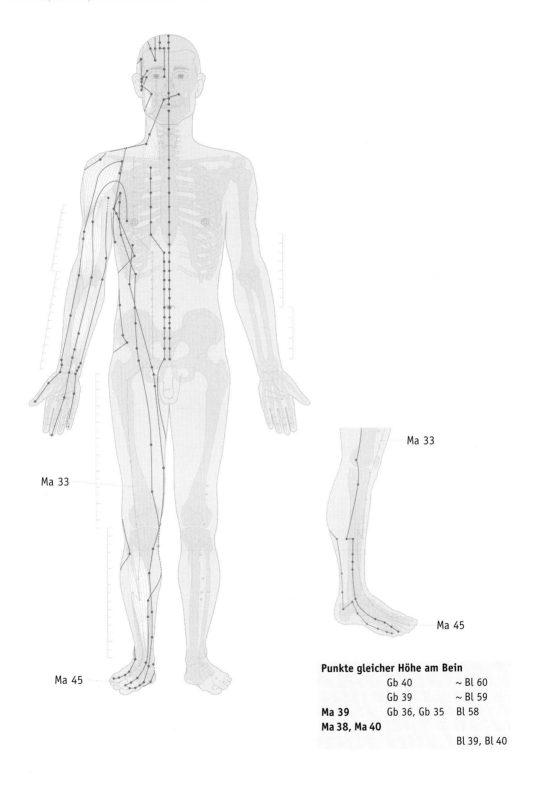

Ma 33

Ma 45

Ma 33

Ma 45

Punkte gleicher Höhe am Bein

	Gb 40	~ Bl 60
	Gb 39	~ Bl 59
Ma 39	Gb 36, Gb 35	Bl 58
Ma 38, Ma 40		
		Bl 39, Bl 40

Punkt	Pinyin	Übersetzung	Lokalisation	Funktion
Milz-Meridian				
Mi 1	Yin bai	Verborgener Glanz	Neben dem med. Nagelfalzwinkel der Großzehe	Jing-Brunnen-Punkt
Mi 2	Da du	Große Stadt	Am Spalt des Großzehengrundgelenks med., am Farbumschlag der Haut	• Ying-Quellen-Punkt • Tonisierungs-Punkt
Mi 3	Tai bai	Größter Glanz	Knapp prox. vom Großzehengrundgelenk, auf der Sehne des M. abductor hallucis	• Shu-Strömungs-Punkt • Quell-Punkt (Yuan-Punkt) Milz
Mi 4	Gong sun	Enkel des Fürsten	Im Grübchen über dem Übergang v. Basis zu Schaft des Os metatarsale I, am Farbumschlag der Haut [Bi: Über dem Innenrand des Gelenks Metatarsale I/Cuneiforme I]	• Durchgangs-Punkt (Luo-Punkt) • Kardinal-Punkt für Chong mai • Meister-Punkt gegen Durchfälle
Mi 5	Shang qiu	Shang-Hügel[2]	Bei Hakenfußstellung im Grübchen zw. Sehnen des M. tibialis ant. u. Innenknöchel, auf dem Os naviculare	• Jing-Fluss-Punkt • Sedativ-Punkt • Meister-Punkt Bindegewebe
Mi 6	San yin jiao	Treffpunkt der 3 Yin Beiname: Herr des Blutes	3 cun oberh. der größten Erhebung des Innenknöchels am Hinterrand der Tibia	• Gruppen-Durchgangs-Punkt (Luo-Punkt) für die 3 Yin des Beines • Kreuzungs-Punkt von Milz, Niere, Leber
Mi 7	Lou gu	Öffnung des Tales/ undichtes Tal	6 cun oberh. der größten Circumferenz des Innenknöchels (Mi 6)	
Mi 8	Di ji	Angelpunkt der Erde	Am Hinterrand der Tibia, 3 cun unterh. Mi 9, der med. auf gl. Höhe wie lat. Gb 34 liegt	Akut-Punkt (Xi-Punkt)
Mi 9	Yin ling quan	Innere Hügel-Quelle	Bei gebeugtem Knie in Vertiefung unt. Condylus med. tibiae, auf gl. Höhe wie Gb 34	He-Punkt
Mi 10	Xue hai	Meer des Blutes	Bei gebeugtem Knie 2 cun oberh. des Patellaoberrandes, med. des M. vastus med.	
Mi 11	Ji men	Gittertor/Körbchentor	Bei gebeugtem Knie an der Innenseite des Oberschenkels, 8 cun oberh. des med. Anteiles des Patellaoberrandes, in der Mitte des Oberschenkels, in einer Vertiefung zw. M. sartorius u. M. vastus med. über der A. femoralis	

[2] Shang ist der Ton des Metalls, Mi 5 ist der Metall-Punkt des Meridians

5

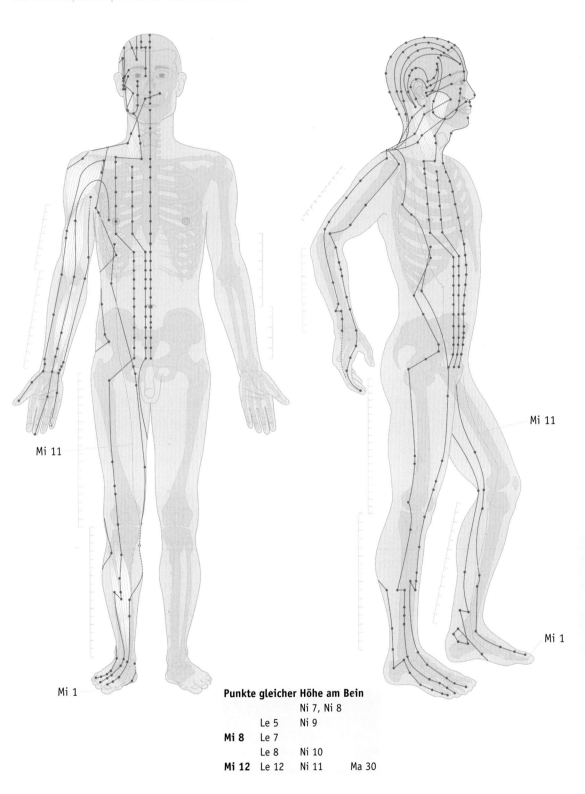

Mi 11

Mi 11

Mi 1

Mi 11

Mi 1

Punkte gleicher Höhe am Bein

		Ni 7, Ni 8	
	Le 5	Ni 9	
Mi 8	Le 7		
	Le 8	Ni 10	
Mi 12	Le 12	Ni 11	Ma 30

Punkt	Pinyin	Übersetzung	Lokalisation	Funktion
Milz-Meridian				
Mi 12	Chong men	PulsierendesTor	3,5 cun lat. der Mitte des Symphysenoberrandes, auf gl. Höhe wie Ren 2, in der Leistenbeuge, lat. der A. femoralis	
Mi 13	Fu she	Prachtvolles Haus/Haus der Zusammenkünfte	4 cun lat. der Medianen, u. 0,7 cun lat.-sup. Mi 12	Reunions-Punkt mit Leber, Yin wei mai
Mi 14	Fu jie	Bauchknoten	Auf der MCL, etw. mehr als 1 DB unterh. des Nabels (Ren 7)	Reunions-Punkt mit Yin wei mei
Mi 15	Da heng	Große Kehre	Auf der MCL, in Nabelhöhe, auf gl. Höhe wie Ren 8	Reunions-Punkt mit Yin wei mei
Mi 16	Fu ai	Bauchweh/Schrei des Bauches	Auf der MCL, 3 cun über Nabel, auf gl. Höhe wie Ren 11	Reunions-Punkt mit Yin wei mei
Mi 17	Shi dou	Öffnung der Nahrung	6 cun lat. der Medianen, im 5. ICR	
Mi 18	Tian xi	Schlucht des Himmels/ himmlischer Strom	6 cun lat. der Medianen, im 4. ICR, auf gl. Höhe wie Ren 17 – Mamille	
Mi 19	Xiong xiang	Brustregion	6 cun lat. der Medianen, im 3. ICR, auf gl. Höhe wie Ren 18	
Mi 20	Zhou rong	Von Glanz umgeben/ gesamte Ernährung	6 cun lat. der Medianen, im 2. ICR	
Mi 21	Da bao	Große Hülle	Medioaxillarlinie, 6 cun unter Axilla, Mitte zwischen Axilla und freiem Ende der 11. Rippe [Bi: 5. ICR, vord. Axillarlinie, ident. mit Gb 24]	
Herz-Meridian				
He 1	Ji quan	Tiefste Quelle	Mitte der Axilla, med. der A. axillaris [Bi: 3. ICR, vord. Axillarlinie]	
He 2	Qing ling	Junger Geist, Lebenskraft	Bei gebeugtem Ellbogen 3 cun oberh. des med. Endes der Ellbogenfalte (He 3)	
He 3	Shao hai	Kleines Meer/Meer des kleinen Yin (He- und Ni-Meridian)	Bei max. Armbeugung zw. Ende der Ellbogenfalte u. Epicondylus uln.	• He-Punkt • Meister-Punkt Depression
He 4	Ling dao	Freie Passage des Geistes, Esprits	1,5 cun prox. der vol. Handgelenksfurche, rad. der Sehne des M. flex. carpi rad.	Jing-Fluss-Punkt
He 5	Tong li	Verbindung mit dem Inneren	1 cun prox. He 7	Durchgangs-Punkt (Luo-Punkt) zu Dü 4
He 6	Yin xi	Schlucht des Yin	0,5 cun prox. He 7	Akut-Punkt (Xi-Punkt)

5

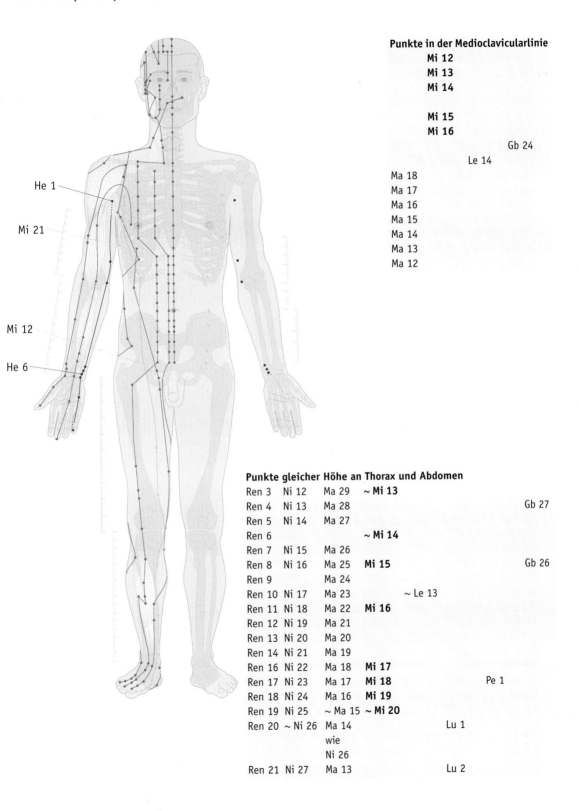

Punkte in der Medioclavicularlinie

Mi 12

Mi 13

Mi 14

Mi 15

Mi 16

Gb 24

Le 14

Ma 18

Ma 17

Ma 16

Ma 15

Ma 14

Ma 13

Ma 12

He 1

Mi 21

Mi 12

He 6

Punkte gleicher Höhe an Thorax und Abdomen

Ren 3	Ni 12	Ma 29	~ **Mi 13**		
Ren 4	Ni 13	Ma 28			Gb 27
Ren 5	Ni 14	Ma 27			
Ren 6			~ **Mi 14**		
Ren 7	Ni 15	Ma 26			
Ren 8	Ni 16	Ma 25	**Mi 15**		Gb 26
Ren 9		Ma 24			
Ren 10	Ni 17	Ma 23		~ Le 13	
Ren 11	Ni 18	Ma 22	**Mi 16**		
Ren 12	Ni 19	Ma 21			
Ren 13	Ni 20	Ma 20			
Ren 14	Ni 21	Ma 19			
Ren 16	Ni 22	Ma 18	**Mi 17**		
Ren 17	Ni 23	Ma 17	**Mi 18**		Pe 1
Ren 18	Ni 24	Ma 16	**Mi 19**		
Ren 19	Ni 25	~ Ma 15	~ **Mi 20**		
Ren 20	~ Ni 26	Ma 14		Lu 1	
		wie			
		Ni 26			
Ren 21	Ni 27	Ma 13		Lu 2	

Punkt	Pinyin	Übersetzung	Lokalisation	Funktion
■Herz-Meridian				
He 7	Shen men	Göttliches Tor, Pforte des Geistes	Uln. Handgelenksfalte, rad. Seite des Os pisiforme	• Quell-Punkt (Yuan-Punkt) • Shu-Strömungs-Punkt • Sedativ-Punkt
He 8	Shao fu	Kleiner Hof	Palm., zw. Metacarpale IV u. V. Bei Faustschluss zeigt die Kleinfingerspitze auf He 8	Ying-Quellen-Punkt
He 9	Shao chong	Geringer Angriffspunkt	Neben dem rad. Nagelfalzwinkel des kl. Fingers	• Tonisierungs-Punkt • Jing-Brunnen-Punkt
■Dünndarm-Meridian				
Dü 1	Shao ze	Kleiner Teich, Sumpf	Neben dem uln. Nagelfalzwinkel des kl. Fingers	Jing-Brunnen-Punkt
Dü 2	Qian gu	Vorderes Tal	Bei lockerer Faust dist. der Falte über dem Metacarpophalangealgelenk V, am Farbumschlag der Haut	Ying-Quellen-Punkt
Dü 3	Hou xi	Hintere Schlucht	Bei Faust auf Handrücken im Grübchen hinter dem Ende der obersten Handtellerquerfalte	• Tonisierungs-Punkt • Kardinal-Punkt für Du mai
Dü 4	Wan gu	Handgelenksknochen	Hand uln., Übergang rotes/weißes Fleisch, an der Basis des Os metacarpale V/Gelenkspalt zum Os hamatum	Quell-Punkt (Yuan-Punkt)
Dü 5	Yang gu	Yang-Tal, Sonnental	Uln. Seite der Handgelenksfurche, dist. v. Proc. styloid. ulnae, prox. v. Os triquetrum	• Jing-Fluss-Punkt • Feuerpunkt
Dü 6	Yang lao	Pflege des Alters, zufriedenes Alter	In einer Vertiefung knapp prox. u. rad. des Proc. styloid. ulnae	Akut-Punkt (Xi-Punkt)
Dü 7	Zhi zheng	Mitte des Armes	Dorsolat. auf dem Unterarm, 5 cun prox. v. Dü 5; auf einer gedachten Verbindungslinie zw. Dü 5 u. Dü 8	Durchgangs-Punkt (Luo-Punkt) zu He 7
Dü 8	Xiao hai	Kleines Meer	Bei gebeugtem Ellbogen in der Mulde zw. Olecranon ulnae u. Epicondylus humeri, 0,5 cun v. der Olecranonspitze entfernt	• Sedativ-Punkt • He-Punkt
Dü 9	Jian zhen	Schulterbewegung	1 cun oberh. des Endes der Achselfalte, bei herabhängendem Arm	
Dü 10	Nao shu	Schulterpunkt	Unterrand der Spina scapulae, senkr. oberh. v. Dü 9	Reunions-Punkt mit Yang qiao mai u. Yang wei mai
Dü 11	Tian zong	Göttliches Prinzip, himmlische Ahnen (Name eines Sterns)	Mitte der Fossa infraspinata, auf Höhe des Dornforts. BWK 5	

5

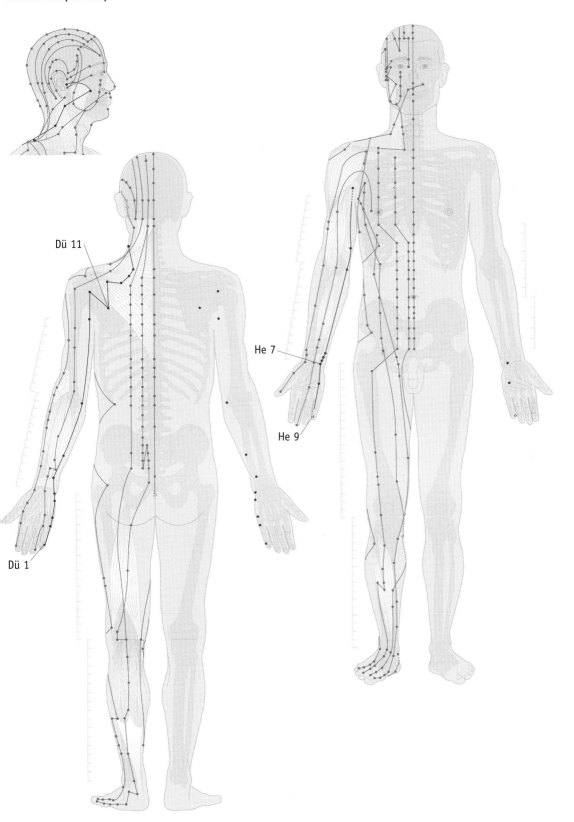

Dü 11

He 7

He 9

Dü 1

Punkt	*Pinyin*	Übersetzung	Lokalisation	Funktion
Dünndarm-Meridian				
Dü 12	*Bing feng*	Empfang d. Windes (Name eines Sterns)	Bei seitw. gehobenem Arm in einem Grübchen in der Mitte der Fossa suprascap.	Reunions-Punkt mit Dickdarm, 3-Erwärmer, Gallenblase
Dü 13	*Qu yuan*	Biegung der Mauer (Name eines Sterns)	Im med. Anteil der Fossa supraspin., wo die Spina scapulae eine Krümmung aufweist (Name!); in der Mitte zw. Dü 10 (Unterrand der Scapula, senkr. über der Achselfalte) u. Dornforts. BWK 2	
Dü 14	*Jian wai shu*	Äußerer Zustimmungs-Punkt der Schulter	In der ob. Scapula-Region; 3 cun lat. des Unterrandes. Dornforts. BWK 1 gleiche Höhe wie Du 13 u. Bl 11	Äußerer Zustimmungs-Punkt (*Shu*-Punkt) Schulter
Dü 15	*Jian zhong shu*	Zustimmungs-Punkt für die mittlere Schulterregion	2 cun lat. Dornforts. HWK 7 gleiche Höhe wie Du 14 [Bi: Du 13]	Zustimmungs-Punkt (*Shu*-Punkt) mittlere Schulterregion
Dü 16	*Tian chuang*	Himmelsfenster	Am Hinterrand des M. sternocleidomast., in Höhe Oberrand des Schildknorpels, in gl. Höhe Di 18 u. Ma 9; hinter u. etw. unt. dem Kieferwinkel	
Dü 17	*Tian rong*	Himmelsantlitz	Hinter dem Unterkieferwinkel, am Vorderrand des M. sternocleidomast. unt. dem Ohrläppchen	Reunions-Punkt mit Gallenblase
Dü 18	*Quan liao*	Grube des Backenknochens	Am Vorderrand des Masseteransatzes an der Maxilla. Zähne zusammenbeißen o. Mund weit aufmachen lassen	• Sekundärgefäß zu Bl 1 • Reunions-Punkt mit Gallenblase • Meister-Punkt Trismus
Dü 19	*Ting gong*	Palast des Gehörs	Bei offenem Mund in Grübchen zw. Tragus u. Kiefergelenk darüber: 3E 21, darunter: Gb 2	Reunions-Punkt mit 3-Erwärmer u. Gallenblase
Blasen-Meridian				
Bl 1	*Jing ming*	Glanz des Augapfels	Nasoorbitalwinkel- wo die Brille auf der Nase sitzt!	• Treffpunkt Blasen-Meridian, *Yang qiao mai* u. *Yin qiao mai* • Reunions-Punkt mit Magen, Dünndarm
Bl 2	*Zan zhu*	Wurzel des Bambus	Schnittpunkt med. Brauenende/ Vertikale durch Lidwinkel – For. supraorbitale	
Bl 3	*Mei chong*	Über der Augenbrauenmitte	Senkr. oberh. v. Bl 2, 0,5 cun innerh. der Stirnhaargrenze	

5

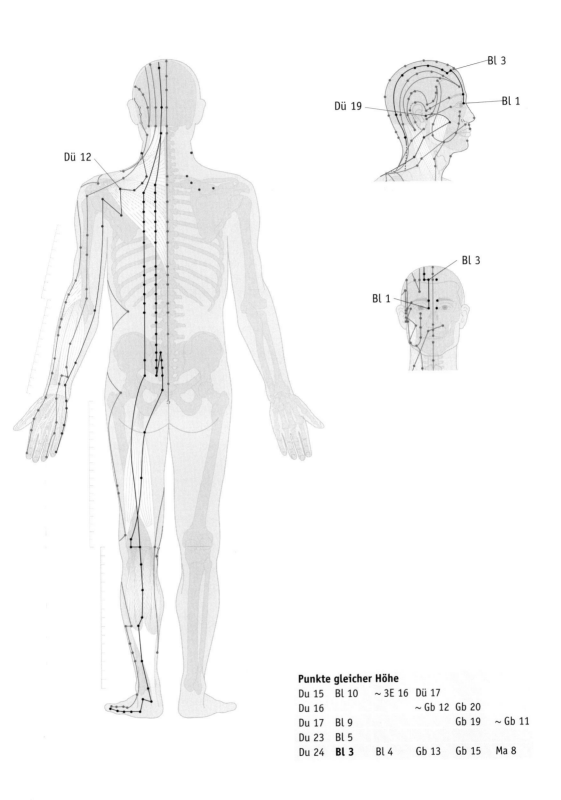

Bl 3

Dü 19

Bl 1

Dü 12

Bl 3

Bl 1

Punkte gleicher Höhe

Du 15	Bl 10	~ 3E 16	Dü 17		
Du 16			~ Gb 12	Gb 20	
Du 17	Bl 9			Gb 19	~ Gb 11
Du 23	Bl 5				
Du 24	**Bl 3**	Bl 4	Gb 13	Gb 15	Ma 8

Punkt	*Pinyin*	Übersetzung	Lokalisation	Funktion
■**Blasen-Meridian**				
Bl 4	*Qu chai*	Abweichende Krümmung	Seitl. v. Bl 3, 0,5 cun innerh. der Stirnhaargrenze, 1,5 cun lat. der Medianen	
Bl 5	*Wu chu*	An 5. Stelle	1 cun innerh. der Stirn-Haargrenze, 1,5 cun lat. der Medianen (Du 23)	
Bl 6	*Cheng guang*	Erbe des Lichts, Vermehrung des Glanzes	2,5 cun innerh. der Stirn-Haargrenze, 1,5 cun lat. der Medianen	
Bl 7	*Tong tian*	Himmelspassage	1,5 cun lat. vom höchsten Punkt des Scheitels (Du 20)	
Bl 8	*Luo que*	Ende der Netzbahnzweige, Grenze der Gefäße	1,5 cun occip. v. Bl 7	
Bl 9	*Yu zhen*	Jadekissen (Occiput)	1,5 cun lat. der dors. Medianen, in Höhe des Oberrandes der Protub. occip. ext. gleiche Höhe wie Du 17	
Bl 10	*Tian zhu*	Säule des Himmels	Trapeziusansatz an der Protub. occip. ext.	Himmelsfenster-Punkt
Bl 11	*Da zhu*	Großes Weberschiffchen	1,5 cun lat. Dornforts. BWK 1	Einflussreicher Punkt Knochen
Bl 12	*Feng men*	Tor des Windes	1,5 cun lat. Dornforts. BWK 2	
Bl 13	*Fei shu*	Zustimmungs-Punkt der Lunge	1,5 cun lat. Dornforts. BWK 3	Zustimmungs-Punkt (*Shu*-Punkt) Lunge
Bl 14	*Jue yin shu*	Zustimmungs-Punkt des Pericards	1,5 cun lat. Dornforts. BWK 4	Zustimmungs-Punkt (*Shu*-Punkt) Pericard
Bl 15	*Xin shu*	Zustimmungs-Punkt des Herzens	1,5 cun lat. Dornforts. BWK 5	Zustimmungs-Punkt (*Shu*-Punkt) Herz
Bl 16	*Du shu*	Zustimmungs-Punkt des *Du mai*	1,5 cun lat. Dornforts. BWK 6	Zustimmungs-Punkt (*Shu*-Punkt) *Du mai*
Bl 17	*Ge shu*	Zustimmungs-Punkt des Zwerchfells	1,5 cun lat. Dornforts. BWK 7, ca. Höhe des. Angulus inf. scapulae	Zustimmungs-Punkt (*Shu*-Punkt) Zwerchfell
Bl 18	*Gan shu*	Zustimmungs-Punkt der Leber	2 cun lat. Dornforts. BWK 9	Zustimmungs-Punkt (*Shu*-Punkt) Leber
Bl 19	*Dan shu*	Zustimmungs-Punkt der Gallenblase	1,5 cun lat Dornforts. BWK 10	Zustimmungs-Punkt (*Shu*-Punkt) Gallenblase
Bl 20	*Pi shu*	Zustimmungs-Punkt der Milz	1,5 cun lat. Dornforts. BWK 11	Zustimmungs-Punkt (*Shu*-Punkt) Milz
Bl 21	*Wei shu*	Zustimmungs-Punkt des Magens	1,5 cun lat. Dornforts. BWK 12	• Zustimmungs-Punkt (*Shu*-Punkt) Magen • Meister-Punkt Magen
Bl 22	*San jiao shu*	Zustimmungs-Punkt des 3-Erwärmers	1,5 cun lat. Dornforts. LWK 1	Zustimmungs-Punkt (*Shu*-Punkt) 3-Erwärmer

5

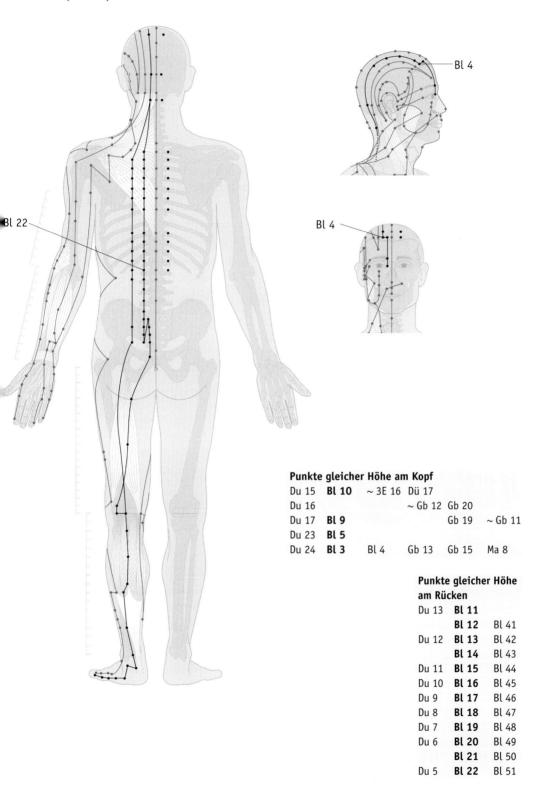

Bl 4

Bl 22

Bl 4

Punkte gleicher Höhe am Kopf

Du 15	**Bl 10**	~ 3E 16	Dü 17		
Du 16			~ Gb 12	Gb 20	
Du 17	**Bl 9**			Gb 19	~ Gb 11
Du 23	**Bl 5**				
Du 24	**Bl 3**	Bl 4	Gb 13	Gb 15	Ma 8

Punkte gleicher Höhe am Rücken

Du 13	**Bl 11**	
	Bl 12	Bl 41
Du 12	**Bl 13**	Bl 42
	Bl 14	Bl 43
Du 11	**Bl 15**	Bl 44
Du 10	**Bl 16**	Bl 45
Du 9	**Bl 17**	Bl 46
Du 8	**Bl 18**	Bl 47
Du 7	**Bl 19**	Bl 48
Du 6	**Bl 20**	Bl 49
	Bl 21	Bl 50
Du 5	**Bl 22**	Bl 51

Punkt	*Pinyin*	Übersetzung	Lokalisation	Funktion
■**Blasen-Meridian**				
Bl 23	*Shen shu*	Zustimmungs-Punkt der Niere	1,5 cun lat. Dornforts. LWK 2, also lat. Du 4	Zustimmungs-Punkt *(Shu-*Punkt) Niere
Bl 24	*Qi hai shu*	Zustimmungs-Punkt von Ren 6	1,5 cun lat. Dornforts. LWK 3	Zustimmungs-Punkt *(Shu-*Punkt) Ren 6
Bl 25	*Da chang shu*	Zustimmungs-Punkt des Dickdarms	1,5 cun lat. Dornforts. LWK 4	Zustimmungs-Punkt *(Shu-*Punkt) Dickdarm
Bl 26	*Guan yuan shu*	Zustimmungs-Punkt von Ren 4	1,5 cun lat. Dornforts. LWK 5	Zustimmungs-Punkt *(Shu-*Punkt) Ren 4
Bl 27	*Xiao chang shu*	Zustimmungs-Punkt des Dünndarms	1,5 cun lat. der dors. Medianen neben dem 1. Sacralloch	Zustimmungs-Punkt *(Shu-*Punkt) Dünndarm
Bl 28	*Pang guang shu*	Zustimmungs-Punkt der Blase	1,5 cun lat. der dors. Medianen neben dem 2. Sacralloch	Zustimmungs-Punkt *(Shu-*Punkt) Blase
Bl 29	*Zhong lu shu*	Zustimmungs-Punkt der Mitte des Erector trunci	1,5 cun lat. der dors. Medianen neben dem 3. Sacralloch	Zustimmungs-Punkt *(Shu-*Punkt) Mitte des Erector trunci
Bl 30	*Bai huan shu*	Zustimmungs-Punkt des weißen Ringes (Perineum)	1,5 cun lat. der dors. Medianen neben dem 4. Sacralloch	Zustimmungs-Punkt *(Shu-*Punkt) Perineum
Bl 31	*Shang liao*	Obere Grube	Im 1. Sacralloch	Meister-Punkt Klimakterium
Bl 32	*Ci liao*	Nächste Grube	Im 2 Sacralloch auf gl. Höhe wie Bl 28 (Zustimmungs-Punkt Blase)	
Bl 33	*Zhong liao*	Mittlere Grube	Im 3. Sacralloch	
Bl 34	*Xia liao*	Untere Grube	Im 4. Sacralloch	
Bl 35	*Hui yang*	Vereinigung des *Yang*	0,5 cun neben der Spitze des Os coccygis	
Bl 36 [Bi: Bl 50][1]	*Cheng fu*	Trägerzone	In der Mitte der Glutealfalte (Valley-Druckpunkt).	
Bl 37 [Bi: Bl 51]	*Yin men*	Pforte des Reichtums (Muskeln)	Mitte der Rückseite des Oberschenkels, 6 cun unt. Bl 36, auf Verbindungslinie zw. Bl 36 und Bl 40	
Bl 38 [Bi: Bl 52]	*Fu xi*	Gleitet an der Wasseroberfläche	1 cun oberh. des lat. Endes der Kniegelenksfalte, an der Innenseite der Sehne des M. biceps. Aufsuchen bei leicht gebeugtem Knie	
Bl 39 [Bi: Bl 53]	*Wei yang*	Lateral (*Yang*) des Punktes *Wei zhong* (Bl 40)	Lat. (*Yang*) des Punktes *Wei zhong* an der Innenseite der Bicepssehne	Unterer *He*-Punkt 3-Erwärmer

[1] Von Bl 36 bis Bl 54 sind die chinesische u. die Numerierung nach Bischko unterschiedlich!

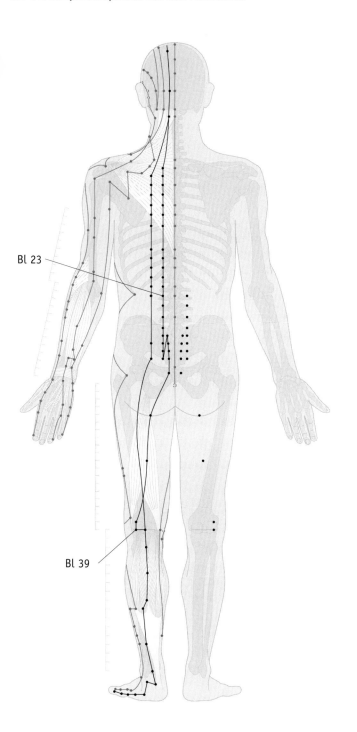

Punkte gleicher Höhe am Rücken

Du 4	**Bl 23**	Bl 52
Du 3	**Bl 25**	
Bl 31	**Bl 27**	
Bl 32	**Bl 28**	Bl 53
Bl 33	**Bl 29**	
Bl 34	**Bl 30**	
Du 2		Bl 54

Bl 23

Bl 39

Punkt	*Pinyin*	Übersetzung	Lokalisation	Funktion
■ Blasen-Meridian				
Bl 40 [Bl: Bl 54]	*Wei zhong*	Mittlerer Speicher	In der Mitte der Kniegelenksquer-falte, zw. den Sehnen der Mm. semitendinosus u. biceps	• *He*-Punkt • Stoffwechsel-Punkt • Testpunkt für Gonarthralgien • Meister-Punkt Hautkrankheiten
Bl 41 [Bl: Bl 36]	*Fu fen*	Am Rande des Muskels	3 cun lat. der dors. Medianen in Höhe Dornforts. BWK 2, lat. v. Bl 12, am med. Skapularand	Reunions-Punkt mit Dünndarm
Bl 42 [Bl: Bl 37]	*Po hu*	Tor der Körperseele po	3 cun lat. der dors. Medianen in Höhe Dornforts. BWK 3, lat. v. Bl 13 (Zustimmungs-Punkt Lu), am med. Skapularand	
Bl 43 [Bl: Bl 38]	*Gao huang*[1]	Zustimmungs-Punkt der Lebenszentren	3 cun lat. der dors. Medianen, Dornforts. in Höhe BWK 4, lat. Bl 14 (Zustimmungs-Punkt Pe), am med. Skapularand	Zustimmungs-Punkt (*Shu*-Punkt) Lebens-zentren
Bl 44 [Bl: Bl 39]	*Shen tang*	Halle des Geistes	3 cun lat. der dors. Medianen, in Höhe Dornforts. BWK 5, lat. v. Bl 15 (Zustimmungs-Punkt He), am med. Skapularand	
Bl 45 [Bl: Bl 40]	*Yi xi!*	O weh!	3 cun lat. der dors. Medianen in Höhe Dornforts. BWK 6 (Du 10), lat. v. Bl 16 (Zustimmungs-Punkt Du) am med. Skapularand	
Bl 46 [Bl: Bl 41]	*Ge guan*	Zwerchfell als Grenze	3 cun lat. der dors. Medianen, Höhe Dornforts. BWK 7, etwa in Höhe des Angulus inferior Scapulae, lat. Bl 17 (Zustimmungs-Punkt Zwerchfell)	
Bl 47 [Bl: Bl 42]	*Hun men*	Geistseelentor	3 cun lat. der dors. Medianen, Höhe Dornforts. BWK 9, lat. v. Bl 18 (Zustimmungs-Punkt Le)	
Bl 48 [Bl: Bl 43]	*Yang gang*	Präzisierung des Yang	3 cun lat. der dors. Medianen, Höhe Dornforts. BWK 10, lat. v. Bl 19 (Zustimmungs-Punkt Gb)	
Bl 49 [Bl: Bl 44]	*Yi she*	Haus der Gedanken	3 cun lat. der dors. Medianen, Höhe Dornforts. BWK 11, lat. v. Bl 20 (Zustimmungs-Punkt Mi)	

[1] gao = das Fett an der Herzspitze, huang = der Raum zwischen Herzspitze und Zwerchfell, also ein Platz, welcher der Behandlung kaum zugänglich ist. Xin Hua Ci Dian (Chinesisch-chinesisches Wörterbuch)

5

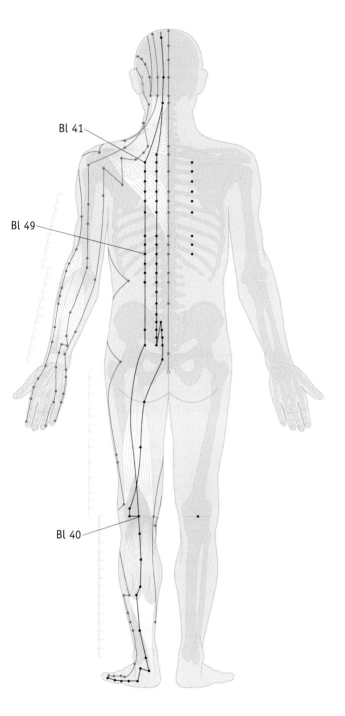

Bl 41

Bl 49

Bl 40

**Punkte gleicher Höhe
am Rücken**

Du 13	Bl 11	
	Bl 12	**Bl 41**
Du 12	Bl 13	**Bl 42**
	Bl 14	**Bl 43**
Du 11	Bl 15	**Bl 44**
Du 10	Bl 16	**Bl 45**
Du 9	Bl 17	**Bl 46**
Du 8	Bl 18	**Bl 47**
Du 7	Bl 19	**Bl 48**
Du 6	Bl 20	**Bl 49**

Punkt	*Pinyin*	Übersetzung	Lokalisation	Funktion
■Blasen-Meridian				
Bl 50 [Bi: Bl 45]	*Wei cang*	Speicher des Magens	3 cun lat. der dors. Medianen, Höhe Dornforts. BWK 12, lat. v. Bl 21 (Zustimmungs-Punkt Ma)	
Bl 51 [Bi: Bl 46]	*Huang men*	Tor der Lebenszentren	3 cun lat. der dors. Medianen, Höhe Dornforts. LWK 1, lat. v. Bl 22 (Zustimmungs-Punkt 3E)	
Bl 52 [Bi: Bl 47]	*Zhi shi*	Sitz des Willens	3 cun lat. der dors. Medianen, Höhe Dornforts. LWK 2, lat. v. Bl 23 (Zustimmungs-Punkt Ni)	
Bl 53 [Bi: Bl 48]	*Bao huang*	Umhüllung des Uterus/ der Blase	3 cun lat. der dors. Medianen, Höhe Dornforts. S 2, lat. v. Bl 28 (Zustimmungs-Punkt Bl)	
Bl 54 [Bi: Bl 49]	*Zhi bian*	Seite des 4. Wirbels	3 cun lat. der dors. Medianen, Höhe Dornforts. S 4, lat. v. Bl 30 u. Bl 34	
Bl 55	*He yang*	Vereinigung des *Yang*	2 cun unterh. der Kniekehle, unt. Bl 40	
Bl 56	*Cheng jin*	Muskelstütze	4 cun unt. Bl 40; in der Mitte zw. Bl 55 u. Bl 57	
Bl 57	*Cheng shan/ yu foc*	Stützender Berg/ Fischbauch (M. gastrocnemius)	Im Winkel zw. den beiden Mm. gastrocnemii; Zehenstand; Mitte zw. Bl 40 u. Bl 60	
Bl 58	*Fei yang*	Aufschwung des *Yang*	1 cun dist. u. lat. v. Bl 57, am lat. Rand des M. gastrocnemius auf M. soleus. Querschnitt durch Unterschenkel 4.30 h bzw. bei 7.30 h	• Durchgangs-Punkt (*Luo*-Punkt) zu Ni 3 • Stoffwechsel-Punkt
Bl 59	*Fu yang*	Nahe der 3 *Yang* des Beines (Annäherungsstelle)	3 cun oberh. u. etw. hinter dem Außenknöchel, senkr. über Bl 60	
Bl 60	*Kun lun*	Name eines Berges in Tibet	Mitte zw. Achillessehne u. höchster Erhebung des Außenknöchels	• *Jing*-Fluss-Punkt • Meister-Punkt aller Schmerzen im Verlauf des Meridians
Bl 61	*Pu can*	Hilfe der Diener	1,5 cun unt. Bl 60	
Bl 62	*Shen mai*	Gefäß der Streckung	Unt. der Spitze des Außenknöchels.	• Kardinal-Punkt für *Yang qiao mai* • Meister-Punkt der Schlaflosigkeit u. der nicht lokalisierbaren Schmerzen
Bl 63	*Jin men*	Goldtor	In Vertiefung zw. Calcaneus u. Cuboid, ca 1 cun schräg vor u. unt. Bl 62	• Reunions-Punkt mit *Yang wei mai* • Akut-Punkt (*Xi*-Punkt)

5

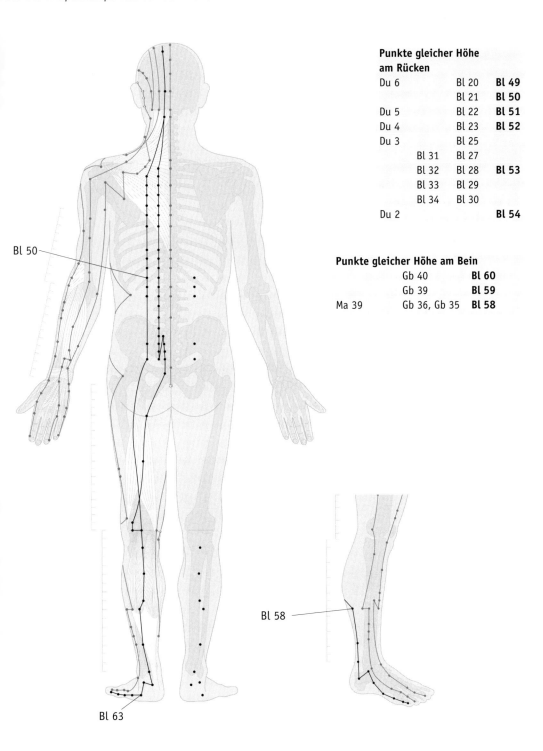

**Punkte gleicher Höhe
am Rücken**

Du 6		Bl 20	**Bl 49**
		Bl 21	**Bl 50**
Du 5		Bl 22	**Bl 51**
Du 4		Bl 23	**Bl 52**
Du 3		Bl 25	
	Bl 31	Bl 27	
	Bl 32	Bl 28	**Bl 53**
	Bl 33	Bl 29	
	Bl 34	Bl 30	
Du 2			**Bl 54**

Punkte gleicher Höhe am Bein

	Gb 40	**Bl 60**
	Gb 39	**Bl 59**
Ma 39	Gb 36, Gb 35	**Bl 58**

Bl 50

Bl 58

Bl 63

Punkt	*Pinyin*	Übersetzung	Lokalisation	Funktion
■Blasen-Meridian				
Bl 64	*Jing ju*	Markanter Knochen	Lat. Fußrand, hinter der Tub. ossis metatarsalis V am Farbumschlag der Haut. Name!	Quell-Punkt (*Yuan*-Punkt)
Bl 65	*Shu gu*	Knochenbindung	Am Farbumschlag der Haut, bei Plantarflexion prox. des Grundgelenks der kl. Zehe	• Sedativ-Punkt • *Shu*-Strömungs-Punkt
Bl 66	*Zu tong gu*	Zum Talgrund, Talpassage	Plantarflexion, Außenrand des Fußes, Farbumschlag der Haut, über dem Gelenksspalt des Kleinzehengrundgelenks	*Ying*-Quellen-Punkt
Bl 67	*Zhi yin*	Ankunft beim *Yin*	Neben dem äußeren Nagelfalzwinkel der kl. Zehe	*Jing*-Brunnen-Punkt
■Nieren-Meridian				
Ni 1	*Yong quan*	Sprudelnde Quelle	Schnittpunkt beider Zehenballen mit Fußsohle. Grübchen bei Plantarflexion	• *Jing*-Brunnen-Punkt • Schock-Punkt • Sedativ-Punkt
Ni 2	*Ran gu*	Hitze des Tales	Innenseite des Fußes, Grübchen unt. Tub. ossis navicularis	*Ying*-Quellen-Punkt
Ni 3	*Tai xi*	Leuchtendes Meer	Zw. stärkster Vorwölbung des Malleolus med. u. Achillessehne	• Quell-Punkt (*Yuan*-Punkt) • *Shu*-Strömungs-Punkt
Ni 4	*Da zhong*	Große Reunion	Oberrand des Calcaneus, 0,5 QF hinter dem Innenknöchel	Durchgangs-Punkt (*Luo*-Punkt)
Ni 5	*Shui quan*	Wasserquelle	1 cun unt. Ni 3	Akut-Punkt (*Xi*-Punkt) Niere
Ni 6	*Zhao hai*	Feuer des Meeres	Unterh. der Spitze des Innenknöchels	• Kardinal-Punkt für *yin qiao mai* • Stoffwechsel-Punkt • mit Bl 62 Meister-Punkt für Schlaflosigkeit und nicht lokalisierbare Schmerzen
Ni 7	*Fu liu*	Wiederkehr des Abflusses	Am Vorderrand der Achillessehne, hinter dem M. flex. digit. long, 2 cun über der größten Prominenz des Malleolus int. = 2 cun oberh. Ni 3	• Tonisierungs-Punkt • *Jing*-Fluss-Punkt
Ni 8	*Jiao xin*	Vereinigung der Botschaften	2 cun über der größten Prominenz des Innenknöchels, hinter dem med. Tibiarand	• Akut-Punkt (*Xi*-Punkt) v. *Yin qiao mai* • Treffpunkt der 3 *Yin* des Beines: Niere, Leber, Milz

5

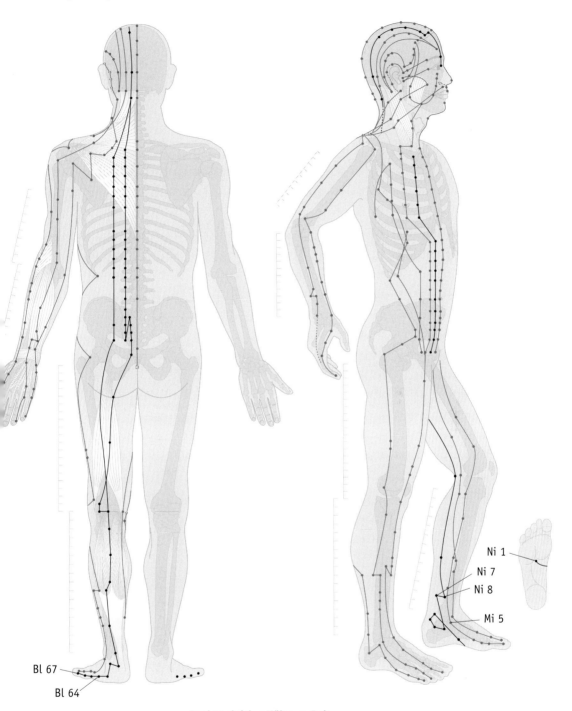

Bl 67

Bl 64

Ni 1

Ni 7

Ni 8

Mi 5

Punkte gleicher Höhe am Bein
Ni 7, Ni 8

~ Mi 7	Le 5	~ Ni 9
Mi 8	Le 7	
	Le 8	Ni 10
Mi 12	Le 12	Ni 11

Punkt	*Pinyin*	Übersetzung	Lokalisation	Funktion
Nieren-Meridian				
Ni 9	*Zhu bin*	Deichbau	6 cun oberh. des Innenknöchels, 1,5 cun hinter der med. Tibiakante, am tibialen Rand des med. Gastrocnemiusbauches	Akut-Punkt (*Xi*-Punkt) *Yin wei mei*
Ni 10	*Yin gu*	Tal des *Yin*	Bei gebeugtem Knie in der Kniegelenksfalte med., zw. den Sehnen der Mm. semitendinosus u. semimembranosus	He-Punkt
Ni 11	*Heng gu*	Querer, horizontaler Knochen	Am Oberrand des Os pubis, ca. 0,5 cun, lat. der Medianen neben Ren 2	Reunions-Punkt mit *Chong mai*
Ni 12	*Da he*	Großer Glanz	0,5 cun [Bi: 1,5 cun] lat. der Medianen, 1 cun bzw. 1/5 der Strecke Symphyse/Nabel oberh. der Symphyse, neben Ren 3	Reunions-Punkt mit *Chong mai*
Ni 13	*Qi xue*	Punkt der Vitalenergie	0,5 cun [Bi: 1,5 cun] lat. der Medianen, 2 cun bzw. 2/5 der Strecke Symphyse/Nabel oberh. der Symphyse, neben Ren 4	Reunions-Punkt mit *Chong mai*
Ni 14	*Si man*	Vierte Füllung (4. Punkt über Symphyse)	0,5 cun [Bi: 1,5 cun] lat. der Medianen, 3 cun bzw. 3/5 der Strecke Symphyse/Nabel oberh. der Symphyse, neben Ren 5	Reunions-Punkt mit *Chong mai*
Ni 15	*Zhong zhu*	Mittlerer Zusammenfluss	0,5 cun [Bi: 1,5 cun] lat. der Medianen, 4 cun bzw. 4/5 der Strecke Symphyse/Nabel oberh. der Symphyse, neben Ren 7	Reunions-Punkt mit *Chong mai*
Ni 16	*Huang shu*	Peritoneum-Punkt/Zustimmungs-Punkt (*shu*-Punkt) der Eingeweide	0,5 cun [Bi: 1,5 cun] lat. der Medianen, in Nabelhöhe, also neben Ren 8	
Ni 17	*Shang qu*	Dickdarmkrümmung/Hemmung der Verdauungsstörungen	2/8 der Strecke Nabel/Xiphoid oberh. des Nabels, neben Ren 10, 0,5 cun [Bi: 1,5 cun] lat. der Medianen	Reunions-Punkt mit *Chong mai*
Ni 18	*Shi guan*	Steingrenze	3/8 der Strecke Nabel/Xiphoid oberh. des Nabels, neben Ren 11, 0,5 cun [Bi: 1,5 cun] lat. der Medianen	Reunions-Punkt mit *Chong mai*
Ni 19	*Yin du*	Hauptstadt des *Yin*	Mitte der Strecke Nabel/Xiphoid neben Ren 12, 0,5 cun [Bi: 1,5 cun] lat. der Medianen	Reunions-Punkt mit *Chong mai*

5

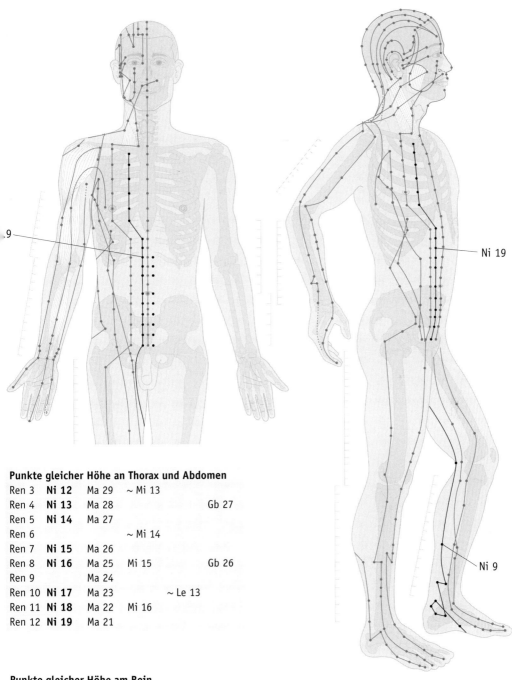

Punkte gleicher Höhe an Thorax und Abdomen

Ren 3	**Ni 12**	Ma 29	~ Mi 13	
Ren 4	**Ni 13**	Ma 28		Gb 27
Ren 5	**Ni 14**	Ma 27		
Ren 6			~ Mi 14	
Ren 7	**Ni 15**	Ma 26		
Ren 8	**Ni 16**	Ma 25	Mi 15	Gb 26
Ren 9		Ma 24		
Ren 10	**Ni 17**	Ma 23	~ Le 13	
Ren 11	**Ni 18**	Ma 22	Mi 16	
Ren 12	**Ni 19**	Ma 21		

Punkte gleicher Höhe am Bein

		Ni 7, Ni 8
	Le 5	~ **Ni 9**
Mi 8	Le 7	
	Le 8	**Ni 10**
Mi 12	Le 12	**Ni 11**

Punkt	*Pinyin*	Übersetzung	Lokalisation	Funktion
Nieren-Meridian				
Ni 20	Fu tong gu	*fu* (Abdomen), *tong* (Passage), *gu* (Nahrung)	5/8 der Strecke Nabel/Xiphoid oberh. des Nabels, neben Ren 13, 0,5 cun [Bi: 1,5 cun] lat. der Medianen	Reunions-Punkt mit *Chong mai*
Ni 21	You men	Versunkenens Tor	6/8 der Strecke Nabel/Xiphoid [Bi: 6. ICR, Winkel zw. 6. u. 7. ICR] oberh. des Nabels, neben Ren 14, 0,5 cun lat. der Medianen	Reunions-Punkt mit *Chong mai*
Ni 22	Bu lang	Wandelgang/Seitenschiff	Im 5. ICR, 2 cun lat. der Medianen, neben Ren 16	
Ni 23	Shen feng	Siegel/Lehen des Geistes	Im 4. ICR, 2 cun lat. der Medianen, neben Ren 17 (zw. den Mamillen)	
Ni 24	Ling xu	Markt des Geistes	Im 3. ICR, 2 cun lat. der Medianen, neben Ren 18	
Ni 25	Shen cang	Speicher des Geistes	Im 2. ICR, 2 cun lat. der Medianen, neben Ren 19	
Ni 26	Yu zhong	Prunkvolles Zentrum/ bequemer Thorax	Im 1. ICR, 2 cun lat. der Medianen, neben Ren 20	
Ni 27	Shu fu	Halle, Werkstatt der Zustimmung	Am Unterrand des Sternoclaviculargelenks	
Perikard-Meridian				
Pe 1	Tian chi	Himmelsteich	4. ICR, 1 cun lat. der MCL bzw der Mamilla	
Pe 2	Tian quan	Himmelsquelle	Auf dem Oberarm, 2 cun dist. der vord. Axillarfalte, zw. den beiden Köpfen des M. biceps	
Pe 3	Qu ze	Gewundener Teich	Bei abgewinkeltem Ellbogen in der Ellbogenquerfalte, uln. der Bicepssehne (rad. der Bicepssehne liegt Lu 5)	He-Punkt
Pe 4	Xi men	Grenztor	5 cun prox. vom Mittelpunkt der palm. Handgelenksfurche zw. den Sehnen der Mm. Flex. carpi rad. u. palmaris long.	Akut-Punkt (*Xi*-Punkt)
Pe 5	Jian shi	Der Zwischengesandte	3 cun prox. der Mitte der palm. Handgelenksfurche zw. den Sehnen der Mm. flex. carpi rad. u. palmaris long	• *Jing*-Fluss-Punkt • Gruppen-Durchgangs-Punkt (*Luo*-Punkt) der 3 *Yin* des Armes

5

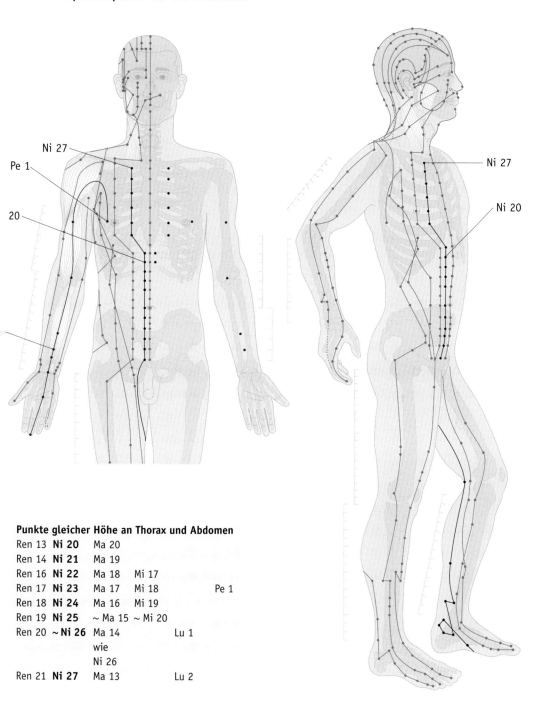

Ni 27

Pe 1

20

Ni 27

Ni 20

Punkte gleicher Höhe an Thorax und Abdomen

Ren 13	**Ni 20**	Ma 20		
Ren 14	**Ni 21**	Ma 19		
Ren 16	**Ni 22**	Ma 18	Mi 17	
Ren 17	**Ni 23**	Ma 17	Mi 18	Pe 1
Ren 18	**Ni 24**	Ma 16	Mi 19	
Ren 19	**Ni 25**	~ Ma 15	~ Mi 20	
Ren 20	~ **Ni 26**	Ma 14	Lu 1	
		wie		
		Ni 26		
Ren 21	**Ni 27**	Ma 13	Lu 2	

Punkt	*Pinyin*	Übersetzung	Lokalisation	Funktion
■ **Perikard-Meridian**				
Pe 6	*Nei guan*	Innengrenze	2 cun prox. der Mitte der palm. Handgelenksfurche zw. den Sehnen der Mm. flex. carpi rad. u. palmaris long.	• Kardinal-Punkt für *Yin wei mai* • Durchgangs-Punkt (*Luo*-Punkt) zu 3E 4 • Meister-Punkt Erbrechen
Pe 7	*Da ling*	Großer Hügel	In der Mitte der palm. Handgelenksfurche zw. den Sehnen der Mm. flex. carpi rad. u. palmaris long	• Quell-Punkt (*Yuan*-Punkt) • Sedativ-Punkt • *Shu*-Strömungs-Punkt
Pe 8	*Lao gong*	Palast der Mühen	Mittelfinger einbiegen- Spitze zeigt auf Pe 8, zw. distaler und mittlerer volarer Querlinie, zw. Metacarpale II u. III	*Ying*-Quellen-Punkt
Pe 9	*Zhong chong*	Mittlerer Angriffspunkt	Im Zentrum der Mittelfingerspitze [Bi: Neben dem rad. Nagelfalzwinkel des Mittelfingers]	• *Jing*-Brunnen-Punkt • Schock-Punkt
■ **Dreifacher-Erwärmer-Meridian**				
3E 1	*Guan chong*	Grenzangriffspunkt	Neben dem uln. Nagelfalzwinkel des Ringfingers	*Jing*-Brunnen-Punkt
3E 2	*Ye men*	Flüssigkeitstor	Interdigitalfalte zw. 4. u. 5. Finger, 0,5 cun prox.	*Ying*-Quellen-Punkt
3E 3	*Zhong zhu*	Mitte des Tümpels	Zw. Os metacarpale IV u. V auf dem Handrücken im Grübchen prox. des Metacarpophalangealgelenks bei geballter Faust	• Tonisierungs-Punkt • *Shu*-Strömungs-Punkt
3E 4	*Yang chi*	Teich des *Yang*	Grübchen lat. der Sehne des M. ext. digit. long. in Höhe der Handgelenksfurche [Bi: Handrücken, Grübchen über Gelenkspalt Os metacarpale IV/Os hamatum]	• Quell-Punkt (*Yuan*-Punkt) • Meister-Punkt des vasomotorischen Kopfschmerzes
3E 5	*Wai guan*	Außengrenze	2 cun prox. der Mitte der dors. Handgelenksfurche, ggü. Pe 6	• Durchgangs-Punkt (*Luo*-Punkt) • Kardinal-Punkt für *Yang wei mai* • Meister-Punkt kleine Gelenke
3E 6	*Zhi gou*	Verzweigter Graben	3 cun prox. der Mitte der dors. Handgelenksfurche	*Jing*-Fluss-Punkt
3E 7	*Hui zong*	Begegnung der Ahnen	Auf gl. Höhe wie 3E 6 aber uln. v. 3E 6, an der Radialseite der Ulna	Akut-Punkt (*Xi*-Punkt)

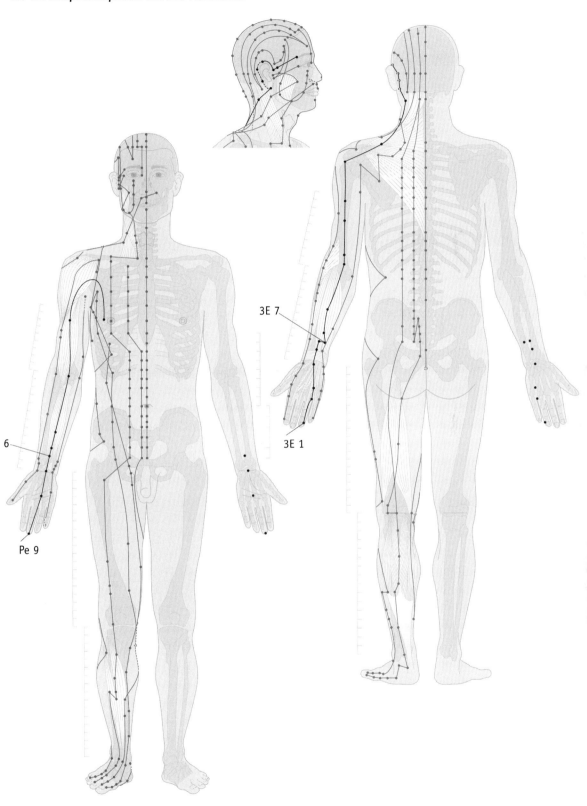

3E 7

6

Pe 9

3E 1

Punkt	*Pinyin*	Übersetzung	Lokalisation	Funktion
■Dreifacher-Erwärmer-Meridian				
3E 8	*San yang luo*	Luo der 3 *Yang*	4 cun prox. der Mitte der dors. Handgelenksfurche	Gruppen-Durchgangs-Punkt (*Luo*-Punkt) der 3 *Yang* d. Armes: Dickdarm, 3-Erwärmer, Dünndarm
3E 9	*Si du*	Vier Wasserläufe	Auf einer Linie v. Mitte der Handgelenksfurche zum Olecranon, 5 cun dist. vom Olecranon	
3E 10	*Tian jing*	Himmelsbrunnen	Bei leicht gebeugtem Ellbogen im Grübchen 1 cun oberh. des Olecranon	*He*-Punkt
3E 11	*Qing leng yuan*	Klare, kühle Quelle	1 cun prox. 3E 10, auf einer Linie zw. 3E 10 (Grübchen 1 cun oberh. des Olecranon) u. 3E 14 (Grübchen hinter u. unt. Acromion)	
3E 12	*Xiao luo*	Ableitung der Flüssigkeit	Mitte der Linie zw. 3E 10 (Grübchen 1 cun oberh. des Olecranon) u. 3E 14 (Grübchen hinter u. unt. Acromion) bzw. 4 cun dist. der dors. Achselfalte, Mitte der Rückseite des Oberarms	
3E 13	*Nao hui*	Vereinigung der Wölbung (M. deltoideus)	Auf einer Linie zw. 3E 10 (Grübchen 1 cun oberh. des Olecranon) u. 3E 14 (Grübchen hinter u. unt. Acromion), am Hinterrand des M. deltoideus, in Höhe des Endes der Achselfalte	Reunions-Punkt mit *Yang wei mai*
3E 14	*Jian liao*	Schultergrube	Bei gehobenem Arm im Grübchen hinter u. unt. dem Acromion, zw. dem mittl. u. dem dors. Anteil des M. deltoideus. (vorne Di 15)	
3E 15	*Tian liao*	Himmelsgrube	Am Angulus superior scapulae, Mitte zw. Gb 21 (höchster Punkt der Schulter, Mitte zw. Acromion u. Dornforts. HWK 7) u. Dü 13 (im med. Anteil der Fossa supraspin., bei d. Krümmung der Spina scapulae!) [Bi: Schultermitte, Trapeziusrand, individuell variabel, manchmal tiefer]	• Reunions-Punkt mit *Yang wei mai* • Meister-Punkt Arme
3E 16	*Tian you*	Vergittertes Himmelsfenster	Am Hinterrand des M. sternocleidomast., in Höhe des Angulus mandibulae, unt. 3E 17 [Bi: Am Trapeziusknick, ident. mit Gb 21, Dü 15]	

5

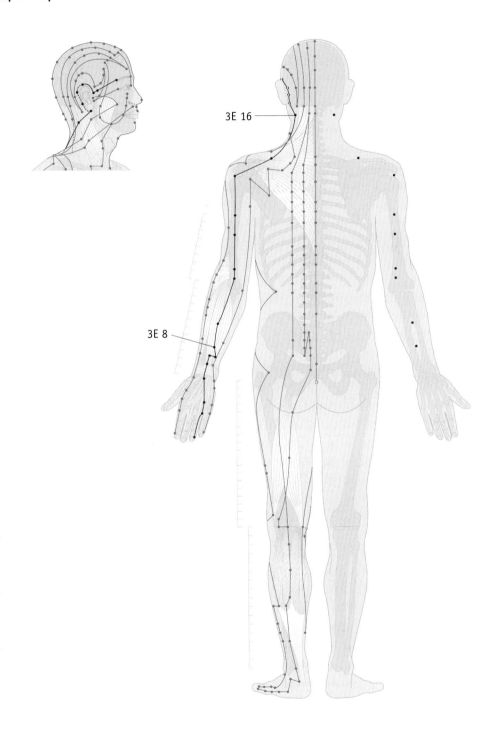

3E 16

3E 8

Punkt	*Pinyin*	Übersetzung	Lokalisation	Funktion
■ Dreifacher-Erwärmer-Meridian				
3E 17	*Yi feng*	Schutz vor dem Wind	Am Vorderrand des Mastoids	Reunions-Punkt mit Gallenblase
3E 18	*Qi mai, ti mai, zi mai*	Krampfgefäß, Körpergefäß, unterstützendes Gefäß	In der Mitte des Proc. mastoideus	
3E 19	*Lu xi*	Schädel-Rast	1 cun oberh. der Mitte des Proc. mastoideus (3E 18)	
3E 20	*Jiao sun*	Winkel der Kollateralen	Dir. über der Spitze der Ohrmuschel, an der Haargrenze	Reunions-Punkt mit Dünndarm u. Gallenblase
3E 21	*Er men*	Tor des Ohres	In Höhe der Incisura supratragica, bei offenem Mund im Grübchen oberh. des Condylus der Mandibula	Meister-Punkt des Ohres
3E 22	*Er he liao*	Ohrgrube der Harmonie	Vor u. über 3E 21, vor dem ob. Ohrmuschelansatz, innerh. der Haargrenze hinter der A. temporalis [Bi: Ident. mit Gb 3]	Reunions-Punkt mit Gallenblase, Dünndarm
3E 23	*Si zhu kong*	Seidenbambus	In einer Vertiefung am lat. Ende der Augenbraue	Reunions-Punkt mit Gallenblase
■ Gallenblasen-Meridian				
Gb 1	*Tong zi liao*	Pupillengrube	0,5 cun lat. vom äußeren Augenwinkel im Grübchen lat. der Orbita	Reunions-Punkt mit 3-Erwärmer, Dünndarm
Gb 2	*Ting hui*	Hören können	Bei offenem Mund im Grübchen vor der Incisura intertragica, hinter Ram. asc. der Mandibula	
Gb 3	*Shang guan*	Oberer Zugang	Oberrand des Arcus zygomaticus, senkr. oberh. von Ma 7, welcher in einer Vertiefung unter dem Arcus zygomaticus vor dem Condylusfortsatz der Mandibula liegt [Bi: Ident. mit 3E 22]	Reunions-Punkt mit 3-Erwärmer
Gb 4	*Han yan*	Kinnbacken drücken	Haaransatzlinie der Schläfe, im vord. Teil des beim Kauen bewegten M. temporalis	Reunions-Punkt mit 3-Erwärmer, Magen, Dickdarm
Gb 5	*Xuan lu*	Schädelaufhängung/Stirnübergang	Höhe der Sutt. parietalis, 1 cun unt. Gb 4, knapp innerh. der Haargrenze	Reunions-Punkt mit 3-Erwärmer, Magen, Dickdarm
Gb 6	*Xuan li*	Schwebende Balance	Wo Sutt. frontoparietalis u. frontosphenoidalis u. sphenoparietalis zusammenkommen, zw. Gb 4 u. Gb 7	
Gb 7	*Qu bin*	Schläfenkrümmung (der Haarlinie)	Schnittpunkt einer Horizontalen durch die Ohrspitze u. einer Vertikalen durch Vorderrand der Ohrmuschel, am circumauriculärem Haaransatz	Reunions-Punkt mit 3-Erwärmer, Dünndarm, Blase

5

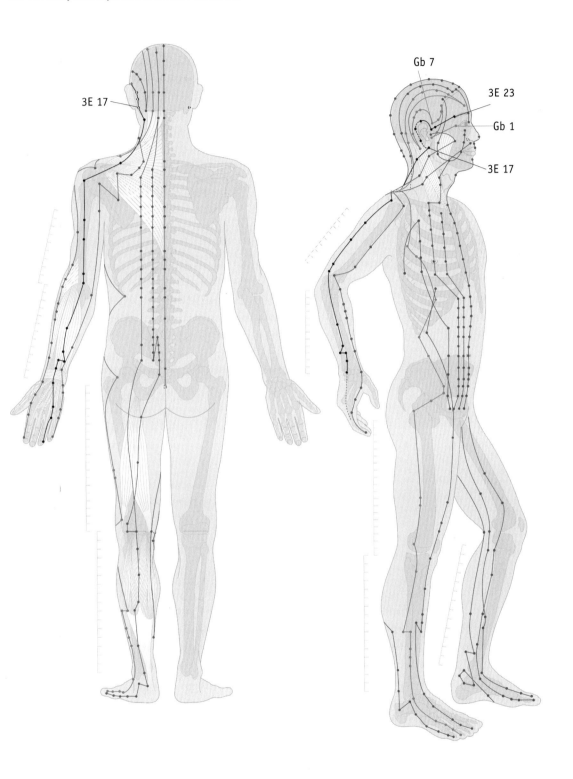

3E 17

Gb 7

3E 23

Gb 1

3E 17

Punkt	Pinyin	Übersetzung	Lokalisation	Funktion
Gallenblasen-Meridian				
Gb 8	Shuai gu	Folgendes Tal	1,5 cun über der Ohrmuschelspitze [Bi: 1 cun über, 1,5 cun dors. der Ohrmuschelspitze]	Reunions-Punkt 3-Erwärmer, Magen, Dickdarm, Yang wei mai
Gb 9	Tian chong	Ansturm des Himmels/ himmlische Passage	1,5 cun über u. 0,5 cun hinter der Ohrspitze	
Gb 10	Fu bai	Durchscheinende Helligkeit	Hinter Ohrmuschel, über u. hinter dem Proc. mastoideus, auf Kreuzung zw. horiz. Linie durch Augenbraue, vert. durch Hinterrand des Mastoids	Reunions-Punkt mit Dünndarm, Blase
Gb 11	Tou qiao yin	Kopf-Yin-Öffnung	Zw. Gb 12 (zuerst aufsuchen) u. Gb 10	Reunions-Punkt mit 3-Erwärmer, Blase
Gb 12	Wan gu	Vollendeter Knochen	Hinter u. unt. dem Mastoid, Ansatz des M. sternocleidomast., Kopf vor u. nach kontralat. drehen lassen.	Reunions-Punkt mit Blase, Dünndarm
Gb 13	Ben shen	Ursprung des Shen (Geist)	0,5 cun innerh. des Haaransatzes, senkr. oberh. des lat. Augenwinkels (3 cun lat. v. Du 24)	Reunions-Punkt mit Yang wei mai
Gb 14	Yang bai	Reines, blankes Yang/ Yang-Weiß	1 cun über Brauenmitte, Medio-pupillarlinie	Reunions-Punkt mit 3-Erwärmer, Magen, Dickdarm, Yang wei mai
Gb 15	Tou lin qi	Träneneinstand	Mediopupillarlinie, 0,5 cun innerh. des frontalen Haaransatzes	Reunions-Punkt mit 3-Erwärmer, Blase, Yang wei mai
Gb 16	Mu chuang	Augenfenster	2 cun innerh. der Stirn-Haargrenze, auf einer Linie zw. Gb 15 (Medio-pupillarlinie, 0,5 cun innerh. der Stirnhaargrenze!) u. Gb 20 (hinter dem Mastoid); 1,5 cun innerh. des Haaransatzes	Reunions-Punkt mit Yang wei mai
Gb 17	Zheng ying	Regelrechte Bahn/richtiges Treffen (Gb-Meridian trifft hier Yang wei mai)/auf-rechte Nähr-Ebene (ying)	In Höhe des frontalen Ohrmuschel-ansatzes, auf einer Linie zw. Gb 15 (Mediopupillarlinie, 0,5 cun innerh. der Stirnhaargrenze!) u. Gb 20 (hinter dem Mastoid)	Reunions-Punkt mit Yang wei mai
Gb 18	Cheng ling	Empfang des Geistes	In Höhe der Tubera parietalia, auf einer Linie zw. Gb 15 (Mediopupi-llarlinie, 0,5 cun innerh. der Stirn-haargrenze!) u. Gb 20 (hinter dem Mastoid)	Reunions-Punkt mit Yang wei mai
Gb 19	Nao kong	Kopfleere	1,5 cun über Gb 20 (hinter Mastoid zw. M. trapezius u. M. sternoclei-domast. am unt. Occipitalrand)	

5

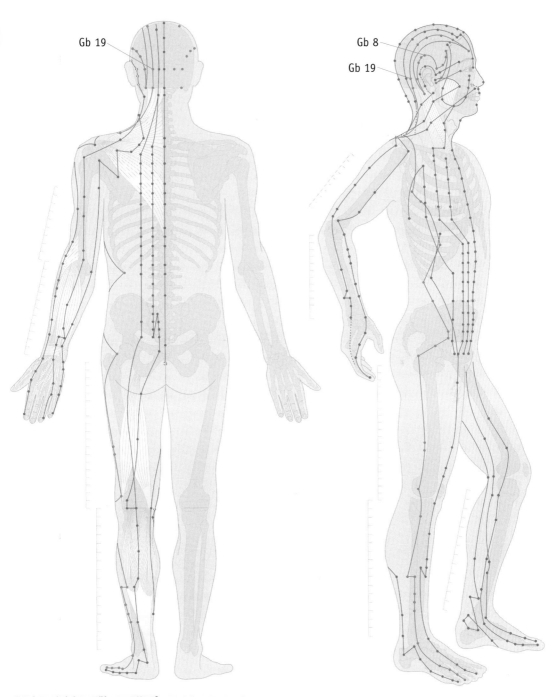

Punkte gleicher Höhe am Kopf

Du 15	Bl 10		~ 3E 16	Dü 17	
Du 16				~ **Gb 12**	Gb 20
Du 17	Bl 9			**Gb 19**	~ **Gb 11**
Du 23	Bl 5				
Du 24	Bl 3	Bl 4	**Gb 13**	**Gb 15**	Ma 8

Punkt	*Pinyin*	Übersetzung	Lokalisation	Funktion
Gallenblasen-Meridian				
Gb 20	*Feng chi*	Teich des Windes	Hinter dem Mastoid zw. M. trapezi-us u. M. sternocleidomast. am unt. Occipitalrand	Reunions-Punkt mit 3-Erwärmer und *Yang wei mai*
Gb 21	*Jian jing*	Brunnen der Schulter	Am höchsten Punkt der Schulter, Mitte zw. Acromion u. Dornforts. HWK 7 [Bi: Seitl. am Hals, am Trapezius-knick]	Reunions-Punkt mit Magen, 3-Erwärmer, *Yang wei mai*
Gb 22	*Yuan ye*	Tiefer Teich der Flüssig-keiten (= Achselhöhle)	Arm heben lassen, mittl. Axillar-linie, Höhe 4. ICR= 3 cun unterh. des Mittelpunktes der Axilla.	
Gb 23	*Zhe jin*	Flankenmuskel/Flanken-sehnen	Präaxillarlinie, 4. ICR; 1 cun vor u. etw. unt. Gb 22	Reunions-Punkt mit Blase
Gb 24	*Ri yue*	Sonne und Mond	Vert. MCL, 7. ICR [Bi: Vord. Axillarlinie, 5. ICR]	• Hauptalarm-Punkt (*Mu*-Punkt) Gallenblase • Reunions-Punkt mit Milz, *Yang wei mai*
Gb 25	*Jing men*	Tor der Hauptstadt	Unterrand des freien Endes der 12. Rippe	• Alarm-Punkt (*Mu*-Punkt) Niere • Reunions-Punkt mit Milz, *Yang wei mai*
Gb 26	*Dai mai*	Gürtelgefäß	In der vord. Axillarlinie, vor dem höchsten Punkt des Darmbein-kamms in Nabelhöhe	
Gb 27	*Wu shu*	5 Angelpunkte	3 cun unt. Nabelhöhe (Höhe Ren 4), vor der Spina iliaca ant. sup. [Bi: Auf dem Darmbeinkamm, zw. Gb 27 u. Gb 29]	
Gb 28	*Wei dao*	Verbindungsweg	0,5 cun unt. der Spina iliaca ant. sup. [Gb 27 Bi]	Teil des Gürtelgefäßes
Gb 29	*Ju liao*	Grube der Ruhe	Mulde in der Mitte der Verbindungs-linie zw. Spina iliaca ant. sup. u. höchstem Punkt des Trochanter femoris, bei gebeugtem Hüftgelenk am Ende der Leistenfalte	Reunions-Punkt mit *Yang wei mai*
Gb 30	*Huan tiao*	Sprung durch den Gürtel/ Kreissprung	Auf Verbindungslinie zw. Trochanter major u. Hiatus sacralis, am Über-gang v. unt. z. mittl. Drittel [Bi: hinter dem Trochanter, beim stehenden Patienten etwas weiter dors., also näher am Trochanter als chin. Lokalisation]	• Reunions-Punkt mit Blase • Meister-Punkt Ischias u. Paresen der Beine

5

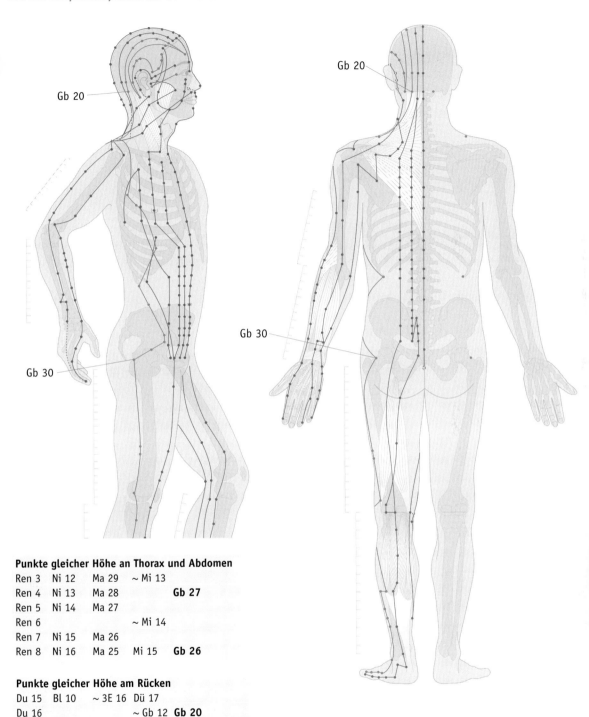

Punkte gleicher Höhe an Thorax und Abdomen

Ren 3	Ni 12	Ma 29	~ Mi 13	
Ren 4	Ni 13	Ma 28		**Gb 27**
Ren 5	Ni 14	Ma 27		
Ren 6			~ Mi 14	
Ren 7	Ni 15	Ma 26		
Ren 8	Ni 16	Ma 25	Mi 15	**Gb 26**

Punkte gleicher Höhe am Rücken

Du 15	Bl 10	~ 3E 16	Dü 17		
Du 16			~ Gb 12	**Gb 20**	
Du 17	Bl 9		Gb 19	~ Gb 11	
Du 23	Bl 5				
Du 24	Bl 3	Bl 4	Gb 13	Gb 15	Ma 8

Punkt	*Pinyin*	Übersetzung	Lokalisation	Funktion
Gallenblasen-Meridian				
Gb 31	*Feng shi*	Stadt des Windes	Seitl. auf dem Oberschenkel, wo die Offiziersstreifen sitzen u. wohin der Mittelfinger bei locker herabhängenden Armen zeigt	
Gb 32	*Zhong du*	Mittlerer Wasserlauf	1 cun unt. Gb 31 [Bi: Mitte zw. Gb 30 [Bi]. u. Gb 34]	
Gb 33	*Xi yang guan*	Lateral vom Kniegelenk	Bei gebeugtem Knie in der Vertiefung oberh. des Condylus lat. femoris, 1 cun über Kniegelenksspalt, 3 cun über Gb 34	
Gb 34	*Yang ling quan*	Äußere Hügel-Quelle	Bei gebeugtem Knie in der Vertiefung vor u. unt. dem Fibulaköpfchen	• *He*-Punkt Gallenblase • Einflussreicher Punkt für Sehnen • Meister-Punkt Muskulatur
Gb 35	*Yang jiao*	Kreuzung des *Yang*	Am Hinterrand der Fibula, 7 cun (1 Hand u. 4 Finger) oberh. des Malleolus lat. Chin. Literatur Lokalisation v. Gb 35 u. Gb 36 manchmal vertauscht!	• Akut-Punkt (*Xi*-Punkt) *Yang wei mai* • Reunions-Punkt mit *Yang wei mai*
Gb 36	*Wai qiu*	Äußerer Hügel	Auf gl. Höhe wie Gb 35, aber am Vorderrand der Fibula, 1 cun vor Gb 35	
Gb 37	*Guang ming*	Strahlendes Licht	5 cun oberh. des Außenknöchels am Vorderrand der Fibula	Durchgangs-Punkt (*Luo*-Punkt) zu Le 3
Gb 38	*Yang fu*	Stütze des *Yang*/seitliche Stütze	4 cun oberh. des Außenknöchels, am Vorderrand der Fibula	• *Jing*-Fluss-Punkt • Sedativ-Punkt
Gb 39	*Xuan zhong*	Aufgehängte Glocke	3 cun oberh. des Außenknöchels, am Hinterrand der Fibula	• Einflussreicher Punkt für Mark, Knochen- u. Rückenmark! • Gruppen-Durchgangs-Punkt (*Luo*-Punkt) der 3 *Yang* des Beines: Magen, Gallenblase, Blase
Gb 40	*Qiu xu*	Hügel der Verträge	Am Schnittpunkt einer Horizontalen durch die Spitze u. einer Senkr. vorne, durch die größte Circumferenz des Außenknöchels, über dem Calcaneocuboidgelenk	Quell-Punkt (*Yuan*-Punkt)
Gb 41	*Zu lin qi*	Wo die Tränen auftreffen	Im proximalen Winkel zw. Os metatarsale IV u. V	• *Shu*-Strömungs-Punkt • Kardinal-Punkt für *Dai mai* • Meister-Punkt große Gelenke

5

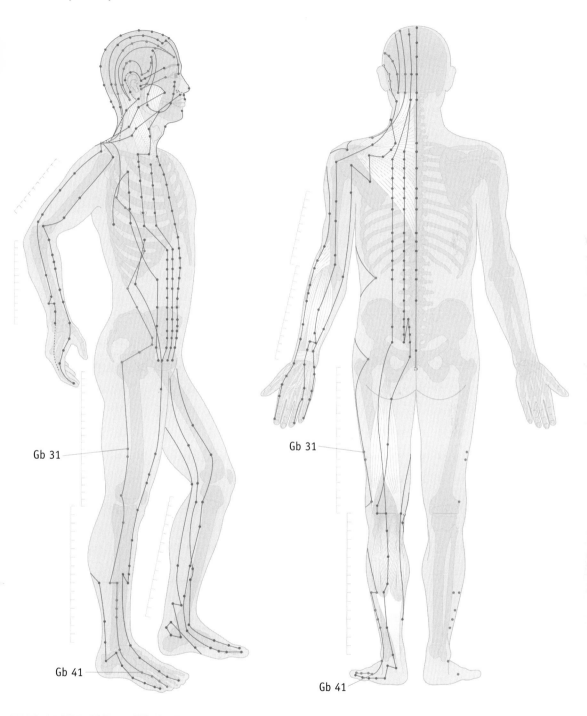

Gb 31

Gb 41

Gb 31

Gb 41

Punkte gleicher Höhe am Bein

		Gb 40	Bl 60
		Gb 39	Bl 59
Ma 39		Gb 36, Gb 35	Bl 58
Ma 38, Ma 40			
			Bl 39, Bl 40

Punkt	*Pinyin*	Übersetzung	Lokalisation	Funktion
▪ **Gallenblasen-Meridian**				
Gb 42	*Di wu hui*	5 irdische Vereinigungen	Zw. Metatarsale IV u. V, 0,5 cun vor Gb 41	
Gb 43	*Xia xi*	Enge des Tales	In der Schwimmhautfalte zw. 4. u. 5. Zehe, näher am Grundgelenk der 4. Zehe	• *Ying*-Quellen-Punkt • Tonisierungs-Punkt
Gb 44	*Zu qiao yin*	Fuß-*Yin*-Öffnung	Neben dem lat. Nagelfalzwinkel der 4. Zehe	*Jing*-Brunnen-Punkt
▪ **Leber-Meridian**				
Le 1	*Da dun*	Großer Hügel	Neben dem lat. Nagelfalzwinkel der Großzehe	*Jing*-Brunnen-Punkt
Le 2	*Xing jian*	Gehstrecke/zwischendurch passierend	In der Schwimmhautfalte zw. 1. u. 2. Zehe, lat. Ende des Großzehengrundgelenks	• *Ying*-Quellen-Punkt • Sedativ-Punkt
Le 3	*Tai chong*	Großes Treffen	Im proximalen Winkel zw. Os metatarsale I u. II, auf dem Fußrücken	• *Shu*-Strömungs-Punkt • Quell-Punkt (*Yuan*-Punkt) Leber
Le 4	*Zhong feng*	Mittleres Siegel/Mittlerer Rand	1 cun vor dem med. Knöchel, Mitte zw. Mi 5 u. Ma 41 im Grübchen med. des Sehnenansatzes des M. tibialis ant.	*Jing*-Fluss-Punkt
Le 5	*Li gou*	Ende der Rinne	Am med. Tibiarand 5 cun oberh. des Innenknöchels [Bi: Am med. Tibiarand 1,5 cun unt. der Mitte zw. ob. Tibiakante u. Innenknöchel]	Durchgangs-Punkt (*Luo*-Punkt) zu Gb 40
Le 6	*Zhong du*	Hauptstadt der Mitte	7 cun über dem Innenknöchel knapp hinter dem med. Tibiarand	Akut-Punkt (*Xi*-Punkt)
Le 7	*Xi guan*	Grenze des Knies	Hinter u. unt. dem med. Condylus der Tibia, 1 cun hinter Mi 9	
Le 8	*Qu quan*	Gebogene Quelle	Bei gebeugtem Knie im Grübchen vor dem Ende der med. Kniegelenksfalte	*He*-Punkt
Le 9	*Yin bao*	Hülle des *Yin*	4 cun (1 Handbreite) über dem Epicondylus med. des Femur, zw. M. gracilis u. M. sartorius.	
Le 10	*Zu wu li*	Fünf Meilen des Fußes	2 cun lat. u. 3 cun unterh. der Mitte der Symphyse, am lat. Rand des M. abductor long.	
Le 11	*Yin lian*	Enge des *Yin*	2 cun lat. u. 2 cun unterh. der Mitte der Symphyse, am lat. Rand des M. abductor long	

5

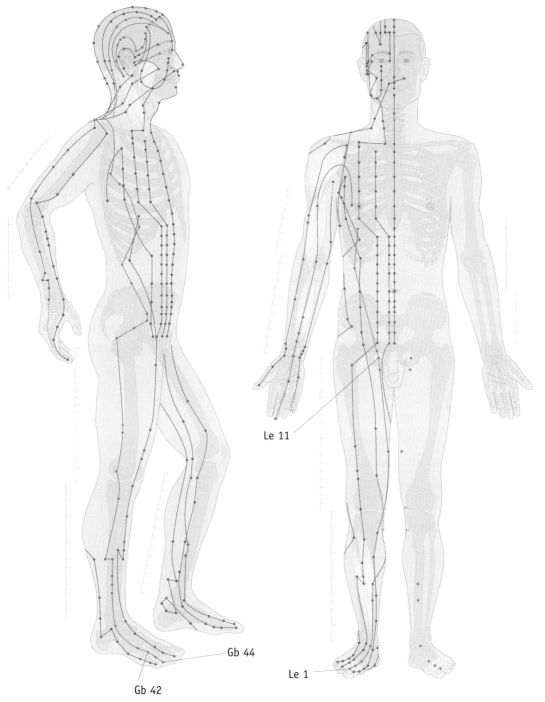

Le 11

Gb 44

Gb 42

Le 1

Punkte gleicher Höhe am Bein

	Le 5	~ Ni 9
Mi 8	**Le 7**	
	Le 8	Ni 10

Punkt	*Pinyin*	Übersetzung	Lokalisation	Funktion
Leber-Meridian				
Le 12	*Ji mai*	Pochende Ader/schnelle Ader	2,5 cun lat. der Medianen, vor u. unt. der Spina ossis pubis	
Le 13	*Zhang men*	Pforte des Obdachs/ strahlendes Tor	Unterrand des freien Endes der 11. Rippe	• Stoffwechsel-Punkt • Alarm-Punkt (*Mu*-Punkt) Milz • Einflussreicher Punkt für *Zang*-Organe • Reunions-Punkt mit Gallenblase
Le 14	*Qi men*	Tor der Zeit/Zyklus-Tor	MCL, 6. ICR, dir unt. der Mamilla	• Alarm-Punkt (*Mu*-Punkt) Leber • Reunions-Punkt mit Milz • Spezialpunkt: Seekrankheit, Hyperemesis
■*Du mai*				
Du 1	*Chang qiang*	Zuwachs der Energie	Zw. Os cocc. u. Anus	
Du 2	*Yao shu*	Zustimmungs-Punkt der Lende	Hiatus sacralis	Zustimmungs-Punkt (*Shu*-Punkt) Lende
Du 3	*Yao yang guan*	Rücken-*Yang*-Pass	Unt. Dornforts. LWK 4. Durch Beeinflussung des unt. Wirbelsäulenabschnittes Wirkung auf den cranialen Gegenpol	
Du 4	*Ming men*	Tor des Lebens	Unt. Dornforts. LWK 2, lat. liegen Bl 23 u. Bl 47	
Du 5	*Xuan shu*	Hängende Türangel	Unt. Dornforts. LWK 1, lat. davon Bl 22	
Du 6	*Ji zhong*	Mitte des Rückens	Unt. Dornforts. BWK 11, lat. davon Bl 20	
Du 7	*Zhong shu*	Mittlere Türangel	Unt. Dornforts. BWK 10, lat. davon Bl 19	
Du 8	*Jin suo*	Muskelstraffer/Sehnenkontraktion	Unt. Dornforts. BWK 9, lat. davon Bl 18	
Du 9	*Zhi yang*	Starker *Yang*-Zustand	Unt. Dornforts. BWK 7, in Höhe des Angulus inferior scapulae, lat. davon Bl 17	
Du 10	*Ling tai*	Geisterterrasse	Unt. Dornforts. BWK 6 lat. davon Bl 16	

5

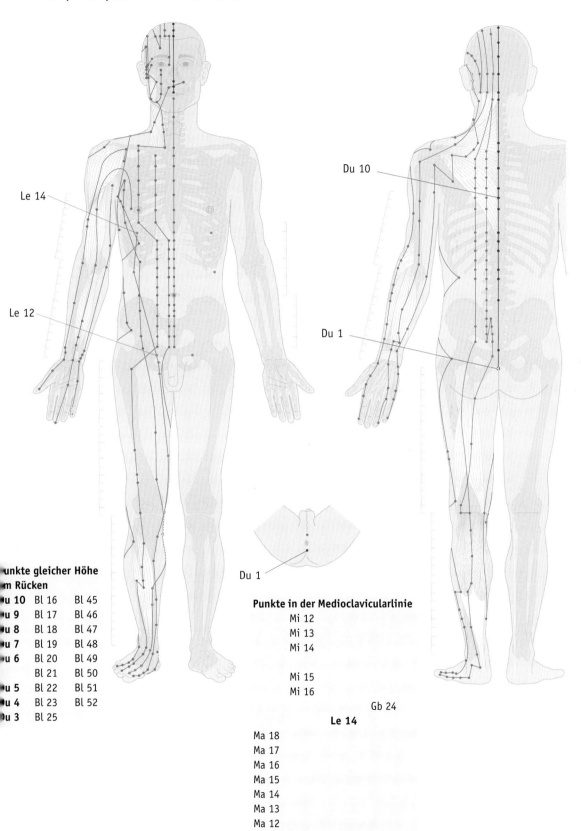

Le 14

Le 12

Du 10

Du 1

Du 1

**Punkte gleicher Höhe
am Rücken**

u 10	Bl 16	Bl 45
u 9	Bl 17	Bl 46
u 8	Bl 18	Bl 47
u 7	Bl 19	Bl 48
u 6	Bl 20	Bl 49
	Bl 21	Bl 50
u 5	Bl 22	Bl 51
u 4	Bl 23	Bl 52
u 3	Bl 25	

Punkte in der Medioclavicularlinie
Mi 12
Mi 13
Mi 14

Mi 15
Mi 16

Gb 24
Le 14

Ma 18
Ma 17
Ma 16
Ma 15
Ma 14
Ma 13
Ma 12

Punkt	Pinyin	Übersetzung	Lokalisation	Funktion
■Du mai				
Du 11	Shen dao	Göttlicher Weg/Weg des Geistes	Unt. Dornforts. BWK 5, lat. davon Bl 15	
Du 12	Shen zhu	Körpersäule	Unt. Dornforts. BWK 3, lat. davon Bl 13	
Du 13	Tao dao	Wandlungsweg/Weg zum Brennofen[1]/fröhlicher Weg[2]	Unt. Dornforts. BWK 1	
Du 14 [Bi: Du 13]	Da zhui	Großer Wirbel	Unt. Dornforts. HWK 7	Reunions-Punkt aller Yang-Meridiane
Du 15	Ya men	Tor des Schweigens	0,5 cun über occip. Haaransatz	
Du 16	Feng fu	Ort des Windes	1 cun über dem occip. Haaransatz, im Grübchen unt. der Protub. occip. ext.	Reunions-Punkt mit Blase, Yang wei mai
Du 17	Nao hu	Tor zum Hirn	2,5 cun über dem occip. Haaransatz, über der Protub. occip.	
Du 18	Qiang jian	Ort der Kraft	4 cun über dem occip. Haaransatz, Mitte zw. Du 16 (1 cun über dem occip. Haaransatz) u. Du 20 (7 cun über occip. Haaransatz)	
Du 19	Hou ding	Hinterer Scheitel	5,5 cun über dem occip. Haaransatz	
Du 20	Bai hui	Hundertfaches Zusammentreffen	Auf der Verbindungslinie der beiden Apices auriculae	Universeller Reunions-Punkt, Treffpunkt aller divergenten Meridiane
Du 21	Qian ding	Vorderer Scheitel	1,5 cun vor dem höchsten Scheitelpunkt (Du 20)	
Du 22	Xin hui	Fontanellen-Treffen	2 cun hinter der Stirnhaargrenze, 9 cun über dem occip. Haaransatz, 3 cun vor Du 20	
Du 23	Shang xing	Oberer Stern	1 cun innerh. der Stirnhaargrenze	Reunions-Punkt mit Blase
Du 24	Shen ting	Göttlicher Hof/Hof des Geistes	Median, 0,5 cun innerh. der Stirnhaargrenze	
Du 25	Su liao	Loch von Weiß (= Lunge)	Nasenspitze	
Du 26	Shui gou o. ren zhong	Wasserrinne o. Mensch in der Mitte	Zw. ob. u. mittl. Drittel des Philtrums	Reunions-Punkt mit Yang ming (Magen, Dickdarm); Notfall- u. Analgesie
Du 27	Dui duan	Oberer Lippenrand	Mitte der Oberlippe, Übergang Haut/Lippenrot.	
Du 28	Yin jiao	Zahnfleischgrenze	Am labialen Ende des Frenulum	

[1] Maciocia S. 484
[2] Li Ding S. 352

5

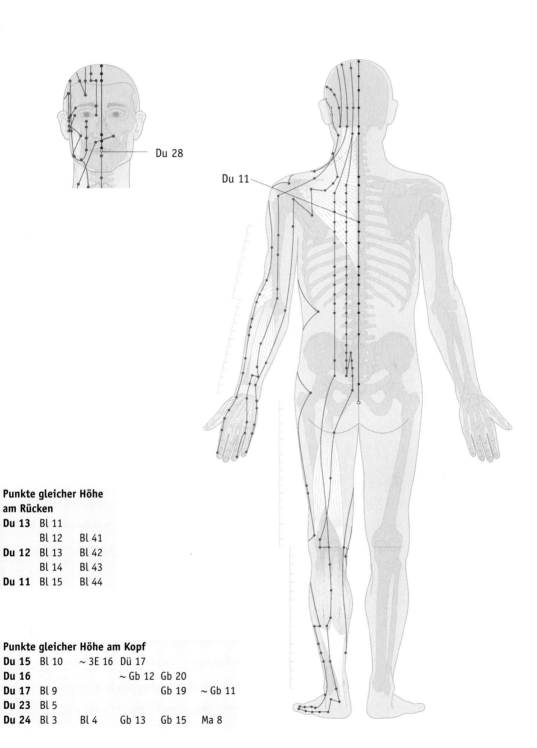

Du 28

Du 11

**Punkte gleicher Höhe
am Rücken**

Du 13	Bl 11	
	Bl 12	Bl 41
Du 12	Bl 13	Bl 42
	Bl 14	Bl 43
Du 11	Bl 15	Bl 44

Punkte gleicher Höhe am Kopf

Du 15	Bl 10	~ 3E 16	Dü 17		
Du 16			~ Gb 12	Gb 20	
Du 17	Bl 9			Gb 19	~ Gb 11
Du 23	Bl 5				
Du 24	Bl 3	Bl 4	Gb 13	Gb 15	Ma 8

Punkt	Pinyin	Übersetzung	Lokalisation	Funktion
■Ren mai				
Ren 1	*Hui yin*	Treffpunkt des *Yin*	Perineum, zw. Anus u. Scrotum bzw. dors. Kommissur	Reunions-Punkt mit *Du mai, Chong mai*
Ren 2	*Qu gu*	Gebogener Knochen	Am Oberrand der Symphyse, in der Falte beim Vorbeugen; med. Ni 11, Mi 12, Ma 30	Reunions-Punkt mit Leber
Ren 3	*Zhong ji*	Mittlerer Gipfelpunkt	1 cun o. 1/5 der Strecke Symphyse/Nabel oberh. der Symphyse	• Reunions-Punkt der 3 *Yin*-Meridiane der unteren Extremität: Niere, Leber, Milz • Alarm-Punkt (*Mu*-Punkt) Blase
Ren 4	*Guan yuan*	Pforte der Lebenskraft	2 cun bzw. 2/5 der Strecke Symphyse/Nabel oberh. der Symphyse	• Innerer Treffpunkt der 3 *Yin*-Meridiane der unteren Extremität (Milz, Leber, Niere) • Alarm-Punkt (*Mu*-Punkt) Dünndarm
Ren 5	*Shi men*	Steintor	2 cun unterh. des Nabels	Hauptalarm-Punkt (*Mu*-Punkt) 3-Erwärmer
Ren 6	*Qi hai*	Meer des *Qi* (der Energie)	1,5 cun unterh. des Nabels	
Ren 7	*Yin jiao*	Vereinigung des *Yin*	1 cun unterh. des Nabels	Reunions-Punkt mit *Chong mai*
Ren 8	*Shen que*	Wachturm des Geistes	Mitte des Nabels	
Ren 9	*Shui fen*	Verteilung/Trennung des Wassers	1 cun oberh. des Nabels	
Ren 10	*Xia wan*	Unterer Magenraum	2 cun oberh. des Nabels	Reunions-Punkt mit Milz
Ren 11	*Jian li*	Niedergelassene Ortschaft	3 cun oberh. des Nabels	
Ren 12	*Zhong wan*	Mitte des Magens	In der Mitte zw. Nabel u. Xiphoid	• Einflussreicher Punkt für die Hohlorgane • Reunions-Punkt mit Dü und 3E
Ren 13	*Shang wan*	Oberer Magenraum	5 cun (1HB plus 1DB) bzw. 5/8 der Strecke Xiphoid/Nabel oberh. des Nabels, 3 cun o. 3/8 w.o. unterh. des Xiphoids	Reunions-Punkt mit Magen, Dünndarm

5

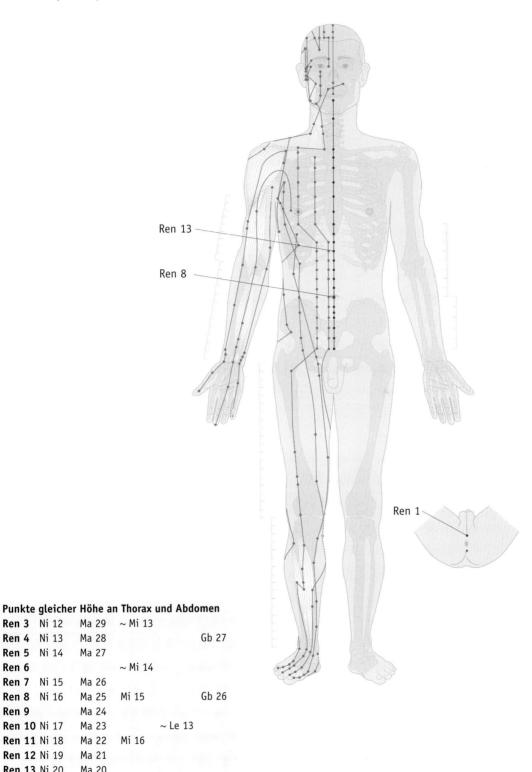

Ren 13
Ren 8
Ren 1

Punkte gleicher Höhe an Thorax und Abdomen

Ren 3	Ni 12	Ma 29	~ Mi 13	
Ren 4	Ni 13	Ma 28		Gb 27
Ren 5	Ni 14	Ma 27		
Ren 6			~ Mi 14	
Ren 7	Ni 15	Ma 26		
Ren 8	Ni 16	Ma 25	Mi 15	Gb 26
Ren 9		Ma 24		
Ren 10	Ni 17	Ma 23	~ Le 13	
Ren 11	Ni 18	Ma 22	Mi 16	
Ren 12	Ni 19	Ma 21		
Ren 13	Ni 20	Ma 20		

Punkt	*Pinyin*	Übersetzung	Lokalisation	Funktion
■*Ren mai*				
Ren 14	*Ju que*	Grenze der Macht	2 cun unterh. des Xiphoids [Bi: 1 cun unterh. des Xiphoids]	Alarm-Punkt (*Mu*-Punkt) Herz
Ren 15	*Jiu wei*	Taubenschwanz	1 cun unterh. des Xiphoids [Bi: Unmittelbar unt. der Xiphoidspitze]	Mit Du 20 „Bellergal der Akupunktur" (Bachmann)
Ren 16	*Zhong ting*	Mittlerer Hof	Mittellinie des Sternums, auf Höhe des 5. ICR	
Ren 17	*Dan zhong (shao zhong)*	Mitte der Brust (Kaiserpalast)	Mittellinie des Sternums, in Höhe des 4. ICR, zw. den Mamillen (Mann)	• Alarm-Punkt (*Mu*-Punkt) Pericard • Respiratorischer Alarm-Punkt (*Mu*-Punkt) des 3-Erwärmers • Einflussreicher Punkt für das Respirationssystem • Reunions-Punkt mit Milz, Niere, Dünndarm, 3-Erwärmer
Ren 18	*Yu tang*	Jadehalle	Mittellinie des Sternums, in Höhe des 3. ICR	
Ren 19	*Zi gong*	Purpurpalast	Mittellinie des Sternums, in Höhe des 2. ICR	
Ren 20	*Hua gai*	Blumendecke	Mittellinie des Sternums, in Höhe des 1. ICR	
Ren 21	*Xuan ji*	Kostbares Kleinod	Sternum, median, 1 cun unterh. des Jugulums (Ren 22)	Reunions-Punkt *mit Yin wei mai*
Ren 22 [Bi: Ren 21]	*Tian tu*	Himmelspfad	Mitte des Jugulums	Reunions-Punkt mit *Yin wei mei*
Ren 23	*Lian quan*	Seitliche Quelle	Über dem Kehlkopf, am Hyoid, wo das Kinn in den Hals übergeht [Bi: In Höhe des Schildknorpels]	Reunions-Punkt mit *Yin wei mei*
Ren 24	*Cheng jiang*	Aufnahme der Flüssigkeit	In der Mitte der Mentolabialfalte	Reunions-Punkt mit Magen, Dickdarm, *Du mai*

5

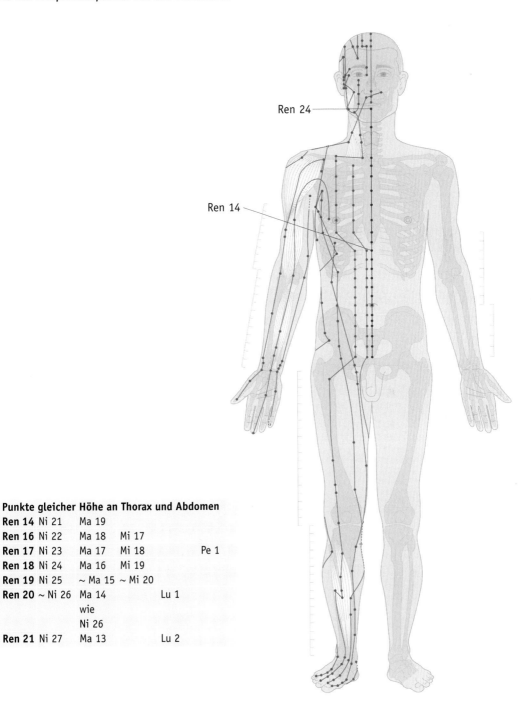

Ren 24

Ren 14

Punkte gleicher Höhe an Thorax und Abdomen

Ren 14 Ni 21	Ma 19		
Ren 16 Ni 22	Ma 18	Mi 17	
Ren 17 Ni 23	Ma 17	Mi 18	Pe 1
Ren 18 Ni 24	Ma 16	Mi 19	
Ren 19 Ni 25	~ Ma 15	~ Mi 20	
Ren 20 ~ Ni 26	Ma 14	Lu 1	
	wie		
	Ni 26		
Ren 21 Ni 27	Ma 13	Lu 2	

5.7 Akupunkturpunkte gleicher Höhe

Punkte gleicher Höhe am Kopf

		Dü 17	~ 3E 16	Bl 10	Du 15	Bl 10	~ 3E 16	Dü 17		
	Gb 20	~Gb 12			Du 16			~ Gb 12	Gb 20	
~ Gb 11	Gb 19			Bl 9	Du 17	Bl 9			Gb 19	~ Gb 11
				Bl 5	Du 23	Bl 5				
Ma 8	Gb 15	Gb 13	Bl 4	Bl 3	Du 24	Bl 3	Bl 4	Gb 13	Gb 15	Ma 8

Punkte in der Medioclavicularlinie

- Mi 12
- Mi 13
- Mi 14
- Mi 15
- Mi 16
- Gb 24
- Le 14
- Ma 18
- Ma 17
- Ma 16
- Ma 15
- Ma 14
- Ma 13
- Ma 12

Punkte gleicher Höhe am Rücken

	Bl 11		Du 13		Bl 11	
Bl 41	Bl 12				Bl 12	Bl 41
Bl 42	Bl 13		Du 12		Bl 13	Bl 42
Bl 43	Bl 14				Bl 14	Bl 43
Bl 44	Bl 15		Du 11		Bl 15	Bl 44
Bl 45	Bl 16		Du 10		Bl 16	Bl 45
Bl 46	Bl 17		Du 9		Bl 17	Bl 46
Bl 47	Bl 18		Du 8		Bl 18	Bl 47
Bl 48	Bl 19		Du 7		Bl 19	Bl 48
Bl 49	Bl 20		Du 6		Bl 20	Bl 49
Bl 50	Bl 21				Bl 21	Bl 50
Bl 51	Bl 22		Du 5		Bl 22	Bl 51
Bl 52	Bl 23		Du 4		Bl 23	Bl 52
	Bl 25		Du 3		Bl 25	
	Bl 27	Bl 31		Bl 31	Bl 27	
Bl 53	Bl 28	Bl 32		Bl 32	Bl 28	Bl 53
	Bl 29	Bl 33		Bl 33	Bl 29	
	Bl 30	Bl 34		Bl 34	Bl 30	
Bl 54			Du 2			Bl 54

Punkte gleicher Höhe am Bein (Yang)

	Gb 40	Bl 60
	Gb 39	Bl 59
Ma 39	Gb 36, Gb 35	Bl 58
Ma 38, Ma 40		
		Bl 39, Bl 40

Punkte gleicher Höhe am Bein (Yin)

		Ni 7, Ni 8
	Le 5	Ni 9
Mi 8	Le 7	
	Le 8	Ni 10
Mi 12	Le 12	Ni 11

Punkte gleicher Höhe an Thorax und Abdomen

		Lu 2		Ma 13	Ni 27	Ren 21	Ni 27	Ma 13		Lu 2		
		Lu 1		Ma 14	~ Ni 26	Ren 20	~ Ni 26	Ma 14		Lu 1		
				wie Ni 26				wie Ni 26				
			~ Mi 20	~ Ma 15	Ni 25	Ren 19	Ni 25	~ Ma 15	~ Mi 20			
			Mi 19	Ma 16	Ni 24	Ren 18	Ni 24	Ma 16	Mi 19			
	Pe 1		Mi 18	Ma 17	Ni 23	Ren 17	Ni 23	Ma 17	Mi 18		Pe 1	
			Mi 17	Ma 18	Ni 22	Ren 16	Ni 22	Ma 18	Mi 17			
				Ma 19	Ni 21	Ren 14	Ni 21	Ma 19				
				Ma 20	Ni 20	Ren 13	Ni 20	Ma 20				
				Ma 21	Ni 19	Ren 12	Ni 19	Ma 21				
			Mi 16	Ma 22	Ni 18	Ren 11	Ni 18	Ma 22	Mi 16			
			~ Le 13	Ma 23	Ni 17	Ren 10	Ni 17	Ma 23	~ Le 13			
				Ma 24		Ren 9		Ma 24				
Gb 26			Mi 15	Ma 25	Ni 16	Ren 8	Ni 16	Ma 25	Mi 15			Gb 26
				Ma 26	Ni 15	Ren 7	Ni 15	Ma 26				
			~ Mi 14			Ren 6			~ Mi 14			
				Ma 27	Ni 14	Ren 5	Ni 14	Ma 27				
Gb 27				Ma 28	Ni 13	Ren 4	Ni 13	Ma 28				Gb 27
			~ Mi 13	Ma 29	Ni 12	Ren 3	Ni 12	Ma 29	~ Mi 13			

6 Indikationen und individuelle Punktkombinationen

6.1 Allgemeine Hinweise

G. Kubiena, B. Sommer

Die Berücksichtigung der Patientenindividualität ist eine zentrale Forderung von ganzheitlichen Therapieformen wie der Akupunktur.

Die Übertragung der nach den Regeln der TCM gewonnenen Erkenntnisse in Akupunkturpunkte-Empfehlungen ist für den Anfänger nicht ganz leicht, aber erlernbar.

Trotzdem fällt bei Durchsicht der übersetzten Originalliteratur und den älteren und neueren Veröffentlichungen westlicher Autoren auf, dass für ähnliche, westlich-moderne Indikationen auch recht ähnliche Punktkombinationen empfohlen werden.

Wir meinen, dass der beste und benutzerfreundlichste Weg zur individuellen Behandlung für den hauptsächlich in der westlichen Medizin geschulten Mediziner darin liegt, die wichtigsten Punkte für bestimmte Indikationen zu kennen und dann durch Punkte je nach individuellen Begleitumständen zu ergänzen.

Die im folgenden Kapitel genannten Punktekombinationen sind das Konzentrat aus diesen Überlegungen, der Literaturdurchsicht und eigenen Erfahrungen.

Basiskombinationen sind die für die jeweilige Indikation wichtigsten Punkte.

Individuelle Punktkombinationen gehen auf individuelle Begleitumstände ein.

Die **Erklärungen zur Punktauswahl** werden dort angeführt, wo sie zur Erweiterung des Verständnisses sinnvoll erscheinen und leiten sich von einzelnen Punkt-Indikationen und übergeordneten traditionell-chinesischen Gedankengängen ab.

Hinweise zur Technik finden sich bei Indikationen, die eine vom Standard abweichende Stich- oder Reiztechnik erfordern.

Im Interesse der Übersichtlichkeit wurde eine Beschränkung auf die nötigsten Punkte und Techniken, die den meisten Akupunkteuren bekannt sind, angestrebt.

6

6.1

Die im folgenden Text genannten Ohr-Punkte und Hand-Punkte sind auf den Seiten 110–113 dargestellt.

6.2 Erkrankungen des Herz-/Kreislauf-Systems

D. Bergfeld, B. Sommer

Bei funktionellen Herzbeschwerden sowie durch vegetative Störungen verursachten Erkrankungen sind gute Erfolge der Akupunktur zu verzeichnen. Die Akupunkturtherapie sollte dabei immer in eine westlich-moderne Behandlung eingebettet sein. Herzmuskel, Klappensystem und Reizleitungssystem können natürlich nicht beeinflusst werden. Anfangsstadien der koronaren Herzkrankheit ohne größere Einengung der Gefäße sind der Therapie ebenfalls recht gut zugänglich.

▨ TCM

Dem Herzen sind der Kopf und der obere Thoraxabschnitt zugeordnet. Organspezifische Symptome des Herzens sind neben Herz-Kreislauf-Erkrankungen Gedächtnisstörungen, Schlafstörungen, psychosomatische und Sprachstörungen. Da das Herz in der Betrachtungsweise der TCM eine zentrale Bedeutung einnimmt, beeinträchtigen Erkrankungen des Herzens alle anderen Organe und umgekehrt.

6.2.1 Periphere Durchblutungsstörungen

Die Gefäße sprechen allgemein sehr gut auf Akupunktur an. Dies bezieht sich, wie eingangs erwähnt, nur auf funktionelle Störungen; höhergradige manifeste Gefäßsklerosen sind der Akupunktur natürlich nicht zugänglich.

Der M. Raynaud ist eine gute Indikation für die TENS, es kann aber auch die Punktkombination für die Behandlung der oberen Extremität gestochen werden.

Basiskombination

Mi 6, Bl 58
Die Punkte werden kräftig stimuliert.

Individuelle Punktkombination

Durchblutungsstörungen der oberen Extremität
Lu 9, Di 4, Di 11, Pe 6, Pe 8, EX-UE 9 *(ba xie)*

Akrozyanose der Hand
Di 4, Dü 3, 3E 4
lokal an der volaren Seite der Finger

Durchblutungsstörungen der unteren Extremität
Gb 34, EX-LE 10 *(ba feng)*

Claudicatio intermittens
Bl 60, Bl 62
OAP: Bein, Fußprojektionen [Bi: unter Akupunktur rasches Anwachsen der Gehleistung und Herabsetzung der Ermüdbarkeit]

Verwendete Punkte

■ **3E 4 Lok.:** Grübchen lat. der Sehne des M. ext. digit. long. in Höhe der Handgelenksfurche **Besond.:** *Yuan*-Quell-Punkt; entfernt Meridian-Obstruktion

■ **Bl 58 Lok.:** 1 cun dist. u. lat. Bl 57, am lat. Rand des M. gastrocnemius auf M soleus. Querschnitt durch Unterschenkel 4.30 h bzw. bei 7.30 h **Besond.:** *Luo*-Durchgangs-Punkt; löst Stauungen auf (nach TCM entsprechen Durchblutungsstörungen einem Stau von *Qi* und *Xue*-Blut)

■ **Bl 60 Lok.:** Mitte zw. Achillessehne u. höchster Erhebung des Außenknöchels **Besond.:** *Jing*-Fluss-Punkt, Meister-Punkt aller Schmerzen im Verlauf des Meridians

■ **Bl 62 Lok.:** Unt. der Spitze des Außenknöchels. **Besond.:** Kardinal-Punkt für *Yang qiao mai*, welcher Behendigkeit und Schnelligkeit reguliert

■ **Bl 4 Lok.:** Auf dem Handrücken, am höchsten Punkt des Muskelwulstes zw. Metacarpale I u. II **Besond.:** *Yuan*-Quell-Punkt, bewegt *Qi*, entfernt Meridian-Obstruktion

■ **Di 11 Lok.:** Bei max. gebeugtem Arm am rad. Ende der Ellbogenfalte **Besond.:** *He*-Punkt

■ **Dü 3 Lok.:** Bei Faust auf Handrücken im Grübchen hinter dem Ende der obersten Handtellerquerfalte **Besond.:** *Shu*-Strömungs- u. Tonisierungs-Punkt; spasmolytisch

■ **Gb 34 Lok.:** Bei gebeugtem Knie in der Vertiefung vor u. unt. dem Fibulaköpfchen **Besond.:** *He*-Punkt, direkte Organwirkung; stark *Qi* bewegend

■ **Lu 9 Lok.:** In der queren Handgelenksfurche, rad. der A. rad. **Besond.:** *Shu*-Strömungs-Punkt, Einflussreicher Punkt, Meister-Punkt Blutgefäße

■ **Mi 6 Lok.:** 3 cun oberh. der größten Erhebung des Innenknöchels am Hinterrand der Tibia **Besond.:** Gruppen-*Luo*-Punkt für die 3 *Yin* des Beines, Milz, Niere, Leber; wirkt ausgleichend auf den Kreislauf, regt *Qi*- und Blutzirkulation und Lymphfluss an

■ **Pe 6 Lok.:** 2 cun prox. der Mitte der palm. Handgelenksfurche zw. den Sehnen der Mm. flex. carpi rad. u. palmaris long. **Besond.:** Kardinal-Punkt für *yin wei mai*, mit starker allgemeiner Gefäß- und Kreislaufwirkung

■ **Pe 8 Lok.:** Mittelfinger einbiegen – Spitze zeigt auf Pe 8, zw. distaler und mittlerervolarer Querlinie, zw. Metacarpale II u. III **Besond.:** *Ying*-Quellen-Punkt, Lokalpunkt

EX-UE 9 Lok.: Bei lockerer Faust je 4 Punkte auf jedem Handrücken in den Schwimmhautfalten zwischen den Metacarpalköpfchen I–IV **Besond.:** Fördert Durchblutung, entfernt äußere Pathogene (bluten lassen)

EX-LE 10 Lok.: 4 Punkte auf jedem Fußrücken 0,5 cun prox. von den Interdigitalfalten **Besond.:** Fördert Durchblutung, entfernt äußere Pathogene (bluten lassen)

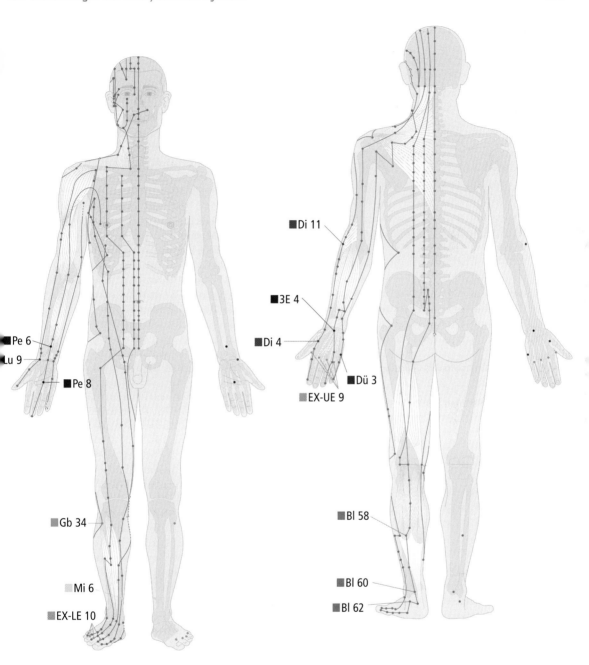

6.2.2 Funktionelle Beschwerden

Die Gruppe der funktionellen Herzbeschwerden sind gut durch Akupunktur zu beeinflussen. Natürlich müssen die üblichen Risikofaktoren und andere Kriterien der westlichen Schulmedizin berücksichtigt werden; die medikamentöse Therapie kann aber oftmals unter der Akupunkturbehandlung reduziert werden.

Basiskombination

Mi 4, He 7, Bl 15, Ren 17
OAP: 21 Herz-Organ-Punkt, 51 Vegetativum, 100 Herz

Individuelle Punktkombination

Angina pectoris, Stenokardie

Pe 6

Tachykardie

EX-B 2 *(hua tuo jiaji)* in diesem Bereich

Bradykardie

He 5, Du 25 [Du 24 Bi]

Herzbeschwerden mit Ödemneigung

Lu 7

Herzbeschwerden mit Dyspnoe

Bl 17

Herzbeschwerden bei verschlechtertem Allgemeinzustand

Ma 36, Mi 6, Ren 6

Herzneurosen

He 3

Verwendete Punkte

■ **Bl 15   Lok.:** 1,5 cun lat. Dornforts. BWK 5 **Besond.:** *Shu*-Zustimmungs-Punkt Herz, belebt Blut
■ **Bl 17   Lok.:** 1,5 cun lat. Dornforts. BWK 7, ca. Höhe des Angulus inf. scapulae **Besond.:** *Shu*-Zustimmungs-Punkt Zwerchfell, bessere Zwerchfell-motilität, einflussreicher Punkt für Blut, öffnet Thorax

■ **Du   Lok.:** Nasenspitze **Besond.:** Stimuliert Vegetativum
■ **He 3   Lok.:** Bei max. Armbeugung zw. Ende der Ellbogenfalte u. Epicondylus uln.   **Besond.:** *He*-Punkt, beseitigt Stagnation im He-Meridian Meister-Punkt Depression, psychisch aufhellend
■ **He 5   Lok.:** 1 cun prox. He 7 **Besond.:** *Luo*-Durchgangs-Punkt, öffnet Herz-Gefäße
■ **He 7   Lok.:** Uln. Handgelenksfalte, rad. Seite des Os pisiforme **Besond.:** *Shu*-Strömungs-Punkt, Sedativ-Punkt, beruhigt die Psyche, befriedet das Herz, löst Stauungen des Herz-*Qi* und in den Meridianen der Brust
■ **Lu 7   Lok.:** 1,5 cun prox. der queren Handgelenksfurche, über d. A. rad.   **Besond.:** *Luo*-Durchgangs-Punkt, Kardinal-Punkt für *Ren mai*, Meister-Punkt Stauung
▨ **Ma 36   Lok.:** 0,5 cun lat. der vord. Tibiakante, 1,5 cun unterh. des Unterrandes des Fibulaköpfchens (Gb 34) **Besond.:** *He*-Punkt
▨ **Mi 4   Lok.:** Im Grübchen über dem Übergang v. Basis zu Schaft des Os metatarsale I, am Farbumschlag der Haut **Besond.:** Kardinal-Punkt für *Chong mai*, wirkt auf die Herzfunktion
▨ **Mi 6   Lok.:** 3 cun oberh. der größten Erhebung des Innenknöchels am Hinterrand der Tibia **Besond.:** Gruppen-*Luo*-Punkt für die 3 *Yin* des Beines, regt *Qi*- und Blutzirkulation und Lymphfluss an
■ **Pe 6   Lok.:** 2 cun prox. der Mitte der palm. Handgelenksfurche zw. den Sehnen der Mm. flex. carpi rad. u. palmaris long.   **Besond.:** Kardinal-Punkt für *yin wei mai* mit Wirkung auf die Herzfunktion, starke Gefäß- und Kreislaufwirkung
■ **Ren 6   Lok.:** 1,5 cun unterh. des Nabels. **Besond.:** Stärkt das *Yuan*-Quellen-*Qi*
■ **Ren 17   Lok.:** Mittellinie des Sternums, in Höhe des 4. ICR, zw. den Mamillen (Mann) **Besond.:** *Mu*-Alarm-Punkt Pericard, Einflussreicher Punkt für das Respirationssystem, befreit Thorax
EX-B 2   Lok.: Je 17 Punkte auf jeder Seite, je 0,5 cun paravertebral, lat. der jeweiligen Dornforts.-Spitze von BWK 1 bis LWK 5; med. von den Punkten des inneren Bl-Astes **Besond.:** Wirkung der lokalen Punkte nerval-reflektorisch

6

6.2

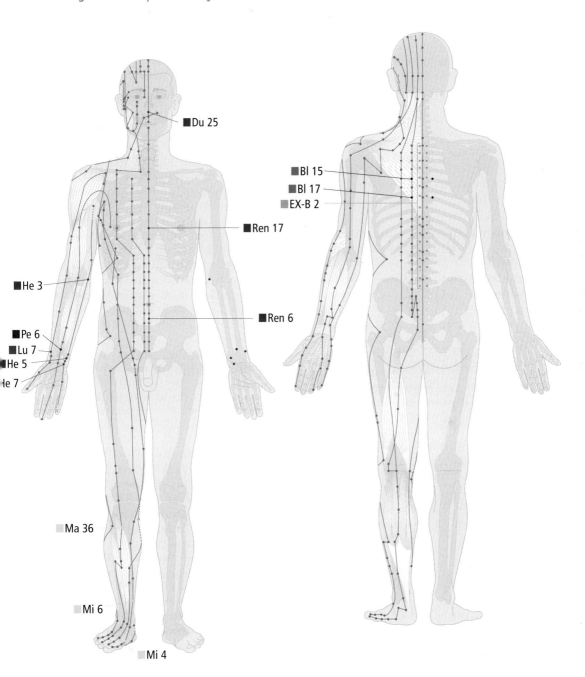

6.2.3 Hypertonie

Die Akupunktur kann bei der essentiellen Hypertonie gut in Kombination mit allgemeinmedizinischen Maßnahmen und zur Reduktion von Antihypertonika eingesetzt werden. Wichtig ist auch eine chirotherapeutische Prüfung, ob Blockierungen im HWS-Bereich bestehen.

TCM

Meist Schwäche des Nieren-*Yin* und Fülle des Leber-*Yang*

Basiskombination

Ma 36, He 7, Pe 6, Le 2 (hypertone Krise) oder Le 3 (im Intervall)
OAP: 59 Hypertonie, 100 Herz, 105 Blutdrucksenkende Furche

Individuelle Punktkombination

Hypertonie und Schlafstörungen
He 5, Du 20, EX-HN 3 *(yin tang)*

Hypertonie bei reduziertem Allgemeinzustand
Di 11, Bl 20, Ren 6

Hypertonie und Ödeme
Mi 6

Hypertonie mit Unruhe, Stress
Pe 7, Du 20

Verwendete Punkte

■ **Bl 20   Lok.:** 1,5 cun lat. Dornforts. BWK 11 **Besond.:** *Shu*-Zustimmungs-Punkt Milz, stärkt Milz und damit *Qi*
■ **Di 11   Lok.:** Bei max. gebeugtem Arm am rad. Ende der Ellbogenfalte **Besond.:** *He*-Punkt, Tonisierungs-Punkt
■ **Du 20   Lok.:** Auf der Verbindungslinie der beiden Apices auriculae **Besond.:** Reunions-Punkt aller divergenten Meridiane, daher psychosomatisch wirksam, sedierend und psychisch ausgleichend, neurovegetativ stabilisierend
■ **He 5   Lok.:** 1 cun prox. He 7 **Besond.:** Kühlt Hitze des Herzens, beruhigt den Geist
■ **He 7   Lok.:** Uln. Handgelenksfalte, rad. Seite des Os pisiforme **Besond.:** *Yuan*-Quell-Punkt, Sedativ-Punkt, beruhigt die Psyche, befriedet das Herz
■ **Le 2   Lok.:** In der Schwimmhautfalte zw. 1. u. 2. Zehe, lat. Ende des Großzehengrundgelenks **Besond.:** Sedativ-Punkt, senkt und beruhigt aufsteigendes Leber-Feuer
■ **Le 3   Lok.:** Im proximalen Winkel zw. Os metatarsale I u. II, auf dem Fußrücken **Besond.:** *Shu*-Strömungs-Punkt, *Yuan*-Quell-Punkt, blutdrucksenkend, spasmolytisch, Harmonisierung des Leber-*Qi*
■ **Ma 36   Lok.:** 0,5 cun lat. der vord. Tibiakante, 1,5 cun unterh. des Unterrandes des Fibulaköpfchens (Gb 34) **Besond.:** *He*-Punkt, stabilisiert, kräftigt, psychisch ausgleichend
■ **Mi 6   Lok.:** 3 cun oberh. der größten Erhebung des Innenknöchels am Hinterrand der Tibia **Besond.:** Gruppen-*Luo*-Punkt für die 3 *Yin* des Beines, wirkt ausgleichend auf den Kreislauf
■ **Pe 6   Lok.:** 2 cun prox. der Mitte der palm. Handgelenksfurche zw. den Sehnen der Mm. flex. carpi rad. u. palmaris long. **Besond.:** Kardinal-Punkt für *yin wei mai* mit Wirkung auf die Herzfunktion, ausgleichende Kreislaufwirkung
■ **Pe 7   Lok.:** In der Mitte der palm. Handgelenksfurche zw. den Sehnen der Mm. flex. carpi rad. u. palmaris long **Besond.:** *Yuan*-Quell-Punkt, Sedativ-Punkt, beruhigt den Geist, befriedet das Herz
■ **Ren 6   Lok.:** 1,5 cun unterh. des Nabels **Besond.:** Stärkt das *Yuan*-Quellen-*Qi*
EX-HN 3   Lok.: Mitte zwischen Augenbrauen **Besond.:** Entspannend

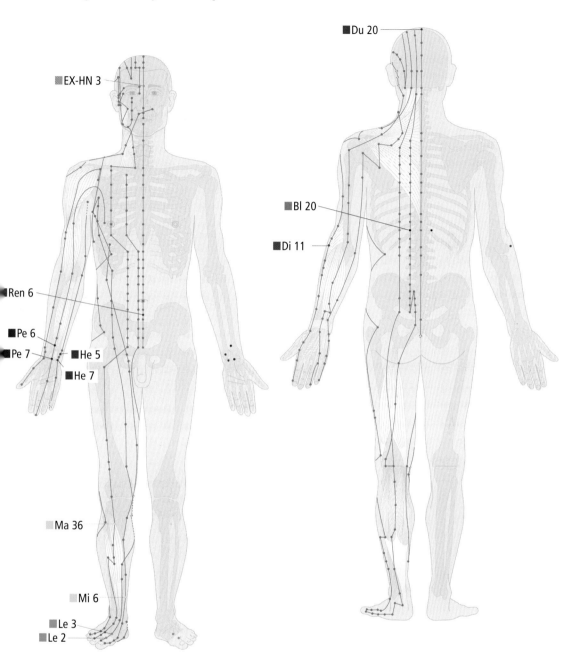

6.2.4 Hypotonie

Die Hypotonie ist nach Meinung der meisten Autoren schlechter zu beeinflussen als die Hypertonie. In unserer Erfahrung sind zumindest geringe, dafür aber stabile Blutdruckanstiege und eine deutliche Einsparung von Medikamenten zu erwarten.

Bei Hypotonie liegen oft typische Schwächesymptome vor: Müdigkeit, Schwächegefühl, leichtes Frieren, kalte Füße oder Hände.

TCM

Qi-Mangel, *Yang*-Mangel, *Xue*-Blut-Mangel

Basiskombination

Ma 36, Ni 7, Pe 6, Ren 12
OAP: 29 Hinterkopf, 51 Vegetetivum, 100 Herz
Technik: Moxa ist zu empfehlen, bei Nadelung tonisierende Technik (geringe Stimulation) anwenden

Individuelle Punktkombination

Hypotonie mit vegetativer Labilität
Bl 10, Gb 20

Hypotonie mit psychischer Belastung
He 3

Akute Hypotonie, orthostatischer Kollaps
🎧 Audiodatei 37
He 9, Pe 9, Du 26

Verwendete Punkte

■ **Bl 10**   **Lok.:** Trapeziusansatz an der Protub. occip. ext. **Besond.:** Mit Gb 20 vegetativ ausgleichend
■ **Du 26**   **Lok.:** Zw. ob. u. mittl. Drittel des Philtrums **Besond.:** Notfall u. Analgesie, stark kreislaufwirksam
■ **Gb 20**   **Lok.:** Hinter dem Mastoid zw. Trapezius u. M. sternocleidomast. am unt. Occipitalrand **Besond.:** Mit Bl 10 vegetativ ausgleichend, sympathikoton
■ **He 3**   **Lok.:** Bei max. Armbeugung zw. Ende der Ellbogenfalte u. Epicondylus uln.   **Besond.:** *He*-Punkt, Meister-Punkt Depression, psychisch aufhellend
■ **He 9**   **Lok.:** Neben dem rad. Nagelfalzwinkel des kl. Fingers **Besond.:** Tonisierungs-Punkt, Kollaps-Punkt
■ **Ma 36**   **Lok.:** 0,5 cun lat. der vord. Tibiakante, 1,5 cun unterh. des Unterrandes des Fibulaköpfchens (Gb 34) **Besond.:** *He*-Punkt Magen, Meister-Punkt Hormone, Blutdruck
■ **Ni 7**   **Lok.:** Am Vorderrand der Achillessehne, hinter dem M. flex. digit. long, 2 cun über der größten Prominenz des Malleolus int. = 2 cun oberh. Ni 3 **Besond.:** Tonisierungs-Punkt, stärkt spezifisch Nieren-*Yang*
■ **Pe 6**   **Lok.:** 2 cun prox. der Mitte der palm. Handgelenksfurche zw. den Sehnen der Mm. flex. carpi rad. u. palmaris long.   **Besond.:** Kardinal-Punkt für *yin wei mai* mit Wirkung auf die Herzfunktion, Gefäß- und Kreislaufwirkung
■ **Pe 9**   **Lok.:** Im Zentrum der Mittelfingerspitze **Besond.:** Schock-Punkt
■ **Ren 12**   **Lok.:** In der Mitte zw. Nabel u. Xiphoid **Besond.:** *Mu*-Alarm-Punkt des Magens, stärkt mit Ma 36 auch die Milz und damit das *Qi*

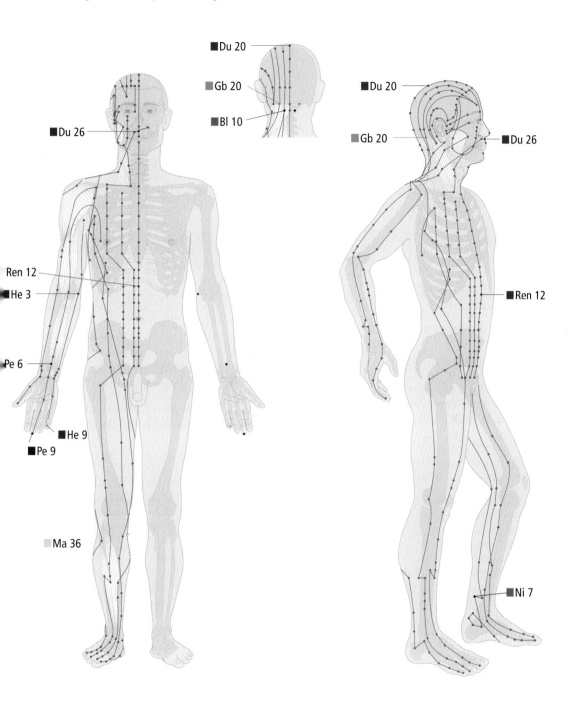

6.3   Erkrankungen der Lunge

G. Kubiena

6.3.1 Asthma bronchiale (1) – Mangel-Typ

„Asthma" bedeutet in der TCM Dyspnoe. Stets ist dabei der freie Lungen-*Qi*-Fluss gestört, beim Mangel-Typ durch Lungen- oder Nieren-*Qi*-Mangel, beim Fülle-Typ durch äußere Pathogene Faktoren oder durch kalten oder heißen Schleim.

Basiskombination

Lu 9, Bl 13, Ren 17 oder Kardinal-Punkte, Lu 7, Ni 6
OAP: 31 Asthma, 101 Lunge, 103 Trachea

Individuelle Punktkombinationen

Reduzierter Allgemeinzustand nach längerer Krankheit, Husten

TCM: Lungen-*Qi*-Mangel-Typ
Symptome: Inspiratorische Dyspnoe, kurzatmig, schwächlicher, tieftoniger Husten, leise Stimme, Schwitzen bei Anstrengung; **Puls:** Kraftlos; **Zungenkörper:** Blass
Therapieprinzip: Stärke das Kind (Lunge/Metall) über die Mutter (Erde/Milz)
Punkte: Stärkung des Lungen-*Qi*: Bl 13, Lu 9; Stärkung der Milz: Mi 3, Bl 20, Ren 12, Ma 36

Chronisches Asthma, Emphysem, ev. nach Cortisontherapie

TCM: Nieren-Schwäche-Typ
Symptome: Ähnlich wie oben, plus Keuchen, Einziehen von Gewebe supraclavicular, Müdigkeit, Schwäche, kalte Extremitäten; **Puls:** Tief, fadendünn
Punkte: Stärkung der Niere: Bl 23, Ni 3, Du 4 **M**, Ren 6 **M**; Regulierung der Atmung: Ren 17; Bl 43 **M**; Stärkung der Milz, Wirkung gegen Schleim: Bl 20, Ren 12, Ma 40; Hebung des Allgemeinzustands: Bl 43

Verwendete Punkte

■ **Bl 13**   **Lok.:** 1,5 cun lat. Dornforts. BWK 3
Besond.: *Shu*-Zustimmungs-Punkt Lunge; reguliert Lungen-*Qi*, fördert verteilende u. absenkende Funktion der Lunge, bei chron. Lungen-Krankheiten bes. wirksam mit *Yuan*-Quell-Punkt Lu 9
■ **Bl 20**   **Lok.:** 1,5 cun lat. Dornforts. BWK 11
Besond.: *Shu*-Zustimmungs-Punkt Milz; stärkt Milz u. Magen u. damit *Qi*-Produktion u. Allgemeinzustand; entfernt Feuchtigkeit

■ **Bl 23**   **Lok.:** 1,5 cun lat. Dornforts. LWK 2, also lat. Du 4 **Besond.:** *Shu*-Zustimmungs-Punkt Niere; stärkt Nieren-*Yin*- u. -*Yang*, corticotrop
■ **Bl 43**   **Lok.:** 3 cun lat. der dors. Medianen, Dornforts. in Höhe BWK 4, lat. Bl 14 (Zustimmungs-Punkt Pe), am med. Skapularand **Besond.:** *Shu*-Zustimmungs-Punkt Lebenszentren: stärkt *Qi*, angeborenes u. erworbenes *Jing* – Rekonvaleszenz!
■ **Du 4**   **Lok.:** Unt. Dornforts. LWK 2, lat. liegen Bl 23 u. Bl 47 **Besond.:** Stärkt Nieren-*Yin* u. mit Moxa Nieren-*Yang*
■ **Lu 7**   **Lok.:** 1,5 cun prox. der queren Handgelenksfurche, über d. A. rad. **Besond.:** Meister-Punkt Stauung; bewegt, senkt u. verteilt Lungen-*Qi*, entfernt äußere Pathogene; als Kardinal-Punkt für *Ren mai* mit Partner-Kardinal-Punkt Ni 6 für *Yin qiao mai* bei kombinierter Lungen-Nieren-Symptomatik
■ **Lu 9**   **Lok.:** In der queren Handgelenksfurche, rad. der A. rad. **Besond.:** *Yuan*-Quell-Punkt, Tonisierungs-Punkt; tonisiert Lungen- u. Thorax-*Qi* u. Lungen-*Yin*; bei chron. Lungen-Krankheiten bes. wirksam mit *Shu*-Zustimmungs-Punkt Lunge Bl 13
◻ **Ma 36**   **Lok.:** 0,5 cun lat. der vord. Tibiakante, 1,5 cun unterh. des Unterrandes des Fibulaköpfchens (Gb 34) **Besond.:** *He*-Punkt; stärkt Milz u. Magen u. fördert damit *Qi*- u. *Xue*-Blut-Produktion; kräftigend, psychisch ausgleichend
◻ **Ma 40**   **Lok.:** Auf der Hälfte des Unterschenkels 2 Finger lateral der Tibiakante **Besond.:** *Luo*-Durchgangs-Punkt zu Mi 3. Schleim: mangelhafte Transformation durch eine schwache Milz
◻ **Mi 3**   **Lok.:** Knapp prox. vom Großzehengrundgelenk, auf der Sehne des M. abductor hallucis **Besond.:** *Yuan*-Quell-Punkt; stärkt Milz bes. mit Bl 20 – *Shu*-Zustimmungs-Punkt Milz; entfernt Feuchtigkeit
■ **Ni 3**   **Lok.** Zw. stärkster Vorwölbung des Malleolus med. u. Achillessehne **Besond.:** *Yuan*-Quell-Punkt, stärkt Niere, bes. mit Bl 23
■ **Ni 6**   **Lok.:** Unterh. der Spitze des Innenknöchels **Besond.:** Stoffwechsel-Punkt, öffnet Thorax, erleichtert Hals, zerstreut Hitze; Kardinal-Punkt für *Yin qiao mai*; mit Partner-Kardinal-Punkt Lu 7 bei kombinierter Lungen-Nieren-Symptomatik
■ **Ren 6**   **Lok.:** 1,5 cun unterh. des Nabels **Besond.:** Stärkt Quellen-*Qi* (*Yuan-Qi*), zieht *Qi* nach unten
■ **Ren 12**   **Lok.:** In der Mitte zw. Nabel u. Xiphoid **Besond.:** *Mu*-Alarm-Punkt Magen, stärkt mit Ma 36 auch Milz
■ **Ren 17**   **Lok.:** Mittellinie des Sternums, in Höhe des 4. ICR, zw. den Mamillen (Mann) **Besond.:** *Mu*-Alarm-Punkt Pericard, senkt invers aufsteigendes *Qi*, befreit Thorax

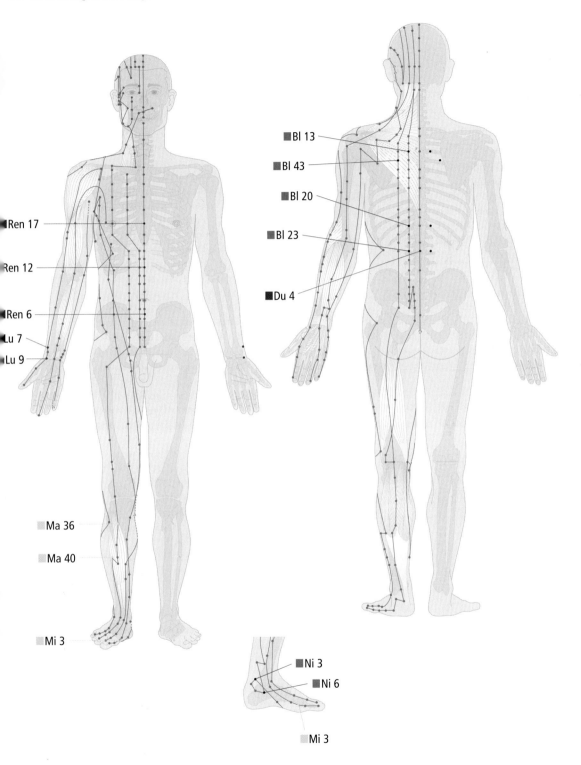

Ren 17

Ren 12

Ren 6

Lu 7

Lu 9

Ma 36

Ma 40

Mi 3

Bl 13

Bl 43

Bl 20

Bl 23

Du 4

Ni 3

Ni 6

Mi 3

6.3.1 Asthma bronchiale (2) – Fülle-Typ

TCM

Glatter *Qi*-Fluss durch Pathogene blockiert

Individuelle Punktkombinationen

Asthma bei beginnendem Infekt
TCM: Wind-Kälte-Typ
Ursache: Pathogene Faktoren Wind und Kälte blockieren Lungen-*Qi* und transformieren sich in Hitze
Symptome: Husten mit dünnflüssigem Auswurf, Tachypnoe, Frösteln, ansteigendes Fieber, kein Durst;
Puls: Oberflächlich (Außen), verlangsamt (Kälte);
Zungenbelag: Weiß (Kälte), dünn (Außen)
Punkte: Lu 7, Di 4, Bl 13, Bl 12, Du 14

Asthma bei eitriger Bronchitis
TCM: Schleim-Hitze-Typ
Ursache: Mangelnde Transformations- und Transportfunktion der Milz oder exzessive Lungen-Hitze dickt Flüssigkeit zu Schleim ein
Symptome: Tachypnoe, kurzatmig, laute, heisere Stimme, Husten mit gelbem, klebrigem Auswurf, Völlegefühl im Thorax, Fieber, ruhelos, trockener Mund;
Zungenbelag: Dick, gelb, klebrig, ev. trocken; **Puls:** Schlüpfrig (Schleim) und schnell (Hitze)
Punkte: Lu 5, Bl 13, Ren 17; Schleim: Ma 40 oder Pe 5 und Ren 22

Verwendete Punkte

■ **Bl 12   Lok.:** 1,5 cun lat. Dornforts. BWK 2
Besond.: Spezial-Punkt gegen äußeren Wind – evtl. Schröpfen bei beginnender Erkältung
■ **Bl 13   Lok.:** 1,5 cun lat. Dornforts. BWK 3
Besond.: *Shu*-Zustimmungs-Punkt Lunge; reguliert Lungen-*Qi*, fördert verteilende u. absenkende Funktion der Lunge, bes. wirksam mit *Yuan*-Quell-Punkt Lu 9
■ **Di 4   Lok.:** Auf dem Handrücken, am höchsten Punkt des Muskelwulstes zw. Metacarpale I u. II
Besond.: *Yuan*-Quell-Punkt; öffnet Oberfläche, bewegt *Qi*, Vorsicht whd. Schwangerschaft! Entfernt äußeren Wind z.B. am Beginn eines Infekts, stärkt verteilende Lungen-Funktion
■ **Du 14   Lok.:** Unt. Dornforts. HWK 7 **Besond.:** Reunions-Punkt aller *Yang*-Meridiane; entfernt Pathogene – bes. Wind-Kälte aus der Oberfläche
■ **Lu 5   Lok.:** Ellenbeuge, rad. der Bicepssehne
Besond.: *He*-Punkt, Sedativ-Punkt; entfernt Lungen-Hitze u.Schleim, senkt Lungen-*Qi*
■ **Lu 7   Lok.:** 1,5 cun prox. der queren Handgelenksfurche, über d. A. rad. **Besond.:** Meister-Punkt Stauung, bewegt, senkt u.verteilt Lungen-*Qi*, entfernt äußere Pathogene – speziell mit Di 4
■ **Ma 40   Lok.:** Auf der Hälfte des Unterschenkels 2 Finger lateral der Tibiakante **Besond.:** *Luo*-Durchgangs-Punkt zu Mi 3. Schleim ist das Produkt mangelhafter Transformation durch eine schwache Milz; Beiname: „Bisolvon der Akupunktur" – schleimlösend
■ **Pe 5   Lok.:** 3 cun prox. der Mitte der palm. Handgelenksfurche zw. den Sehnen der Mm. flex. carpi rad. u. palmaris long **Besond.:** Löst Schleim im oberen Erwärmer mit Ren 22
■ **Ren 17   Lok.:** Mittellinie des Sternums, in Höhe des 4. ICR, zw. den Mamillen (Mann) **Besond.:** *Mu*-Alarm-Punkt Pericard, senkt invers aufsteigendes *Qi*, befreit Thorax
■ **Ren 22   Lok.:** Mitte des Jugulums **Besond.:** Fördert absteigende u. dispergierende Lungen-Funktion, löst Schleim im oberen Erwärmer mit Pe 5

6

6.3

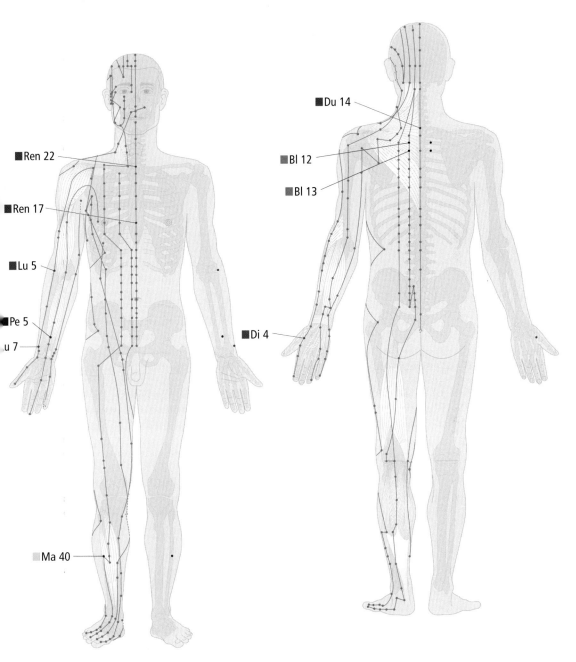

Ren 22

Ren 17

Lu 5

Pe 5

u 7

Ma 40

Du 14

Bl 12

Bl 13

Di 4

6.3.1 Asthma bronchiale (3) – Modalitäten

Individuelle Punktkombinationen

Akuter Asthmaanfall
Lu 6, EX-B1 (ding chuan) = Asthmapunkt; Fieber

Halsschmerz
Lu 10 Mikroaderlass; evtl. Ma 9

Allergisches Asthma
Di 4, Ni 6 [Stoffwechselpunkte, lt. Bi besonders wirksam]
OAP: 78 Allergiepunkt (Ohrspitze - er jian)

Anfallsangst
Lu 7, Ni 6, Ma 36, Ni 27, Ren 17

Schleim
Mi 6, Bl 20, Ma 40 oder Ren 22 und Pe 5

Verwendete Punkte

■ **Bl 20** **Lok.:** 1,5 cun lat. Dornforts. BWK 11
Besond.: *Shu*-Zustimmungs-Punkt Milz; stärkt Milz u. Magen u. damit *Qi*-Produktion u. AZ; entfernt Feuchtigkeit
■ **Di 4** **Lok.:** Auf dem Handrücken, am höchsten Punkt des Muskelwulstes zw. Metacarpale I u. II
Besond.: *Yuan*-Quell-Punkt u. als Stoffwechsel-Punkt lt. Bischko bei Allergien wirksam, bewegt *Qi*, Vorsicht whd. Schwangerschaft! Entfernt äußeren Wind, das sind in der TCM u.a. Allergene
■ **Lu 6** **Lok.:** 7 cun oberh. der Handgelenksfurche, auf einer Linie zw. Lu 5 (Ellenbeuge- rad. der Bicepssehne) u. Lu 9 (Handgelenksquerfurche, über A. rad.)
Besond.: *Xi*-Akut-Punkt, wirksam im Asthma-Anfall
■ **Lu 7** **Lok.:** 1,5 cun prox. der queren Handgelenksfurche, über d. A. rad. **Besond.:** Meister-Punkt Stauung, bewegt, senkt u. verteilt Lungen-*Qi*, entfernt

äußere Pathogene; als Kardinal-Punkt für *Ren mai* mit Partner-Kardinal-Punkt Ni 6 für *Yin qiao mai* bei kombinierter Lungen-Nieren-Symptomatik
■ **Lu 10** **Lok.:** Am Farbumschlag der Haut, Mitte des Os metacarpale I **Besond.:** Entfernt Lungen-Hitze
▨ **Ma 9** **Lok.:** Am Vorderrand des M. sternocleidomast., in Höhe der Prominentia laryngea **Besond.:** Reguliert *Qi*- u. *Xue*-Blut-Zirkulation, zerstreut Hitze
▨ **Ma 36** **Lok.:** 0,5 cun lat. der vord. Tibiakante, 1,5 cun unterh. des Unterrandes des Fibulaköpfchens (Gb 34) **Besond.:** *He*-Punkt; stärkt Milz u. Magen u. fördert damit *Qi*- u. *Xue*-Blut-Produktion; kräftigend, psychisch ausgleichend
■ **Mi 6** **Lok.:** 3 cun oberh. der größten Erhebung des Innenknöchels am Hinterrand der Tibia
Besond.: Gruppen-*Luo*-Punkt der 3 *Yin* des Beines (Mi, Le, Ni); stärkt Milz, entfernt Feuchtigkeit
■ **Ni 6** **Lok.:** Unterh. der Spitze des Innenknöchels
Besond.: Als Stoffwechsel-Punkt lt. Bischko bei Allergien wirksam, öffnet Thorax, erleichtert Hals, zerstreut Hitze; Kardinal-Punkt für *Yin qiao mai*; mit Partner-Kardinal-Punkt Lu 7 bei kombinierter Lungen-Nieren-Symptomatik
■ **Ni 27** **Lok.:** Am Unterrand des Sternoclaviculargelenks **Besond.:** Angst ist der innere pathogene Faktor der Niere
■ **Pe 5** **Lok.:** 3 cun prox. der Mitte der palm. Handgelenksfurche zw. den Sehnen der Mm. flex. carpi rad. u. palmaris long **Besond.:** Löst Schleim im oberen Erwärmer mit Ren 22
■ **Ren 17** **Lok.:** Mittellinie des Sternums, in Höhe des 4. ICR, zw. den Mamillen (Mann) **Besond.:** *Mu*-Alarm-Punkt Pericard, senkt invers aufsteigendes *Qi*, befreit Thorax
■ **Ren 22** **Lok.:** Mitte des Jugulums **Besond.:** Löst Schleim im oberen Erwärmer mit Pe 5
EX-B1 *(ding chuan)* **Lok.:** 0,5 cun lat. der Dornforts.-Spitze HWK 7 **Besond.:** Spezieller Asthma-Punkt, mit Lu 6 im Anfall wirksam

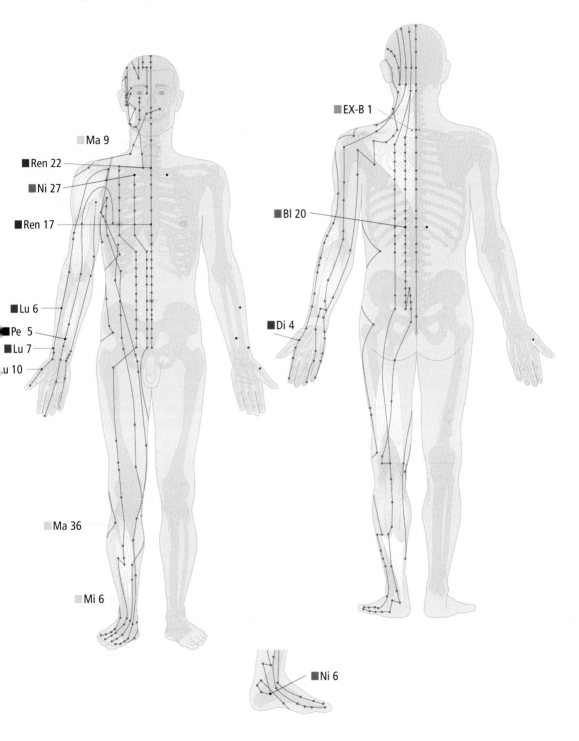

6.3.2 Husten und Bronchitis (1) – akut

Husten ist ein Symptom, mit welchem die Lunge auf jede Irritation antwortet und welches als „Inverses Lungen-*Qi*" bezeichnet wird. Die Lunge ist in der TCM für Regulation, Verteilung und Absenken von *Qi*-Energie nach unten zuständig und funktioniert nur in richtiger Zusammenarbeit mit allen anderen Organen, v.a. mit Milz und Niere. Diese Funktionen können durch äußere pathogene Faktoren oder durch innere Störungen beeinträchtigt werden.

Basiskombination

Di 4, Lu 7, Bl 13
OAP: 101 Lunge, 103 Trachea

Individuelle Punktkombinationen

Wind-Kälte – Husten bei beginnendem Infekt

Symptome: Husten, Auswurf und Nasensekret dünnflüssig u. weiß, behinderte Nasenatmung, Halskratzen, Kälte-Aversion, Schüttelfrost, Fieber, Kopfschmerz, kein Schwitzen; **Zungenbelag:** Dünn, weiß; **Puls:** Oberflächlich
Punkte: Lu 7, Di 4 **M**, Bl 12, Bl 13 **M**, Du 14

Wind-Hitze – eitrige Bronchitis bei blühendem Infekt

Symptome: Husten mit Erstickungsgefühl, dicker, gelber Auswurf, Durst, Halsschmerz, Kopfschmerz, Wind-Aversion, Schwitzen; **Zungenbelag:** Dünn, gelb; **Puls:** Oberflächlich, schnell
Ursache: Wind-Hitze dickt Flüssigkeit ein zu heißem Schleim
Lu 7, Di 4, Bl 13, Du 14, 3 E 5, kein Moxa!
Halsschmerz: Lu 11 oder Lu 10 bluten lassen
Fieber: Di 4, Di 11, Du 14
Wind/Kopfschmerz: Gb 20

Verwendete Punkte

■ **3E 5** **Lok.:** 2 cun prox. der Mitte der dors. Handgelenksfurche, ggü. Pe 6 **Besond.:** Kardinal-Punkt für *Yang wei mai*, öffnet Oberfläche, kann alle äußeren Pathogene entfernen, speziell Wind-Hitze

■ **Bl 12** **Lok.:** 1,5 cun lat. Dornforts. BWK 2 **Besond.:** Spezial-Punkt gegen äußeren Wind – evtl. Schröpfen bei akuter Erkältung

■ **Bl 13** **Lok.:** 1,5 cun lat. Dornforts. BWK 3 **Besond.:** *Shu*-Zustimmungs-Punkt Lunge, reguliert Lungen-*Qi*, fördert verteilende u. absenkende Funktion der Lunge

■ **Di 4** **Lok.:** Auf dem Handrücken, am höchsten Punkt des Muskelwulstes zw. Metacarpale I u. II **Besond.:** *Yuan*-Quell-Punkt, öffnet Oberfläche, bewegt *Qi*, entfernt Meridian-Obstruktion, äußeren Wind am Beginn eines Infekts; mit Di 11 u. Du 14 speziell gegen Fieber; bewegt *Qi*, stärkt verteilende Lungen-Funktion. Vorsicht bei Schwangerschaft!

■ **Di 11** **Lok.:** Auf dem Handrücken, am höchsten Punkt des Muskelwulstes zw. Metacarpale I u. II **Besond.:** *He*-Punkt, Tonisierungs-Punkt, entfernt äußeren Wind, Hitze, Feuchtigkeit; speziell gegen Fieber mit Di 4 u. Du 14

■ **Du 14** **Lok.:** Unt. Dornforts. HWK 7 **Besond.:** Reunions-Punkt aller *Yang*-Meridiane; entfernt Pathogene – bes. Wind-Kälte aus der Oberfläche; gegen Fieber mit Di 4 u. Di 11

■ **Gb 20** **Lok.:** Hinter dem Mastoid zw. Trapezius u. M. sternocleidomast. am unt. Occipitalrand **Besond.:** Reunions-Punkt mit 3-Erwärmer u. *Yang wei mai*, entfernt äußeren u. inneren Wind sowie Hitze; wichtigster Punkt bei Kopfschmerz durch Wind

■ **Lu 7** **Lok.:** 1,5 cun prox. der queren Handgelenksfurche, über d. A. rad. **Besond.:** Meister-Punkt Stauung, bewegt, senkt u. verteilt Lungen-*Qi*, entfernt äußere Pathogene

■ **Lu 10** **Lok.:** Am Farbumschlag der Haut, Mitte des Os metacarpale **Besond.:** Entfernt Lungen-Hitze

■ **Lu 11** **Lok.:** Neben dem Nagelfalzwinkel des Daumens, rad. **Besond.:** Meister-Punkt Halskrankheiten, entfernt Lungen-Hitze

■ **Ma 40** **Lok.:** Auf der Hälfte des Unterschenkels 2 Querfinger lateral der Tibiakante **Besond.:** *Luo*-Punkt, spezifisch gegen Schleim u. Feuchtigkeit, gut in Kombination mit Mi 9

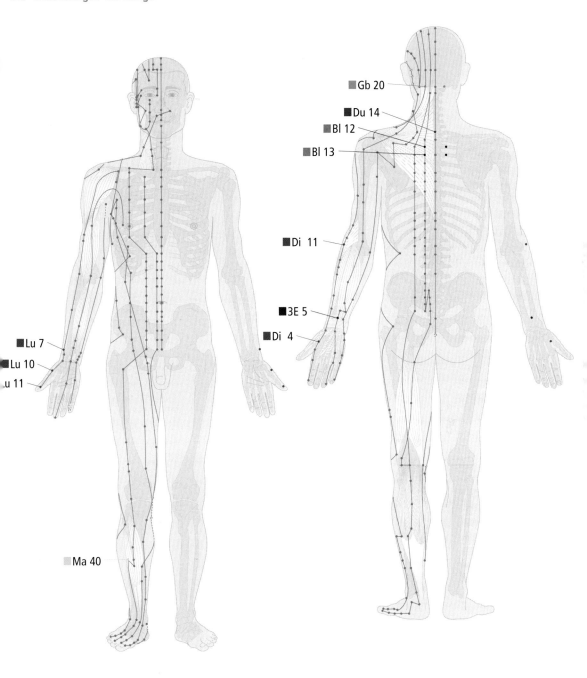

Gb 20
Du 14
Bl 12
Bl 13
Di 11
3E 5
Di 4
Lu 7
Lu 10
u 11
Ma 40

6.3.2 Husten und Bronchitis (2) – chronisch

Basiskombination

Lu 9, Bl 13, Ma 40

Lungen-Blockade durch Schleim – chronische Bronchitis
Symptome: Husten mit reichlich weißem, klebrigen Auswurf, Völlegefühl im Thorax, appetitlos. **Zungenbelag:** Weiß, klebrig; **Puls:** Schlüpfrig
Ursache: Schleim wird bei Milz-*Qi-Yang*-Mangel aufgrund reduzierter Transformationsfunktion produziert und häuft sich in der Lunge
Bl 13, Ren 12, Lu 5, Ma 36, Ma 40

Trockenheit der Lunge bei *Yin*-Mangel – trockene Emphysembronchitis, TBC
Symptome: Trockener Husten mit spärlichem, evtl. blutig tingiertem Auswurf, Nase u. Hals trocken, Halsschmerz, Nachmittagsfieber, Flush; **Zungenkörper:** Rot; **Zungenbelag:** Dünn; **Puls:** Fadenförmig, etwas beschleunigt
Ursache: Trockenheit und/oder *Yin*-Mangel
Punkte: Lu 7, Ni 6 als Kardinalpunkte; Lu1, Bl 13, Lu 9. Hämoptysen: Lu 6, Bl 17. Kein Moxa!

Schleim
Ren 22 und Pe 5 oder Ma 40, Mi 4, Mi 6, Bl 20

Verwendete Punkte

■ **Bl 13   Lok.:** 1,5 cun lat. Dornforts. BWK 3
Besond.: *Shu*-Zustimmungs-Punkt Lunge, reguliert Lungen-*Qi*, fördert verteilende u. absenkende Funktion der Lunge, erreicht mit *Mu*-Alarm-Punkt Lu 1 das Organ Lunge; stärkt mit *Yuan*-Quell-Punkt Lu 9 bei chronischer Lungen-Erkrankung
■ **Bl 17   Lok.:** 1,5 cun lat. Dornforts. BWK 7, ca. Höhe des Angulus inf. scapulae **Besond.:** Einflussreicher Punkt Blut, *Shu*-Zustimmungs-Punkt Zwerchfell, fördert Zwerchfellatmung, öffnet Thorax
■ **Bl 20   Lok.:** 1,5 cun lat. Dornforts. BWK 11
Besond.: *Shu*-Zustimmungs-Punkt Milz, stärkt Milz u. Magen u. damit *Qi*-Produktion u. AZ; entfernt Feuchtigkeit
■ **Lu 1   Lok.:** Zuerst Lu 2 aufsuchen, Lu 1 dir. im nächsten ICR darunter **Besond.:** *Mu*-Alarm-Punkt Lunge, erreicht mit *Shu*-Zustimmungs-Punkt Bl 13 das Organ Lunge
■ **Lu 5   Lok.:** Ellenbeuge, rad. der Bicepssehne
Besond.: Sedativ-Punkt, *He*-Punkt; entfernt Lungen-Hitze u. Schleim, senkt Lungen-*Qi*

■ **Lu 6   Lok.:** 7 cun oberh. der Handgelenksfurche, auf einer Linie zw. Lu 5 (Ellenbeuge- rad. der Bicepssehne) u. Lu 9 (Handgelenksquerfurche, über A. rad.)
Besond.: *Xi*-Akut-Punkt, reguliert u. senkt Lungen-*Qi*, entfernt Hitze, stillt Blutung
■ **Lu 7   Lok.:** 1,5 cun prox. der queren Handgelenksfurche, über d. A. rad. **Besond.:** Meister-Punkt Stauung, bewegt, senkt u. verteilt Lungen-*Qi*, entfernt äußere Pathogene, als Kardinal-Punkt für *Ren mai* mit Partner-Kardinal-Punkt Ni 6 für *Yin qiao mai* bei kombinierter Lungen-Nieren-Symptomatik
■ **Lu 9   Lok.:** In der queren Handgelenksfurche, rad. der A. rad. **Besond.:** *Yuan*-Quell-Punkt, Tonisierungs-Punkt; tonisiert Lungen- u. Thorax-*Qi* u. Lungen-*Yin*; bei chronischer Lungen-Erkrankung bes. wirksam mit *Shu*-Zustimmungs-Punkt Lunge Bl 13
■ **Ma 36   Lok.:** 0,5 cun lat. der vord. Tibiakante, 1,5 cun unterh. des Unterrandes des Fibulaköpfchens (Gb 34) **Besond.:** *He*-Punkt Magen, stärkt Milz u. Magen u. fördert damit *Qi*- u. Blut-Produktion; kräftigend, psychisch ausgleichend
■ **Ma 40   Lok.:** Auf der Hälfte des Unterschenkels 2 Finger lateral der Tibiakante **Besond.:** *Luo*-Durchgangs-Punkt zu Mi 3. Schleim ist das Produkt mangelhafter Transformation durch eine schwache Milz; Beiname: „Bisolvon der Akupunktur" – schleimlösend
■ **Mi 4   Lok.:** Im Grübchen über dem Übergang v. Basis zu Schaft des Os metatarsale I, am Farbumschlag der Haut **Besond.:** Kardinal-Punkt für *Chong mai*, stärkt Magen u. Milz u. fördert so indirekt die Schleim-Transformation!
■ **Mi 6   Lok.:** 3 cun oberh. der größten Erhebung des Innenknöchels am Hinterrand der Tibia
Besond.: Gruppen-*Luo*-Durchgangs-Punkt für die 3 *Yin* des Beines (Mi, Le, Ni); stärkt Milz, entfernt Feuchtigkeit
■ **Ni 6   Lok.:** Unterh. der Spitze des Innenknöchels
Besond.: Stoffwechsel-Punkt, öffnet Thorax, erleichtert Hals, zerstreut Hitze; Kardinal-Punkt für *Yin qiao mai*; mit Partner-Kardinal-Punkt Lu 7 bei kombinierter Lungen-Nieren-Symptomatik
■ **Pe 5   Lok.:** 3 cun prox. der Mitte der palm. Handgelenksfurche zw. den Sehnen der Mm. flex. carpi rad. u. palmaris long **Besond.:** Löst Schleim im oberen Erwärmer mit Ren 22
■ **Ren 12   Lok.:** In der Mitte zw. Nabel u. Xiphoid
Besond.: *Mu*-Alarm-Punkt Magen, stärkt mit Ma 36 auch Milz
■ **Ren 22   Lok.:** Mitte des Jugulums **Besond.:** Löst Schleim im oberen Erwärmer mit Pe 5

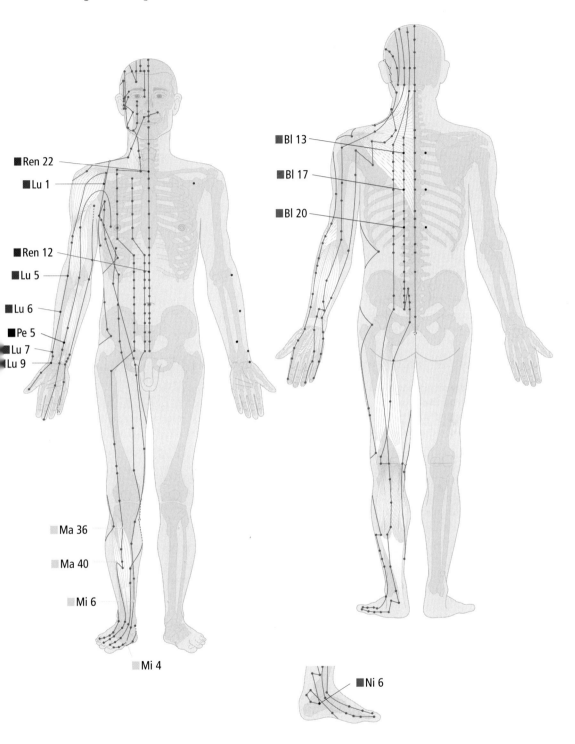

Ren 22
Lu 1

Bl 13
Bl 17
Bl 20

Ren 12
Lu 5

Lu 6

Pe 5
Lu 7
Lu 9

Ma 36

Ma 40

Mi 6

Mi 4

Ni 6

6.4 Erkrankungen des Magen-Darm-Trakts

H. Rausch, B. Sommer

Die Behandlungserfolge der Akupunktur sind bei zahlreichen funktionellen Störungen des Magen-Darm-Trakts sehr gut. Trotzdem muss besonders bei den folgenden Indikationen betont werden, dass eine Akupunktur erst nach westlich-moderner Abklärung erfolgen darf, da Dickdarmkarzinome zunächst nur durch unspezifische Symptome auffallen und z. B. Magenulzera auch maligne entarten können. Umgekehrt liegt gerade in der vermehrten Zuwendung zum Patienten und der Registrierung auch kleiner Befindlichkeitsstörungen die Chance des Akupunkteurs, bösartige Erkrankungen sehr früh aufspüren zu können.
Die Funktionsstörungen überlappen sich teilweise, die Trennung der Einzelindikationen folgt der westlichen Einteilung und praktischen Erwägungen.

▩ TCM

Unterscheidung in Fülle-Störungen, z.B. akute Gastritis, die sedierend behandelt werden, und Leere-Störungen, die vorwiegend Tonisierung und bei Kombination mit Kälte auch Moxibustion erfordern.

6.4.1 Übelkeit und Erbrechen

Obwohl die Akupunktur definitionsgemäß nur bei funktionellen Störungen hilfreich ist, ergaben neuere Studien (Dundee M., Belfast), dass der Punkt Pe 6 im klinischen Versuch auch gegen Übelkeit unter Chemotherapie und nach Narkose wirksam ist.

Basiskombination

Pe 6, Mi 4, Ma 36, Le 14
OAP: 29 Hinterkopf

Individuelle Punktkombination

Hyperemesis gravidarum
Pe 6 täglich einmal stechen, bis zu einer Woche lang. Zu Hause von der Patientin massieren lassen. Genaue Beschreibung und Kommentar (→ 6.7)

Höhenkrankheit
Bl 14

Seekrankheit
Le 13 oder Le 14, Ni 21

Besonders nervöser Patient
Ren 13

Erbrechen mit Magenkrämpfen
Bl 21, Ren 13

Extrapunkt bei Therapieresistenz
Extra 9 (EX-B 3, *wei wan xia shu*)

Verwendete Punkte

▪ **Bl 14   Lok.:** 1,5 cun lat. Dornforts. BWK 4 **Besond.:** *Shu*-Zustimmungs-Punkt Pericard, stärkt Kreislauf
▪ **Bl 21   Lok.:** 1,5 cun lat. Dornforts. BWK 12 **Besond.:** *Shu*-Zustimmungs-Punkt u. Meister-Punkt Magen, befriedet Magen, senkt Magen-*Qi* – Reflux
▪ **Le 13   Lok.:** Unterrand des freien Endes der 11. Rippe **Besond.:** *Mu*-Alarm-Punkt Milz, einflussreicher Punkt parenchymatöse Organe, harmonisiert Leber u. Milz
▪ **Le 14   Lok.:** MCL, 6. ICR, dir. unt. der Mamilla **Besond.:** *Mu*-Alarm-Punkt Leber, Spezial-Punkt: Seekrankheit, Hyperemesis
▪ **Ma 36   Lok.:** 1,5 cun lat. der vord. Tibiakante, 1,5 cun unterh. des Unterrandes des Fibulaköpfchens (Gb 34) **Besond.:** *He*-Punkt mit direkter Organwirkung, „Kommando-Punkt" für den Bauch; reguliert *Qi*
▪ **Mi 4   Lok.:** Im Grübchen über dem Übergang v. Basis zu Schaft des Os metatarsale I, am Farbumschlag der Haut **Besond.:** *Luo*-Durchgangs-Punkt, Kardinal-Punkt für *Chong mai*, stärkt Milz, beruhigt Magen
▪ **Ni 21   Lok.:** ⁶⁄₈ der Strecke Nabel/Xiphoid oberh. des Nabels, neben Ren 14, 0,5 cun lat. der Medianen **Besond.:** Beziehung zur Cardia
▪ **Pe 6   Lok.:** 2 cun prox. der Mitte der palm. Handgelenksfurche zw. den Sehnen der Mm. flex. carpi rad. u. palmaris long. **Besond.:** Meister-Punkt gegen Erbrechen, als Kardinal-Punkt für *Yin wei mai* bei Herz- u. Verdauungsproblemen mit Mi 4 (Kardinal-Punkt für *Chong mai*)
▪ **Ren 13   Lok.:** 5 cun bzw. ⁵⁄₈ der Strecke Xiphoid/Nabel oberh. des Nabels, 3 cun o. ³⁄₈ w.o. unterh. des Xiphoids **Besond.:** Kontrolliert Fundus, senkt rebellierendes Magen-*Qi*, gegen Fülle im Magen
EX-B 3   Lok.: 1,5 cun lat. des Unterrandes des Dornforts. BWK 8 **Besond.:** Gegen Magenschmerzen

6

6.4

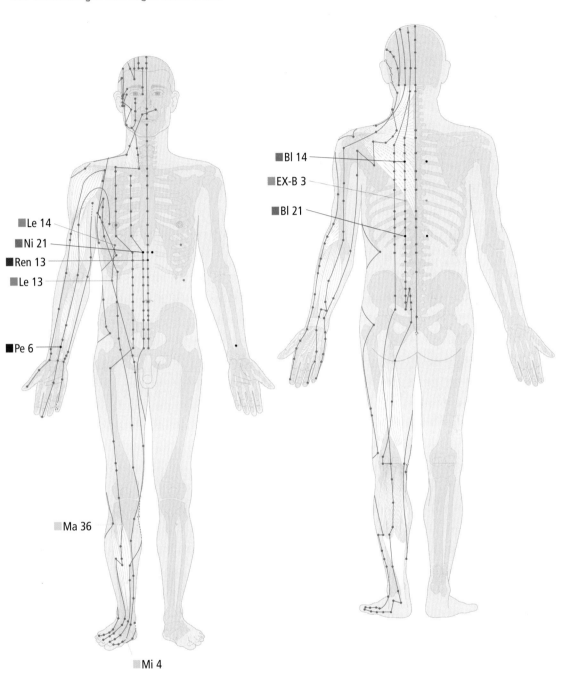

Le 14

Ni 21

Ren 13

Le 13

Pe 6

Ma 36

Mi 4

Bl 14

EX-B 3

Bl 21

6.4.2 Gastritis

Die chronische Gastritis ist ein gutes Indikationsgebiet der Akupunktur. Psychosomatische Abklärung und Betreuung sind dabei besonders wichtig.

TCM

Bei akuter Magenerkrankung sedierend (d.h. mit kräftiger Nadelstimulation); bei chronischer Magenerkrankung tonisierend; bei Kälte-Zeichen (weißer Zungenbelag, Kältegefühl) Moxibustion. Bei inneren Erkrankungen Behandlung durch Änderung der Ernährung und ggf. psychotherapeutische Behandlung.

Basiskombination

Ma 21, Ma 36, Mi 4, Bl 21, Ren 12

Individuelle Punktkombination

Extrapunkte bei allen Magenbeschwerden

Ex B3 *(wei wan xia shu)*, Ex-UE 3 *(zhong quan)*

Akute Gastritis, Reizmagen, krampfartige, diffuse Schmerzen

Ma 36, Ren 13

Chronische Gastritis, aggraviert durch kalte Speisen und Getränke

TCM: Kälte greift den Magen an bei bestehender Magen-Mangel-Kälte

Ni 3, Bl 23, Ren 12 **M**, Ren 6 **M**, Ren 13

Mit Blähungen und Völlegefühl

Mi 3, Bl 20, Mi 4

Chronische Gastritis, Appetitmangel, reduzierter AZ

Ma 36, Ren 12, Bl 21, Le 13 **M**, Bl 20 **M**

Chronische, rezidivierende Gastritis

Ma 36, Du 20; OAP (max. 2 pro Sitzung): psychotrope Zonen, Frustrations-, Antiaggressions- (PT 1), Antidepressions- (PT 3), Angstpunkt (PT 2)

Beschwerden bei Stress

TCM: Leber attackiert Magen

Le 14, Ren 12, Pe 6, Ma 36, Le 3

Verwendete Punkte

■ **Bl 20** **Lok.:** 1,5 cun lat. Dornforts. BWK 11 **Besond.:** *Shu*-Zustimmungs-Punkt Milz; stärkt Milz bes. mit *Yuan*-Quell-Punkt Mi 3; entfernt Feuchtigkeit mit Moxa!

■ **Bl 21** **Lok.:** 1,5 cun lat. Dornforts. BWK 12 **Besond.:** *Shu*-Zustimmungs-Punkt Magen u. Meister-Punkt Magen, reguliert u. stärkt Magen-*Qi*, entfernt Feuchtigkeit u. Nahrungs-Stau, befriedet Magen, senkt Magen-*Qi*, gegen Reflux

■ **Bl 23** **Lok.:** 1,5 cun lat. Dornforts. LWK 2, also lat. Du 4 **Besond.:** Stärkt Nieren-*Yin*, -*Yang*, -*Jing*, bei zusätzlicher Nieren-Symptomatik (Lumbalgie u. schwache Knie, morgendliche Diarrhö), bei *Yin*-Mangel ohne, bei *Yang*-Mangel mit Moxa. Bes. wirksam mit *Yuan*-Quell-Punkt Ni 3

■ **Du 20** **Lok.:** Auf der Verbindungslinie der beiden Apices auriculae **Besond.:** Psychisch ausgleichend, *Qi* anhebend

■ **Le 13** **Lok.:** Unterrand des freien Endes der 11. Rippe **Besond.:** *Mu*-Alarm-Punkt Milz, Einflussreicher Punkt parenchymatöse Organe, harmonisiert Leber u. Milz, behebt Nahrungsstagnation

■ **Le 14** **Lok.:** MCL, 6. ICR, dir unt. der Mamilla **Besond.:** *Mu*-Alarm-Punkt Leber, Spezial-Punkt: Seekrankheit, Hyperemesis

■ **Ma 21** **Lok.:** 2 cun seitl. der Medianen, neben Ren 12, Höhe Mitte der Strecke zw. Nabel u. Xiphoid **Besond.:** Gegen Fülle-Muster! Reguliert Magen, unterdrückt rebellierendes *Qi*

■ **Ma 36** **Lok.:** 1,5 cun lat. der vord. Tibiakante, 1,5 cun unterh. des Unterrandes des Fibulaköpfchens (Gb 34) **Besond.:** *He*-Punkt mit direkter Organwirkung, „Kommando-Punkt" für den Bauch; stärkt auch Milz, bes. mit Alarm-Punkt Ren 12

■ **Mi 3** **Lok.:** Knapp prox. vom Großzehengrundgelenk, auf der Sehne des M. abductor hallucis **Besond.:** *Yuan*-Quell-Punkt; stärkt Milz, bes. mit Bl 20; entfernt Feuchtigkeit

■ **Mi 4** **Lok.:** Im Grübchen über dem Übergang v. Basis zu Schaft des Os metatarsale I, am Farbumschlag der Haut **Besond.:** *Luo*-Durchgangs-Punkt, Kardinal-Punkt für *Chong mai*, Meister-Punkt gegen Durchfälle, stärkt Milz, beruhigt Magen

■ **Ni 3** **Lok.:** Zw. stärkster Vorwölbung des Malleolus med. u. Achillessehne **Besond.:** *Yuan*-Quell-Punkt; stärkt Nieren-*Qi* u. -*Yin*, bes. mit *Shu*-Zustimmungs-Punkt Bl 23

■ **Ren 6** **Lok.:** 1,5 cun unterh. des Nabels **Besond.:** Stärkt Niere, Quellen-*Qi* u. mit Moxa *Yang*

■ **Ren 12** **Lok.:** In der Mitte zw. Nabel u. Xiphoid **Besond.:** *Mu*-Alarm-Punkt Magen; Einflussreicher Punkt für die Hohlorgane; kontrolliert mittleren Erwärmer, stärkt Magen u. Milz, reguliert *Qi* des Magens u. mittleren Erwärmers, entfernt Feuchtigkeit, fördert Verdauung liegengebliebener Nahrung

■ **Ren 13** **Lok.:** 5 cun bzw. ⅝ der Strecke Xiphoid/Nabel oberh. des Nabels, 3 cun o. ⅜ w.o. unterh. des Xiphoids **Besond.:** Kontrolliert Fundus, senkt rebellierendes Magen-*Qi*, gegen Fülle im Magen

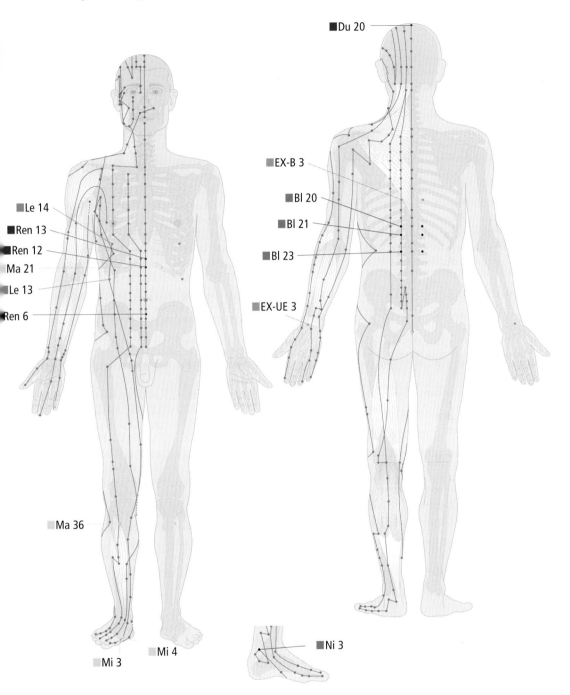

Ex B3 **Lok.:** 1,5 cun lat. des Unterrandes des Dorn-forts. BWK 8 **Besond.:** Geg. Magenschmerzen

Ex-UE 3 **Lok.:** Grübchen zwischen Tabatiere u. Mitte der Handgelenkswurzel **Besond.:** Gegen Hämateme-sis

6.4.3 Ulcus ventriculi/duodeni

Die Akupunktur kann hier beachtliche Erfolge erzielen, meist rasche Besserung der subjektiven Symptome. Ein Akupunktur-Zyklus von ca. 15 Sitzungen sollte in regelmäßigen Abständen durchgehalten werden. Abstände: anfangs täglich, später 14-tägig. Es wurde nachgewiesen, dass durch Elektroakupunktur bei Ma 36 sogar die Säuresekretion bei Gesunden gehemmt werden kann (Lux G. et al., 1994).

TCM

Die ulkusbedingten Beschwerden entstehen durch Stagnation von *Xue*-Blut und *Qi*. Therapieziel: Stagnation beseitigen. Bei akuten, krampfartigen Schmerzen liegt meist eine Leber-Störung vor. Behandlung: Harmonisierung des Leber-*Qi* (Le 14, Le 3).

Basiskombination

Bl 21, Ma 36, Ren 12; OAP: 51 Vegetativum

Individuelle Punktkombination

Extrapunkte bei allen Magenschmerzen

EX-B 3 *(wei wan xia shu)*, EX-UE 3 *(zhong quan)*

Starke psychische Komponente Du 20

Häufiges Aufstoßen Ma 45, Pe 6, Ren 22

Verschlechterung nach dem Essen, durch Wärme und Druck, Hämatemesis (Blutstagnation im Magen) **Technik:** Sedierend; Ma 21, Mi 10, Ren 10

Besserung durch Essen, Wärme und Druck TCM: Magen-Mangel-Kälte – *Yang*-Mangel Pe 6, Bl 20 **M**, Ma 36 **M**, Ren 4 **M**

Brennende Schmerzen, ständiges Durst- und Hungergefühl (Aufsteigendes Magen-Feuer) **Technik:** Sedierend; Ma 44, Mi 6, Pe 6

Anfallsartige, krampfartige Schmerzen mit epigastrischem Spannungsgefühl durch Emotionen TCM: Leber-*Qi* attackiert Magen; **Technik:** Sedierend Le 3, Pe 6, Mi 6, Bl 18

Verwendete Punkte

■ **Bl 18 Lok.:** 2 cun lat. Dornforts. BWK 9 **Besond.:** *Shu*-Zustimmungs-Punkt Leber, entfernt feuchte Hitze, bewegt *Qi*-Stagnation
■ **Bl 20 Lok.:** 1,5 cun lat. Dornforts. BWK 11 **Besond.:** *Shu*-Zustimmungs-Punkt Milz!
■ **Bl 21 Lok.:** 1,5 cun lat. Dornforts. BWK 12 **Besond.:** *Shu*-Zustimmungs-Punkt u. Meister-Punkt Magen; reguliert u. stärkt Magen-*Qi*, entfernt Feuch-

tigkeit u. Nahrungsstau, befriedet Magen, senkt Magen-*Qi*, gegen Reflux
■ **Du 20 Lok.:** Auf der Verbindungslinie der beiden Apices auriculae **Besond.:** Psychisch ausgleichend
■ **Le 3 Lok.:** Im prox. Winkel zw. Os metatarsale I u. II auf d. Fußrücken **Besond.:** *Shu*-Strömungs- u. *Yuan*-Quell-Punkt; bewegt *Qi* bes. mit Di 4, glättet *Qi*-Fluss, spasmolytisch
■ **Le 14 Lok.:** MCL, 6. ICR, dir. unt. der Mamille **Besond.:** *Mu*-Alarm-Punkt Leber, Reunions-Punkt m. Milz, Spezial-Punkt Nausea, stärkt *Yin*-Aspekt d. Leber, gleicht Leber-*Yang*-Überschuss aus
■ **Ma 21 Lok.:** 2 cun seitl. der Medianen, neben Ren 12 **Besond.:** Gegen Fülle-Muster! Reguliert Magen, unterdrückt rebellierendes *Qi*
■ **Ma 36 Lok.:** 1,5 cun lat. der vord. Tibiakante, 1,5 cun unterh. des Unterrandes des Fibulaköpfchens (Gb 34) **Besond.:** *He*-Punkt mit direkter Organwirkung, „Kommando-Punkt" für den Bauch; stärkt auch Milz; bes. mit Alarm-Punkt Ren 12
■ **Ma 44 Lok.:** Interdigitalfalte zw. 2. u. 3. Zehe nahe Grundgelenk d. 2. Zehe **Besond.:** Entfernt Magen-Hitze u. Fülle, reguliert invers aufsteigendes Magen-*Qi*, stillt Bauchschmerz m. Fieber, fördert Verdauung
■ **Ma 45 Lok.:** Neben dem fibularen Nagelfalzwinkel der 2. Zehe **Besond.:** *Jing*-Brunnen-Punkt, Sedativ-Punkt; löst Nahrungstagnation auf
■ **Mi 6 Lok.:** 3 cun oberh. d. größten Erhebung d. Innenknöchels am Hinterrand d. Tibia **Besond.:** Gruppen-*Luo*-Durchgangs-Punkt f. d. 3 *Yin* d. Beines: Mi, Le, Ni; stärkt Niere, Blut u. *Yin*, kühlt u. bewegt Blut, glättet Leber-*Qi*-Fluss, gegen Schmerzen
■ **Mi 10 Lok.:** Bei gebeugtem Knie 2 cun oberh. d. Patellaoberrandes, med. d. M. vastus med. **Besond.:** Name: „Meer des Blutes"; kühlt u. stärkt Blut, zerstreut Hitze, reguliert *Qi*- u. Blutzirkulation
■ **Pe 6 Lok.:** 2 cun prox. d. Mitte d. palm. Handgelenksfurche zw. d. Sehnen d. Mm. flex. carpi rad. u. palmaris long. **Besond.:** Kardinal-Punkt f. *yin wei mai*, Meister-Punkt Erbrechen, harmonisiert Magen, beruhigt Geist
■ **Ren 4 Lok.:** 2 cun oberh. d. Symphyse **Besond.:** *Mu*-Alarm-Punkt Dünndarm, Reunions-Punkt d. 3 *Yin*-Meridiane d. unt. Extremität; stärkt *Qi*, *Yang*, Blut, *Yin* u. Niere
■ **Ren 10 Lok.:** 2 cun oberh. d. Nabels **Besond.:** Kontrolliert Pylorus, fördert Absteigen d. Magen-*Qi*, stärkt Milz
■ **Ren 12 Lok.:** In der Mitte zw. Nabel u. Xiphoid **Besond.:** *Mu*-Alarm-Punkt Magen, Einflussreicher Punkt f. d. Hohlorgane, kontrolliert mittleren Teil d. Magens, stärkt Magen u. Milz, reguliert *Qi* d. Magens

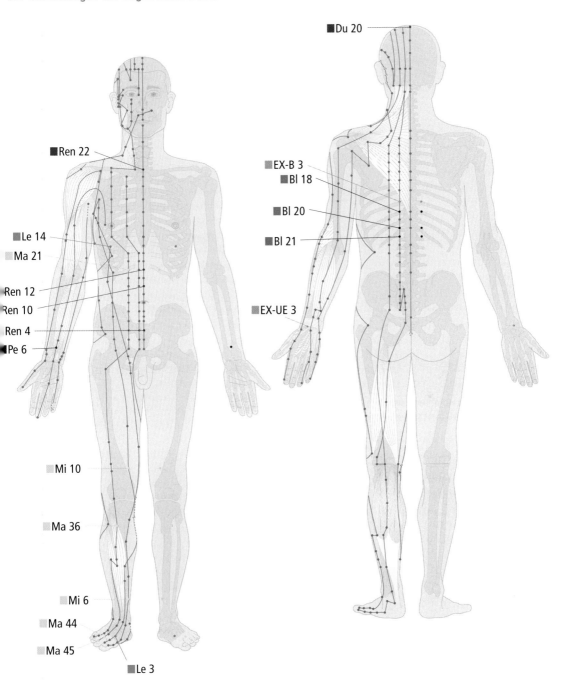

u. mittleren Erwärmers, entfernt Feuchtigkeit, fördert Verdauung liegengebliebener Nahrung
■ **Ren 22 Lok.:** Mitte des Jugulums **Besond.:** Senkt invers aufsteigendes *Qi*

Ex B 3 **Lok.:** 1,5 cun lat. d. Unterrandes d. Dornforts. BWK 8 **Besond.:** Gegen Magenschmerzen
Ex-UE 3 **Lok.:** Grübchen zw. Tabatiere u. Mitte d. Handgelenkswurzel **Besond.:** Gegen Hämatemesis

6.4.4 Colon irritabile

Diese Krankheit ist durch wechselnde Darmbeschwerden ohne organisches Korrelat charakterisiert. Da häufig psychische Belastungen in Zusammenhang mit einer Verschlechterung gesehen werden können, empfiehlt sich eine psychosomatisch orientierte Abklärung. Bei unspezifischen Formen sind mit der Akupunktur recht gute Erfolge zu erwarten.

TCM

Füllesymptomatik liegt bei akuten krampfartigen Schmerzen, akuter Diarrhö oder spastischer Obstipation vor; eine Leeresymptomatik zeigt sich bei chronischer Obstipation, chronischer Diarrhö und dumpfen Schmerzen.

Basiskombination

Ma 25, Ma 37, Mi 4; OAP: 51 Vegetativum

Individuelle Punktkombination

Akute Beschwerden

Bl 25, Ma 37 (täglich oder jeden 2. Tag)

Chronische Formen, reduzierter Allgemeinzustand

Ma 36 (+ /M der *Shu-Mu*-Punkte Bl 25 und Ma 25)

Starke psychische Belastung

Je nach Funktionskreis und Ursache

Verschlechterung durch Kälte

Mi 4, Ni 15; Moxa auf Ren 12, Ren 6

Zusammenhang mit Menstruation

Mi 6

Verwendete Punkte

■ **Bl 25   Lok.:** 1,5 cun lat. Dornforts. LWK 4 **Besond.:** *Shu*-Zustimmungs-Punkt Dickdarm, fördert Dickdarmfunktion

▨ **Ma 25   Lok.:** 2 cun seitl. der Medianen, neben Ren 8 neben dem Nabel. **Besond.:** *Mu*-Alarm-Punkt Dickdarm; reguliert Darmfunktion, bes. mit unt. *He*-Punkt Dickdarm Ma 37

▨ **Ma 36   Lok.:** 1,5 cun lat. der vord. Tibiakante, 1,5 cun unterh. des Unterrandes des Fibulaköpfchens (Gb 34) **Besond.:** *He*-Punkt mit direkter Organwirkung, „Kommando-Punkt" für den Bauch; stärkt auch Milz; bes. mit Alarm-Punkt Ren 12; stärkend, psychisch ausgleichend

▨ **Ma 37   Lok.:** 1 cun lat. der Tibiakante, 4 cun unterh. der Höhe des Unterrandes des Fibulaköpfchens; 3 cun unt. Ma 36 **Besond.:** Unt. *He*-Punkt Dickdarm; reguliert Magen- u. Darmfunktion, bes. mit *Mu*-Alarm-Punkt Ma 25

▨ **Mi 4   Lok.:** Im Grübchen über dem Übergang v. Basis zu Schaft des Os metatarsale I, am Farbumschlag der Haut **Besond.:** *Luo*-Durchgangs-Punkt, Kardinal-Punkt für *Chong mai*, Meister-Punkt gegen Durchfälle, stärkt Milz, beruhigt Magen

▨ **Mi 6   Lok.:** 3 cun oberh. der größten Erhebung des Innenknöchels am Hinterrand der Tibia **Besond.:** Gruppen-*Luo*-Durchgangs-Punkt für die 3 *Yin* des Beines: Mi, Le, Ni; stärkt Milz, Niere, Blut u. *Yin*, kühlt u. bewegt Blut, glättet Leber-*Qi*-Fluss, gegen Reizbarkeit, entfernt Blut-Stau, reguliert Uterus u. Menstruation

■ **Ni 15   Lok.:** 0,5 cun lat. der Medianen, 4 cun bzw. ⅘ der Strecke Symphyse/Nabel oberh. der Symphyse, neben Ren 7 **Besond.:** Lokal-Punkt

■ **Ren 6   Lok.:** 1,5 cun unterh. des Nabels. **Besond.:** Stärkt Niere, Quellen-*Qi*, *Qi* des unteren Erwärmers u. *Yang* mit Moxa

■ **Ren 12   Lok.:** In der Mitte zw. Nabel u. Xiphoid **Besond.:** *Mu*-Alarm-Punkt Magen, einflussreicher Punkt für die Hohlorgane; kontrolliert mittleren Teil des Magens, stärkt Magen u. Milz, reguliert *Qi* des Magens u. mittleren Erwärmers, entfernt Feuchtigkeit, fördert Verdauung liegengebliebener Nahrung

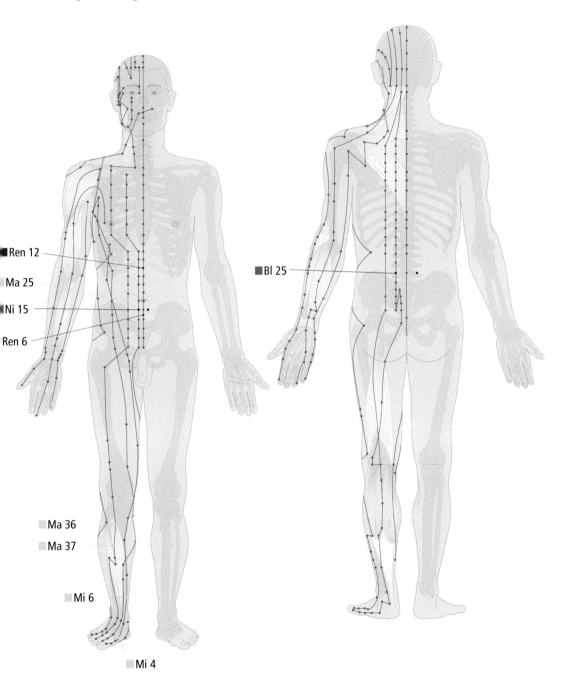

Ren 12

Ma 25

Ni 15

Ren 6

Bl 25

Ma 36

Ma 37

Mi 6

Mi 4

6.4.5 Colitis ulcerosa und Morbus Crohn

Die Akupunktur stellt bei diesen chronisch entzündlichen Krankheitsbildern eine echte Alternative dar, da die üblichen Langzeitmaßnahmen wie Sulfonamide, Steroide oder chirurgische Interventionen in der Regel nicht zur Ausheilung führen. Je nach Patient und Krankheitsstadium können längere Intervalle mit Beschwerdefreiheit durchaus erwartet werden. Zudem beobachtet man unter der Akupunkturbehandlung eine bessere Wirksamkeit der Dauermedikation, die dann (vorsichtig) gesenkt werden kann.
Bei Colitis ulcerosa bzw. Morbus Crohn erfolgt die Akupunkturtherapie möglichst im Intervall bzw. im subakuten Stadium.

Basiskombination

Ma 25, Bl 25, Mi 4, Ma 37 oder Ma 36
OAP: 51 Vegetativum, 55 *shen men*, 91 Dickdarm. Die verwendeten Punkte sind dieselben wie beim Colon irritabile, zusätzlich noch folgende:

Individuelle Punktkombination

Starke psychische Komponente
He 3, Ren 15, Du 20

Starke Schmerzen
Di 4, Le 3

Schlechtes Allgemeinbefinden u. Kälte
Mi 6, Ren 6 M, Bl 52 [Bl 47 Bi]

Spasmen
Dü 3, Ren 3, Gb 34

Crohn
Di 4, Le 13

Verwendete Punkte

■ **Bl 25 Lok.:** 1,5 cun lat. Dornforts. LWK 4 **Besond.:** *Shu*-Zustimmungs-Punkt Dickdarm
■ **Bl 52 Lok.:** 3 cun lat. der dors. Medianen, Höhe Dornforts. LWK 2, lat. Bl 23 (Zustimmungs-Punkt Ni) **Besond.:** Corticotrop
■ **Di 4 Lok.:** Auf dem Handrücken, am höchsten Punkt des Muskelwulstes zw. Metacarpale I u. II **Besond.:** *Yuan*-Quell-Punkt, bewegt *Qi*, bes. mit Le 3
■ **Du 20 Lok.:** Auf der Verbindungslinie der beiden Apices auriculae **Besond.:** Psychisch ausgleichend, *Qi* anhebend, mit Ren 15 beruhigend wie Lexotanil

■ **Dü 3 Lok.:** Bei Faust auf Handrücken im Grübchen hinter dem Ende der obersten Handtellerquerfalte **Besond.:** Tonisierungs-Punkt, Kardinal-Punkt für *Du mai*, Meister-Punkt Schleimhaut u. Spasmolyse
■ **Gb 34 Lok.:** Bei gebeugtem Knie in der Vertiefung vor u. unt. dem Fibulaköpfchen **Besond.:** *He*-Punkt, direkte Organwirkung; stark *Qi* bewegend
■ **He 3 Lok.:** Bei maximaler Armbeugung zwischen Ende der Ellenbogenfalte u. Epicondylus ulnaris **Besond.:** *He*-Punkt, Meister-Punkt Depression
■ **Le 3 Lok.:** Im proximalen Winkel zwischen Os metatarsale I u. II auf dem Fußrücken **Besond.:** *Shu*-Strömungs- u. *Yuan*-Quell-Punkt; bewegt *Qi* bes. mit Di 4, harmonisiert *Qi*-Fluss, spasmolytisch
■ **Le 13 Lok.:** Unterrand des freien Endes der 11. Rippe **Besond.:** Stoffwechsel-Punkt, *Mu*-Alarm-Punkt Milz, einflussreicher Punkt parenchymatöse Organe; harmonisiert Leber u. Milz
▨ **Ma 25 Lok.:** 2 cun seitl. der Medianen, neben Ren 8 neben dem Nabel. **Besond.:** *Mu*-Alarm-Punkt Dickdarm; reguliert Darmfunktion, bes. mit unt. *He*-Punkt Ma 37
▨ **Ma 37 Lok.:** 0,5 cun lat. der Tibiakante, 4 cun unterh. der Höhe des Unterrandes des Fibulaköpfchens; 3 cun unt. Ma 36 **Besond.:** Unt. *He*-Punkt Dickdarm, reguliert Magen- u. Darmfunktion, bes. mit *Mu*-Alarm-Punkt Ma 25; entfernt feuchte Hitze, gegen Diarrhö
▨ **Mi 4 Lok.:** Im Grübchen über dem Übergang v. Basis zu Schaft des Os metatarsale I, am Farbumschlag der Haut **Besond.:** *Luo*-Durchgangs-Punkt, Kardinal-Punkt für *Chong mai*, Meister-Punkt gegen Durchfälle, stärkt Milz, beruhigt Magen
■ **Mi 6 Lok.:** 3 cun oberh. der größten Erhebung des Innenknöchels am Hinterrand der Tibia **Besond.:** Gruppen-*Luo*-Punkt für die 3 *Yin* des Beines; stärkt Milz, Niere, Blut u. *Yin*, glättet Leber-*Qi*-Fluss, entfernt Blut-Stau, reguliert Uterus u. Menstruation
■ **Ren 3 Lok.:** 1 cun o. ¹⁄₅ der Strecke Symphyse/Nabel oberh. der Symphyse **Besond.:** *Mu*-Alarm-Punkt Blase, Reunions-Punkt der 3 *Yin*-Meridiane der unteren Extremität, Lokal-Punkt
■ **Ren 6 Lok.:** 1,5 cun unterh. des Nabels **Besond.:** „Meer des *Qi*"; stärkt Niere, Quellen-*Qi* u. *Qi* des unteren Erwärmers, mit Moxa auch Nieren-*Yang*
■ **Ren 15 Lok.:** 1 cun unterh. des Xiphoids **Besond.:** Beruhigt Geist, unterstützt Quellen-*Qi*; mit Du 20 beruhigend wie Lexotanil

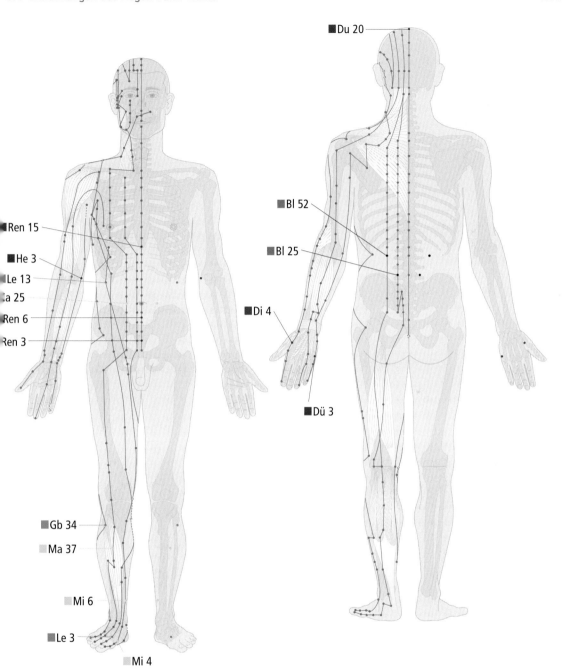

6.4.6 Diarrhö

Die Akupunktur wird hier vorwiegend adjuvant eingesetzt. So können mit der Akupunktur schmerzhafte Tenesmen rasch gebessert werden.

TCM

Aus Sicht der TCM repräsentiert die Milz den Verdauungstrakt, sodass Punkte des Milz-Meridians sehr oft indiziert sind. Es wird unterschieden nach „Fülle-Typ" mit Völlegefühl und akuten Schmerzen verursacht durch äußere Pathogene, z. B. verdorbenes Essen, Sommer-Hitze, aber auch Kälte, und einem „Leere-Typ" bei chronischen Formen mit Milz- und evtl. auch Nieren-Schwäche.

Basiskombination

Mi 4, Ma 25, Ma 37, Bl 25, Ren 4 oder Ren 6

Individuelle Punktkombination

Akute Beschwerden mit Übelkeit
Plötzlicher Beginn, wässrige und/oder stinkende Stühle, Druckschmerz: Pe 6, Mi 9

Mit erhöhter Temperatur
Di 11

Kreislaufbelastung
Pe 6, Ma 36

Spasmenlösend
Le 3, Dü 3

Mit Schmerzen
EX-UE 8 (wai lao gong)

Chronische Beschwerden – Milz- oder Milz-Nieren-Schwäche
Ungeformte Stühle, Besserung durch Druck und Wärme, Kälteempfindlichkeit
Mi 9, Bl 23 **M**, Ni 3, Mi 4, Ren 12 **M**, Ren 6 **M**, Ma 36

Verwendete Punkte

■ **Bl 23** Lok.: 1,5 cun lat. Dornforts. LWK 2, also lat. Du 4 **Besond.:** *Shu*-Zustimmungs-Punkt Niere; stärkt Nieren-*Yin* u. -*Jing*, mit Moxa Nieren-*Yang*
■ **Bl 25** Lok.: 1,5 cun lat. Dornforts. LWK 4 **Besond.:** *Shu*-Zustimmungs-Punkt Dickdarm
■ **Di 11** Lok.: Auf dem Handrücken, am höchsten Punkt des Muskelwulstes zw. Metacarpale I u. II **Besond.:** *He*-Punkt; entfernt feuchte Hitze, mit Di 4 u. Du 14 gegen Fieber

■ **Dü 3** Lok.: Bei Faust auf Handrücken im Grübchen hinter dem Ende der obersten Handtellerquerfalte **Besond.:** Meister-Punkt Schleimhaut, spasmolytisch
■ **Le 3** Lok.: Im proximalen Winkel zwischen Os metatarsale I u. II auf dem Fußrücken **Besond.:** *Shu*-Strömungs- u. *Yuan*-Quell-Punkt; fördert glatten *Qi*-Fluss, spasmolytisch
■ **Ma 25** Lok.: 2 cun seitl. der Medianen, neben Ren 8 neben dem Nabel. **Besond.:** *Mu*-Alarm-Punkt Dickdarm
■ **Ma 36** Lok.: 0,5 cun lat. der vord. Tibiakante, 1,5 cun unterh. des Unterrandes des Fibulaköpfchens (Gb 34) **Besond.:** *He*-Punkt mit direkter Organwirkung, stärkt auch Milz bes. mit Alarm-Punkt Ren 12; Kommando-Punkt Bauch
■ **Ma 37** Lok.: 0,5 cun lat. der Tibiakante, 4 cun unterh. der Höhe des Unterrandes des Fibulaköpfchens; 3 cun unt. Ma 36 **Besond.:** *He*-Punkt Dickdarm, reguliert Darmfunktion, bes. mit *Mu*-Alarm-Punkt Ma 25; entfernt feuchte Hitze, gegen Diarrhö
■ **Mi 4** Lok.: Im Grübchen über dem Übergang v. Basis zu Schaft des Os metatarsale I, am Farbumschlag der Haut **Besond.:** *Luo*-Durchgangs-Punkt, Kardinal-Punkt für *Chong mai*, Meister-Punkt gegen Durchfälle, stärkt Milz, beruhigt Magen
■ **Mi 9** Lok.: Bei gebeugtem Knie in Vertiefung unt. Condylus med. tibiae, auf gl. Höhe wie Gb 34 **Besond.:** *He*-Punkt, entfernt feuchte Hitze aus unterem Erwärmer
■ **Ni 3** Lok.: Zw. stärkster Vorwölbung des Malleolus med. u. Achillessehne **Besond.:** *Yuan*-Quell-Punkt, stärkt Nieren-*Qi* u. -*Yin*, bes. mit *Shu*-Zustimmungs-Punkt Bl 23
■ **Pe 6** Lok.: 2 cun prox. der Mitte der palm. Handgelenksfurche zw. den Sehnen der Mm. flex. carpi rad. u. palmaris long. **Besond.:** Kardinal-Punkt für *Yin wei mai*, Meister-Punkt Erbrechen
■ **Ren 4** Lok.: 2 cun bzw. $^2/_5$ der Strecke Symphyse/Nabel oberh. der Symphyse **Besond.:** *Mu*-Alarm-Punkt Dünndarm, Reunions-Punkt der 3 *Yin*-Meridiane der unteren Extremität: Mi, Le, Ni; Lokal-Punkt
■ **Ren 6** Lok.: 1,5 cun unterh. des Nabels **Besond.:** Stärkt *Qi*
■ **Ren 12** Lok.: In der Mitte zw. Nabel u. Xiphoid **Besond.:** *Mu*-Alarm-Punkt Magen, einflussreicher Punkt Hohlorgane; stärkt Magen u. Milz, reguliert *Qi* des mittleren Erwärmers, entfernt Feuchtigkeit
Ex-UE 8, *wai lao gong* Lok.: Am Handrücken, zwischen II. u. III. Metacarpale, 0,5 cun prox. vom Metacarpophalangealgelenk **Besond.:** gegen Dyspepsie, Bauchschmerzen, Diarrhö

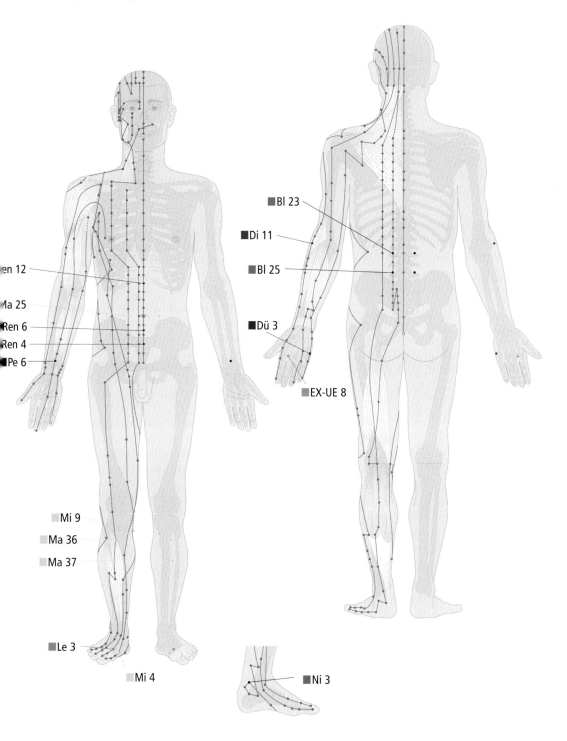

en 12

Ma 25

Ren 6

Ren 4

Pe 6

Mi 9

Ma 36

Ma 37

Le 3

Mi 4

Bl 23

Di 11

Bl 25

Dü 3

EX-UE 8

Ni 3

6.4.7 Obstipation

Ursache: Austrocknung des Stuhles durch Hitze, Fieber oder Fehlernährung (Fülle-Symptomatik), *Qi*-Stagnation (Spasmen) oder Mangel an Energie – *Qi* oder *Yang* (zusätzlich oft Kälte-Symptomatik) oder Mangel an befeuchtetem Blut und Säften.

Basiskombination

Bl 25, Ma 25, 3E 6, Ni 6 oder Ni 5

Individuelle Punktkombination

Fülle-Typ, z. B. trockener, stinkender Stuhl (z. B. bei Fieber)
Di 11, Di 4

Qi-Stagnation – Bauchschmerz
Ren 12, Le 3

Mangel-Typ – Qi- und Blut-Mangel (Laxanzienabusus)
Bl 20, Bl 21, Ma 36

Kälte-Symptomatik – „Darmträgheit" (Yang-Mangel)
Ren 8 (nur Moxa, keine Nadelung!), Ren 6 **M**

Verwendete Punkte

■ **3E 6   Lok.:** 3 cun prox. der Mitte der dors. Handgelenksfurche **Besond.:** Reguliert *Qi*, befeuchtet Stuhl, bes. mit Ni 5

■ **Bl 20   Lok.:** 1,5 cun lat. Dornforts. BWK 11 **Besond.:** *Shu*-Zustimmungs-Punkt Milz; stärkt Milz u. Magen u. damit *Qi*- u. Blut-Bildung

■ **Bl 21   Lok.:** 1,5 cun lat. Dornforts. BWK 12 **Besond.:** *Shu*-Zustimmungs-Punkt u. Meister-Punkt Magen; stärkt Milz u. Magen u. damit *Qi*- u. Blut-Bildung

■ **Bl 25   Lok.:** 1,5 cun lat. Dornforts. LWK 4 **Besond.:** *Shu*-Zustimmungs-Punkt Dickdarm; fördert mit Ma 25 glatten *Qi*-Fluss im Dickdarm

■ **Di 4   Lok.:** Auf dem Handrücken, am höchsten Punkt des Muskelwulstes zw. Metacarpale I u. II **Besond.:** *Yuan*-Quell-Punkt, entfernt Hitze aus dem Dickdarm

■ **Di 11   Lok.:** Auf dem Handrücken, am höchsten Punkt des Muskelwulstes zw. Metacarpale I u. II **Besond.:** *He*-Punkt, entfernt Hitze aus dem Dickdarm

■ **Le 3   Lok.:** Im proximalen Winkel zwischen Os metatarsale I u. II auf dem Fußrücken **Besond.:** *Shu*-Strömungs- u. *Yuan*-Quell-Punkt; fördert glatten *Qi*-Fluss, spasmolytisch

■ **Ma 25   Lok.:** 2 cun seitl. der Medianen, neben Ren 8 neben dem Nabel. **Besond.:** *Mu*-Alarm-Punkt Dickdarm; fördert mit *Shu*-Zustimmungs-Punkt Bl 25 glatten *Qi*-Fluss im Dickdarm

■ **Ma 36   Lok.:** 1,5 cun lat. der vord. Tibiakante, 1,5 cun unterh. des Unterrandes des Fibulaköpfchens (Gb 34) **Besond.:** *He*-Punkt mit direkter Organwirkung; stärkt Magen u. Milz u. dadurch *Qi*- u. Blut-Bildung

■ **Ni 5   Lok.:** 1 cun unter Ni 3 **Besond.:** *Xi*-Akut-Punkt Niere; mit 3E 6 empirisch oft besser als Ni 6 bei Obstipation

■ **Ni 6   Lok.:** Unterh. der Spitze des Innenknöchels **Besond.:** Mit 3E 6 Standard bei Obstipation

■ **Ren 6   Lok.:** 1,5 cun unterh. des Nabels **Besond.:** Stärkt *Yuan*-Quellen-*Qi*, zieht *Qi* nach unten

■ **Ren 8   Lok.:** Mitte des Nabels **Besond.:** Nicht nadeln! Nabel mit Salz füllen, darauf Ingwerscheibe u. Moxa: wärmt u. lockert Darm

■ **Ren 12   Lok.:** In der Mitte zw. Nabel u. Xiphoid **Besond.:** *Mu*-Alarm-Punkt Magen, einflussreicher Punkt Hohlorgane; senkt *Qi* der *Fu*-Organe ab

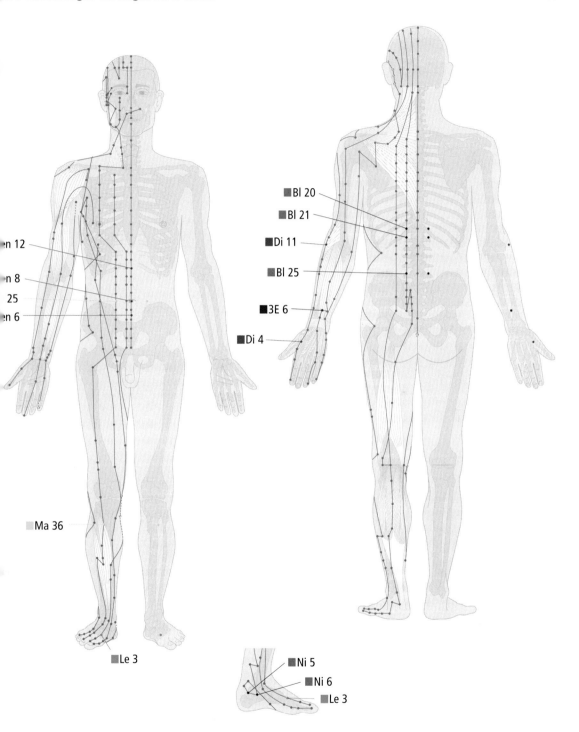

6.5 Erkrankungen der Harnwege und Blase

A. Römer, B. Seybold

6.5.1 Harninkontinenz und Harnverhaltung

Die Blase gehört aus Sicht der TCM zum Wasserelement, zu dem unter anderem auch die Gebärmutter, die Ovarien und die Nieren gehören.
Schweres Heben, anstrengende Geburten und übermäßige geistige oder körperliche Arbeit können eine Schwäche hervorrufen.
Bei Stressinkontinenz nach einer Geburt sollte nach einer ausreichenden Ruhephase langsam steigernd mit gezieltem Beckenbodentraining gearbeitet werden, wobei Hebammen oder erfahrene PhysiotherapeutInnen am besten parallel zur Akupunkturbehandlung einbezogen werden sollten.

> Faustregel: Soviel Heben, wie das Kind wiegt. Kälte vermeiden, auf ausreichend Wasserzufuhr (möglichst still) achten.

TCM

Blasen- und Nieren-*Qi*-Mangel, *Jing*-Mangel

Basiskombination

Mi 6, Bl 23, Bl 28, Bl 60, Du 20, Ren 3
OAP: 92 Blase, 95 Niere

Individuelle Punktkombination

Harnverhalt, postoperativ oder postpartal
TCM: *Qi*-Stagnation, Milz-*Yang*-Mangel
Bl 39 [Bl 53 Bi], Bl 58, Le 2, Le 3, Ren 4

Verwendete Punkte

■ **Bl 23 Lok.:** 1,5 cun seitlich der dors. Medianen unterhalb des 2. Lendenwirbelkörpers **Besond.:** *Shu*-Zustimmungs-Punkt Niere, wirkt segmental, stärkt Nieren-*Qi*, -*Yang*, -*Yin* u. -*Jing*, Lende u. Knie

■ **Bl 28 Lok.:** 1,5 cun lat. der dors. Medianen neben dem 2. Sacralloch **Besond.:** *Shu*-Zustimmungs-Punkt Blase, wirkt segmental, entfernt feuchte Hitze; öffnet Wasserwege, stärkt Nieren-*Yang*

■ **Bl 39 Lok.:** Lat. in der Kniegelenksfalte, an der Innenseite der Bizepssehne **Besond.:** Unt. *He*-Punkt des 3E, öffnet Wasserwege

■ **Bl 58 Lok.:** 1 cun lateral u. caudal von Bl 57 (dieser liegt in der Mitte der Wade, zwischen den beiden Köpfen des M. gastrocnemius in einer Delle) **Besond.:** *Luo*-Durchgangs-Punkt, bewegt Blasen-*Qi*

■ **Bl 60 Lok.:** Auf der Hälfte der Strecke zwischen prominentestem Punkt des Außenknöchels u. Achillessehne **Besond.:** Stärkt Blase u. Niere

■ **Du 20 Lok.:** Auf der Verbindungslinie der beiden tiefsten Punkte der Ohrläppchen u. höchsten Punkte des Ohres, bzw. auf der Medianen kurz hinter dem höchsten Punkt des Kopfes **Besond.:** Zieht *Qi* nach oben, Nadel tonisierend (evtl. Moxa)

■ **Le 2 Lok.:** In der Schwimmhautfalte zw. 1. u. 2. Zehe, lat. Ende des Großzehengrundgelenks **Besond.:** *Ying*-Quellen-Punkt, Sedativ-Punkt, entfernt Leber-Feuer, spasmolytisch

■ **Le 3 Lok.:** Im proximalen Winkel zw. Os metatarsale I u. II, auf dem Fußrücken **Besond.:** *Shu*-Strömungs- u. *Yuan*-Quell-Punkt Leber, beruhigt Leber-*Yang*, harmonisiert Leber-*Qi*-Fluss, spasmolytisch

■ **Mi 6 Lok.:** 3 cun oberh. des prominentesten Punktes des Innenknöchels am Hinterrand der Tibia **Besond.:** Gruppen-*Luo*-Punkt für die 3 Yin des Beines; stärkt Milz, Leber, Niere – Blut, *Qi* u. *Yin*, nährt u. bewegt Blut, verstärkt als Fern-Punkt für das kleine Becken dort die Durchblutung, entfernt Feuchtigkeit aus unterem Erwärmer

■ **Ren 3 Lok.:** 1 cun o. $\frac{1}{5}$ der Strecke Symphyse/Nabel oberh. der Symphyse **Besond.:** Reunions-Punkt der 3 Yin-Meridiane der unteren Extremität: Niere, Leber, Milz, entfernt als *Mu*-Alarm-Punkt feuchte Hitze aus der Blase

■ **Ren 4 Lok.:** 2 cun bzw. $\frac{2}{5}$ der Strecke Symphyse/Nabel oberh. der Symphyse **Besond.:** Reunions-Punkt der 3 unteren Yin (Mi, Le, Ni), *Mu*-Alarm-Punkt Dünndarm; roborierend, stärkt *Jing*, *Qi*, *Yang*, Blut u. *Yin*

6

6.5

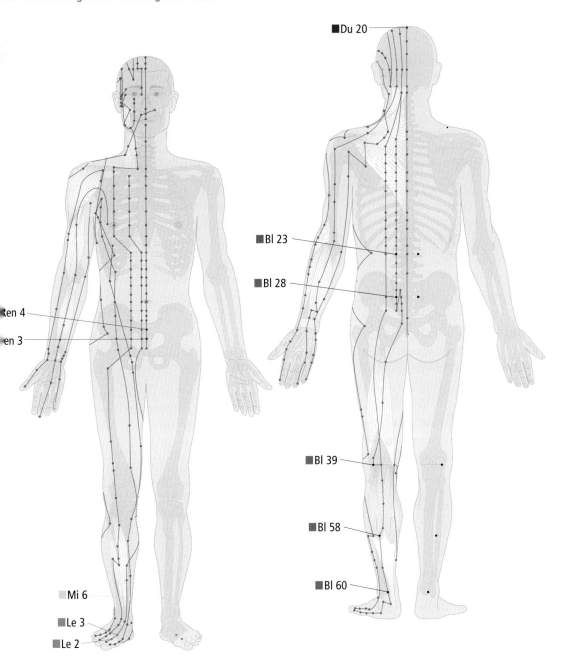

6.5.2 Urethritis und Zystitis

Eine Urethritis oder Zystitis wird häufig durch eine Entzündung im Scheidenvorhof ausgelöst und unterhalten. Kälte als pathogener Faktor (Klima) oder in der Nahrung (kalte Mahlzeiten, kalte Getränke) unterstützt und fördert das Fortbestehen chronischer Entzündungen.

Frauen mit chronischer Zystitis sollten neben warmer Kleidung um Blase und Niere auf ausreichend Wasserzufuhr achten, so wie auf ausreichend Wärme nach Sex und während der Menstruation (anfällige Zeiten für das Eindringen von äußerer Kälte). Feuchtigkeit stammt häufig aus zu milchproduktreicher oder kalter Nahrung. Im Körper wandelt sich Feuchtigkeit und Kälte auf Dauer zu feuchter Hitze um.

TCM

Meist Feuchtigkeit oder feuchte Hitze in der Blase

Basiskombination

Ma 40, Mi 9, Bl 28, Bl 32, Le 2, Le 3, Ren 2, Ren 3
OAP: 92 Blase, 95 Niere

Individuelle Punktkombination

Reizblase (spricht gut auf Akupunktur an)
TCM: Leber-*Qi*-Stauung, Leber-*Yin*-Schwäche, Nieren-*Qi*-Schwäche, Nieren-*Yang*-Schwäche
Le 2, Le 3
OAP: 97 Leber

Nervenschwäche/Neurasthenie
He 7

Verwendete Punkte

■ **Bl 28** **Lok.:** 1,5 cun lat. der dors. Medianen neben dem 2. Sacralloch **Besond.:** *Shu*-Zustimmungs-Punkt Blase, wirkt segmental, entfernt feuchte Hitze; öffnet Wasserwege, stärkt Nieren-*Yang*

■ **Bl 32** **Lok.:** Im 2 Sacralloch auf gl. Höhe wie Bl 28 (Zustimmungs-Punkt Blase) **Besond.:** Wirkt segmental, bewirkt zusammen mit Ren 2 u. Ren 3 eine Querdurchflutung des kleinen Beckens

■ **He 7** **Lok.:** Uln. Handgelenksfalte, rad. Seite des Os pisiforme **Besond.:** *Yuan*-Quell-Punkt Herz, *Shu*-Strömungs-Punkt, Sedativ-Punkt, korrespondierend zum Nierenmeridian, beruhigt die Psyche, befriedet das Herz

■ **Le 2** **Lok.:** In der Schwimmhautfalte zw. 1. u. 2. Zehe, lat. Ende des Großzehengrundgelenks **Besond.:** *Ying*-Quellen-Punkt, Sedativ-Punkt, entfernt Leber-Feuer, spasmolytisch

■ **Le 3** **Lok.:** Im proximalen Winkel zw. Os metatarsale I u. II, auf dem Fußrücken **Besond.:** *Shu*-Strömungs-Punkt, *Yuan*-Quell-Punkt Leber, beruhigt Leber-*Yang*, harmonisiert Leber-*Qi*-Fluss, spasmolytisch

■ **Ma 40** **Lok.:** Auf der Hälfte des Unterschenkels 2 Finger lateral der Tibiakante **Besond.:** *Luo*-Durchgangs-Punkt zur Milz, daher spezifisch gegen Schleim u. Feuchtigkeit

■ **Mi 9** **Lok.:** Bei gebeugtem Knie in Vertiefung unt. Condylus med. tibiae, auf gl. Höhe wie Gb 34 **Besond.:** *He*-Punkt, entfernt Feuchtigkeit u. Hitze, reguliert Wasserwege

■ **Ren 2** **Lok.:** Am Oberrand der Symphyse, in der Falte beim Vorbeugen; med. Ni 11, Mi 12, Ma 30 **Besond.:** Entfernt feuchte Hitze u. Mangel-Feuer

■ **Ren 3** **Lok.:** 1 cun o. $\frac{1}{5}$ der Strecke Symphyse/Nabel oberh. der Symphyse **Besond.:** Reunions-Punkt der 3 *Yin*-Meridiane der unteren Extremität: Niere, Leber, Milz, entfernt als *Mu*-Alarm-Punkt feuchte Hitze aus der Blase

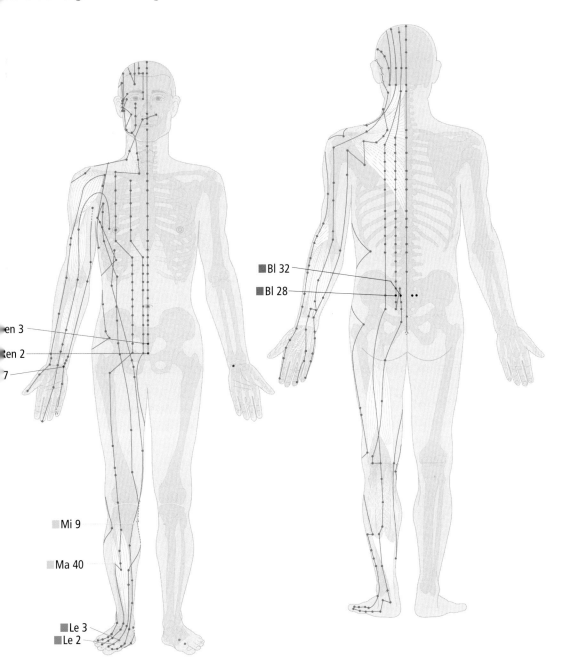

Bl 32

Bl 28

en 3

Ren 2

7

Mi 9

Ma 40

Le 3

Le 2

6.6 Erkrankungen der männlichen Sexualorgane

G. Kubiena

6.6.1 Impotenz

Impotenz ist eine gute Akupunkturindikation: Funktionelle Störungen und Spermiogramm bessern sich. Bei Impotenz handelt es sich meist um eine funktionelle Störung, z. B. Sexualneurose.

Basiskombination

He 7, Bl 15, Bl 31, Ni 12, Ren 3/4/6, Du 4

Individuelle Punktkombination

Nieren-*Yang*-Mangel = Abnahme des *Ming-men*-Feuers – Impotentia coeundi u. generandi

Symptome: kann nicht und will auch nicht, fehlende/schwache Erektion, Schmerzen und Schwäche in Lende und Knien, kalte Extremitäten, häufiges Urinieren, verschwommenes Sehen, Schwindel, Lustlosigkeit. **Zungenkörper:** Blass; **Puls:** Tief, fadenförmig.
Ursache: sexueller Raubbau schwächt Nieren-*Yang*/*Ming-men*-Feuer und erschöpft *Jing*–Essenz, Angst und Sorge stören Herz-, Milz- und Nieren-*Qi*.
Therapie: Ni-*Yang* stärken
Bl 23 **M**, Ni 3 **M**, Du 4 **M**, Ren 4 **M** (auch für Quellen-*Qi)* o. Ren 6 **M**; Du 20 hebt Nieren-*Qi* an. Schlafstörung und Palpitationen: Mi 6, He 7, Bl 15

Absteigende feuchte Hitze – Kontraktur, Atrophie
Symptome: mangelnde Erektion, dunkler Urin, Durst, Schwäche der unteren Extremitäten, ev. bitterer Mundgeschmack. **Zungenbelag:** Dick, gelb; **Puls:** Weich, schnell.
Ursache: Zystitis, Prostatitis, Urethritis, Geschlechtskrankheiten
Therapie: Ma 36 Mi 6, Mi 9, Ren 3

Verwendete Punkte

■ **Bl 15 Lok.:** 1,5 cun lat. Dornforts. BWK 5
Besond.: *Shu*-Zustimmungs-Punkt Herz, zusammen mit He 7 zur psychischen Stabilisierung, gegen Schlafstörung u. Palpitationen

■ **Bl 23 Lok.:** 1,5 cun lat. Dornforts. LWK 2, also lat. Du 4 **Besond.:** *Shu*-Zustimmungs-Punkt Niere, Moxa zur Stärkung des Nieren-*Yang*
■ **Bl 31 Lok.:** Im 1. Sacralloch **Besond.:** Sexuell stark stimulierend
■ **Du 4 Lok.:** Unt. Dornforts. LWK 2, lat. liegen Bl 23 u. Bl 47 **Besond:** stärkt v.a. Nieren-*Yang*, aber auch Nieren-*Yin* u. festigt *Jing*; roborierend
■ **Du 20 Lok.:** Auf der Verbindungslinie der beiden Apices auriculae **Besond.:** Reunions-Punkt aller divergenten Meridiane, Psychosoma; hebt an (Erektion)
■ **He 7 Lok.:** Uln. Handgelenksfalte, rad. Seite des Os pisiforme **Besond.:** *Yuan*-Quell-Punkt u. Sedativ-Punkt des Herzens, psychische Stabilisierung, Schlaf, Palpitationen
■ **Ma 36 Lok.:** 0,5 cun lat. der vord. Tibiakante, 1,5 cun unterh. des Unterrandes des Fibulaköpfchens (Gb 34) **Besond.:** *He*-Punkt, hier zur Stärkung der Milz gegen feuchte Hitze
■ **Mi 6 Lok.:** 3 cun oberh. der größten Erhebung des Innenknöchels am Hinterrand der Tibia **Besond.:** Gruppen-*Luo*-Punkt für die 3 *Yin* des Beines, stärkt Milz, entfernt Feuchtigkeit
■ **Mi 9 Lok.:** Bei gebeugtem Knie in einer Vertiefung unter dem Condylus med. tibiae, auf gleicher Höhe wie Gb 34 **Besond.:** *He*-Punkt, entfernt Feuchtigkeit u. Hitze
■ **Ni 3 Lok.:** Zw. stärkster Vorwölbung des Malleolus med. u. Achillessehne **Besond.:** *Yuan*-Quell- u. *Shu*-Strömungs-Punkt; stärkt Niere, Lumbalregion u. Knie; unterstützt *Jing*
■ **Ni 12 Lok.:** 0,5 cun lat. der Medianen, 1 cun bzw. $^{1}/_{5}$ der Strecke Symphyse/Nabel oberh. der Symphyse, neben Ren 3 **Besond.:** Wirkt v.a. auf das männliche Genitale, bei nächtlichen Emissionen
■ **Ren 3 Lok.:** 1 cun o. $^{1}/_{5}$ der Strecke Symphyse/Nabel oberh. der Symphyse **Besond.:** Reunions-Punkt der 3 unteren *Yin*, Alarm-Punkt Blase; unterstützt Blasen-*Qi*, entfernt feuchte Hitze (Zystitis)
■ **Ren 4 Lok.:** 2 cun bzw. $^{2}/_{5}$ der Strecke Symphyse/Nabel oberh. der Symphyse **Besond.:** Reunions-Punkt der 3 *Yin*-Meridiane der unteren Extremität, Alarm-Punkt des Dünndarm (Partner des Herzens!); stärkt Niere, stellt *Yang-Qi* wieder her
■ **Ren 6 Lok.:** 1,5 cun unterh. des Nabels. **Besond.:** „Meer des *Qi*", aktiviert *Yang-Qi*, stoppt Emissionen. [Bi] Meer der Zeugungsfähigkeit

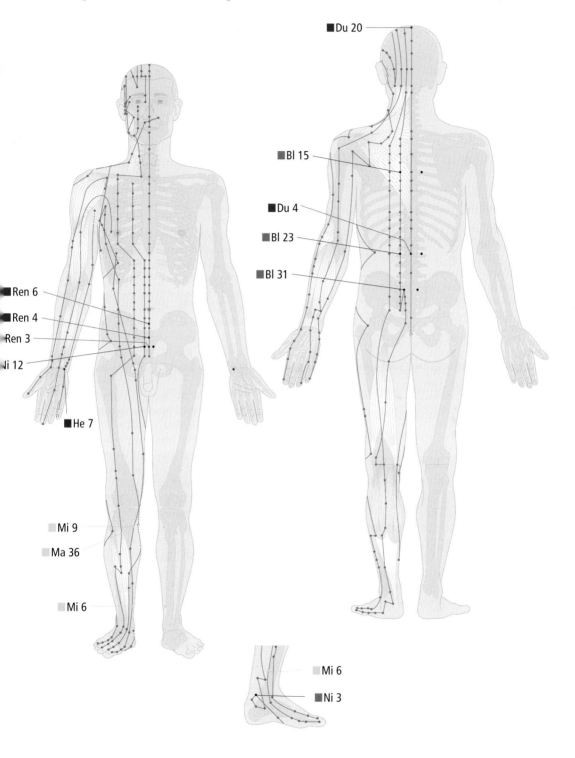

6.6.2 Spermatorrhö

Samenverlust galt als Verlust von *Jing*-Essenz und daher als gefährlich (vor Sigmund Freud übrigens auch bei uns!).

He 7, Bl 15, Bl 31, Ni 12, Ren 3/4/6, Du 4

Spermatorrhö – unwillkürlicher Samenfluss Tag/Nacht

Symptome: Samenfluss insbesondere bei Sex-Wunsch, blass, lax, lustlos. **Zungenkörper:** Blass; **Puls:** Tief, fadenförmig, schwach.
Ursache: Allgemeine Schwäche – Rekonvaleszenz, Raubbau
Mi 6, Bl 23, Ni 11/Ni 12, Ren 4, Ren 6

Nächtlicher Samenfluss – feuchte Träume
Symptome: Schwindel, Palpitationen, Lustlosigkeit, Laxheit, spärlicher gelber Harn. **Zungenkörper:** Rot; **Puls:** Fadenförmig, schnell
Ursache: Disharmonie zwischen Niere und Herz
He 7– und Bl 15, Ni 3+ und Bl 52+

■ **Bl 15   Lok.:** 1,5 cun lat. Dornforts. BWK 5
Besond.: *Shu*-Zustimmungs-Punkt Herz, zusammen mit He 7 zur psychischen Stabilisierung, gegen Schlafstörung u. Palpitationen
■ **Bl 23   Lok.:** 1,5 cun lat. Dornforts. LWK 2, also lat. Du 4 **Besond.:** *Shu*-Zustimmungs-Punkt Niere, Moxa zur Stärkung des Nieren-*Yang*
■ **Bl 31   Lok.:** Im 1. Sacralloch **Besond.:** Je nach Stimulation – sedierend: entfernt feuchte Hitze aus Urogenitale, tonisierend: stärkt *Jing*

■ **Bl 52   Lok.:** 3 cun lat. der dors. Medianen, Höhe Dornforts. LWK 2, lat. Bl 23 (Zustimmungs-Punkt Ni) **Besond.:** Festigt *Jing*–Essenz u. Willenskraft
■ **Du 4   Lok.:** Unt. Dornforts. LWK 2, lat. liegen Bl 23 u. Bl 47 **Besond.:** festigt *Jing*, stärkt Nieren-*Yin* u. -*Yang*, tiefen Rücken u. Knie
■ **He 7   Lok.:** Uln. Handgelenksfalte, rad. Seite des Os pisiforme **Besond.:** *Yuan*-Quell- u. Sedativ-Punkt des Herzens, psychische Stabilisierung, Schlaf, Palpitationen
■ **Mi 6   Lok.:** 3 cun oberh. der größten Erhebung des Innenknöchels am Hinterrand der Tibia **Besond.:** Gruppen-*Luo*-Punkt für die 3 *Yin* des Beines, stärkt Milz, entfernt Feuchtigkeit
■ **Ni 3   Lok.:** Zw. stärkster Vorwölbung des Malleolus med. u. Achillessehne **Besond.:** *Yuan*-Quell- u. *Shu*-Strömungs-Punkt; stärkt Niere, Lumbalregion u. Knie; unterstützt *Jing*
■ **Ni 11   Lok.:** Am Oberrand des Os pubis, ca. 0,5 cun, lat. der Medianen neben Ren 2 **Besond.:** Wirkt auf äußeres Genitale
■ **Ni 12   Lok.:** 1,5 cun lat. der Medianen, 1 cun bzw. $\frac{1}{5}$ der Strecke Symphyse/Nabel oberh. der Symphyse, neben Ren 3 **Besond.:** Wirkt v.a. auf das männliche Genitale, bei nächtlichen Emissionen
■ **Ren 3   Lok.:** 1 cun o. $\frac{1}{5}$ der Strecke Symphyse/Nabel oberh. der Symphyse **Besond.:** Reunions-Punkt der 3 unteren *Yin* (Mi, Lc, Ni), entfernt als *Mu*-Alarm-Punkt feuchte Hitze aus der Blase
■ **Ren 4   Lok.:** 2 cun bzw. $\frac{2}{5}$ der Strecke Symphyse/Nabel oberh. der Symphyse **Besond.:** Reunions-Punkt der 3 unteren *Yin* (Mi, Le, Ni), *Mu*-Alarm-Punkt Dünndarm (Partner des Herzens!); roborierend – stärkt *Jing*, *Qi*, *Yang*, Blut u. *Yin*
■ **Ren 6   Lok.:** 1,5 cun unterh. des Nabels. **Besond.:** „Meer des *Qi*", aktiviert *Yang-Qi*, stoppt Emissionen. [Bi] Meer der Zeugungsfähigkeit

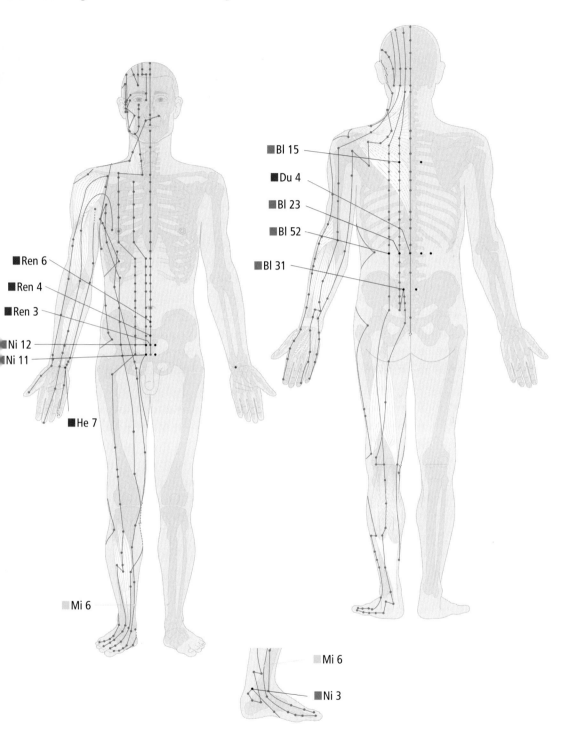

6.6.3 Ejaculatio praecox

Basiskombination

He 7, Bl 15, Bl 23, Ni 12, Ren 3/4/6, Du 4

Individuelle Punktkombination

Nieren-*Yin*-Mangel

Symptome: will, aber kann nicht oder vorzeitiger Samenerguss; aufgekratzt ohne Durchhaltevermögen, Kreuzschmerz – „lendenlahm". **Zungenkörper:** Hellrot; **Zungenbelag:** Dünn, fehlend; **Puls:** Fadenförmig, bescheunigt
Ursache: Sexueller Raubbau, Substanzverlust, organische Leiden, z. B. TBC
Therapie: Ren 4+, Ni 6+, Ma 36+, Mi 6+ abwechselnd mit Du 4+, Bl 23+, Bl 44+, Bl 52+; Schlafstörungen und Palpitationen: wie bei Nieren-*Yang*-Mangel: He 7–, Bl 15, Mi 6+

Verwendete Punkte

■ **Bl 15   Lok.:** 1,5 cun lat. Dornforts. BWK 5
Besond.: Zustimmungs-Punkt Herz, zusammen mit He 7 zur psychischen Stabilisierung, gegen Schlafstörung u. Palpitationen
■ **Bl 23   Lok.:** 1,5 cun lat. Dornforts. LWK 2, also lat. Du 4   **Besond.:** *Shu*-Zustimmungs-Punkt Niere, stärkt Niere, *Jing,* unteren Rücken
■ **Bl 44   Lok.:** 3 cun lat. der dors. Medianen, in Höhe Dornforts. BWK 5, lat. Bl 15 (Zustimmungs-Punkt He), am med. Skapularand   **Besond.:** wirkt auf *shen* (mental)
■ **Bl 52   Lok.:** 3 cun lat. der dors. Medianen, Höhe Dornforts. LWK 2, lat. Bl 23 (Zustimmungs-Punkt Ni)   **Besond.:** Festigt *Jing*–Essenz u. Willenskraft

■ **Du 4   Lok.:** Unt. Dornforts. LWK 2, lat. liegen Bl 23 u. Bl 52   **Besond.:** festigt *Jing,* stärkt Nieren-*Yin* u.-*Yang,* tiefen Rücken u. Knie
■ **He 7   Lok.:** Uln. Handgelenksfalte, rad. Seite des Os pisiforme   **Besond.:** *Shu*-Zustimmungs-, *Yuan*-Quell- u. Sedativ-Punkt des Herzens, psychische Stabilisierung, Schlaf, Palpitationen
▨ **Ma 36   Lok.:** 0,5 cun lat. der vord. Tibiakante, 1,5 cun unterh. des Unterrandes des Fibulaköpfchens (Gb 34)   **Besond.:** *He*-Punkt Magen, hier stabilisierend
▨ **Mi 6   Lok.:** 3 cun oberh. der größten Erhebung des Innenknöchels am Hinterrand der Tibia
Besond.: Stärkt als Gruppen-*Luo*-Punkt Milz, Leber, Niere – Blut, *Qi* u. *Yin,* nährt u. bewegt Blut, verstärkt als Fern-Punkt für das kleine Becken dort die Durchblutung, entfernt Feuchtigkeit
■ **Ni 6   Lok.:** Unterh. der Spitze des Innenknöchels
Besond.: Kardinal-Punkt für *Yin qiao mai*; stärkt *Yin,* kühlt Blut, beruhigt Geist
■ **Ni 12   Lok.:** 0,5 cun lat. der Medianen, 1 cun bzw. $\frac{1}{5}$ der Strecke Symphyse/Nabel oberh. der Symphyse, neben Ren 3   **Besond.:** Wirkt v.a. auf das männliche Genitale, bei nächtlichen Emissionen
■ **Ren 3   Lok.:** 1 cun o. $\frac{1}{5}$ der Strecke Symphyse/Nabel oberh. der Symphyse   **Besond.:** Reunions-Punkt der 3 unteren *Yin* (Mi, Le, Ni), entfernt als *Mu*-Alarm-Punkt feuchte Hitze aus der Blase
■ **Ren 4   Lok.:** 2 cun bzw. $\frac{2}{5}$ der Strecke Symphyse/Nabel oberh. der Symphyse   **Besond.:** Reunions-Punkt der 3 *Yin*-Meridiane der unteren Extremität, Alarm-Punkt Dünndarm (Partner des Herzens!); stärkt Niere, stellt *Yang-Qi* wieder her
■ **Ren 6   Lok.:** 1,5 cun unterh. des Nabels.
Besond.: „Meer des *Qi*", aktiviert *Yang-Qi,* stoppt Emissionen. [Bi] Meer der Zeugungsfähigkeit

6

6.6

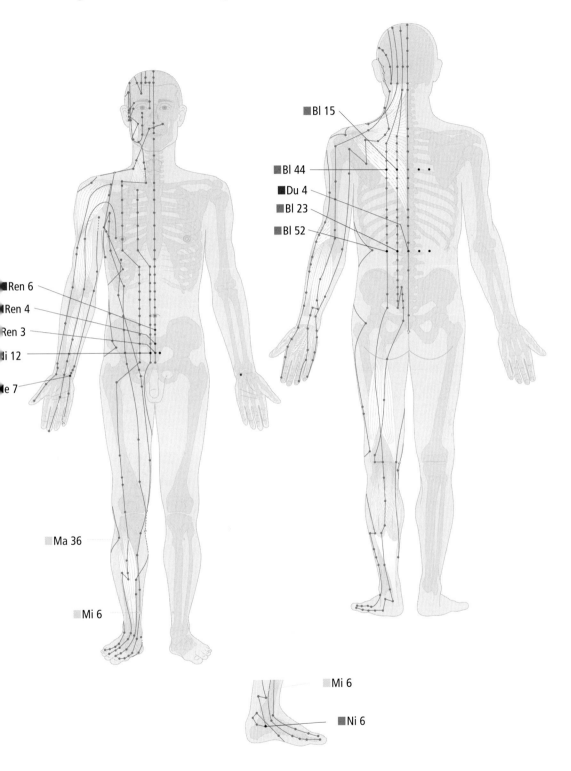

6.7 Geburtshilfe und Erkrankungen der weiblichen Sexualorgane

A. Römer, B. Seybold

Geburtshilfliche Indikationen lassen sich sehr gut in wenigen Sitzungen mit bewährten Punktekombinationen behandeln. Bei gynäkologischen Krankheitsbildern ist wegen der meist bestehenden Chronizität eine individuelle Diagnose erforderlich, um anhaltende, befriedigende Therapieergebnisse zu erzielen.

Patientinnen mit gynäkologischen Krankheitsbildern werden meist über einen Zeitraum von 3–6 Zyklen behandelt, wobei pro Zyklus 2–4 Sitzungen stattfinden. Falls eine Zuordnung des chinesischen Syndroms zu den Zyklusphasen vorgenommen wird, bietet sich die Behandlung in der passenden Zyklusphase an. Ansonsten wird „chronisch", d.h. einmal pro Woche, behandelt.

TCM

Ziel der Therapie ist ein Gleichgewicht des *Qi*. Das *Qi* wandert nach der Menstruation zur Körperoberfläche. Nach der Ovulation zieht das *Qi* mit *Xue*-Blut in Richtung kleines Becken, um die Gebärmutter mit *Xue*-Blut aufzufüllen. Nach der Ovulation kann daher eine gleichmäßige Verteilung des *Qi* und damit eine Behebung vieler Störungen erfolgen. Der Bestimmung des Konstitutionstyps, einer genauen Menstruationsanamnese und des TCM-Syndroms kommt bei der Behandlung von Frauenkrankheiten große Bedeutung zu. Ted Kaptschuk nennt es das Energiestörungssyndrom oder Disharmoniemuster. Diese Beschreibungen würden aber den Rahmen dieses Buches sprengen, sodass bei komplexeren Fällen, bei denen ein Punktschema überfordert ist, auf die entsprechenden Lehrbücher zurückgegriffen werden sollte.

Narben, vor allem im Genitalbereich, sollten im Rahmen der Störfeldsuche neuraltherapeutisch behandelt werden, sofern sie Beschwerden machen oder die Akupunkturbehandlung keine Wirkung zeigt.

6.7.1 Dysmenorrhö

Genauer Beginn der Dysmenorrhö erfragen: z. B. nach Operationen (Längs-Quer-Narben am Bauch), dann Narben entstören; nach Nabel-Piercing, dann Piercing entfernen; nach IUP-Einlage („Spirale"), dann evtl. andere Wahl des Verhütungsmittels etc.

TCM

Unter Dysmenorrhö versteht man monatlich wiederkehrende Schmerzen, meist kurz vor (Stau-Syndrome) oder während der Regel (Hitze-Syndrome, Fülle; Schleim, *Qi-* oder Blut- und *Qi*-Stagnation etc.). Die Schmerzen können auch bei einer Leere-Störung (z. B. „*Qi-* oder *Xue*-Blut-Mangel") entstehen.
Nach der TCM hat die Leber die Aufgabe, das Menstruationsblut geschmeidig fließen zu lassen und vor der Regel ausreichend zu Verfügung zu stellen.
Ursache für *Qi-* und Blut-Stagnation ist entweder eine primäre Leber-*Qi*-Stagnation (z. B. emotionell), ein pathogener Faktor (Kälte oder Hitze [Entzündung]) oder ein Mangel an *Qi* oder *Qi* und Blut.

Basiskombination

Di 4, Mi 6, Le 3, Ren 4; OAP: 22 Endokrinum, 58 Uterus

Individuelle Punktkombination

Leber-Qi-Stau
Symptome: Stauungs- und Spannungsgefühl im Thorax und Abdomen, Reizbarkeit; **Menstruationsblut:** Evtl. dunkelviolett und klebrig; **Zunge:** evtl. gerötete Ränder; **Punkte:** Pe 6, Gb 37, Le 14, Du 20

Kälte im Uterus
Symptome: Kälte als innerer und äußerer Faktor, Kältegefühl im Unterbauch, kalte Bauchhaut, Schmerzen vor und während der Blutung, Linderung durch Wärmflasche, Badewanne; **Menstruationsblut:** Wenig, wässrig; **Zunge:** Weiß, feucht; **Puls:** Langsam; **Punkte:** Ma 36, Bl 23, Ni 3, Ren 6; Moxa: entweder „heiße Nadel" (Moxaröllchen a. d. Stahlnadel) oder Moxazigarre zur Punkterwärmung, z. B. auf Ren 4, Mi 6, Ma 36, Bl 23

Leber- und Nieren-Schwäche
Symptome: Erschöpfung, Müdigkeit, blasses Gesicht, Schmerzen nach der Blutung; **Zunge:** Blass, dünn **Punkte:** Ma 36, Bl 20, Bl 23; Moxa, wenn keine Hitze-Zeichen (bei Hitze gelber Zungenbelag, schneller Puls) vorhanden sind; bei Postligaturbeschwerden zusätzlich Narbensanierung durch Procaininfiltration

Dysfunktionelle Blutungen bei jungen Mädchen
OAP: 22 Endokrinum, 58 Uterus; meist genügen 1 oder 2 Behandlungen, um den Zyklus zu regulieren.

Je kürzer die Regelschmerzen, desto kürzer der Behandlungszeitraum.

Verwendete Punkte

■ **Bl 20 Lok.:** 1,5 cun lat. Dornforts. BWK 11 **Besond.:** *Shu*-Zustimmungs-Punkt Milz; stärkt Milz u. Magen u. damit *Qi-* u. Blut-Produktion; entfernt Feuchtigkeit
■ **Bl 23 Lok.:** 1,5 cun lat. Dornforts. LWK 2, also lat. Du 4 **Besond.:** *Shu*-Zustimmungs-Punkt Niere, stärkt Nieren-*Qi*, -*Yang*, -*Yin* u. -*Jing*, Lende u. Knie, hormonwirksam
■ **Di 4 Lok.:** Auf dem höchsten Punkt des Adductor Pollicis **Besond.:** *Yuan*-Quell-Punkt, ausleitend, schmerzlindernd, bes. mit Le 3
■ **Du 20 Lok.:** Auf der Verbindungslinie der beiden Apices auriculae, 7 cun über dem occipitalen Haaransatz **Besond.:** Kreuzungs-Punkt mit dem Leber-Meridian u. allen *Yang*-Meridianen, sedierend, ergänzt die Wirkung von Le 3
■ **Gb 37 Lok.:** 5 cun oberh. des Außenknöchels **Besond.:** *Luo*-Durchgangs-Punkt; fördert *Qi*-Fluss in den Kollateralen, kräftigt bei chronischen Krankheiten, wichtiger Punkt des Wasserelements
■ **Le 3 Lok.:** Im prox. Winkel zw. Os metatarsale I u. II, auf d. Fußrücken **Besond.:** *Yuan*-Quell- u. *Shu*-Strömungs-Punkt; beruhigt Leber-*Yang*, harmonisiert Leber-*Qi*-Fluss, spasmolytisch
■ **Le 14 Lok.:** MCL, 6. ICR, dir. unt. der Mamille **Besond.:** *Mu*-Alarm-Punkt Leber, Reunions-Punkt mit Milz, Spezial-Punkt Nausea
▨ **Ma 36 Lok.:** 0,5 cun lat. der vord. Tibiakante, 1,5 cun unterh. des Unterrandes des Fibulaköpfchens (Gb 34) **Besond.:** *He*-Punkt, Meister-Punkt Hormone; stärkt Magen u. Milz u. dadurch *Qi* u. Blut
▨ **Mi 6 Lok.:** 3 cun oberh. der größten Erhebung des Innenknöchels am Hinterrand der Tibia **Besond.:** Stärkt als Gruppen-*Luo*-Punkt Milz, Leber, Niere – Blut, *Qi* u. *Yin*, nährt u. bewegt Blut, verstärkt als Fern-Punkt für das kleine Becken dort die Durchblutung, entfernt Feuchtigkeit
■ **Ni 3 Lok.:** Auf der Hälfte der Strecke zwischen prominentestem Punkt des Innenknöchels u. Achillessehne **Besond.:** *Yuan*-Quell- u. *Shu*-Strömungs-Punkt; stärkt Nieren-*Yin* u. -*Yang*, Lumbalregion, Knie u. *Jing*, mit Moxa gut gegen Kälte
■ **Pe 6 Lok.:** 2 cun prox. der Mitte der palm. Handgelenksfurche zw. den Sehnen der Mm. flex. carpi rad. u. palmaris long. **Besond.:** Kardinal-Punkt für *Yin wei mai*; Meister-Punkt Nausea; harmonisiert Magen, reguliert Herz-*Qi* u. -Blut, beruhigend, ergänzt die Wirkung von Le 3 (korrespondierend)

6

6.7

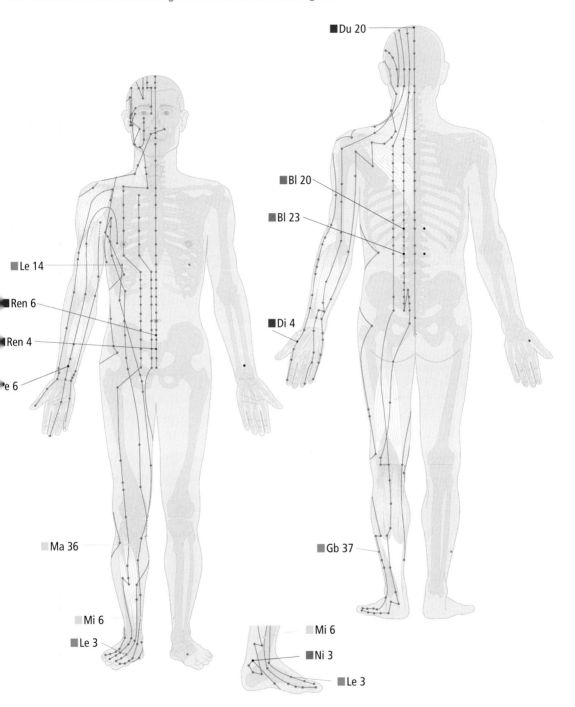

Du 20

Bl 20

Bl 23

Le 14

Ren 6

Ren 4

e 6

Di 4

Ma 36

Gb 37

Mi 6

Le 3

Mi 6

Ni 3

Le 3

■ **Ren 4** **Lok.:** 2 cun oberh. der Symphyse **Besond.:** Reunions-Punkt der 3 unteren *Yin* (Mi, Le, Ni), *Mu*-Alarm-Punkt Dünndarm; roborierend – stärkt *Jing, Qi, Yang,* Blut u. *Yin*

■ **Ren 6** **Lok.:** 1,5 cun unterh. des Nabels. **Besond.:** „Meer des *Qi*" – stärkt Niere, Quellen-*Qi* u. *Yang-Qi*; stärkt und bewegt *Qi* des unteren Erwärmers, entfernt Feuchtigkeit

6.7.2 Genitalekzem und Ausfluss

Individuelle Punktkombination

Genitalekzem

Le 1–, Le 5–, Le 11–, Ren 3–

Ausfluss

Mi 9–

Verwendete Punkte

■ **Le 1** **Lok.:** Neben dem lat. Nagelfalzwinkel der Großzehe **Besond.:** *Jing*-Brunnen-Punkt; entfernt feuchte Hitze

■ **Le 5** **Lok.:** Am med. Tibiarand 5 cun oberh. des Innenknöchels, [Bi: Am med. Tibiarand 1,5 cun unt. der Mitte zw. ob. Tibiakante u. Innenknöchel] **Besond.:** *Luo*-Durchgangs-Punkt; entfernt feuchte Hitze, lindert Juckreiz

■ **Le 11** **Lok.:** 2,5 cun lat. der Medianen, vor u. unt. der Spina ossis pubis. Wien: Winkel zw. M. sartorius u. M. adductor long., [Bi: Dist. Winkel des Skarpa-Dreiecks] **Besond.:** Entfernt feuchte Hitze, *Qi*- u. Blut-Stagnation in Leiste u. Genitale

■ **Mi 9** **Lok.:** Bei gebeugtem Knie in einer Vertiefung unter dem Condylus med. tibiae, auf gleicher Höhe wie Gb 34 **Besond.:** *He*-Punkt, entfernt Feuchtigkeit u. Hitze

■ **Ren 3** **Lok.:** 1 cun o. $\frac{1}{5}$ der Strecke Symphyse/Nabel oberh. der Symphyse **Besond.:** Reunions-Punkt der 3 unteren *Yin* (Mi, Le, Ni), entfernt als *Mu*-Alarm-Punkt feuchte Hitze aus der Blase

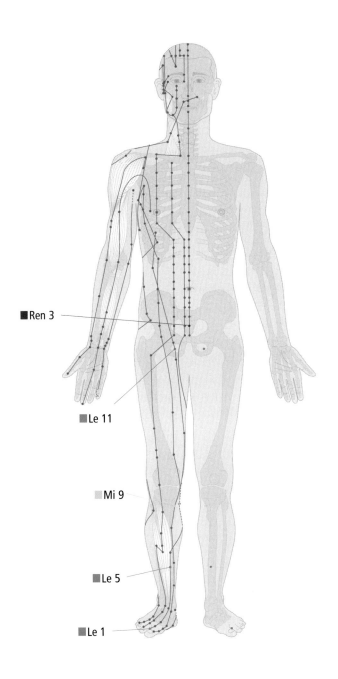

■Ren 3

■Le 11

■Mi 9

■Le 5

■Le 1

6.7.3 Mastopathie

Akupunktur sollte nur nach ausreichender schulmedizinischer Abklärung angewendet werden. Die Beschwerden sollten während der Akupunkturbehandlung innerhalb kurzer Zeit (wenige Sitzungen) verschwinden.

> Bei ausbleibender Änderung der Beschwerden unbedingt weitere klinische Abklärung und Tumorsuche!

Bei Vorliegen extramammärer Störfaktoren der BWS oder narbenbedingter Beschwerden können manual- und neuraltherapeutische Verfahren sinnvoll sein.

TCM

Durch lange gestautes Leber-*Qi* entstehen *Xue*-Blut-Stagnation und (aus Feuchtigkeit) Schleim. Dies führt zu tastbaren, zyklusunabhängigen Massen.

Basiskombination

Ma 18, Ma 36, Pe 6, Le 3, Ren 17
OAP: 22 Endokrinum, 44 Mamma

Individuelle Punktkombination

Feuchtigkeit, Schleim
Symptome: Häufig Adipositas, Neigung zu Ödemen, Krampfadern
Zungenbelag: Schleimig, z.T. gelb
Puls: Schlüpfrig
Punkte: Ma 40, Mi 9

Xue-Blut-Stagnation
Symptome: Meist in Kombination mit schmerzhafter klumpiger Regelblutung
Zungenkörper: Bläulich stagniert
Puls: Gespannt
Punkte: Mi 6, Mi 10, Bl 17

Postmastektomie-Beschwerden
Lokalpunkte im Narbenbereich
OAP: 22 Endokrinum, 42 Thorax, 58 Uterus

Verwendete Punkte

■ **Bl 17**   **Lok.:** 1,5 cun lat. Dornforts. BWK 7
Besond: Einflussreicher Punkt für *Xue*-Blut, welches er stärkt und bewegt; *Shu*-Zustimmungs-Punkt Zwerchfell.

■ **Le 3**   **Lok.:** Im proximalen Winkel zw. Os metatarsale I u. II, auf dem Fußrücken **Besond.:** *Yuan*-Quellu. *Shu*-Strömungs-Punkt; beruhigt Leber-*Yang*, harmonisiert Leber-*Qi*-Fluss, spasmolytisch

▨ **Ma 18**   **Lok.:** Im 5. ICR, am Unterrand des Brustdrüsenansatzes auf der Medioclavicularlinie **Besond.:** Reguliert Funktion der Brust

▨ **Ma 36**   **Lok.:** 0,5 cun lat. der vord. Tibiakante, 1,5 cun unterh. des Unterrandes des Fibulaköpfchens (Gb 34) **Besond.:** Bewegt und stärkt *Xue*-Blut und *Qi*, wichtigster Fern-Punkt des Magenmeridians, Fern-Punkt der Brust

▨ **Ma 40**   **Lok.:** Auf der Hälfte des Unterschenkels 2 Finger lateral der Tibiakante **Besond.:** *Luo*-Punkt, bewegt Schleim, gut in Kombination mit Mi 9

▨ **Mi 6**   **Lok.:** 3 cun oberh. der größten Erhebung des Innenknöchels am Hinterrand der Tibia **Besond.:** Treffpunkt der 3 *Yin* des Beines, stärkt u. bewegt Blut

▨ **Mi 9**   **Lok.:** In der maximalen Biegung des Tibiakopfes **Besond.:** *He*-Punkt; bewegt Feuchtigkeit

▨ **Mi 10**   **Lok.:** 2 cun oberhalb der oberen, inneren Patellakante **Besond.:** Leitet Hitze aus dem Blut, „reinigt" u. bewegt Blut

■ **Pe 6**   **Lok.:** 2 cun prox. der Mitte der palm. Handgelenksfurche zw. den Sehnen der Mm. flex. carpi rad. u. palmaris long. **Besond.:** Kardinal-Punkt für *Yin wei mai*; Meister-Punkt Nausea; harmonisiert Magen, reguliert Herz-*Qi* u. -*Xue*-Blut, beruhigend, Fernwirkung auf die Brust

■ **Ren 17**   **Lok.:** Mittellinie des Sternums, in Höhe des 4. ICR, zw. den Mamillen **Besond.:** *Mu*-Alarm-Punkt Pericard; öffnet Thorax, fördert die Milchsekretion, bewegt *Qi* im oberen Erwärmer, Lokal-Punkt

Lokalpunkte im Narbenbereich   **Besond.:** Führen zu erhöhter Durchblutung und Immunaktivität und dadurch zu schnellerer Heilung, kurze Nadeln mit geringer Stichtiefe verwenden, nicht in die Narbe stechen!

Laser: gute Erfolge bei Narbenschmerzen von OP-Narben mit mehrfacher Behandlung; zudem wird das Ödem rascher resorbiert und die kontralaterale Brust wird weich und schmerzlos.

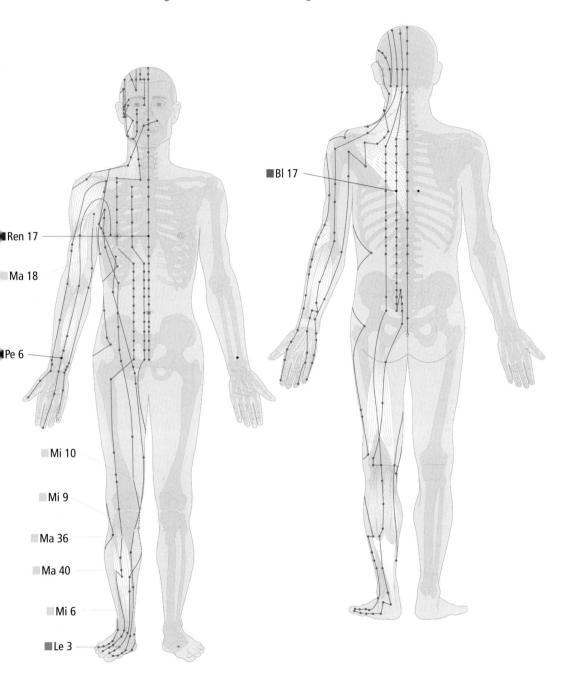

6.7.4 Sterilität/Infertilität der Frau (1)

Bei der Sterilität/Infertilität sind die Ursachen meist komplex, sodass nach einer klinischen Abklärung nach der TCM-Diagnose vorgegangen werden sollte.
Die Anamnese einer sekundären Sterilität lässt häufig ein Störfeld im gynäkologischen Raum erkennen, besonders nach Curettagen.

TCM

Die Fähigkeit, empfangen zu können, ist eine Funktion des Wasser-Elements (Niere, Blase, Uterus, Ovarien etc.). Das heißt, eine Frau braucht ausreichend Nieren-Energie, um Eizellen produzieren, menstruieren und empfangen zu können. Weiterhin braucht sie ausreichend *Xue*-Blut. Das Halten des Embryos über das erste Trimenon hinaus erfordert ausreichend Milz-Energie. Ist der Uterus aus verschiedenen Gründen „verlegt", z.B. durch Schleim, Kälte oder *Xue*-Blut-Stase, kann es trotz ausreichender Nieren-Energie zum Ausbleiben einer Schwangerschaft kommen.
Primäre Sterilität/Infertilität:

- Nieren-*Jing*-Mangel: Angeboren, konstitutionell; Mangel an Energie
- Nieren-*Yin*-Mangel: Der Lebensstil zehrt die Reserven auf
- Nieren-*Yang*-Mangel: Kältegefühl, Antriebslosigkeit, evtl. Depressivität
- Schleim-Feuchtigkeit: Häufig Oligo-, Amenorrhö, Adipositas, evtl. PCO
- *Xue*-Blut-Stagnation: Schmerzhafte klumpige Regelblutung
- Leber-*Qi*-Stagnation: Emotional stagniert, aufgeblähtes Abdomen, häufig PMS, Gereiztheit, evtl. sehr stressige Umstände
- Leber-*Xue*-Blut-Mangel: Müdigkeit steht im Vordergrund, blass, antriebslos

Basiskombination

Ma 29, Mi 6, Bl 23, Du 4, Ren 4, EX-CA 1 *(zi gong)*
OAP: 22 Endokrinum, 58 Uterus

Individuelle Punktkombination

Nieren-*Yang*-Mangel
Symptome: Kältegefühl, Depression, Schwächezeichen, evtl. Störungen des Ohres, Rückenschmerzen, Zyklusstörungen etc.
Zungenkörper: Blass
Puls: Schwächlich, langsam
Punkte: Ni 3, Ni 7, Moxa (z.B Ni 3, Ni 7, Bl 23)

Nieren-*Yin*-Mangel
Symptome: Rückenschmerzen, evtl. Nachtschweiß, Hitzegefühl, rote Wangen, evtl. Tinnitus, Zyklusstörungen; **Zunge:** Roter Zungenkörper, belaglos; **Puls:** Schwächlich, schnell; **Punkte:** Ni 3, Ni 6, Ni 7

Verwendete Punkte

■ **Bl 23** **Lok.:** 1,5 cun seitl. der dors. Medianen unterh. des 2. LWK **Besond.:** *Shu*-Zustimmungs-Punkt Niere; stärkt Nieren-*Qi*, -*Yang*, -*Yin* u. -*Jing*, Lende u. Knie, stärkt Wasserelement (Empfangen = Funktion des Wasserelements)

■ **Du 4** **Lok.:** In der hinteren Medianen, unterhalb des Dornfortsatzes des 2. LWK **Besond.:** *ming men* (Tor des Lebens); aktiviert die Ursprungsenergie für lebenswichtige Prozesse

■ **Ma 29** **Lok.:** 2 cun seitlich der vorderen Medianen, 4 cun unterh. des Nabels, seitl. v. Ren 3 u. Ni 12 **Besond.:** Lokal-Punkt Ovarien, inneres Genitale; beseitigt *Xue*-Blut-Stagnation im Uterus, hebt *Qi* an (Prolaps)

■ **Mi 6** **Lok.:** 3 cun oberh. des prominentesten Punktes des Innenknöchels am Hinterrand der Tibia **Besond.:** Stärkt als Gruppen-*Luo*-Punkt Milz, Leber, Niere – *Xue*-Blut, *Qi* u. *Yin*, nährt u. bewegt *Xue*-Blut, verstärkt als Fernpunkt f. d. kleine Becken dort die Durchblutung, entfernt Feuchtigkeit

■ **Ni 3** **Lok.:** Mitte zwischen prominentestem Punkt des Innenknöchels und Achillessehne **Besond.:** *Yuan*-Quell- u. *Shu*-Strömungs-Punkt; stärkt Nieren-*Yin* u. -*Yang* Lumbalregion, Knie u. *Jing*

■ **Ni 6** **Lok.:** Direkt unterh. des Innenknöchels, meist in einem schmalen Spalt **Besond.:** Kardinal-Punkt für *Yin qiao mai*; stärkt Nieren-*Yin*

■ **Ni 7** **Lok.:** 2 cun oberhalb von Ni 3, (Ni 3: Auf der Hälfte der Strecke zwischen prominentesten Punkt des Innenknöchels und Achillessehne) **Besond.:** *Jing*-Fluss-Punkt, mit Moxa stärkt Nieren-*Yang*, mit Nadel stärkt Nieren-*Yin*

■ **Ren 4** **Lok.:** 2 cun bzw. ⅖ der Strecke Symphyse/Nabel oberh. der Symphyse **Besond.:** Reunions-Punkt der 3 unteren *Yin* (Mi, Le, Ni), *Mu*-Alarm-Punkt Dünndarm; roborierend – stärkt *Jing*, *Qi*, *Yang*, *Xue*-Blut u. *Yin*, stärkt den unteren Erwärmer (kleines Becken etc.)

EX-CA 1 **Lok.:** 3 cun seitlich der vorderen Medianen, ⅗ der Strecke Symphyse/Nabel unterh. des Nabels lat. v. Ren 3 **Besond.:** Infertilität, Behandlung 3- bis 4-mal pro Zyklus: am besten an den Zyklus angepasst

6

6.7

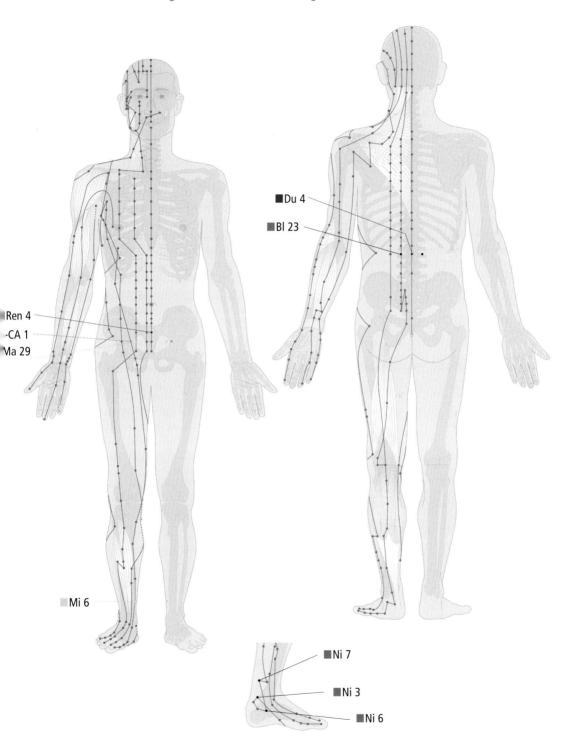

6.7.4 Sterilität/Infertilität der Frau (2)

Individuelle Punktkombination

Schleim-Feuchtigkeit
Symptome: Neigung zu Ödemen, Adipositas, oft schleimige Auflagerung auf dem Menstruationsblut
Zungenbelag: Zäh (evtl. gelblich)
Puls: Schlüpfrig
Punkte: Ma 40, Mi 9

Blut-Stagnation
Meist in Kombination mit schmerzhafter klumpiger Regelblutung
Zungenkörper: Bläulich stagniert
Puls: Gespannt
Punkte: Mi 6, Mi 10, Bl 17

Leber-*Qi*-Stagnation
Symptome: Stressiges Umfeld, Gereiztheit, häufig PMS, Dysmenorrhö, v.a. 1–2 Tage vor der Regel
Zungenkörper: Evtl. gerötete Ränder
Puls: Gespannt
Punkte: Pe 6, Le 3

Verwendete Punkte

■ **Bl 17   Lok.:** 1,5 cun lat. Dornforts. BWK 7
Besond.: Einflussreicher Punkt für *Xue*-Blut, welches er stärkt und bewegt; *Shu*-Zustimmungs-Punkt Zwerchfell

■ **Le 3   Lok.:** Im proximalen Winkel zw. Os metatarsale I u. II, auf dem Fußrücken **Besond.:** *Yuan*-Quellu. *Shu*-Strömungs-Punkt; beruhigt Leber-*Yang*, harmonisiert Leber-*Qi*-Fluss, spasmolytisch

■ **Ma 40   Lok.:** Auf der Hälfte des Unterschenkels 2 Finger lateral der Tibiakante **Besond.:** *Luo*-Durchgangs-Punkt zu Milz, daher spezifisch gegen Schleim u. Feuchtigkeit, gut in Kombination mit Mi 9

■ **Mi 6   Lok.:** 3 cun oberh. des prominentesten Punktes des Innenknöchels am Hinterrand der Tibia
Besond.: Stärkt als Gruppen-*Luo*-Punkt Milz, Leber, Niere – *Xue*-Blut, *Qi* u. *Yin*, nährt u. bewegt *Xue*-Blut, verstärkt als Fernpunkt für das kleine Becken dort die Durchblutung, entfernt Feuchtigkeit

■ **Mi 9   Lok.:** In der maximalen Biegung des Tibiakopfes **Besond.:** *He*-Punkt, bewegt Feuchtigkeit

■ **Mi 10   Lok.:** 2 cun oberhalb der oberen, inneren Patellakante **Besond.:** „Meer des Blutes"; stärkt u. kühlt *Xue*-Blut, bewegt *Qi* u. *Xue*-Blut, entfernt Hitze

■ **Pe 6   Lok.:** 2 cun prox. der Mitte der palm. Handgelenksfurche zw. den Sehnen der Mm. flex. carpi rad. u. palmaris long. **Besond.:** Kardinal-Punkt für *yin wei mai*; Meister-Punkt Nausea; harmonisiert Magen, reguliert Herz-*Qi* u. -Blut, beruhigend, Pe- u. Le-Meridian korrespondierend!

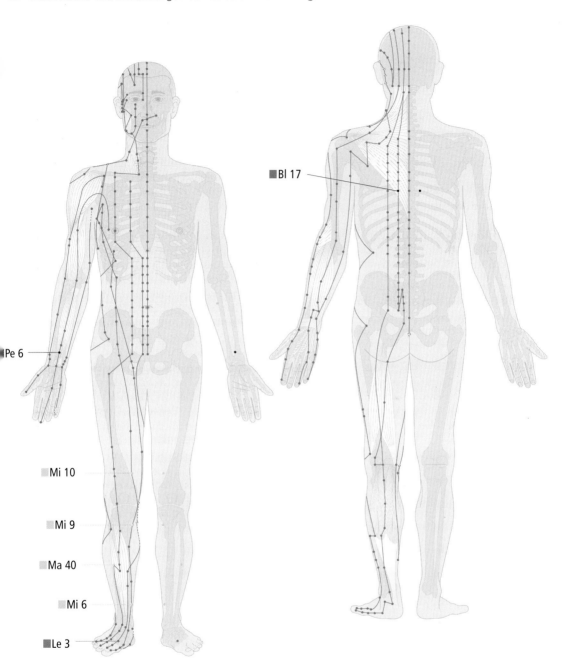

6.7.5 Hyperemesis gravidarum

Gute Behandlungsergebnisse durch Akupunktur!

Basiskombination

Pe 6, Du 20, täglich einmal stechen, bis zu einer Woche lang; Selbstmassage der Punkte zu Hause

Individuelle Punktkombination

Milz- und Magen-Schwäche
Symptome: Neigung zu Ödemen, Lust auf Süßes, sorgenvoller Typ
Zungenkörper: Zahneindrücke, groß, meist feucht
Puls: Schlüpfrig
Punkte: Ma 36, Ma 44, Mi 6, Ren 12

Leber- und Magen-Disharmonie
Symptome: Verschlechterung bei Stress, häufig saures Aufstoßen, Reizbarkeit
Zungenkörper: Evtl. gerötete Ränder
Puls: Gespannt
Punkte: Ma 36, Le 3, Ren 12

Rebellierendes *Qi* im *Chong mai*
Keine Linderung nach Akupunktur der „normalen" Milz- und Magen-Punkte. Ausgeprägte Übelkeit, häufig über die 12. SSW hinaus; Kältegefühl in den Beinen, Hitzegefühl im Kopf
Punkte: Mi 4, Ma 30

Verwendete Punkte

■ **Du 20   Lok.:** Auf der Verbindungslinie der beiden tiefsten Punkte der Ohrläppchen und höchsten Punkte des Ohres, bzw. auf der Medianen kurz hinter dem höchsten Punkt des Kopfes **Besond.:** Kreuzungspunkt mit dem Leber-Meridian und allen *Yang*-Meridianen, sedierende Wirkung

■ **Le 3   Lok.:** Im proximalen Winkel zw. Os metatarsale I u. II, auf dem Fußrücken **Besond.:** *Yuan*-Quell-u. *Shu*-Strömungs-Punkt; beruhigt Leber-*Yang*, harmonisiert Leber-*Qi*-Fluss, spasmolytisch

■ **Ma 30   Lok.:** 2 cun seitlich der vord. Medianen, direkt am Symphysenoberrand , flach auf das Os pubis zustechen **Besond.:** Senkt aufsteigendes *Qi*

■ **Ma 36   Lok.:** 0,5 cun lat. der vord. Tibiakante, 1,5 cun unterh. des Unterrandes des Fibulaköpfchens (Gb 34) **Besond.:** *He*-Punkt, Meister-Punkt Hormone; stärkt Magen u. Milz und dadurch *Qi* u. Blut, stabilisiert und kräftigt, psychisch ausgleichend

■ **Ma 44   Lok.:** An der Schwimmhaut zwischen 2. und 3. Zehe **Besond.:** Senkt invers aufsteigendes Magen-*Qi*, entfernt Magen-Hitze, bei starkem Erbrechen zusätzlich oder anstelle von Ma 36

■ **Mi 4   Lok.:** Im Grübchen über dem Übergang v. Basis zu Schaft des Os metatarsale I, am Farbumschlag der Haut **Besond.:** *Luo*-Durchgangs-Punkt u. Kardinal-Punkt für *Chong mai*; stärkt Milz u. beruhigt Magen, gute Kombination mit Pe 6 für *Yin wei mai* (Mi 4 auf einer Seite, Pe 6 auf der anderen Seite)

■ **Mi 6   Lok.:** 3 cun oberh. des prominentesten Punktes des Innenknöchels am Hinterrand der Tibia **Besond.:** Stärkt als Gruppen-*Luo*-Punkt Milz, Leber, Niere – Blut, *Qi* u. *Yin*, nährt u. bewegt Blut, verstärkt als Fern-Punkt für das kleine Becken dort die Durchblutung, entfernt Feuchtigkeit, glättet Leber-*Qi*-Fluss

■ **Pe 6   Lok.:** 2 cun prox. der Mitte der palm. Handgelenksfurche zw. den Sehnen der Mm. flex. carpi rad. u. palmaris long. **Besond.:** Kardinal-Punkt für *Yin wei mai*; Meister-Punkt Nausea; harmonisiert Magen, reguliert Herz-*Qi* u. -Blut, beruhigend, wichtigster Punkt bei Hyperemesis

■ **Ren 12   Lok.:** In der Mitte zw. Nabel u. Xiphoid **Besond.:** Einflussreicher Punkt Hohlorgane, *Mu*-Alarm-Punkt Magen; stärkt Magen u. Milz, reguliert Magen-*Qi*, entfernt Feuchtigkeit

6

6.7

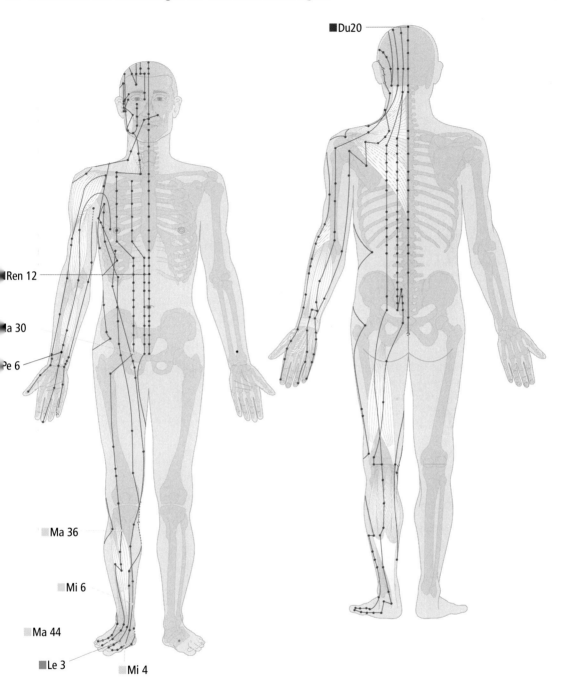

6.7.6 Geburtsvorbereitung

Die Akupunktur nach dem „Mannheimer Schema" führt bei Erstgebärenden zu einer durchschnittlichen Geburtszeitverkürzung von ca. 2 Stunden, die auf eine schnellere Eröffnungsphase zurückgeführt werden kann und in einer prospektiv randomisierten Studie von Römer et al. nachgewiesen werden konnte. Nach durchschnittlich 3–4 Sitzungen ist bei den meisten Frauen eine Erweichung und Verkürzung der Cervix festzustellen, ohne dass jedoch die Geburt früher beginnt. Einen zweiten Effekt der geburtsvorbereitenden Akupunktur sieht man in den koordinierteren Wehenverläufen. Hypo- und hyperfrequente Wehentätigkeiten und Cervixdystokien sind seltener.

Zur Schmerzlinderung unter der Geburt ist die Anwendung der Elektroakupunktur an speziellen Punkten (Di 4, Di 10) notwendig.

Basiskombination

Ma 36, Mi 6, Bl 67, Gb 34
- Ab der 36. SS-Woche: Gb 34, Mi 6 und Ma 36 einmal pro Woche sitzend oder in Seitenlage
- Ab der 38. SSW (dritte Sitzung): Zusätzlich Bl 67 Nadelverweildauer: 20–25 min.

Geht die Schwangere über den Termin, wird weiterhin einmal pro Woche bis zum Geburtsbeginn akupunktiert.

Individuelle Punktkombination

Ödeme in der Schwangerschaft

Ma 40, Mi 9
Zusätzlich wird beim Auftreten von Ödemen die Reduktion von Milchprodukten, Süßigkeiten und fettig Gebratenem empfohlen.

Beckenendlage

Bl 67
Moxa zur Wendung darf nur angewendet werden, wenn schwere Pathologien in der Spätschwangerschaft ausgeschlossen sind. (Retardierung des Kindes, Blutung, Wehentätigkeit etc.)

Beginn möglichst in der 34. oder 35. SSW. Maximal 4 Sitzungen im Abstand von 2–3 Tagen. Nach Ende der 36. SSW. darf nicht mehr gemoxt werden. Moxa immer von therapeutischer Hand durchführen lassen (Mitgabe der Zigarre nach Hause ist unverantwortlich).

Am besten in Knie-Ellenbogen-Lage (auf einer Behandlungsliege, Therapeut sitzt dahinter) beide Punkte Bl 67 insgesamt 15–20 min erwärmen.

Verwendete Punkte

■ **Bl 67** **Lok.:** Neben dem äußeren Nagelfalzwinkel der kl. Zehe **Besond.:** *Jing*-Brunnen- u. Tonisierungs-Punkt, stärkster tonisierender Punkt des Wasserelementes, stärkt den Uterus (Uterus, Niere, Wasser), wird ab der 38. SSW dazu genommen, Moxa, beidseits in Knie-Ellenbogen-Lage bei Beckenendlage
■ **Gb 34** **Lok.:** Direkt vor und unterhalb des Fibulaköpfchens in einer Delle **Besond.:** Meister-Punkt der Muskeln und Sehnen, *He*-Punkt, reguliert Wehentätigkeit
■ **Ma 36** **Lok.:** 0,5 cun lat. der vord. Tibiakante, 1,5 cun unterh. des Unterrandes des Fibulaköpfchens (Gb 34) **Besond.:** *He*-Punkt, stärkt Milz und Magen, „Göttlicher Gleichmut", hat mit Mi 6 Wirkung auf Cervix (Bindegewebe, Erdelement)
■ **Ma 40** **Lok.:** Auf der Hälfte des Unterschenkels 2 Finger lateral der Tibiakante **Besond.:** *Luo*- Punkt, spezifisch gegen Schleim u. Feuchtigkeit, gut in Kombination mit Mi 9
■ **Mi 6** **Lok.:** 3 cun oberh. der größten Erhebung des Innenknöchels am Hinterrand der Tibia **Besond.:** Entfernt Feuchtigkeit
■ **Mi 9** **Lok.:** In der maximalen Biegung des Tibiakopfes **Besond.:** *He*-Punkt, bewegt Feuchtigkeit

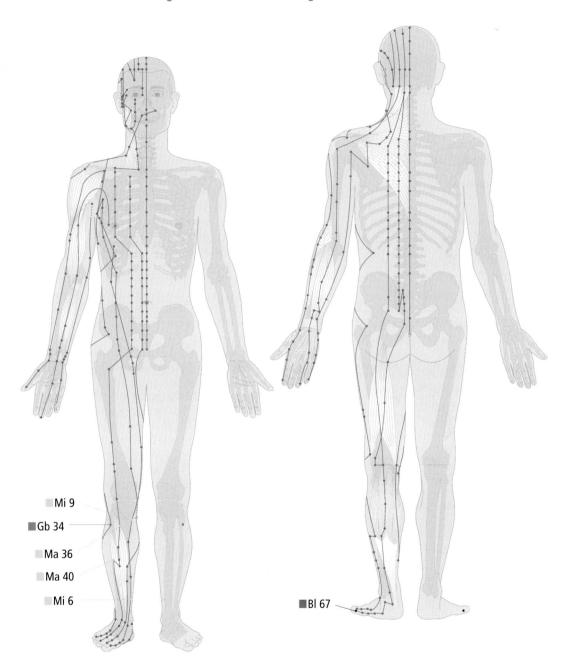

Mi 9

Gb 34

Ma 36

Ma 40

Mi 6

Bl 67

6.7.7 Geburtserleichterung

Akupunktur kann während der Geburt zur Linderung der Beschwerden und zur Erleichterung des Geburtsvorgangs eingesetzt werden.

Individuelle Punktkombination

Weheninduktion
Di 4, Bl 67, Mi 6

Wehenregulation
Gb 34, Le 3

Eröffnungsphase, Cervixdystokie
Ma 36, Mi 6

Austreibungsphase
Di 4, Bl 67

Verzögerte Plazentalösung
TCM: Durch *Qi*-Schwäche der Mutter kann die Plazenta nicht ausgestoßen werden. *Qi* wird durch die gewählten Punkte in Bewegung gebracht.
Ni 16, Mi 6, (Gb 21)

Analgesie, Schmerzlinderung unter der Geburt
Möglichst frühzeitiger Beginn (ab Muttermund-wirksamer Wehentätigkeit)
Akupunktur von Di 4 und Di 10 einseitig gleichzeitige Stimulation der beiden Punkte mit Elektroakupunktur mit 20–30 Hz für 30–45 Minuten. Intensität sollte Patientin selbst regeln. Anschließend Pause von 30–45 Minuten. Danach Wiederholung. Durch die elektrische Stimulation wird körpereigenes β-Endorphin ausgeschüttet, was zur besseren Schmerztoleranz führt. Elektroakupunktur ist erforderlich, manuelle Stimulation der Punkte Di 4 und Di 10 reicht nicht aus.

Verwendete Punkte

■ **Bl 67**   **Lok.:** Neben dem äußeren Nagelfalzwinkel der kl. Zehe **Besond.:** *Jing*-Brunnen- u. Tonisierungs-Punkt, stärkt Uterus

■ **Di 4**   **Lok.:** Auf dem Handrücken, am höchsten Punkt des Muskelwulstes zw. Metacarpale I u. II **Besond.:** *Yuan*-Quell-Punkt; bewegt *Qi*, beschleunigt Geburt, wichtiger Schmerzpunkt

■ **Di 10**   **Lok.:** Von Di 11 aus 2 cun Richtung Di 4 **Besond.:** Sehr drucksensibel, gute Kombination mit Di 4 für Elektroakupunktur

■ **Gb 21**   **Lok.:** Am höchsten Punkt der Schulter, Mitte zw. Acromion und Dornforts. HWK 7 **Besond.:** Führt das *Qi* nach unten, theoretisch guter Punkt, jedoch im Kreißsaal wegen Gefährlichkeit nicht zu empfehlen

■ **Gb 34**   **Lok.:** Bei gebeugtem Knie in der Vertiefung vor u. unt. dem Fibulaköpfchen **Besond.:** Meister-Punkt der Muskeln und Sehnen, *He*-Punkt, reguliert Wehentätigkeit

■ **Le 3**   **Lok.:** Im proximalen Winkel zw. Os metatarsale I u. II, auf dem Fußrücken **Besond.:** *Yuan*-Quell- u. *Shu*-Strömungs-Punkt, reguliert Wehentätigkeit, Harmonisierung des Leber-*Qi*

□ **Ma 36**   **Lok.:** 0,5 cun lat. der vord. Tibiakante, 1,5 cun unterh. des Unterrandes des Fibulaköpfchens (Gb 34) **Besond.:** *He*-Punkt Magen, Meister-Punkt Hormone, Blutdruck, Einfluss auf Cervix (Erdelement)

□ **Mi 6**   **Lok.:** 3 cun oberh. des prominentesten Punktes des Innenknöchels am Hinterrand der Tibia **Besond.:** Genereller Fern-Punkt des kleinen Beckens, verstärkt die Durchblutung im kleinen Becken, bewegt Blut und *Qi*, Einfluss auf Cervix (Erdelement)

■ **Ni 16**   **Lok.:** 0,5 cun seitlich des Bauchnabelzentrums (nicht in Nabelrand hinein, notfalls lateraler gehen) **Besond.:** Gehört zum Wasserelement, Kreuzungspunkt mit dem *Chong mai*, Lokal-Punkt, alleiniger Punkt erster Wahl

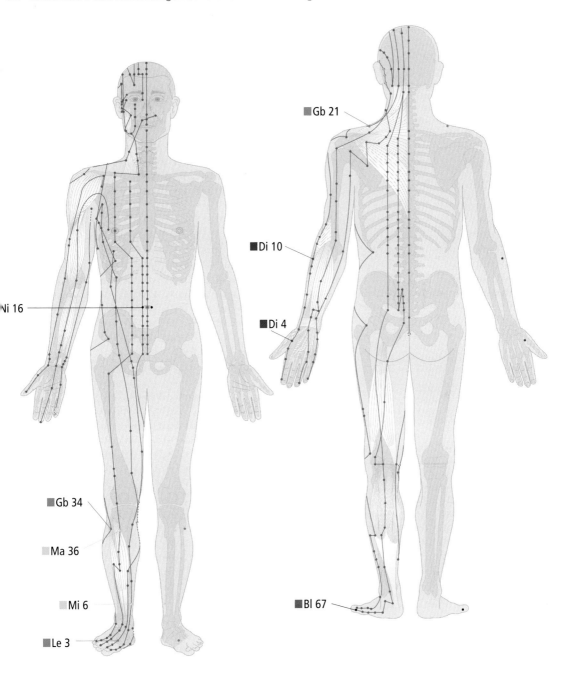

6.7.8 Laktationsstörung

Basiskombination

Ma 16, Ma 18, Ren 17, Ex-Präaxillärer Brustpunkt
OAP: 22 Endokrinum, 44 Mamma

Individuelle Punktkombination

Milchmangel bei *Yin*-Schwäche bei *Qi*- und *Xue*-Blut-Mangel
Ma 36, Mi 6, Dü 1, Gb 41

Milchmangel bei Leber-*Qi*-Stau
Symptome: Depression, Reizbarkeit, Appetitlosigkeit
Zungenkörper: Evtl. violett, gerötete Ränder
Zungenbelag: Dünn und weiß
Puls: Gespannt
Punkte: Dü 1, Pe 6, Le 3
Anmerkung: Am wichtigsten ist die Regeneration des *Yin*, welche am schnellsten durch ausreichend Ruhe (wenig Besuch!), Schlaf und kräftigende Nahrung erreicht wird. Auf ausreichende Flüssigkeitszufuhr ist selbstverständlich zu achten (stilles Wasser, evtl. milchfördernde Tees).

Milchstau, schmerzhafter Milcheinschuss
Di 4, Ma 36, Le 3
Anmerkung: Häufig beeindruckende Therapieerfolge! Oft beginnt beim Setzen der Nadeln die Milch zu fließen. Einmal täglich nadeln.

Beginnende Mastitis
Di 4, Di 11, Ma 44, Du 14
Anmerkung: Akupunktur ist bei frühzeitigem Beginn sehr wirkungsvoll. Tägliche Akupunktur ist notwendig. Bei Verschlechterung der Symptome trotz Akupunktur muss evtl. antibiotisch weiterbehandelt werden, um eine Abszedierung zu vermeiden. Akupunktur kann auch zusätzlich zur konventionellen antibiotischen Therapie angewendet werden, um den Heilungsprozess zu beschleunigen.

Verwendete Punkte

■ **Di 4**   **Lok.:** Auf dem höchsten Punkt des Adductor Pollicis   **Besond.:** *Yuan*-Quell-Punkt; entfernt Hitze mit Di 11, Du 14
■ **Di 11**   **Lok.:** Bei max. gebeugtem Arm am rad. Ende der Ellbogenfalte   **Besond.:** *He*- und Tonisierungs-Punkt; entfernt feuchte Hitze u. Wind, immunstimulierend, bei Fieber sedierend

■ **Dü 1**   **Lok.:** Neben dem uln. Nagelfalzwinkel des kl. Fingers   **Besond.:** *Jing*-Brunnen-Punkt, Förderung der Milchsekretion, bahnt und belebt den Meridianverlauf
■ **Du 14**   **Lok.:** Unterhalb des Dornfortsatzes des 7. HWK   **Besond.:** Kreuzungs-Punkt mit allen *Yang*-Meridianen, stärkt das Immunsystem, leitet Hitze aus, bei Fieber sedieren
■ **Gb 41**   **Lok.:** Zwischen 4. und 5. Metatarsalknochen lateral der Sehne des Kleinzeh-Extensors   **Besond.:** Öffner des *Dai mai*, *Shu*-Strömungs-Punkt, Fern-Punkt mit Bezug zum Thorax, fördert Milchbildung
■ **Le 3**   **Lok.:** Im proximalen Winkel zw. Os metatarsale I u. II, auf dem Fußrücken   **Besond.:** *Yuan*-Quellu. *Shu*-Strömungs-Punkt; beruhigt Leber-*Yang*, harmonisiert Leber-*Qi*-Fluss, spasmolytisch
■ **Ma 16**   **Lok.:** MCL, 3. ICR, lat. Ren 18   **Besond.:** Reguliert Thorax-*Qi*-Fluss „wie wenn ein Fenster geöffnet wird"
■ **Ma 18**   **Lok.:** Im 5. ICR in der Medioclavicularlinie, am unteren Brustdrüsenansatz   **Besond.:** Reguliert Funktion der Brust
■ **Ma 36**   **Lok.:** 0,5 cun lat. der vord. Tibiakante, 1,5 cun unterh. des Unterrandes des Fibulaköpfchens (Gb 34)   **Besond.:** *He*-Punkt, Meister-Punkt Hormone; stärkt Magen u. Milz und dadurch *Qi* u. Blut, Fern-Punkt zur Brust, stabilisiert, kräftigt
■ **Ma 44**   **Lok.:** Distal des Metatarso-Phalangeal-Gelenkes der 2. Zehe an der fibularen Seite in einer Vertiefung an der Aponeurose   **Besond.:** Leitet Hitze aus Ma-Meridian u. Brust aus
■ **Mi 6**   **Lok.:** 3 cun oberh. der größten Erhebung des Innenknöchels am Hinterrand der Tibia   **Besond.:** Gruppen-*Luo*-Durchgangs-Punkt für die 3 *Yin* des Beines, regt Blutbildung an
■ **Pe 6**   **Lok.:** 2 cun prox. der Mitte der palm. Handgelenksfurche zw. den Sehnen der Mm. flex. carpi rad. u. palmaris long.   **Besond.:** Kardinal-Punkt für *Yin wei mai*, Fern-Punkt zur Mamille – Meridianverlauf!
■ **Ren 17**   **Lok.:** Mittellinie des Sternums, in Höhe des 4. ICR, zw. den Mamillen (Mann)   **Besond.:** *Mu*-Alarm-Punkt Pericard; öffnet Thorax, fördert die Milchsekretion
Ex-Präaxillärer Brustpunkt   **Lok.:** Am Kreuzungspunkt der Linie vom Ende der Achselfalte auf die Brustwarze zu und dem Brustdrüsenansatz   **Besond.:** Reguliert Milchdrüsen, Lokal-Punkt

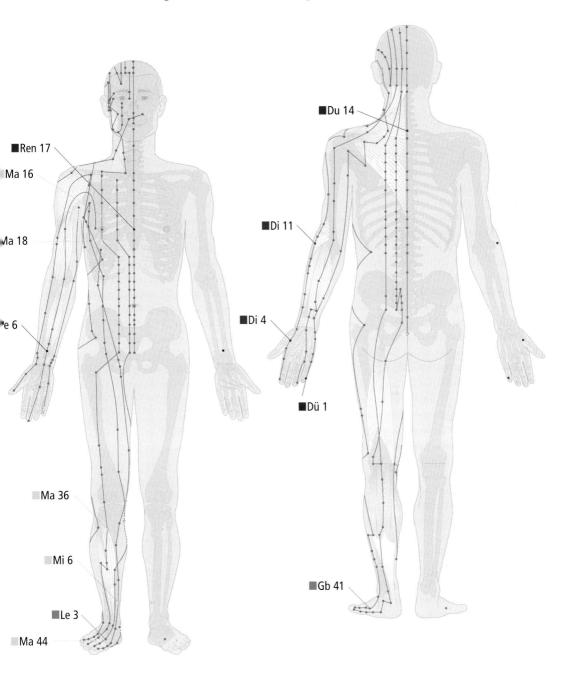

6.8 Nervensystem und psychische Störungen

A. Meng, G. Kubiena (6.8.1)

6.8.1 Kopfschmerz und Migräne

Kopfschmerz und Migräne sind sehr gute Indikationen für Akupunktur. Die genannten Punktkombinationen sind die Quintessenz eines Lehraufenthaltes am College für TCM im September 1994.

Die Einteilung der Kopfschmerzen und die zwingende Ableitung der Therapie daraus erfolgt in der TCM nach zwei Kriterien: Lokalisation und Pathogenese.

Individuelle Punktkombination

Therapie nach Lokalisation der Schmerzen
Stirn – *Yang ming* (Di/Ma)
Di 4, Ma 8 [Ma 1 Bi], Ma 36, Bl 2, Gb 14
Schläfe – *shao yang* (3E/Gb)
3E 5, Gb 8, (Gb 41), EX-HN 5 *(tai yang)*
Occiput – *tai yang* (Dü/Bl)
Dü 3, Bl 10, Bl 60, Gb 20
Scheitelhöhe – *jue yin* (Le/Pe)
Le 3, Ni 1, Du 20, EX-HN 1 *(si shen cong)*

Therapie nach Pathogenese
Äußere Ursachen – Wind und Kälte
Lu 7, Di 4 sedieren
Aufsteigendes Leber-*Yang*
Mi 6 tonisieren, Le 2 sedieren
***Qi/Xue*-Blut – Schwäche**
Ma 36 und Ren 6 tonisieren

Verwendete Punkte

■ **3E 5   Lok.:** 2 cun prox. der Mitte der dors. Handgelenksfurche, ggü. Pe 6 **Besond.:** *Luo*-P., Kardinal-Punkt für *Yang wei mai* – dominiert Oberfläche, entfernt alle äußeren Pathogene bes. Wind-Hitze

■ **Bl 2   Lok.:** Schnittpunkt med. Brauenende/Lidwinkel – For. supraorbitale **Besond.:** Lokalpunkt

■ **Bl 10   Lok.:** Trapeziusansatz an der Protub. occip. ext. **Besond.:** Entfernt Wind, befreit Meridiane lokal bes. – Kopf-/Nackenschmerz, klärt Hirn u. Augen, vagoton – „vegetative Basis" mit Gb 20

■ **Bl 60   Lok.:** Mitte zw. Achillessehne u. höchster Erhebung d. Außenknöchels **Besond.:** *Jing*-Fluss-P., Meister-P. der Schmerzen im Meridianverlauf, entspannt Sehnen, belebt Blutzirkulation

■ **Di 4   Lok.:** Auf dem höchsten Punkt des Adductor pollicis **Besond.:** *Yuan*-Quell-Punkt, Kommando-Punkt für Gesicht; bewegt *Qi* u. entfernt Meridian-Obstruktion – bes. mit Le 3 (= 4 Schranken), entfernt äußere Pathogene mit Lu 7

■ **Du 20   Lok.:** Auf der Verbindungslinie der beiden Apices auriculae **Besond.:** Reunions-Punkt aller divergenten Meridiane, daher für psychosomatische Beschwerden, ausgleichend

■ **Dü 3   Lok.:** Bei Faust auf Handrücken im Grübchen hinter dem Ende der obersten Handtellerquerfalte **Besond.:** Kardinal-Punkt für *Du mai*, woraus er äußeren u. inneren Wind entfernt; beeinflusst ZNS, klärt Geist

■ **Gb 8   Lok.:** 1,5 cun über der Ohrmuschelspitze **Besond.:** Entfernt Wind u. Hitze – Kopfschmerz

■ **Gb 14   Lok.:** 1 cun über Brauenmitte, MPL **Besond.:** Regt Meridianfluss an, hellt Augen auf

■ **Gb 20   Lok.:** Hinter dem Mastoid zw. Trapezius u. M. sternocleido. am unt. Occipitalrand **Besond.:** Vertreibt Wind aus Kopfbereich, unterdrückt inneren/äußeren Wind u. Leber-Feuer, sympathicoton – „vegetat. Basis" m. Bl 10; klärt Hirn, erhellt Auge

■ **Gb 41   Lok.:** Zwischen 4. und 5. Metatarsalknochen lateral der Sehne des Kleinzeh-Extensors **Besond.:** *Shu*-Strömungs- und Kardinal-Punkt für *Dai mai,* Fernpunkt für Schläfe

■ **Le 2   Lok.:** In der Schwimmhautfalte zw. 1. u. 2. Zehe, lat. Ende des Großzehengrundgelenks **Besond.:** *Ying*-Quellen- u. Sedativ-Punkt; entfernt Leber-Feuer, beruhigt

■ **Le 3   Lok.:** Im proximalen Winkel zw. Os metatarsale I u. II, auf dem Fußrücken **Besond.:** *Yuan*-Quell- u. *Shu*-Strömungs-Punkt; beruhigt Leber-*Yang*, harmonisiert Leber-*Qi*-Fluss, spasmolytisch

■ **Lu 7   Lok.:** 1,5 cun prox. d. queren Handgelenksfurche, über d. A. rad. **Besond.:** *Luo*- u. Kardinal-Punkt *Ren mai*, Kommando-P. für Kopf/Hals, Meister-Punkt Stauung; entf. äußere Pathogene m. Di 4

■ **Ma 8   Lok.:** Im Stirn-Schläfenwinkel, 3 cun oberhalb u. 1 cun hinter dem Orbital-, Jochbeinwinkel **Besond.:** Erleichtert Kopfschmerzen verursacht durch Wind-Hitze (Erkältung) oder Verdauungsprobleme mit Schwindel (Feuchtigkeit u. Schleim)

■ **Ma 36   Lok.:** 0,5 cun lat. der vord. Tibiakante, 1,5 cun unterh. des Unterrandes des Fibulaköpfchens (Gb 34) **Besond.:** *He*-Punkt, Meister-Punkt Hormone; stärkt Magen u. Milz und dadurch *Qi* u. *Xue*-Blut; beruhigend u. roborierend

■ **Mi 6   Lok.:** 3 cun oberh. der größten Erhebung des Innenknöchels am Hinterrand der Tibia **Besond.:** Stärkt als Gruppen-*Luo*-Punkt Milz, Leber, Niere – *Qi*, *Xue*-Blut u. *Yin* – roboriert; nährt u. bewegt *Xue*-Blut, entfernt Feuchtigkeit

■ **Ni 1   Lok.:** Schnittpunkt beider Zehenballen mit

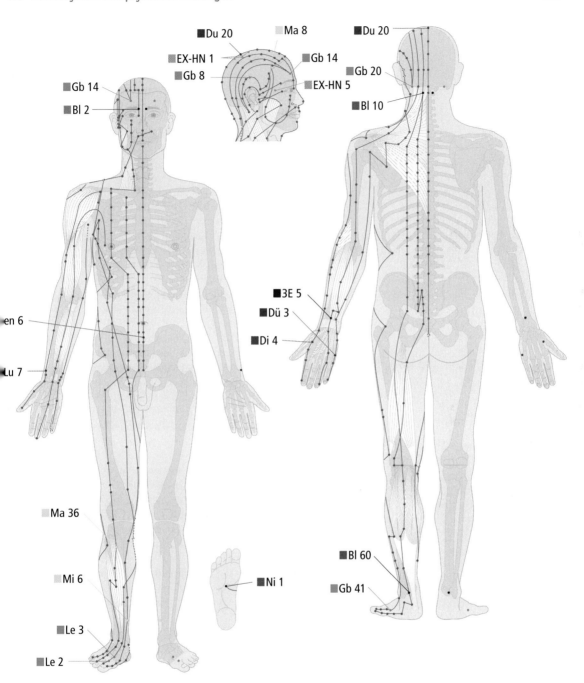

Fußsohle. Grübchen bei Plantarflexion **Besond.:** *Jing*-Brunnen-Punkt, Schock-Punkt, Sedativ-Punkt, senkt Leber-Feuer, beruhigt den Geist; gegen Augensymptome, Lichtempfindlichkeit
■ **Ren 6** **Lok.:** 1,5 cun unterh. des Nabels.

Besond.: „Meer des *Qi*" – stärkt Niere, Quellen-*Qi* u. *Yang-Qi*; zieht aufsteigendes *Qi* nach unten
EX-HN 1 **Lok.:** 1 cun vor, seitlich und hinter Du 20
Ex-HN 5 **Lok.:** Schläfengrube **Besond.:** Entfernt Wind-Hitze

6.8.2 Trigeminusneuralgie (1)

Die idiopatische Form der Trigeminusneuralgie, welche meist ab dem 40. Lebensjahr auftritt, steht hier im Vordergrund.

TCM

Lokalisation der Schmerzen: gilt als führendes Kriterium

Unterteilung in vier verschiedene Syndrome: Wind-Symptomatik, Leber-*Yang*-Überschuss, Hitzestau im Magen, *Yin*-Mangel-Hitze.

Praktische Durchführung: Die ersten Sitzungen in kürzeren Abständen, täglich oder 2- bis 3-mal pro Woche. Nach 4–5 Sitzungen soll man auf 1-mal pro Woche übergehen. 10–20 Sitzungen bilden einen Therapie-Zyklus. Etwa 6–10 Punkte pro Sitzung.

Eine Punktkombination besteht immer aus der Basiskombination und zusätzlichen Punkten. Die Nadel soll die tieferen Schichten der Punkte erreichen und je nach der Konstitution und dem aktuellen Zustand des Patienten tonisierend (meist bei den lokalen Punkten) oder sedierend (meist an Fernpunkten) stimulieren. Die Verwendung der sog. Einfädel-Technik (mit einem Stich mehrere Punkte erreichen) hilft hier, die Zahl der Nadeln einzusparen.

Die diesbezügliche medikamentöse Therapie soll nur langsam und nach Rücksprache mit dem verordnenden Arzt reduziert werden. Eine Reduzierung der Schmerzintensität, der Anfallsfrequenz und der Menge der Bedarfsmedikation ist in den meisten Fällen zu beobachten. Eine Wiederholung der Behandlung soll nach 6–12 Monaten erfolgen.

In jenen Fällen, in denen eine neurochirurgische Schmerztherapie frustran verlief, ist auch das Ansprechen auf Akupunktur weniger gut.

Basiskombination

Di 4, Ma 25, Ma 44, 3E 17, Gb 20

Individuelle Punktkombination

Differenzierung nach Lokalisation

Erster Ast: Bl 2, Gb 14, EX-HN 4 *(yu yao)*, EX-HN 5 *(tai yang)*, lokaler Schmerzpunkt

Zweiter Ast: Ma 2 [Ma 5 Bi], Ma 3 [Ma 6 Bi], Di 20, Ma 7 [Ma 2 Bi], Dü 18, lokaler Schmerzpunkt

Dritter Ast: Ma 4 [Ma 7 Bi], Ma 6 [M 3 Bi], Ma 7 [Ma 2 Bi], Ren 24, lokaler Schmerzpunkt

Verwendete Punkte

■ **3E 17**   **Lok.:** Am Vorderrand des Mastoids **Besond.:** Entfernt Wind-Obstruktion

■ **Bl 2**   **Lok.:** Schnittpunkt med. Brauenende/Lidwinkel – For. supraorbitale

■ **Di 4**   **Lok.:** Auf dem Handrücken, am höchsten Punkt des Muskelwulstes zw. Metacarpale I u. II **Besond.:** *Yuan*-Quell-Punkt, Kommando-Punkt für Gesicht; bewegt *Qi* u. entfernt Meridian-Obstruktion – bes. mit Le 3 (= 4 Schranken), entfernt äußere Pathogene mit Lu 7

■ **Di 20**   **Lok.:** In der Nasolabialfalte, in der Mitte zw. deren Oberende u. Höhe des Naseneingangs

■ **Dü 18**   **Lok.:** Am Vorderrand des Masseteransatzes an der Maxilla. Zähne zusammenbeißen o. Mund weit aufmachen lassen   **Besond.:** Meister-Punkt Trismus, stillt Schmerz

■ **Gb 14**   **Lok.:** 1 cun über Brauenmitte, Mediopupillarlinie   **Besond.:** Regt Meridianfluss an, hellt Augen auf

■ **Gb 20**   **Lok.:** Hinter dem Mastoid zw. Trapezius u. M. sternocleidomast. am unt. Occipitalrand **Besond.:** Vertreibt Wind aus Kopfbereich, unterdrückt inneren u. äußeren Wind u. Leber-Feuer, sympathicoton – „vegetative Basis" mit Bl 10; klärt Hirn, erhellt Auge wichtigster Punkt gegen Wind-Erkrankungen im Bereich des Kopfes

■ **Ma 2**   **Lok.:** MPL, Grübchen über dem Foramen infraorbitale

■ **Ma 3**   **Lok.:** Auf dem Schnittpunkt der MPL mit einer Horizontalen durch den Unterrand des Nasenflügels

■ **Ma 4**   **Lok.:** 1 cun neben dem Mundwinkel. Richtung Kieferwinkel stechen

■ **Ma 6**   **Lok.:** 1 cun vor und über dem Unterkieferwinkel

■ **Ma 7**   **Lok.:** Unterhalb der Mitte des Arcus zygomaticus

■ **Ma 25**   **Lok.:** 2 cun seitl. der Medianen, neben Ren 8 neben dem Nabel.   **Besond.:** *Mu*-Alarm-Punkt Dickdarm, reguliert *Qi*, entfernt Hitze

■ **Ma 44**   **Lok.:** Interdigitalfalte zw. 2. u. 3. Zehe nahe dem Grundgelenk der 2. Zehe   **Besond.:** *Ying*-Quellen-Punkt, entfernt Wind-Hitze aus Gesicht

■ **Ren 24**   **Lok.:** In der Mitte der Mentolabialfalte **Besond.:** Lokalpunkt

EX-HN 4   **Lok.:** Augenbrauenmitte

Ex-HN 5   **Lok.:** Schläfengrube, Schnittpunkt Verlängerung des Augenbrauenbogens mit Waagrechter vom äußerem Lidwinkel nach lat.   **Besond.:** Entfernt Wind-Hitze

6

6.8

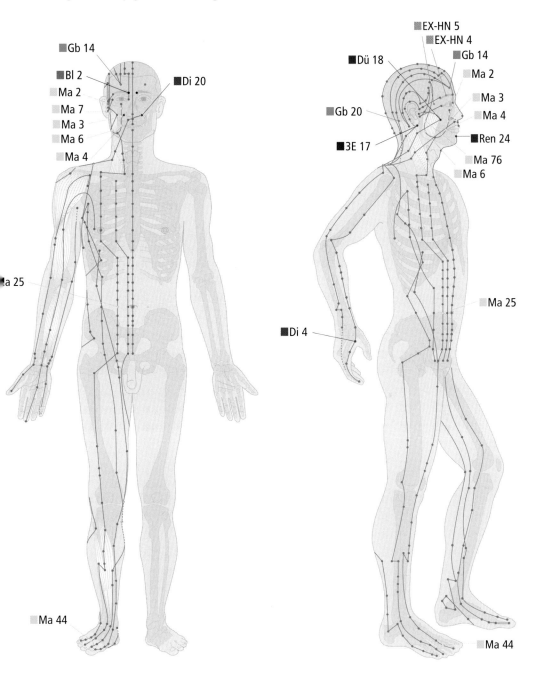

6.8.2 Trigeminusneuralgie (2)

Differenzierung nach Ursachen
Wind-Symptomatik: 3E 5, Gb 2
Plötzlich einsetzend, meist halbseitig, tickartig, pulsierend, wie Nadelstiche, eventuell mit Muskelzuckungen
Zungenbelag: Dünn weißlich
Puls: Sehnig-fest *(xuan jin)*

Leber-*Yang*-Überschuss: Le 3, Gb 43
Kopfschmerzen, Vertigo, bitterer Mundgeschmack, Augen gerötet. Deutlicher Zusammenhang der Schmerzanfälle mit innerer Unruhe
Zungenkörper: Rot
Zungenbelag: Gelblich
Puls: Sehnig und frequent *(xuan shu)*

Hitzestau im Magen: Di 2, Ma 41, Ma 44
Kopf- und Zahnschmerzen, Schmerzen im Augenbrauenbereich; übler Mundgeruch
Zungenkörper: Gerötet
Zungenbelag: Gelblich
Puls: Frequent und kräftig

Yin-Leere-Hitze: Ni 3, Ren 4
Druckgefühl in der Brust, öfters Aufstoßen, wenig Appetit
Puls: Sehnig – ein Zeichen von Leber-*Qi*-Stau *(gan qi yu jie)*

Verwendete Punkte

■ **3E 5**   **Lok.:** 2 cun prox. der Mitte der dors. Handgelenksfurche, ggü. Pe 6 **Besond.:** *Luo*-Punkt, Kardinal-Punkt für *Yang wei mai* – dominiert Oberfläche, entfernt alle äußeren Pathogene bes. Wind-Hitze; Meister-Punkt kleine Gelenke

■ **Di 2**   **Lok.:** Im Grübchen, das bei Faustschluss mit eingelegtem Daumen dist. vom Zeigefingergrundgelenk entsteht, am Farbumschlag der Haut **Besond.:** Entfernt Hitze aus Dickdarm

■ **Gb 2**   **Lok.:** Bei offenem Mund im Grübchen vor der Incisura intertragica, hinter Ram. asc. der Mandibula

■ **Gb 20**   **Lok.:** Hinter dem Mastoid zw. Trapezius u. M. sternocleidomast. am unt. Occipitalrand **Besond.:** Vertreibt Wind aus Kopfbereich, unterdrückt inneren u. äußeren Wind u. Leber-Feuer, sympathicoton – „vegetative Basis" mit Bl 10; klärt Hirn, erhellt Auge wichtigster Punkt gegen Wind-Erkrankungen im Bereich des Kopfes

■ **Gb 43**   **Lok.:** In der Schwimmhautfalte zw. 4. u. 5. Zehe, näher am Grundgelenk der 4. Zehe **Besond.:** *Ying*-Quellen-Punkt, Tonisierungs-Punkt, unterdrückt Leber-*Yang*

■ **Le 3**   **Lok.:** Im proximalen Winkel zw. Os metatarsale I u. II, auf dem Fußrücken **Besond.:** *Yuan*-Quell- u. *Shu*-Strömungs-Punkt; beruhigt Leber-*Yang*, harmonisiert Leber-*Qi*-Fluss, spasmolytisch

■ **Ma 41**   **Lok.:** In der Mitte der Fußwurzel zw. den Mm. ext. hallucis long. u. ext. digitorum long. **Besond.:** Entfernt Magen-Hitze

■ **Ni 3**   **Lok.:** Zwischen größter Prominenz des Malleolus med. u. Achillessehne **Besond.:** *Yuan*-Quell- und *Shu*-Strömungs-Punkt. Stärkt Nieren-*Yin* mit Bl 23

■ **Ren 4**   **Lok.:** 2 cun bzw. ²⁄₅ der Strecke Symphyse/Nabel oberh. der Symphyse **Besond.:** Reunions-Punkt der 3 unteren *Yin* (Mi, Le, Ni), *Mu*-Alarm-Punkt Dünndarm; roborierend – stärkt *Jing*, *Qi*, *Yang*, *Xue*-Blut u. *Yin*; verwurzelt Wanderseele *hun*

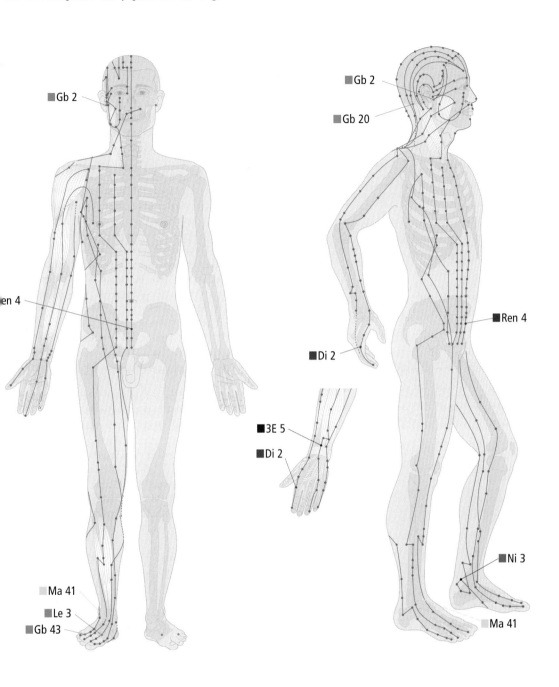

Gb 2

Gb 2

Gb 20

en 4

Ren 4

Di 2

3E 5

Di 2

Ni 3

Ma 41

Le 3

Gb 43

Ma 41

6.8.3 Interkostalneuralgie

Die TCM bezeichnet dieses Krankheitsbild als Schmerzen in der Flankenregion (hypochondriac pain), welche durch *Qi*- oder *Qi*- und *Xue*-Blut-Stagnation entstehen.

Basiskombination

Gb 40, Le 3, Le 14, Bl 18; EX B 2, segmentale Punkte auf der *Hua-Tuo*-Linie; OAP: 39 BWS, 42 Thorax, 26a Thalamus

Individuelle Punktkombination

Fülle-Typ

Heftige Schmerzen, schlechter auf Druck
Basiskombination: Le 14, 3E 6, Gb 34
Qi-Stau: Emotionsabhängig mehr oder weniger heftiges wanderndes Spannungsgefühl, häufiges Seufzen
Le 3, Gb 40
Blut-Stau: Heftige stechende lokalstabile Schmerzen
Bl 17, Bl 18

Mangel-Typ

Dumpfer chronischer Schmerz. **TCM:** Mangelernährung und Stau der Kollateralen der Leber und – durch chronische Stagnation – innere Hitze-Entwicklung.
Xue-Blut-Mangel: Schwindel, Sehstörungen und fadenförmiger, rauer Puls
Yin-Mangel: Trockener Mund, Unruhe, praktisch fehlender Zungenbelag, fadenförmiger u. beschleunigter Puls
Le 14, Bl 18, Bl 23, Ma 36, Mi 6, Le 3

Verwendete Punkte

■ **3E 6 Lok.:** 3 cun prox. der Mitte der dors. Handgelenksfurche **Besond.:** Belebt Kollateralen, zerstreut Blutkoagula, reguliert Thorax; mit Gb 34 spezifisch gegen Flankenschmerz
■ **Bl 17 Lok.:** 1,5 cun lat. Dornforts. BWK 7, ca. Höhe des Angulus inf. scapulae **Besond.:** Einflussreicher Punkt für *Xue*-Blut, welches er stärkt und bewegt; *Shu*-Zustimmungs-Punkt Zwerchfell – entfernt daraus Obstruktion

■ **Bl 18 Lok.:** 2 cun lat. Dornforts. BWK 9
Besond.: *Shu*-Zustimmungs-Punkt Leber; bewegt *Qi*-Stau und für Fülle-Typ mit Bl 17 auch *Xue*-Blut; für Mangel-Typ mit Bl 23, Le 14 und Le 3 *Jing* u. *Xue*-Blut stärkend, Leber regulierend u. schmerzstillend
■ **Bl 23 Lok.:** 1,5 cun lat. Dornforts. LWK 2, also lat. Du 4 **Besond.:** *Shu*-Zustimmungs-Punkt Niere, kräftigt die Lendenpartie, stärkt das Nieren-*Yin* und -*Yang*, hormonwirksam, kräftigt bei chronischen Krankheiten, corticotrop, evtl. Moxa
■ **Gb 34 Lok.:** Bei gebeugtem Knie in der Vertiefung vor u. unt. dem Fibulaköpfchen **Besond.:** *He*-Quell-Punkt; Spezialpunkt gegen Flankenschmerz; reguliert Gallenblasen-*Qi*-Fluss
■ **Gb 40 Lok.:** Am Schnittpunkt einer Horizontalen durch die Spitze u. einer Senkr. vorne, durch die größte Circumferenz des Außenknöchels, über dem Calcaneocuboidgelenk **Besond.:** *Yuan*-Quell-Punkt; Spezialpunkt gegen Flankenschmerz; reguliert Gallenblasen-*Qi*-Fluss
■ **Le 3 Lok.:** Im proximalen Winkel zw. Os metatarsale I u. II, auf dem Fußrücken **Besond.:** *Yuan*-Quell- u. *Shu*-Strömungs-Punkt, beruhigt Leber-*Yang*, harmonisiert Leber-*Qi*-Fluss, spasmolytisch
■ **Le 14 Lok.:** MCL, 6. ICR, dir. unt. der Mamilla **Besond.:** *Mu*-Alarm-Punkt Leber; fördert glatten Leber-*Qi*-Fluss, erleichtert Schmerz im Hypochondrium
■ **Ma 36 Lok.:** 0,5 cun lat. der vord. Tibiakante, 1,5 cun unterh. des Unterrandes des Fibulaköpfchens (Gb 34) **Besond.:** *He*-Punkt Magen, Meister-Punkt Hormone, Blutdruck, gleicht *Qi* und *Xue*-Blut aus, bewegt *Qi* und *Xue*-Blut, besonders zusammen mit Bl 20, Le 3 u. Mi 4 oder Mi 6, stärkt Milz und Magen, stabilisiert, kräftigt, psychisch ausgleichend
■ **Mi 6 Lok.:** 3 cun oberh. der größten Erhebung des Innenknöchels am Hinterrand der Tibia **Besond.:** Stärkt als Gruppen-*Luo*-Punkt Milz, Leber, Niere – *Qi*, *Xue*-Blut u. *Yin*
EX-B2 Lok.: Paravertebrale Punkte nach *hua tuo* (*hua-tuo*-Punkte) **Besond.:** Segmentale Wirkung

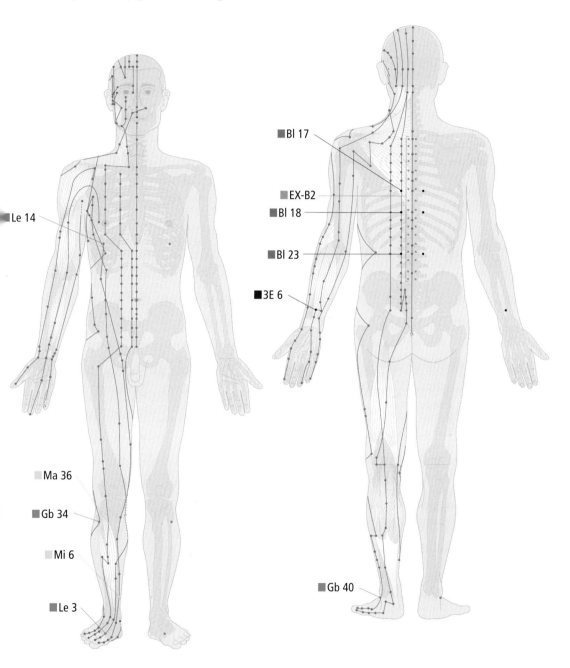

Bl 17

EX-B2

Bl 18

Bl 23

3E 6

Le 14

Ma 36

Gb 34

Mi 6

Le 3

Gb 40

6.8.4 Fazialisparese (1)

Die TCM unterscheidet nicht in periphere oder zentrale Fazialisparese, kennt aber verschiedene Krankheitsbilder, die dieser Einteilung grob zugerechnet werden können: Annahme eines Mangelzustandes der Körperabwehr *(zheng qi)*, sodass die exogene Noxe Wind (z. B. Zugluft) die Meridianzirkulation im Gesicht stört. Dadurch wird die Muskulatur schlecht versorgt und das typische Krankheitsbild ausgelöst. Diese Form entspricht zumeist der idiopatischen oder entzündlichen peripheren Fazialisparese.
Form des „endogenen Windes", wobei diese Form der zentralen Fazialisparese näher kommt.

Basiskombination

Di 4, Ma 7 [Ma 2 Bi], oder 3E 5, 3E 17 oder Gb 20 sedieren

Individuelle Punktkombination

Idiopathische oder entzündliche periphere Fazialisparese

Keine anderen neurologischen Ausfälle.
TCM: Exogener Wind führt zu plötzlich einsetzender einseitiger Gesichtslähmung, eventuell mit Schmerzen und Schwellung in dieser Region
Zungenkörper: Gerötet; **Zungenbelag:** Dünn, weißlich; **Puls:** Oberflächlich-frequent *(fu-shu)* oder oberflächlich-straff *(fu-jin)*.
Punktauswahl nach Lokalisation
VII/1: Bl 2, 3E 23, Gb 14, Gb 8 oder Ex-HN 5 *(tai yang)*
VII/2: Ma 1 [Ma 4 Bi] oder Ma 2 [Ma 5 Bi], Dü 18, Bl 20
VII/3: Ma 4 [Ma 7 Bi], Ma 6 [Ma 3 Bi]
Zusätzlich Frösteln und Fieber
Du 14 [Du 13 Bi]
Zusätzlich stärkerer Tränenfluss
Bl 2, EX-HN 4 *(yu yao)*
Technik: Lokale Punkte schwach (tonisierend), Fernpunkte stark (sedierend) stimulieren.
Nach dem Akutstadium ist bei einer peripheren Fazialisparese auch die zusätzliche lokale elektrische Stimulation zu empfehlen.
Die Behandlungsdauer etwa 10–15 Minuten, schwache Stimulation, kontinuierliche Impulsfolge oder abwechselnd dichte-lockere Impulsfolge. Es darf nicht schmerzen. Eine leichte Muskelzuckung ist zu sehen.
Pro Sitzung etwa 1–3 Punktepaare.
Lokale Punkte nur auf der erkrankten Seite. Als Fernpunkt meist Di 4 beiderseits.
Eine reine transkutane elektrische Stimulation (TNS) an den oben genannten Punktkombinationen ist auch möglich. Anfangs täglich, nach 4–5 Sitzungen dann auf

2-mal wöchentlich und 1-mal wöchentlich übergehen. Nicht zu lange und nicht zu intensiv elektrisch die Nadel stimulieren, da ein Fazialisspasmus dadurch entstehen kann.

Verwendete Punkte

- ■ **3E 5** Lok.: 2 cun prox. der Mitte der dors. Handgelenksfurche, ggü. Pe 6 **Besond.:** *Luo*-P., Kardinal-P. für *Yang wei mai* – dominiert Oberfläche, entfernt alle äußeren Pathogene bes. Wind-Hitze; MP kl. Gelenke
- ■ **3E 17** Lok.: Am Vorderrand des Mastoids **Besond.:** Entfernt Wind u. Obstruktion aus Meridianen und Kollateralen
- ■ **3E 23** Lok.: In einer Vertiefung am lat. Ende der Augenbraue **Besond.:** Reunions-P. mit Gallenblase, vertreibt Wind, klärt Augen, unterstützt Ohren
- ■ **Bl 2** Lok.: Schnittpunkt med. Brauenende/Lidwinkel – For. supraorbitale
- ■ **Bl 20** Lok.: 1,5 cun lat. Dornforts. BWK 11 **Besond.:** *Shu*-Zustimmungs-Punkt Milz; stärkt Milz u. Magen u. damit *Qi*- u. Blut-Produktion
- ■ **Di 4** Lok.: Auf dem Handrücken, am höchsten Punkt des Muskelwulstes zw. Metacarpale I u. II **Besond.:** *Yuan*-Quell-P., Kommando-P. für Gesicht; bewegt *Qi* u. entfernt Meridian-Obstruktion – bes. mit Le 3 (= 4 Schranken), entfernt äußere Pathogene mit Lu 7
- ■ **Dü 18** Lok.: Am Vorderrand des Masseteransatzes an der Maxilla. Zähne zusammenbeißen o. Mund weit aufmachen lassen **Besond.:** Sekundärgefäß zu Bl 1, Reunions-P. mit Gallenblase, MP Trismus
- ■ **Du 14** Lok.: Unt. Dornforts. HWK 7 **Besond.:** Reunions-Punkt aller *Yang*-Meridiane, zerstreut Wind, Kälte, Hitze oder roboriert – je nach Art Stimulation
- ■ **Gb 8** Lok.: 1,5 cun über der Ohrmuschelspitze **Besond.:** Entfernt Wind-Hitze, Meridianobstruktionen
- ■ **Gb 14** Lok.: 1 cun über Brauenmitte, Mediopupillarlinie **Besond.:** Regt Meridianfluss an, hellt Augen auf
- ■ **Gb 20** Lok.: Hinter dem Mastoid zw. Trapezius u. M. sternocleidomast. am unt. Occipitalrand **Besond.:** Vertreibt Wind aus Kopfbereich, unterdrückt inneren u. äußeren Wind u. Leber-Feuer, sympaticoton – „vegetative Basis" mit Bl 10; klärt Hirn, erhellt Auge
- ■ **Ma 1** Lok.: In der MPL am Unterrand der Orbita
- ■ **Ma 4** Lok.: 1 cun neben dem Mundwinkel. Richtung Kieferwinkel stechen
- ■ **Ma 6** Lok.: 1 cun vor u. über d. Unterkieferwinkel

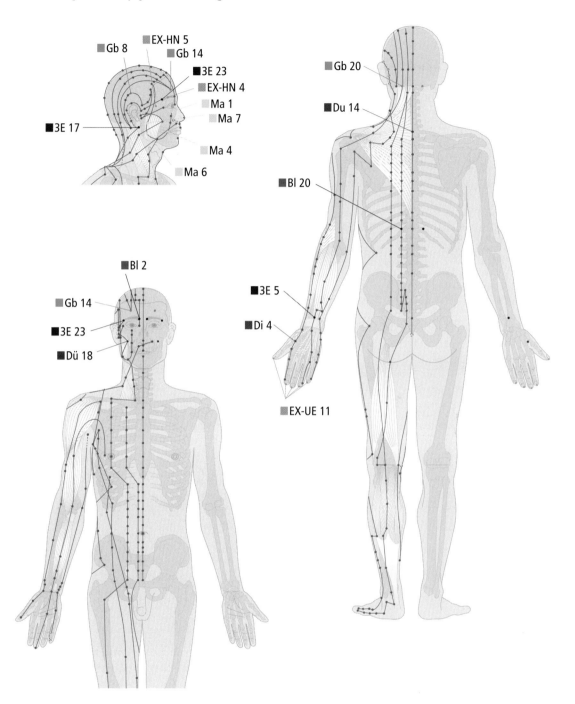

■ Ma 7 **Lok.:** Unterh. d. Mitte d. Arcus zygomaticus
EX-HN 4 **Lok.:** Augenbrauenmitte
EX-HN 5 **Lok.:** Schläfengrube, Schnittpunkt Verlängerung des Augenbrauenbogens mit Waagrechter vom äußerem Lidwinkel nach lat.

EX-UE 11 **Lok.:** Spitzen der 10 Finger, ca. 0,1 cun proximal vom Nagel **Besond.:** Zerstreuen Wind-Hitze

6.8.4 Fazialisparese (2)

Fazialisparese mit weiteren neurologischen Ausfällen
TCM: Endogener Wind durch Leber- und Nieren-*Yin*-Mangel.
Auch plötzliches Bild der einseitigen Fazialisparese, aber evtl. mit Vertigo, Tinnitus, Halbseitensymptomatik im Sinne einer Hemihypästhesie, Geschmacksstörung, Abweichen der vorgestreckten Zunge; **Zungenkörper:** Dunkelrot; **Zungenbelag:** Weißlich; **Puls:** Sehnig *(xuan)*. Das entspricht einem Prodrom bzw. dem Bild eines cerebralen Insultes, sodass eine neurologische und internistische Abklärung dringend erforderlich ist.
Tinnitus
Dü 19, 3E 3, 3E 17, 3E 21
Geschmacksstörung
Ren 24
Für das Auge
Di 4, Bl 2 (nur die kranke Seite) und EX-HN 5 *(tai yang)*
Für Mund und Auge
Ma 6, [Ma 3 Bi] nur die kranke Seite, Du 26

Fazialis-Tic
Dü 18, EX-HN 5 *(tai yang)*
Technik: Lokale Punkte nur homolateral und zart, Fernpunkte bilateral und stärker stimulieren. Bei einer zentralen Lähmung (auch Fazialisparese) wird von einer elektrischen Stimulierung abgeraten, da eine Verstärkung des Rigors zu befürchten ist.

Verwendete Punkte

■ **3E 3   Lok.:** Zw. Os metacarpale IV u. V auf dem Handrücken im Grübchen prox. des Metacarpophalangealgelenks bei geballter Faust **Besond.:** *Shu*-Strömungs-Punkt, entfernt *Qi*-Stau, Wind und Hitze, spez. bei Augen- u. Ohrenkrankheiten

■ **3E 17   Lok.:** Am Vorderrand des Mastoids **Besond.:** Entfernt Wind u. Obstruktion aus Meridianen und Kollateralen, unterstützt Ohren

■ **3E 20   Lok.:** Dir. über der Spitze der Ohrmuschel, an der Haargrenze **Besond.:** Lokal – von hier geht eine Kollaterale zur Wange

■ **3E 21   Lok.:** In Höhe der Incisura supratragica, bei offenem Mund im Grübchen oberh. des Condylus der Mandibula **Besond.:** Meister-Punkt des Ohres, lokal: Austritt des N. facialis

■ **Bl 2   Lok.:** Schnittpunkt med. Brauenende/Lidwinkel – For. supraorbitale

■ **Di 4   Lok.:** Auf dem Handrücken, am höchsten Punkt des Muskelwulstes zw. Metacarpale I u. II **Besond.:** *Yuan*-Quell-Punkt, Kommando-Punkt für Gesicht; bewegt *Qi* u. entfernt Meridian-Obstruktion – bes. mit Le 3 (= 4 Schranken), entfernt äußere Pathogene mit Lu 7

■ **Dü 18   Lok.:** Am Vorderrand des Masseteransatzes an der Maxilla. Zähne zusammenbeißen o. Mund weit aufmachen lassen **Besond.:** Sekundärgefäß zu Bl 1, Reunions-Punkt mit Gallenblase, Meister-Punkt Trismus

■ **Dü 19   Lok.:** Bei offenem Mund in Grübchen zw. Tragus u. Kiefergelenk **Besond.:** Lokal – nahe Austritt des N. facialis

■ **Du 26   Lok.:** Zw. ob. u. mittl. Drittel des Philtrums **Besond.:** Lokal – für Oberlippe

□ **Ma 6   Lok.:** 1 cun vor und über dem Unterkieferwinkel

■ **Ren 24   Lok.:** In der Mitte der Mentolabialfalte **Besond.:** Lokalpunkt

EX-HN 5   Lok.: Schläfengrube, Schnittpunkt Verlängerung des Augenbrauenbogens mit Waagrechter vom äußerem Lidwinkel nach lat.

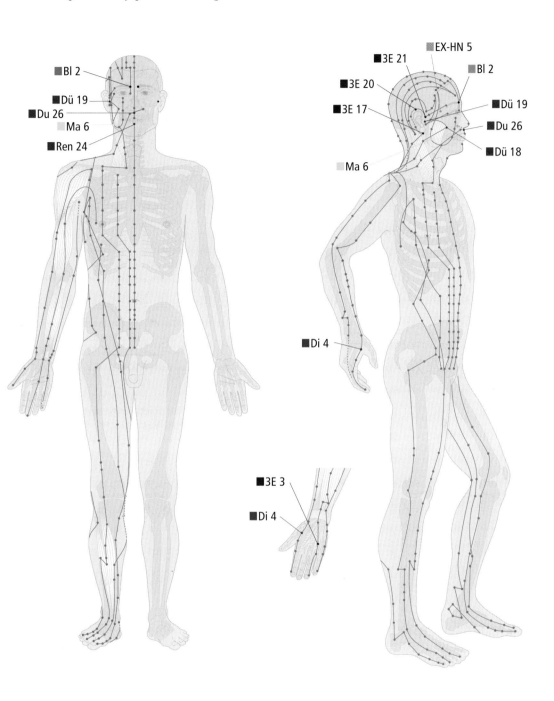

6.8.5 Zerebraler Insult, Hemiparese, Postakuttherapie (1)

In China wird die Akupunktur bereits in der Akutphase eines Schlaganfalles eingesetzt.

Im Westen wird dagegen die Akupunktur als adjuvante Therapie erst eingesetzt, wenn sich das klinische Bild stabilisiert hat (meist eine Woche nach dem Insultgeschehen).

TCM

Für das Auftreten eines Schlaganfalles sind **besondere Trigger** verantwortlich:
Emotionale Überforderung, unregelmäßiger Tagesablauf und andere Faktoren, die das Gleichgewicht von *Yin/Yang* im Körper stören. Die Folge ist eine gestörte Zirkulation der sog. Vitalenergie *Qi* und des Blutes *Xue* im Meridiansystem (etwa dem Gefäßsystem entsprechend). Eine Stauung, Stase, Stagnation löst dann die Symptomatik eines Schlaganfalles aus.
Andere ätiologische Faktoren sind: Diätfehler und Übermüdung; sie schädigen die Stoffwechselvorgänge im Körper, die Zusammensetzung der verschiedenen „Körperflüssigkeiten" verändert sich, ein Meridian („Gefäß") kann plötzlich verlegt werden.
TCM: Plötzlicher „Wind" wirbelt „Schleim" auf, welcher dann die Meridiane blockiert (Parese).

▦ Transitorische ischämische Attacke (TIA)-Stadium

Flüchtige neuro-psychiatrische Symptomatik, **TCM:** leichte Störung in der *Luo*-Kollateralen-Schicht.

Basiskombination

Di 11, Di 15, Ma 36, Gb 34, Du 20, Du 23, EX-HN 3 *(yin tang)*

Individuelle Punktkombination

Vertigo
Ma 8 [Ma 1 Bi], Gb 20

Schlafstörung
He 7 und EX-HN 1 *(si shen cong)*

Innere Unruhe
Di 4 und Le 3

▦ Hirninfarkt

TCM

Störung der *Jing*-(Meridian-)Schicht

Basiskombination

Ma 11, Ma 44, Pe 6, Le 3, Du 26, Ren 6 (Ren 8 **M**)

▦ Hirnblutung

Pe 6, Du 20, Mikroaderlass der Fingerkuppen EX-UE 11 *shi xuan*; Du 16
Subarachnoidalblutung, Massenblutung, Hirndrucksteigerung, Meningoenzephalitis; **TCM:** In Schicht der *Zang-Fu*-Organe
Nur Notfallakupunktur: Bei Bewusstlosigkeit, Dyspnoe, Krämpfe der Arme und Beine, Obstipation, hohem Fieber, starkem Kopfschmerz etc. wird in China auch die Akupunktur als adjuvante Therapie eingesetzt.
Wenn der Patient komatös ist, die Pupillen anisocor oder weit sind, er eine blasse, zyanotische Schleimhaut, Harn- und Stuhlinkontinenz und flache Atmung zeigt, kaltschweißig ist, dann wird in China ebenfalls noch versucht, mit der Akupunktur die übrige Therapie zu unterstützen.
Die Punkte hierfür sind: Ma 11, Ma 44, Pe 6, Le 3, Du 26, Ren 4, Ren 6, Ren 8 **M**

Im Westen nur nach äußerst strenger Indikationsstellung

TCM-Differenzierung nach betroffener Schicht und Schweregrad

Lokalisation nach TCM	Klinische Symptome	DD nach moderner westlicher Medizin
Schicht: *Luo* (Sekundär-Gefäße)	Hemihypästhesie, Vertigo, Tinnitus	Erhöhte Blutviskosität, Gefäßsklerose, (TIA-Prodromi)
Schicht: *Jing* (Meridian)	Hemiparese, Hemihypästhesie, Aphasie	Gefäßverschluss, Gefäßembolie
Schicht: *Fu* (*Yang*-Organ)	Bewusstlosigkeit, Parese, Obstipation, Harnverhaltung	Gefäßverschluss, Hirnblutung
Schicht: *Zang* (*Yin*-Organ)	Soporös, komatös, Cephalea, Nackensteifheit, hohes Fieber, feuchte Rasselgeräusche, Speichelfluss	Hirndruckerhöhung

Verwendete Punkte

■ **Di 4** **Lok.:** Auf dem höchsten Punkt des Adductor pollicis **Besond.:** Bewegt *Qi* mit Le 3 – „4 Schranken"

■ **Di 11** **Lok.:** Bei max. gebeugtem Arm am rad. Ende der Ellbogenfalte **Besond.:** *He-* und Tonisierungs-Punkt; entfernt feuchte Hitze u. Wind, unterstützt Sehnen u. Gelenke

■ **Di 15** **Lok.:** Bei seitw. gehobenem Arm im ventr. der beiden Grübchen unt. dem Acromioclaviculargelenk zw. vord. u. mittl. Drittel des M. deltoideus **Besond.:** Meister-Punkt Paresen der oberen Extremität

■ **Du 16** **Lok.:** 1 cun über dem occip. Haaransatz, im Grübchen unt. der Protub. occip. ext. **Besond.:** Für Probleme von Kopf u. Sinnesorganen; entfernt pathogenen Wind aus dem Kopf

■ **Du 20** **Lok.:** Auf der Verbindungslinie der beiden Apices auriculae **Besond.:** Reunions-Punkt aller divergenten Meridiane, daher für psychosomatische Beschwerden, ausgleichend, Wirkung auf den Gyrus praecentralis, die Motorikzone, *Qi* nach oben ziehend

■ **Du 23** **Lok.:** 1 cun innerh. der Stirnhaargrenze **Besond.:** Zerstreut Wind

■ **Du 26** **Lok.:** Zw. ob. u. mittl. Drittel des Philtrums **Besond.:** Stellt Bewusstsein und *Yang* wieder her, beruhigt Geist

■ **Gb 20** **Lok.:** Hinter dem Mastoid zw. Trapezius u. M. sternocleidomast. am unt. Occipitalrand **Besond.:** Vertreibt Wind aus Kopfbereich, unterdrückt inneren u. äußeren Wind u. Leber-Feuer, sympathicoton – „vegetative Basis" mit Bl 10; klärt Hirn, erhellt Auge

■ **Gb 34** **Lok.:** Bei gebeugtem Knie in der Vertiefung vor u. unt. dem Fibulaköpfchen **Besond.:** *He-*Punkt u. Einflussreicher Punkt Sehnen, unterdrückt rebellierendes *Qi*; glättet Leber-*Qi*-Fluss

■ **He 7** **Lok.:** Uln. Handgelenksfalte, rad. Seite des Os pisiforme **Besond.:** *Yuan-*Quell-, *Shu-*Strömungsu. Sedativ-Punkt; stärkt Herz-Blut, kühlt Hitze, Feuer

u. *Ying,* beruhigt Geist, befriedet Herz, befreit Herz-Öffnungen, löst *Qi-*Stau des Herzens u. der Brust auf, bessert Gedächtnis u. Schlaf

■ **Le 3** **Lok.:** Im proximalen Winkel zw. Os metatarsale I u. II, auf dem Fußrücken **Besond.:** *Yuan-*Quell- u. *Shu-*Strömungs-Punkt; beruhigt Leber-*Yang,* harmonisiert Leber-*Qi-*Fluss, spasmolytisch

■ **Ma 8** **Lok.:** Im Stirn-Schläfenwinkel, 3 cun oberhalb u. 1 cun hinter dem Orbital-Jochbeinwinkel **Besond.:** Erleichtert Kopfschmerzen verursacht durch Wind-Hitze (Erkältung) oder Verdauungsprobleme mit Schwindel (Feuchtigkeit u. Schleim)

■ **Ma 11** **Lok.:** Am Oberrand der Clavicula, am Übergang vom Schaft zum Köpfchen, zw. dem clavic. u. stern. Ansatz des M. sternocleidomast.

■ **Ma 36** **Lok.:** 0,5 cun lat. der vord. Tibiakante, 1,5 cun unterh. des Unterrandes des Fibulaköpfchens (Gb 34) **Besond.:** *He-*Punkt, Meister-Punkt Hormone; stärkt Magen u. Milz und dadurch *Qi* u. *Xue-*Blut; beruhigend u. roborierend

■ **Ma 44** **Lok.:** Interdigitalfalte zw. 2. u. 3. Zehe nahe dem Grundgelenk der 2. Zehe **Besond.:** Senkt invers aufsteigendes Magen-*Qi*, entfernt Magen-Hitze

■ **Pe 6** **Lok.:** 2 cun prox. der Mitte der palm. Handgelenksfurche zw. den Sehnen der Mm. flex. carpi rad. u. palmaris long. **Besond.:** Kardinal-Punkt *Yin wei mai,* Meister-Punkt Nausea; reguliert 3E, *jue yin,* Hcrz-*Qi* u. -Blut, öffnet Thorax, harmonisiert Magen, beruhigt Geist

■ **Ren 4** **Lok.:** 2 cun bzw. ²/₅ der Strecke Symphyse/Nabel oberh. der Symphyse **Besond.:** Reunions-Punkt der 3 unteren *Yin* (Mi, Le, Ni), *Mu-*Alarm-Punkt Dünndarm; roborierend – stärkt *Jing, Qi, Yang, Xue-*Blut u. *Yin;* verwurzelt Wanderseele *hun*

■ **Ren 6** **Lok.:** 1,5 cun unterh. des Nabels. **Besond.:** „Meer des *Qi*" – stärkt Niere, Quellen-*Qi* u. *Yang-Qi;* zieht aufsteigendes *Qi* nach unten, Moxa bei kaltem Schweiß

■ **Ren 8** **Lok.:** Mitte des Nabels

EX-HN 1 **Lok.:** 1 cun vor, seitlich und hinter Du 20

EX-HN 3 **Lok.:** Mitte zwischen Augenbrauen

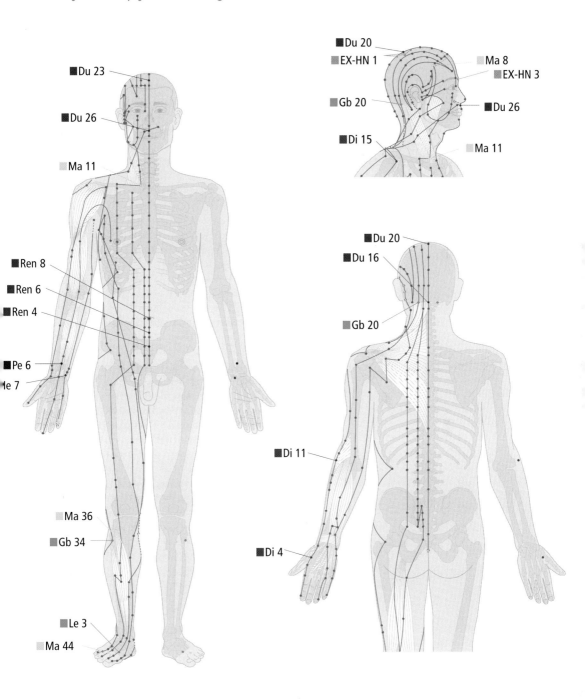

6.8.5 Zerebraler Insult, Hemiparese, Rehabilitation nach Insult (2)

Etwa 3 Monate nach dem Insultgeschehen können alle Hemiparesen einheitlich rehabilitiert werden. Die Punktauswahl erfolgt nach der Lokalisation der Symptomatik.

Individuelle Punktkombination

Aphasie
He 5, Bl 10, Gb 20, Du 23 in Richtung Du 20

Hemianopsie
Bl 10, Gb 20

Pseudobulbärsymptomatik
Pe 6, Gb 20, Du 26, Ren 23

Hemiparese der oberen Extremität
Lu 5, Di 4, Di 11, Di 15, He 1, Pe 3, Pe 7, 3E 5, Gb 20, EX-UE 9 *(ba xie)*

Verwendete Punkte

■ **Bl 10   Lok.:** Trapeziusansatz an der Protub. occip. ext. **Besond.:** Entfernt Wind, befreit Meridiane lokal bes. – Kopf-/Nackenschmerz, klärt Hirn und Augen, vagoton – „vegetative Basis" mit Gb 20

■ **Du 23   Lok.:** 1 cun innerh. der Stirnhaargrenze **Besond.:** Zerstreut Wind

■ **Du 26   Lok.:** Zw. ob. u. mittl. Drittel des Philtrums **Besond.:** Stellt Bewusstsein und *Yang* wieder her, beruhigt Geist

■ **Gb 20   Lok.:** Hinter dem Mastoid zw. Trapezius u. M. sternocleidomast. am unt. Occipitalrand **Besond.:** Vertreibt Wind aus Kopfbereich, unterdrückt inneren u. äußeren Wind u. Leber-Feuer, sympaticoton – „vegetative Basis" mit Bl 10; klärt Hirn, erhellt Auge

■ **He 1   Lok.:** Mitte der Axilla, med. der A. axillaris **Besond.:** Speziell bei postapoplekt. Armparese

■ **He 5   Lok.:** 1 cun prox. He 7 **Besond.:** *Luo*-Durchgangs-Punkt; stärkt und reguliert Herz-*Qi*, wirkt auf die Zunge – Aphasie

■ **Lu 5   Lok.:** Ellenbeuge, rad. der Bicepssehne **Besond.:** *He*- u. Sedativ-Punkt; wirkt auf das Gesicht, entfernt Lungen-Hitze u. Schleim

■ **Pe 3   Lok.:** Bei abgewinkeltem Ellbogen in der Ellbogenquerfalte, uln. der Bicepssehne (rad. der Bicepssehne liegt Lu 5) **Besond.:** *He*-Punkt; lokal spasmolytisch, befreit Öffner, beruhigt Geist

■ **Pe 6   Lok.:** 2 cun prox. der Mitte der palm. Handgelenksfurche zw. den Sehnen der Mm. flex. carpi rad. u. palmaris long. **Besond.:** Kardinal-Punkt *Yin wei mai*, Meister-Punkt Nausea; reguliert 3E, *jue yin*, Herz-*Qi* u. -Blut, öffnet Thorax, harmonisiert Magen, beruhigt Geist

■ **Pe 7   Lok.:** In der Mitte der palm. Handgelenksfurche zw. den Sehnen der Mm. flex. carpi rad. u. palmaris long **Besond.:** *Yuan*-Quell, *Shu*-Strömungs- u. Sedativ-Punkt; beruhigt Herz u. Geist; lokal gegen Kontrakturen

■ **Ren 23   Lok.:** Über dem Kehlkopf, am Hyoid, wo das Kinn in den Hals übergeht **Besond.:** Vertreibt inneren Wind, fördert das Sprechen – direkte Wirkung auf die Zunge bei Aphasie, beseitigt Hitze, löst Schleim

EX-UE 9   Lok.: Bei lockerer Faust je 4 Punkte auf jedem Handrücken in den Schwimmhautfalten zwischen den Metacarpalköpfchen I–IV **Besond.:** Entspannen Sehnen, vertreiben Wind-Kälte, beleben *Xue*-Blut

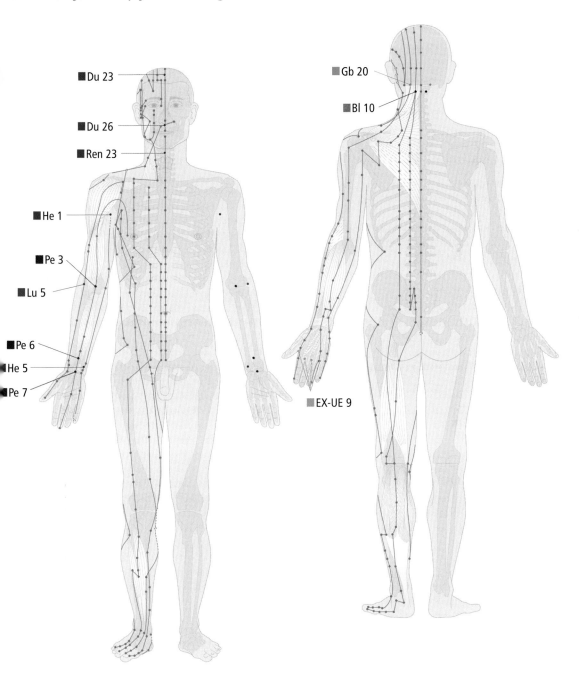

Du 23
Du 26
Ren 23
He 1
Pe 3
Lu 5
Pe 6
He 5
Pe 7
Gb 20
Bl 10
EX-UE 9

6.8.5 Zerebraler Insult, Hemiparese, Rehabilitation nach Insult (3)

Schmerzen im Schultergelenk
Locus dolendi und Mikroaderlass an den lokalen Schmerzpunkten, Di 15, Ma 38, Dü 9, Dü 14

Hemiparese untere Extremität
Mi 6, Bl 40 [Bl 54 Bi], Bl 60, Ni 3, Gb 30, Gb 34, EX-LE 10 *(ba feng)*

Spitzfußstellung
Ma 41, Bl 60, Ni 9, Gb 40 in Richtung Ni 6
Technik: Die Reizstärke soll mittelstark sein, im chronischen Stadium eher schwächer stimulieren. Beginn der Behandlung mit der kranken Seite, später auch beidseitig nadeln.

Elektrostimulation

Di 4, Di 11, Di 15, 3E 5, Gb 30, Gb 31, Gb 34, Gb 39
Pro Sitzung 2–3 Punktepaare nach Lokalisation der Beschwerden (Schmerz, Lähmung, Schwellung) aussuchen, nach Erreichen der Nadelsensation *(De Qi)* an das Stimulierungsgerät anschließen. 15–30 Minuten täglich eine Sitzung, Samstag und Sonntag Pause. Alle übrigen Therapien, Medikamente, Physiotherapie, Logopädie etc. können und müssen weiterlaufen. Stromcharakteristika: 0–35 Volt, Wellenbreite 0,05 ms, 2–4 Hz kontinuierliche Impulsfolge. Es kommt zu einer leichten rhythmischen Muskelkontraktion. Sollte danach der Rigor zunehmen, muss man auf die elektrische Stimulation der Nadel verzichten. Im Akutstadium bei Hirnblutung und bei hämorrhagischem Insult ist diese Form der Stromanwendung kontraindiziert.

Verwendete Punkte

■ **3E 5   Lok.:** 2 cun prox. der Mitte der dors. Handgelenksfurche, ggü. Pe 6 **Besond.:** *Luo*-Punkt, Kardinal-Punkt für *Yang wei mai* – dominiert Oberfläche, entfernt alle äußeren Pathogene bes. Wind-Hitze; Meister-Punkt kleine Gelenke
■ **Bl 40   Lok.:** In der Mitte der Kniegelenksquerfalte, zw. den Sehnen der Mm. semitendinosus u. biceps **Besond.:** *He*-Punkt; entfernt *Qi*- u. *Xue*-Blut-Stau, entspannt Sehnen, aktiviert Kollateralen
■ **Bl 60   Lok.:** Mitte zw. Achillessehne u. höchster Erhebung des Außenknöchels **Besond.:** *Jing*-Fluss-Punkt, Meister-Punkt der Schmerzen im Meridianverlauf, entspannt Sehnen, belebt Blutzirkulation
■ **Di 4   Lok.:** Auf dem höchsten Punkt des Adductor pollicis **Besond.:** *Yuan*-Quell-Punkt, Kommando-

Punkt für Gesicht; bewegt *Qi* u. entfernt Meridian-Obstruktion – bes. mit Le 3 (= 4 Schranken), entfernt äußere Pathogene mit Lu 7
■ **Di 11   Lok.:** Bei max. gebeugtem Arm am rad. Ende der Ellbogenfalte **Besond.:** *He*- und Tonisierungs-Punkt; entfernt feuchte Hitze u. Wind, unterstützt Sehnen u. Gelenke
■ **Di 15   Lok.:** Bei seitw. gehobenem Arm im ventr. der beiden Grübchen unt. dem Acromioclaviculargelenk zw. vord. u. mittl. Drittel des M. deltoideus (im dors. Grübchen liegt 3E 14) **Besond.:** Meister-Punkt Paresen obere Extremität
■ **Dü 9   Lok.:** 1 cun oberh. d. Endes d. Achselfalte, bei herabhängendem Arm **Besond.:** Stärkt Kollateralen, entf. Wind, lokal bei Schulterbeschwerden
■ **Dü 14   Lok.:** In der ob. Scapula-Region; 3 cun lat. des Unterrandes. Dornforts. BWK 1 **Besond.:** Äußerer *Shu*-Zustimmungs-Punkt Schulter
■ **Gb 30   Lok.:** Auf Verbindungslinie zw. Trochanter major u. Hiatus sacralis, am Übergang v. unt. z. mittl. Drittel **Besond.:** Meister-Punkt Ischias u. Paresen der Beine
■ **Gb 31   Lok.:** Seitl. auf d. Oberschenkel, wo d. Offiziersstreifen sitzen u. wohin d. Mittelfinger bei locker herabhängenden Armen zeigt **Besond.:** Entf. Wind, befreit Kollateralen, entspannt Sehnen
■ **Gb 34   Lok.:** Bei gebeugtem Knie in der Vertiefung vor u. unt. dem Fibulaköpfchen **Besond.:** *He*-Punkt u. Einflussreicher Punkt Sehnen, unterdrückt rebellierendes *Qi*; glättet Leber-*Qi*-Fluss
■ **Gb 39   Lok.:** 3 cun oberh. des Außenknöchels, am Vorderrand – Zeitler, Kö/Wa am Hinterrand – der Fibula **Besond.:** Einflussreicher Punkt Mark – Hirnsubstanz = Mark, Gruppen-*Luo*-Punkt der 3 unteren *Yang* (Ma, Gb, Bl)
■ **Gb 40   Lok.:** Am Schnittpunkt einer Horizontalen durch die Spitze u. einer Senkr. vorne, durch die größte Circumferenz des Außenknöchels, über dem Calcaneocuboidgelenk **Besond.:** *Yuan*-Quell-Punkt; harmonisiert Leber-*Qi*-Fluss, speziell bei Flankenschmerz; lokal für Sprunggelenk
■ **Ma 38   Lok.:** 0,5 cun lat. der Tibiakante, 7 cun unterh. der Höhe des Unterrandes des Fibulaköpfchens. Streckenmitte zw. höchsten Punkt des Malleolus ext. u. Kniegelenkspalt **Besond.:** Spezieller Fernpunkt für Schulterschmerz
■ **Ma 41   Lok.:** In der Mitte der Fußwurzel zw. den Mm. ext. hallucis long. u. ext. digitorum long. **Besond.:** *Jing*-Fluss- u. Tonisierungs-Punkt; entfernt *Qi*-Stau aus dem Bein
■ **Mi 6   Lok.:** 3 cun oberh. der größten Erhebung des Innenknöchels am Hinterrand der Tibia **Besond.:** Stärkt als Gruppen-*Luo*-Punkt Milz, Leber,

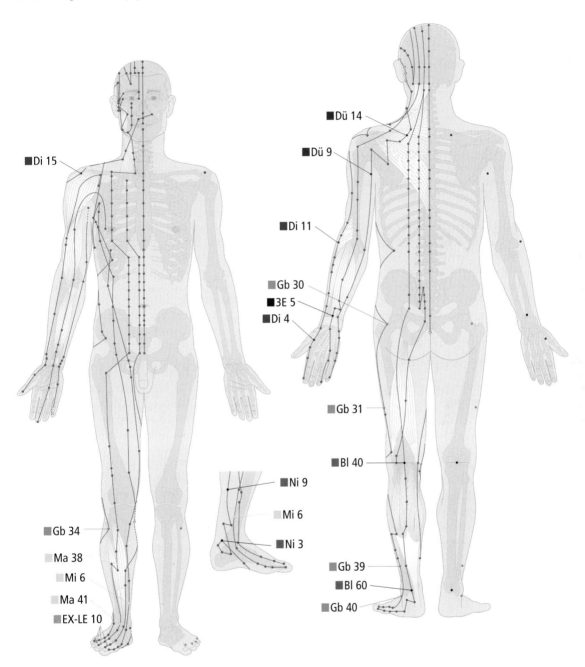

■ Di 15

■ Dü 14
■ Dü 9
■ Di 11
■ Gb 30
■ 3E 5
■ Di 4

■ Gb 31
■ Bl 40
■ Ni 9
■ Mi 6
■ Ni 3

■ Gb 34
■ Ma 38
■ Mi 6
■ Ma 41
■ EX-LE 10

■ Gb 39
■ Bl 60
■ Gb 40

Niere – *Qi*, *Xue*-Blut *u. Yin* – roboriert; nährt u. bewegt *Xue*-Blut, entfernt Feuchtigkeit

■ **Ni 3** **Lok.:** Zw. stärkster Vorwölbung des Malleolus med. u. Achillessehne **Besond.:** *Yuan*-Quell- u. *Shu*-Strömungs-Punkt; stärkt Knie, unterstützt *Jing* (u.a. Hirnsubstanz)

■ **Ni 9** **Lok.:** 6 cun oberh. des Innenknöchels, 1,5 cun hinter der med. Tibiakante, am tibialen Rand des med. Gastrocnemiusbauches **Besond.:** *Xi*-Akut-Punkt für *yin wei mai*; beruhigt Geist, stärkt Nieren-*Yin*

EX-LE 10 **Lok.:** 4 Punkte auf jedem Fußrücken 0,5 cun proximal von den Interdigitalfalten **Besond.:** Entspannen Sehnen, vertreiben Wind-Kälte, beleben *Xue*-Blut

6.8.6 Reisekrankheit

Für die TCM steht hier eine allgemeine Schwäche des Körpers, insbesondere ein Mangel der Vitalenergie Qi und des Blutes Xue im Vordergrund.

Basiskombination

Pe 6
Akupunktur oder Akupressur von Pe 6 als Akuttherapie und Prophylaxe. Mit dem Finger abwechselnd links und rechts Pe 6 fest 2–5 Minuten intermittierend drücken, bis De Qi (→ 3.2) entsteht.

Individuelle Punktkombination

Hypotonie
Ma 36, Bl 17, Bl 20, Du 20, Ren 6
Schwach stimulieren, die Nadeln etwa 30 Minuten liegen lassen. Eventuell Moxa an Ma 36, Ren 6.
TCM: Qi- und Xue-Blut-Mangel (Hypotone Schwächetypen): Kurz nach Antreten oder Ende der Reise treten Schwindel, Augenflimmern, Übelkeit, Brechreiz, Blässe, Palpitation etc. auf, also eine mehr kardiovaskuläre Symptomatik bei allgemeinem Schwächezustand. Die vorbeugende Behandlung des Verdauungstraktes ist sinnvoll.

Hypertonie
Le 3, Le 2, Gb 20, Gb 43, EX-HN 3 (yin tang), EX-HN 5 (tai yang).
TCM: Choleriker-Typ, Überschuss an Leber-Yang: Kurz nach dem Antreten oder Ende der Reise treten Schwindel, Kopfsausen, Spannungskopfschmerzen auf; Wange gerötet, Druckgefühl im Thorax, ungeduldig, jähzornig, Müdigkeit; Stress kann die Symptomatik verstärken; **Zungenkörper:** Gerötet; **Zungenbelag:** Gelblich; **Puls:** Sehnig. Hier steht die Störung des Organs Leber im Vordergrund. Oft sehen wir das bei arterieller Hypertonie, Neurasthenie und Hyperthyreose.

Pykniker
Ma 8 [Ma 1 Bi], Ma 40, Mi 4, Pe 6, Ren 12
Mittelstarker Reiz, die Nadeln 20–30 Minuten liegen lassen.
TCM: Pastöser Typ. Stagnation von Schleim und Feuchtigkeit im Magendarmtrakt (mittlerer 3E): Symptome wie oben, kein Appetit; **Zungenkörper:** Blass; **Zungenbelag:** Glitschig, also mehr Symptome von Seiten des Magens.

Verwendete Punkte

■ **Bl 17** Lok.: 1,5 cun lat. Dornforts. BWK 7, ca. Höhe des Angulus inf. scapulae **Besond.:** Einflussrei-

cher Punkt für Xue-Blut, welches er stärkt und bewegt; Shu-Zustimmungs-Punkt Zwerchfell – entfernt daraus Obstruktion
■ **Bl 20** Lok.: 1,5 cun lat. Dornforts. BWK 11 **Besond.:** Shu-Zustimmungs-Punkt Milz; stärkt Milz u. Magen u. damit Qi- u. Xue-Blut-Produktion; entfernt Feuchtigkeit
■ **Du 20** Lok.: Auf der Verbindungslinie der beiden Apices auriculae **Besond.:** Reunions-Punkt aller divergenten Meridiane, daher für psychosomatische Beschwerden, ausgleichend
■ **Gb 20** Lok.: Hinter d. Mastoid zw. Trapezius u. M. sternocleidomast. am unt. Occipitalrand **Besond.:** Vertreibt Wind aus Kopfbereich, unterdrückt inneren/äußeren Wind u. Leber-Feuer, sympaticoton – „vegetat. Basis" mit Bl 10; klärt Hirn, erhellt Auge
■ **Gb 43** Lok.: In der Schwimmhautfalte zw. 4. u. 5. Zehe, näher am Grundgelenk der 4. Zehe **Besond.:** Unterdrückt Leber-Yang
■ **Le 2** Lok.: In der Schwimmhautfalte zw. 1. u. 2. Zehe, lat. Ende des Großzehengrundgelenks **Besond.:** Ying-Quellen- u. Sedativ-Punkt; entfernt Leber-Feuer, beruhigt
■ **Le 3** Lok.: Im proximalen Winkel zw. Os metatarsale I u. II, auf dem Fußrücken **Besond.:** Yuan-Quell- u. Shu-Strömungs-Punkt; beruhigt Leber-Yang, harmonisiert Leber-Qi-Fluss, spasmolytisch
■ **Ma 8** Lok.: Im Stirn-Schläfenwinkel, 3 cun oberhalb u. 1 cun hinter dem Orbital-Jochbeinwinkel **Besond.:** Erleichtert Kopfschmerzen verursacht durch Wind-Hitze (Erkältung) oder Verdauungsprobleme mit Schwindel (Feuchtigkeit u. Schleim)
■ **Ma 36** Lok.: 0,5 cun lat. der vord. Tibiakante, 1,5 cun unterh. des Unterrandes des Fibulaköpfchens (Gb 34) **Besond.:** He-Punkt, Meister-Punkt Hormone; stärkt Magen u. Milz und dadurch Qi u. Xue-Blut; beruhigend u. roborierend
■ **Ma 40** Lok.: Auf d. Hälfte d. Unterschenkels 2 Finger lat. der Tibiakante **Besond.:** Luo-Durchgangs-P. zu Milz, spez. gegen Schleim u. Feuchtigkeit
■ **Mi 4** Lok.: In Delle über d. Übergang v. Basis zu Schaft d. Os metatarsale I, am Farbumschlag d. Haut **Besond.:** Luo-Durchgangs- u. Kardinal-Punkt f. Chong mai; stärkt Milz u. beruhigt Magen
■ **Pe 6** Lok.: 2 cun prox. der Mitte der palm. Handgelenksfurche zw. den Sehnen der Mm. flex. carpi rad. u. palmaris long. **Besond.:** KP Yin wei mai, MP Nausea; reguliert 3E, jue yin, Herz-Qi u. -Blut, öffnet Thorax, harmonisiert Magen, beruhigt Geist, wichtigster Punkt bei Reisekrankheiten
■ **Ren 6** Lok.: 1,5 cun unterh. des Nabels. **Besond.:** „Meer des Qi" – stärkt Niere, Quellen-Qi u. Yang-Qi; zieht aufsteigendes Qi nach unten

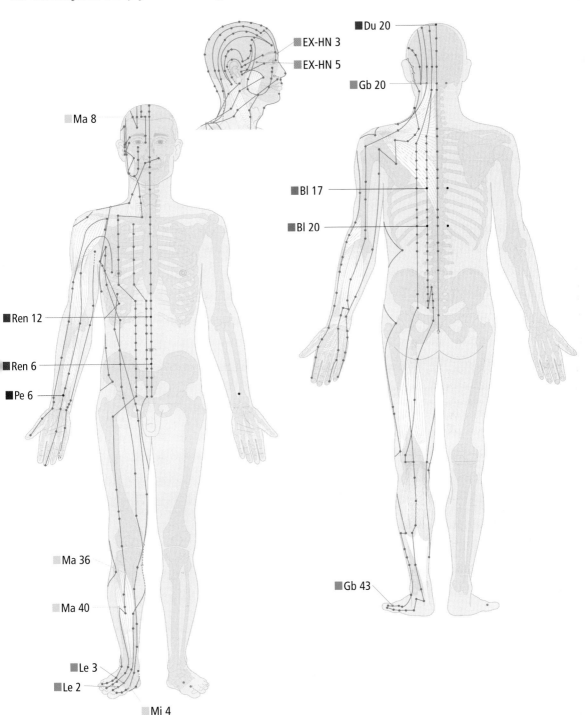

■ Du 20
▨ EX-HN 3
▨ EX-HN 5
■ Gb 20
▨ Ma 8
■ Bl 17
■ Bl 20
■ Ren 12
■ Ren 6
■ Pe 6
▨ Ma 36
▨ Ma 40
■ Le 3
■ Le 2
▨ Mi 4
■ Gb 43

■ **Ren 12 Lok.:** In der Mitte zw. Nabel u. Xiphoid
Besond.: Einflussreicher Punkt Hohlorgane, *Mu-*Alarm-Punkt Magen; stärkt Magen u. Milz, reguliert Magen-*Qi*, entfernt Feuchtigkeit
EX-HN 3 Lok.: Mitte zwischen Augenbrauen

Besond.: Wunder-Punkt gegen Kopfschmerzen
EX-HN 5 Lok.: Schläfengrube, Schnittpunkt Verlängerung des Augenbrauenbogens mit Waagrechter vom äußerem Lidwinkel nach lat. **Besond.:** Speziell gegen Schläfenkopfschmerzen

6.8.7 Schlafstörungen (1)

Die folgenden Ausführungen beziehen sich auf chronische Schlafstörungen: Zu kurz, häufiges Aufwachen oder nach dem Aufwachen nicht wieder einschlafen können.

All jene, die wegen Hitze, Kälte, Kaffee, Tee, oder Einnahme anderer Aufputschmittel oder wegen psychischem oder physischem Stress an Schlafstörungen leiden, werden von der TCM nicht als krank betrachtet. Ist die Ursache bekannt, z. B. Schmerzen, Asthma, Pruritus etc., so wird die Grundkrankheit primär behandelt.

Basiskombination

Ni 6, Bl 62, He 7, Mi 6

Individuelle Punktkombination

Die TCM differenziert im Wesentlichen 4 Formen von Schlafstörungen:

Leitsymptom Schlafstörung

Bl 15, Bl 20, Pe 6

TCM: Herz-*Yin*-Mangel: Einschlafstörung, innere Unruhe, viele Träume, Vergesslichkeit, leichtes Schwitzen, Hitzegefühl an Handflächen und Fußsohlen, Trockenheit im Mund und Rachen; **Zungenkörper:** Trocken, gerötet; **Puls:** Zart und frequent *(Xi-Shu)*. Diesen Typ sehen wir am häufigsten

Leitsymptom Ein- und Durchschlafstörung

Bl 15, Bl 23, Ni 3

TCM: Hyperaktivität bei körperlicher Schwäche. Hitze-Symptomatik infolge eines Nieren- und Herz-*Yin*-Mangels *(yin xu hou wang)*. Ein- und Durchschlafstörung, Vertigo, Tinnitus, Nachtschweiß, innere Unruhe, Vergesslichkeit, viel Träumen, Kraftlosigkeit an den Gliedern, evtl. Pollutionen; **Zungenkörper:** Gerötet, wenig Belag; **Puls:** Zart und frequent *(xi shu)*

Verwendete Punkte

■ **Bl 15   Lok.:** 1,5 cun lat. Dornforts. BWK 5 **Besond.:** *Shu*-Zustimmungs-Punkt Herz; mit He 7 gegen Schlaflosigkeit

■ **Bl 18   Lok.:** 2 cun lat. Dornforts. BWK 9 **Besond.:** *Shu*-Zustimmungs-Punkt Leber; bewegt *Qi*-Stau, gegen Druckgefühl in der Flanke

■ **Bl 20   Lok.:** 1,5 cun lat. Dornforts. BWK 11 **Besond.:** *Shu*-Zustimmungs-Punkt Milz; stärkt Milz u. Magen u. damit *Qi*- u. *Xue*-Blut-Produktion

■ **Bl 21   Lok.:** 1,5 cun lat. Dornforts. BWK 12 **Besond.:** *Shu*-Zustimmungs- u. Meister-Punkt Magen

■ **Bl 23   Lok.:** 1,5 cun lat. Dornforts. LWK 2, also lat. Du 4 **Besond.:** *Shu*-Zustimmungs-Punkt Niere; stärkt Nieren-*Qi*, -*Yang*, -*Yin* u. -*Jing*

■ **Bl 62   Lok.:** Unt. der Spitze des Außenknöchels **Besond.:** Kardinal-Punkt für *Yang qiao mai*, welches *Yang*-Energie zum Auge trägt, das Öffnen der Lider reguliert und mit Ni 6 Meister-Punkt der Schlaflosigkeit ist

■ **He 7   Lok.:** Uln. Handgelenksfalte, rad. Seite des Os pisiforme **Besond.:** *Yuan*-Quell-, *Shu*-Strömungs- u. Sedativ-Punkt; stärkt Herz-Blut, kühlt Hitze, Feuer u. *Ying*, beruhigt Geist, befriedet Herz, befreit Herz-Öffnungen, löst *Qi*-Stau des Herzens u. der Brust auf, bessert Gedächtnis u. Schlaf

□ **Mi 6   Lok.:** 3 cun oberh. der größten Erhebung des Innenknöchels am Hinterrand der Tibia **Besond.:** Stärkt als Gruppen-*Luo*-Punkt Milz, Leber, Niere – *Qi*, *Xue*-Blut u. *Yin*

■ **Ni 3   Lok.:** Zw. stärkster Vorwölbung des Malleolus med. u. Achillessehne **Besond.:** *Yuan*-Quell- u. *Shu*-Strömungs-Punkt; stärkt Nieren-*Jing*, -*Yin* u. -*Yang*

■ **Ni 6   Lok.:** Unterh. der Spitze des Innenknöchels **Besond.:** Stärkt spezifisch *Yin*, beruhigt Geist; Kardinal-Punkt für *Yin qiao mai*, welches *Yin*-Energie zum Auge trägt und Lidschluss reguliert; Meister-Punkt Schlaflosigkeit mit Bl 62

■ **Pe 6   Lok.:** 2 cun prox. der Mitte der palm. Handgelenksfurche zw. den Sehnen der Mm. flex. carpi rad. u. palmaris long. **Besond.:** Kardinal-Punkt *Yin wei mai*, reguliert Herz-*Qi* u. -Blut, beruhigt Geist

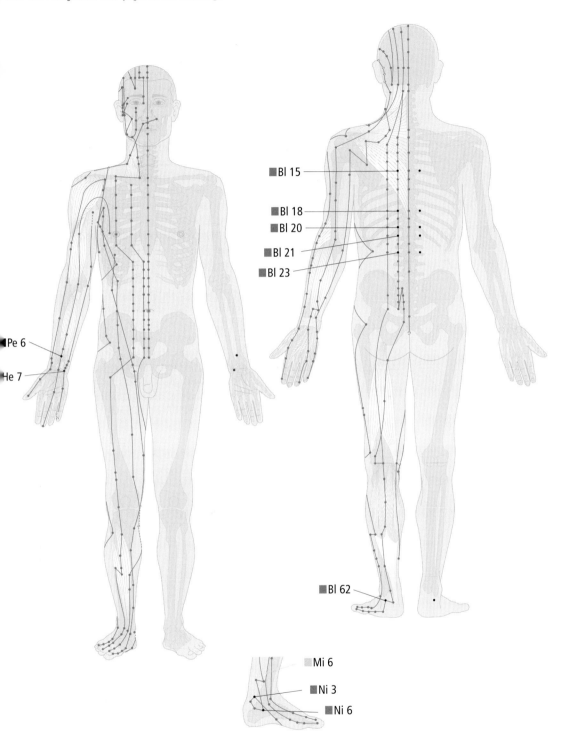

6.8.7 Schlafstörungen (2)

Leitsymptom Verdauungsstörung

Ma 36, Ma 40, Bl 21, Ren 12

TCM: Disharmonie im Magendarmtrakt: Völlegefühl, oft Aufstoßen; Stuhlstörung; **Puls:** Sehnig und schlüpfrig *(shu hua)*

Leitsymptom depressive Verstimmung

Bl 18, Le 2 oder Le 3, Du 20

TCM: Feuer-Symptomatik in Organen Leber und Gallenblase: Depressiv oder jähzornig, Vertigo, Kopfschmerzen, Druckgefühl in der Flankenregion; **Zungenbelag:** Gelblich; **Puls:** Sehnig *(xuan)*

Verwendete Punkte

■ **Bl 18   Lok.:** 2 cun lat. Dornforts. BWK 9 **Besond.:** *Shu*-Zustimmungs-Punkt Leber; bewegt *Qi*-Stau, gegen Druckgefühl in der Flanke

■ **Bl 21   Lok.:** 1,5 cun lat. Dornforts. BWK 12 **Besond.:** *Shu*-Zustimmungs- u. Meister-Punkt Magen

■ **Du 20   Lok.:** Auf der Verbindungslinie der beiden Apices auriculae   **Besond.:** Reunions-Punkt aller divergenten Meridiane, daher für psychosomatische Beschwerden, innerer Leber-Ast endet hier; ausgleichend

■ **Le 2   Lok.:** In der Schwimmhautfalte zw. 1. u. 2. Zehe, lat. Ende des Großzehengrundgelenks **Besond.:** *Ying*-Quellen- u. Sedativ-Punkt; entfernt Leber-Feuer, beruhigt

■ **Le 3   Lok.:** Im proximalen Winkel zw. Os metatarsale I u. II, auf dem Fußrücken   **Besond.:** *Yuan*-Quell- u. *Shu*-Strömungs-Punkt; beruhigt Leber-*Yang*, harmonisiert *Qi*-Fluss, spasmolytisch

■ **Ma 36   Lok.:** 0,5 cun lat. der vord. Tibiakante, 1,5 cun unterh. des Unterrandes des Fibulaköpfchens (Gb 34)   **Besond.:** *He*-Punkt, harmonisiert Milz u. Magen, hilft bei Verdauung unverdauter Nahrung

■ **Ma 40   Lok.:** Auf der Hälfte des Unterschenkels 2 Finger lateral der Tibiakante   **Besond.:** *Luo*-Durchgangs-Punkt zu Milz; Verdauung u. Schleimtransformation

■ **Ren 12   Lok.:** In der Mitte zw. Nabel u. Xiphoid **Besond.:** *Mu*-Alarm-Punkt Magen; stärkt Magen u. Milz, reguliert Magen-*Qi*

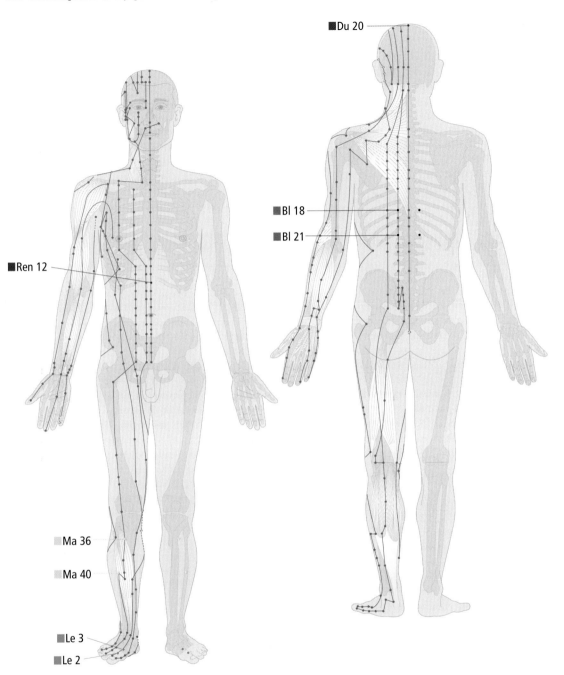

■Du 20

■Bl 18

■Bl 21

■Ren 12

Ma 36

Ma 40

■Le 3
■Le 2

6.8.8 Tremor

Der Wackeltremor des Kopfes und der Tremor der Hände und Füße werden nach TCM in *feng yang* (Wind-*Yang*) und *xu feng* (Leere-Wind)-Typ eingeteilt.

Basiskombination

Di 4, Mi 6, Gb 20, Le 3, Du 20
Zusätzliche Punkte nach Lokalisation des Tremors:
Hand: 3E 4
Fuß: Pe 6 bzw. Gb 34
Kopf: Di 11, Dü 3, Bl 62

Individuelle Punktkombination

Fülletyp, *feng yang*-Typ (*feng*=Wind):
Gb 34, Ni 7
Technik: Di 4, Gb 20, Gb 34, Du 20 neutral; Mi 6, Ni 7 tonisierend und Le 3 sedierend stimulieren. Die Nadeln etwa 20 Minuten liegen lassen.
Meist durch psychovegetative Störungen ausgelöst: Durch Leber-*Qi*-Stau im Rahmen einer Depression kommt es in der Leber zur Entwicklung von Feuer. Wind entsteht im Gefolge von Feuer, dadurch kommt es zu einer Wind-Symptomatik in Form von Wackeln im Bereich des Kopfes, der Hände oder Füße. Das Gesamtbild ist *Yang* und Fülle. Tremor, Vertigo, Kopfschmerzen, Unruhe, Schlafstörung; **Zungenkörper:** Rot; **Zungenbelag:** Zart gelblich; **Puls:** Sehnig und frequent *(xuan shu)*

Mangeltyp *xu feng*-Typ (*xu*=Schwäche, *feng*=Wind)
Ma 36, Pe 6
Technik: Du 20, Gb 20 neutral; Pe 6, Di 4 und Le 3 sedierend, Ma 36, Mi 6 tonisierend, die Nadeln auch 20 Minuten liegen lassen.
Entsteht meist bei älteren Personen nach einer fieberhaften Erkrankung, wobei das Nieren- und Leber-*Yin* stark reduziert wurde. Das Bild der Leere *(xu)* lässt Symptome des sogenannten endogenen Windes entstehen mit Wackeltremor des Kopfes, der Hände oder der Füße. Das Gesamtbild hier ist *Yin* und Leere. Tremor, psychisch erschöpft, Palpitationen Trockenheit im Mund und Rachen; **Zungenkörper:** Rot bis dunkelrot; **Zungenbelag:** Wenig bis fehlend; **Puls:** Dünn und frequent *(xi shu)*.

Verwendete Punkte

■ **3E 4 Lok.:** Grübchen lat. der Sehne des M. ext. digit. long. in Höhe der Handgelenksfurche **Besond.:** *Yuan*-Quell-Punkt des gesamten 3E; hier lokal: entspannt Sehnen

■ **Bl 62 Lok.:** Unt. der Spitze des Außenknöchels. **Besond.:** Eröffnet als Kardinal-Punkt *Yang qiao mai*, verstärkt Wirkung von Dü 3 (eröffnet *Du mai*)
■ **Di 4 Lok.:** Auf dem höchsten Punkt des Adductor pollicis **Besond.:** *Yuan*-Quell-Punkt, Kommando-Punkt für Gesicht; bewegt *Qi* u. entfernt Meridian-Obstruktion – bes. mit Le 3 (= 4 Schranken)
■ **Di 11 Lok.:** Bei max. gebeugtem Arm am rad. Ende der Ellbogenfalte **Besond.:** He- und Tonisierungs-Punkt; entfernt Hitze u. Wind, unterstützt Sehnen u. Gelenke
■ **Du 20 Lok.:** Auf der Verbindungslinie der beiden Apices auriculae **Besond.:** Reunions-Punkt aller divergenten Meridiane u. Endpunkt des inneren Leber-Astes
■ **Dü 3 Lok.:** *Yuan*-Quell-Punkt, Meister-Punkt des vasomotorischen Kopfschmerzes **Besond.:** Kardinal-Punkt für *Du mai*, woraus er äußeren u. inneren Wind entfernt; beeinflusst ZNS, klärt Geist
■ **Gb 20 Lok.:** Hinter dem Mastoid zw. Trapezius u. M. sternocleidomast. am unt. Occipitalrand **Besond.:** Vertreibt Wind aus Kopfbereich, unterdrückt inneren u. äußeren Wind u. Leber-Feuer
■ **Gb 34 Lok.:** Bei gebeugtem Knie in der Vertiefung vor u. unt. dem Fibulaköpfchen **Besond.:** He-Punkt u. Einflussreicher Punkt Sehnen, entspannt Sehnen; glättet Leber-*Qi*-Fluss
■ **Le 3 Lok.:** Im proximalen Winkel zw. Os metatarsale I u. II, auf dem Fußrücken **Besond.:** *Yuan*-Quell- u. *Shu*-Strömungs-Punkt; beruhigt Leber-*Yang* und den „Wind" im Gefolge, spasmolytisch
■ **Ma 36 Lok.:** 0,5 cun lat. der vord. Tibiakante, 1,5 cun unterh. des Unterrandes des Fibulaköpfchens (Gb 34) **Besond.:** He-Punkt, Meister-Punkt Hormone; stärkt Magen u. Milz und dadurch *Qi* u. *Xue*-Blut; beruhigend u. roborierend
■ **Mi 6 Lok.:** 3 cun oberh. der größten Erhebung des Innenknöchels am Hinterrand der Tibia **Besond.:** Stärkt als Gruppen-*Luo*-Punkt Milz, Leber, Niere – *Qi*, *Xue*-Blut u. *Yin*
■ **Ni 7 Lok.:** Am Vorderrand der Achillessehne, hinter dem M. flex. digit. long, 2 cun über der größten Prominenz des Malleolus int. = 2 cun oberh. Ni 3 **Besond.:** *Jing*-Fluss- u. Tonisierungs-Punkt; stärkt Niere, spezifisch Nieren-*Yang*
■ **Pe 6 Lok.:** 2 cun prox. der Mitte der palm. Handgelenksfurche zw. den Sehnen der Mm. flex. carpi rad. u. palmaris long. **Besond.:** Kardinal-Punkt *Yin wei mai* mit Herz-Wirkung; reguliert 3E, *jue yin*, Herz-*Qi* u. -Blut, beruhigt Geist

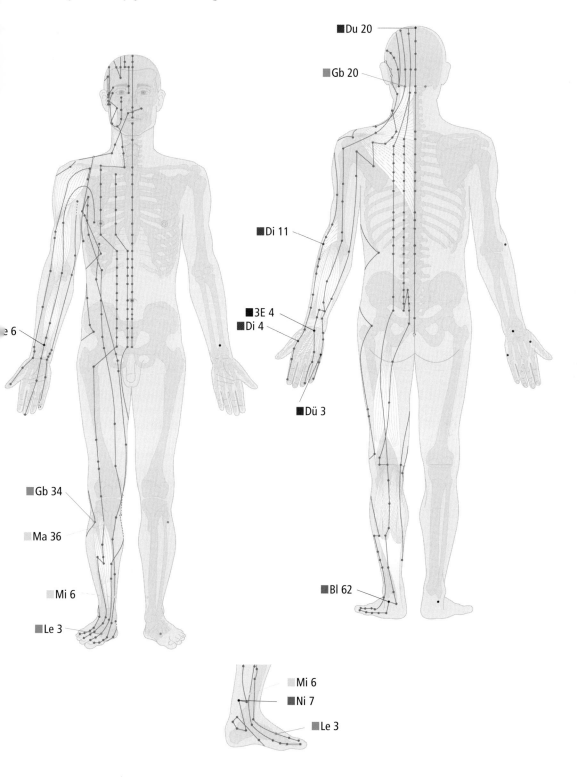

Du 20

Gb 20

Di 11

3E 4
Di 4

Dü 3

e 6

Gb 34

Ma 36

Mi 6

Le 3

Bl 62

Mi 6
Ni 7
Le 3

6.8.9 Morbus Parkinson

Der Morbus Parkinson kann wie oben in zwei Typen eingeteilt werden, die Basiskombination wird leicht modifiziert.

Basiskombination

Bl 18, Bl 23, Gb 20, Gb 34, Du 14 [Du 13 Bi], Du 20
Schädelakupunktur: Parkinsonzone.
Technik: Mehrere Nadeln in 1 cm Abstand einstechen

Individuelle Punktkombination

Viel Schleim
Ma 40

Symptom der Milz-Schwäche (Verdauungsstörung)
Ma 36, Bl 20

Dorsalgie
Bl 40 [Bl 54 Bi] und lokale Schmerzpunkte am Rücken

Stärkerer Rigor
Di 4, Pe 3
Schädelakupunktur: Antiparkinsonzone: parallel zur und 1,5 cm vor der Motorikzone, die als Orientierungslinie dient mit folgenden Orientierungspunkten:
Punkt A: 0,5 cm hinter dem Mittelpunkt der Verbindungslinie zwischen PdM und Protuberantia externa (Du 20)
Punkt B: Schnittpunkt zwischen Verbindungslinie zwischen höchstem Punkt der Augenbraue/Protuberantia externa und einer Senkrechten durch die Mitte des Arcus zygomaticus (ca. 0,5 cm über dem Arcus zygomaticus)

Verwendete Punkte

■ **Bl 18   Lok.:** 2 cun lat. Dornforts. BWK 9
Besond.: *Shu*-Zustimmungs-Punkt Leber; stärkt u. bewegt Leber-*Qi* u. -*Xue*-Blut
■ **Bl 20   Lok.:** 1,5 cun lat. Dornforts. BWK 11
Besond.: *Shu*-Zustimmungs-Punkt Milz; stärkt Milz u. Magen u. damit *Qi*- u. *Xue*-Blut-Produktion
■ **Bl 23   Lok.:** 1,5 cun lat. Dornforts. LWK 2, also lat. Du 4   **Besond.:** *Shu*-Zustimmungs-Punkt Niere; stärkt Nieren-*Qi*, -*Yang*, -*Yin* u. -*Jing*
■ **Bl 40   Lok.:** In der Mitte der Kniegelenksquerfalte, zw. den Sehnen der Mm. semitendinosus u. biceps
Besond.: *He*-Punkt; entfernt *Qi*- u. *Xue*-Blut-Stau, entspannt Sehnen, aktiviert Kollateralen
■ **Di 4   Lok.:** Auf dem höchsten Punkt des Adductor pollicis   **Besond.:** *Yuan*-Quell-Punkt; bewegt *Qi* u. entfernt Meridian-Obstruktion – bes. mit Le 3 (= 4 Schranken)
■ **Du 14   Lok.:** Unt. Dornforts. HWK 7   **Besond.:** Reunions-Punkt aller *Yang*-Meridiane
■ **Du 20   Lok.:** Auf der Verbindungslinie der beiden Apices auriculae   **Besond.:** Reunions-Punkt aller divergenten Meridiane u. Endpunkt des inneren Leber-Astes; wirkt lokal auch auf Motorik- u. Parkinson-Zone der Schädelakupunktur
■ **Gb 20   Lok.:** Hinter dem Mastoid zw. Trapezius u. M. sternocleidomast. am unt. Occipitalrand
Besond.: Vertreibt Wind aus Kopfbereich, unterdrückt inneren u. äußeren Wind
■ **Gb 34   Lok.:** Bei gebeugtem Knie in der Vertiefung vor u. unt. dem Fibulaköpfchen   **Besond.:** *He*-Punkt u. Einflussreicher Punkt Sehnen – entspannt, glättet Leber-*Qi*-Fluss
■ **Ma 36   Lok.:** 0,5 cun lat. der vord. Tibiakante, 1,5 cun unterh. des Unterrandes des Fibulaköpfchens (Gb 34)   **Besond.:** *He*-Punkt, Meister-Punkt Hormone; stärkt Magen u. Milz und dadurch *Qi* u. *Xue*-Blut; stabilisierend
■ **Ma 40   Lok.:** Auf der Hälfte des Unterschenkels 2 Finger lateral der Tibiakante   **Besond.:** *Luo*-Durchgangs-Punkt zu Milz, spezifisch gegen Schleim u. Feuchtigkeit
■ **Pe 3   Lok.:** Bei abgewinkeltem Ellbogen in der Ellbogenquerfalte, uln. der Bicepssehne (rad. der Bicepssehne liegt Lu 5)   **Besond.:** *He*-Punkt; lokal spasmolytisch, gegen Zittern von Arm u. Hand

6

6.8

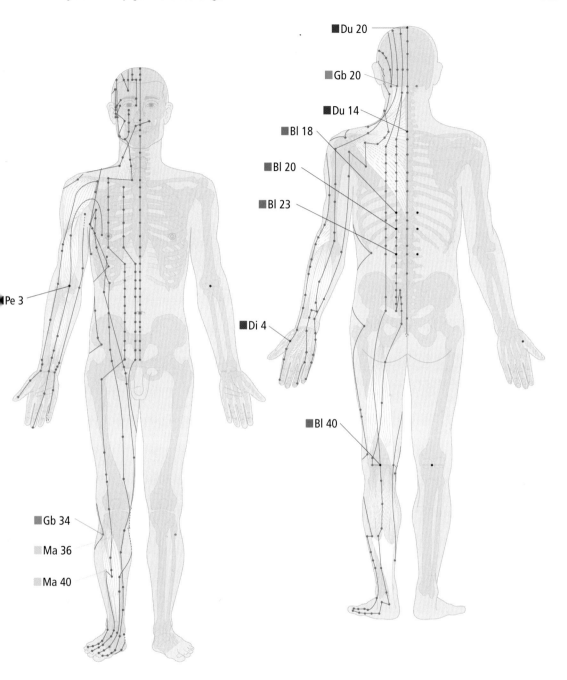

Du 20

Gb 20

Du 14

Bl 18

Bl 20

Bl 23

Pe 3

Di 4

Bl 40

Gb 34

Ma 36

Ma 40

6.8.10 Konzentrations- und Gedächtnisstörungen (1)

Die TCM unterscheidet 5 Gruppen von Konzentrations- und Gedächtnisstörungen, die angeborenen, altersabhängig oder altersunabhängig auftreten können. Interessant ist, dass in der TCM-Syndromlehre der Begriff Konzentrationsstörung nicht vorkommt. Das Herz speichert die Substanz *shen*, die materielle Basis des Geistes. Deshalb werden immer Punkte zur Stärkung des Herzens mitverwendet.

Basiskombination

Ma 36, Mi 6, He 3, He 7, Bl 15, oder Pe 6, EX-HN 1 *(si shen cong)* oder Du 20

Individuelle Punktkombination

Präsenile Vergesslichkeit

Ni 3, Bl 23, Gb 39, Du 4 **M**, Ren 4 **M** oder Ren 6, Bl 11
TCM: Nieren-*Jing*-Mangel: Ratlos, verzweifelt, vergesslich, apathisch, vorzeitiger Haarausfall, Brüchigkeit und Ergrauen der Haare, Lockerung der Zähne, Kraftlosigkeit an den Gelenken; mühsamer Gang; **Zungenkörper:** Blass; **Zungenbelag:** Weißlich; **Puls:** Leer *(xu)*.
Hier steht, ätiologisch gesehen, der Stress, die Übermüdung und die Konstitution als Auslöser im Vordergrund.
Anmerkung: Unter *Jing* versteht die TCM das materielle Substrat der Konstitution. *Jing* ist verantwortlich für die Entwicklung, das Altern, die Fruchtbarkeit *(shen jing kui xu)*.

Verwendete Punkte

■ **Bl 11** **Lok.:** 1,5 cun lat. Dornforts. BWK 1 **Besond.:** Einflussreicher Punkt Knochen, sekundär auf *Jing* – Hirnsubstanz – wirkend
■ **Bl 15** **Lok.:** 1,5 cun lat. Dornforts. BWK 5 **Besond.:** *Shu*-Zustimmungs-Punkt Herz; stärkt Herz-*Qi* und -*Yin* mit He 7
■ **Bl 23** **Lok.:** 1,5 cun lat. Dornforts. LWK 2, also lat. Du 4 **Besond.:** *Shu*-Zustimmungs-Punkt Niere; stärkt Nieren-*Qi*, -*Yang*, -*Yin* u. -*Jing*; wirkt als Gegenpol zu aufsteigendem Leber-*Yang*

■ **Du 4** **Lok.:** 1 cun vor dem med. Knöchel, Mitte zw. Mi 5 u. Ma 41 im Grübchen med. des Sehnenansatzes des M. tibialis ant. **Besond.:** *ming men* – Tor des Lebens; stärkt v.a. Nieren-*Yang*, aber auch Nieren-*Yin* u. festigt *Jing*; roborierend
■ **Du 20** **Lok.:** Auf der Verbindungslinie der beiden Apices auriculae **Besond.:** Reunions-Punkt aller divergenten Meridiane, stärkt Hirn
■ **Gb 39** **Lok.:** 3 cun oberh. des Außenknöchels, am Hinterrand der Fibula **Besond.:** Einflussreicher Punkt Mark – Hirnsubstanz = Mark
■ **He 3** **Lok.:** Bei max. Armbeugung zw. Ende der Ellbogenfalte u. Epicondylus uln. **Besond.:** *He*-Punkt, Meister-Punkt Depression
■ **He 7** **Lok.:** Uln. Handgelenksfalte, rad. Seite des Os pisiforme **Besond.:** *Yuan*-Quell-, *Shu*-Strömungsu. Sedativ-Punkt; stärkt Herz-Blut, wo *shen* – Geist – verankert ist, beruhigt Geist, bessert Gedächtnis u. Schlaf
■ **Ma 36** **Lok.:** 0,5 cun lat. der vord. Tibiakante, 1,5 cun unterh. des Unterrandes des Fibulaköpfchens (Gb 34) **Besond.:** *He*-Punkt, Meister-Punkt Hormone; stärkt Magen u. Milz und dadurch *Qi* u. *Xue*-Blut; beruhigend u. roborierend
■ **Mi 6** **Lok.:** 3 cun oberh. der größten Erhebung des Innenknöchels am Hinterrand der Tibia **Besond.:** Stärkt als Gruppen-*Luo*-Punkt Milz, Leber, Niere – *Qi*, *Xue*-Blut u. *Yin*
■ **Ni 3** **Lok.:** Zw. stärkster Vorwölbung des Malleolus med. u. Achillessehne **Besond.:** *Yuan*-Quell- u. *Shu*-Strömungs-Punkt; stärkt Knie, unterstützt *Jing* u.a. Hirnsubstanz
■ **Pe 6** **Lok.:** 2 cun prox. der Mitte der palm. Handgelenksfurche zw. den Sehnen der Mm. flex. carpi rad. u. palmaris long. **Besond.:** Kardinal-Punkt *yin wei mai* mit Wirkung auf das Herz, beruhigt Geist
■ **Ren 4** **Lok.:** 2 cun bzw. ⅖ der Strecke Symphyse/Nabel oberh. der Symphyse **Besond.:** Reunions-Punkt der 3 unteren *Yin* (Mi, Le, Ni), *Mu*-Alarm-Punkt Dünndarm (Partner des Herzens); roborierend – stärkt *Jing*, *Qi*, *Yang*, *Xue*-Blut u. *Yin*; verwurzelt Wanderseele *hun*
■ **Ren 6** **Lok.:** 1,5 cun unterh. des Nabels **Besond.:** „Meer des *Qi*" – stärkt Niere, Quellen-*Qi* u. *Yang*-*Qi*; hält *Qi* zusammen
EX-HN 1 **Lok.:** 1 cun vor, seitlich und hinter Du 20 **Besond.:** Unterdrückt inneren Wind, stärkt Hirn

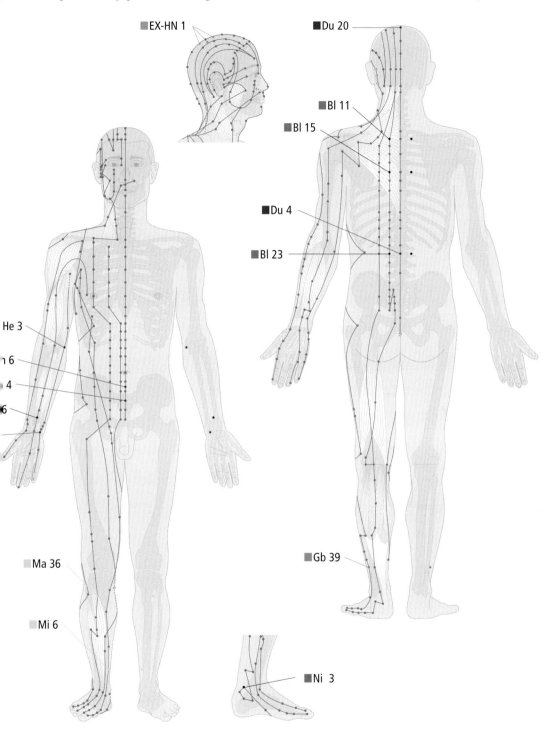

EX-HN 1

Du 20

Bl 11

Bl 15

He 3

Du 4

1 6

Bl 23

4

6

Ma 36

Gb 39

Mi 6

Ni 3

6.8.10 Konzentrations- und Gedächtnisstörungen (2)

Konzentrationsstörung in Verbindung mit Hektik und Stress
Bl 23, Ni3
TCM: Disharmonie zwischen Herz und Niere *(xin shen bu jiao):* Sehr oft vergesslich, innere Unruhe und Leere, Schlafstörung, Palpitation bei nervöser Aufregung, Vertigo, Tinnitus, Lumbago und „weiches Knie", viel träumen mit Pollution, viel Schwitzen, Nykturie; **Zungenkörper:** Rot; **Zungenbelag:** Wenig; **Puls:** Dünn-frequent *(xi shu)*

Senile Vergesslichkeit
Bl 20 **M**, Ren 12 **M**
TCM: *Qi/Yang*-Mangel in den Organen Herz und Milz: Gesichtsblässe, Vergesslichkeit bei nervöser Aufregung, wenig Schlaf, viele Träume, Kurzatmigkeit, Ängstlichkeit, wenig Appetit, Müdigkeit, Meteorismus, Stuhl dünn, Zyklusstörung; **Zungenkörper:** Blass, **Zungenbelag:** Weiß; **Puls:** Dünn und zart *(xi ruo)*

Präpsychotische Stimmungslage durch emotionalen Stress
Bl 20, Ren 12 **M**
TCM: „Trüber Schleim stört das Herz" *(tan zhu rao xin):* Vergesslichkeit, liegt viel, ist verzweifelt, Schwindel, Augenflimmern, Palpitation, Schlafstörung, Druck in der Brust, viel schleimiges Sekret im Rachen; **Zungenbelag:** Weiß-glitschig, **Puls:** Sehnig, schlüpfrig *(xuan hua)*

Mit kardiovaskulären Erkrankungen
Akupunktur kontraindiziert!
TCM: „Das gestaute Blut behindert massiv das Herz" *(yu xue gong xin):* Plötzlich auftretende Vergesslichkeit, Dysarthrie, Schluckstörung, Schmerzen im Abdomen mit Abwehrspannung, Zyanose der Akren und Lippen, Harn: klar, Stuhl: dunkel; **Puls:** Knotig *(jie mai)*. Es handelt sich hier um eine akute, schwere kardiovaskuläre Erkrankung.

Verwendete Punkte

- **Bl 20   Lok.:** 1,5 cun lat. Dornforts. BWK 11 **Besond.:** *Shu*-Zustimmungs-Punkt Milz; stärkt Milz u. Magen u. damit *Qi*- u. *Xue*-Blut-Produktion
- **Bl 23   Lok.:** 1,5 cun lat. Dornforts. LWK 2, also lat. Du 4 **Besond.:** *Shu*-Zustimmungs-Punkt Niere; stärkt Nieren-*Qi*, -*Yang*, -*Yin* u. -*Jing*; wirkt als Gegenpol zu aufsteigendem Leber-*Yang*
- **Ni 3   Lok.:** Zw. stärkster Vorwölbung des Malleolus med. u. Achillessehne **Besond.:** *Yuan*-Quell- u. *Shu*-Strömungs-Punkt; stärkt Knie, unterstützt *Jing* = u.a. Hirnsubstanz
- **Ren 12   Lok.:** In der Mitte zw. Nabel u. Xiphoid **Besond.:** *Mu*-Alarm-Punkt Magen; stärkt Magen u. Milz und dadurch *Qi* u. *Xue*-Blut

6

6.8

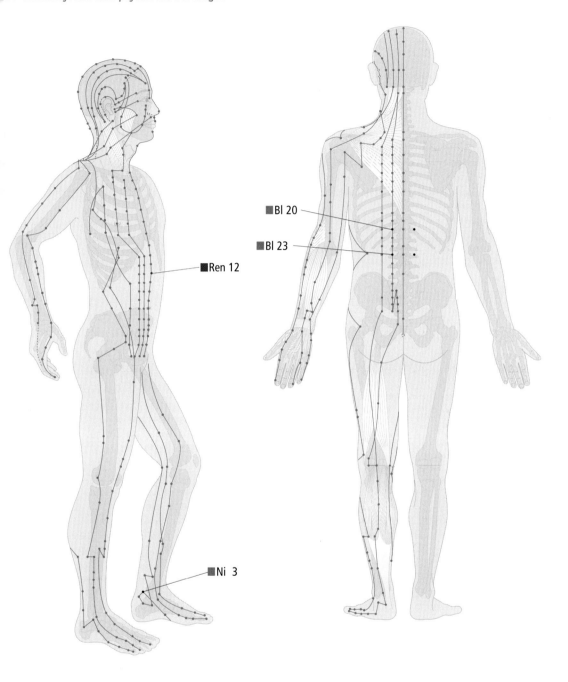

■Bl 20

■Bl 23

■Ren 12

■Ni 3

6.8.11 Depressive Verstimmung (1)

Die TCM sieht in der Depression eine Stagnation des Leber-*Qi*, dadurch bedingte Verdauungsstörung (Milz) und die Mitbeteiligung des Organs Herz.

Klinik: Niedergeschlagenheit, Lustlosigkeit, Druckgefühl in der Flankenregion, leichte Erregbarkeit, leichtes Weinen, Globusgefühl, Schlafstörung.

TCM: Stagnation des Leber-*Qi* und Mangel-Zustand in der Milz *(gan yu pi xu):* Häufig bei Frauen um das Alter 7×7 Jahre, wobei biologisch gesehen Leere und Schwäche des *Ren mai* und *Chong mai* (Wundermeridiane), auftreten. Als Ursache kommen auch andere Grundkrankheiten in Frage, die durch emotionalen Stress mitbedingt sind.

Symptome: Niedergeschlagenheit, innere Unruhe, Einschlafstörung, Misstrauen, Unkonzentriertheit, Globusgefühl, evtl. Zwänge, Vertigo, Appetitstörung, Stuhl weich, Druck in der Brust und Meteorismus; **Zungenkörper:** Matt, blass; **Zungenbelag:** Dick, weißlich; **Puls:** Sehnig und dünn *(xuan xi).* Diese Symptome sehen wir oft bei endogener oder reaktiver Depression, Depressio in senio, Menopausensyndrom, Neurasthenie, Neurose und Paranoia.

> Die evtl. laufende Medikation von Psychopharmaka nicht abrupt absetzen, nur in Rücksprache mit dem verschreibenden Arzt Medikation ändern.

Zusätzliche Hinweise: Sehr zu empfehlen ist auch hier das Schattenboxen *(tai ji quan)* und die chinesischen Atem- und Konzentrationsübungen *(Qi gong)*

▨ Leitsymptome: Depression und psychische Labilität

TCM

Innere Unruhe, psychische Labilität und Schlafstörung

Basiskombination

Gb 34, Le 3

Individuelle Punktkombination

Kopfschmerzen

EX-HN 5 *(tai yang)* in Richtung Gb 8 und Du 20

Schlafstörung

Mi 6

▨ Leitsymptome: Depression und Ungeduld

TCM

Depression, Ungeduld, Unruhe, Misstrauen

Basiskombination

3E 6, Le 14, Bl 20

Individuelle Punktkombination

Meteorismus

Ma 36, Ma 40

Globusgefühl

Ni 6, Ren 22 [Ren 21 Bi]

Diarrhö

Ma 36 und Ren 12

Verwendete Punkte

■ **3E 6   Lok.:** 3 cun prox. der Mitte der dors. Handgelenksfurche **Besond.:** Reguliert Thorax-*Qi*, mobilisiert *Qi*-Stagnation in den 3 Erwärmern
■ **Bl 20   Lok.:** 1,5 cun lat. Dornforts. BWK 11 **Besond.:** *Shu*-Zustimmungs-P. Milz; stärkt Milz/Magen u. damit *Qi*- u. *Xue*-Blut-Produktion
■ **Du 20   Lok.:** Auf der Verbindungslinie der beiden Apices auriculae **Besond.:** Reunions-Punkt aller divergenten Meridiane, stärkt Hirn
■ **Gb 8   Lok.:** 1,5 cun über der Ohrmuschelspitze
■ **Gb 34   Lok.:** Bei gebeugtem Knie in der Vertiefung vor u. unt. dem Fibulaköpfchen **Besond.:** *He*-Punkt, unterdrückt rebellierendes *Qi*; glättet Leber-*Qi*-Fluss
■ **Le 3   Lok.:** Im proximalen Winkel zw. Os metatarsale I u. II, auf dem Fußrücken **Besond.:** *Yuan*-Quell- u. *Shu*-Strömungs-Punkt; unterdrückt aufsteigendes Leber-*Yang*, harmonisiert Leber-*Qi*-Fluss
■ **Le 14   Lok.:** MCL, 6. ICR, dir. unt. der Mamilla **Besond.:** *Mu*-Alarm-Punkt Leber; fördert glatten Leber-*Qi*-Fluss, harmonisiert Leber u. Magen
■ **Ma 36   Lok.:** 0,5 cun lat. der vord. Tibiakante, 1,5 cun unterh. des Unterrandes des Fibulaköpfchens (Gb 34) **Besond.:** *He*-Punkt, stärkt Magen u. Milz
■ **Ma 40   Lok.:** Auf d. Hälfte d. Unterschenkels 2 Finger lat. der Tibiakante **Besond.:** *Luo*-Durchgangs-P. zu Milz, spez. geg. Schleim u. Feuchtigkeit
■ **Mi 6   Lok.:** 3 cun oberh. der größten Erhebung des Innenknöchels am Hinterrand der Tibia **Besond.:** Stärkt als Gruppen-*Luo*-Punkt Milz, Leber, Niere – *Qi, Xue*-Blut u. *Yin,* beruhigt Geist
■ **Ni 6   Lok.:** Unterh. der Spitze des Innenknöchels **Besond.:** Stärkt *Yin;* Kardinal-Punkt für *Yin qiao mai*

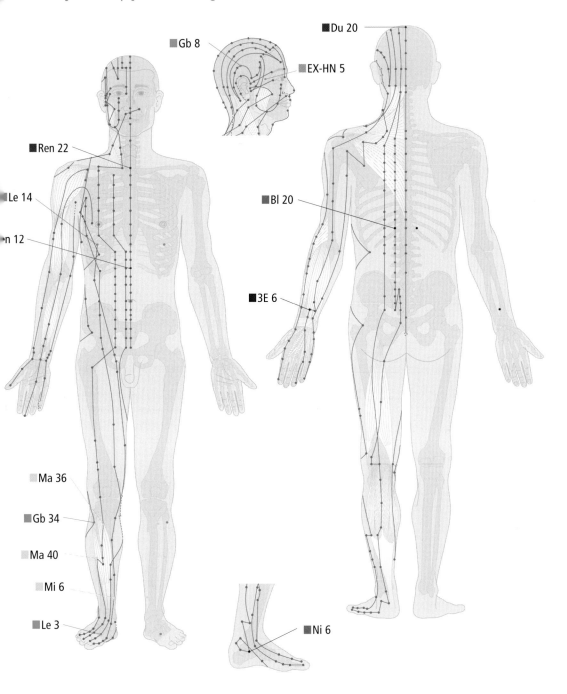

Du 20
Gb 8
EX-HN 5
Ren 22
Le 14
n 12
Bl 20
3E 6
Ma 36
Gb 34
Ma 40
Mi 6
Le 3
Ni 6

– wirkt aufgrund dieses Meridianverlaufs bei Globus-
gefühl; beruhigt Geist

Ren 12 Lok.: In der Mitte zw. Nabel u. Xiphoid
Besond.: *Mu*-Alarm-Punkt Magen; stärkt Magen u.
Milz, reguliert Magen-*Qi*

Ren 22 Lok.: Mitte des Jugulums **Besond.:** Löst
Schleim, lokal gegen Globusgefühl

EX-HN 5 Lok.: Schläfengrube, Schnittpunkt Verlän-
gerung des Augenbrauenbogens mit Waagrechter vom
äußerem Lidwinkel nach lat.

6.8.11 Depressive Verstimmung (2)

■ Leitsymptome: Depression und innere Unruhe und Jähzorn

TCM

Innere Unruhe, Jähzorn, Schreckhaftigkeit, viel Weinen

Basiskombination

He 7, Bl 15

Individuelle Punktkombination

Pollution

Bl 23, Ni 3, Mi 6

Zyklusstörung

Mi 10, Pe 6

Tinnitus

Gb 2, Ren 4

Verwendete Punkte

■ **Bl 15   Lok.:** 1,5 cun lat. Dornforts. BWK 5 **Besond.:** *Shu*-Zustimmungs-Punkt Herz; stärkt Herz-*Qi* und -*Yin* mit He 7

■ **Bl 23   Lok.:** 1,5 cun lat. Dornforts. LWK 2, also lat. Du 4 **Besond.:** *Shu*-Zustimmungs-Punkt Niere; stärkt Nieren-*Qi*, -*Yang*, -*Yin* u. -*Jing*; wirkt als Gegenpol zu aufsteigendem Leber-*Yang*

■ **Gb 2   Lok.:** Bei offenem Mund im Grübchen vor der Incisura intertragica, hinter Ram. asc. der Mandibula **Besond.:** Fördert Aufsteigen des klaren *Qi* zum und Absteigen des trüben *Qi* vom Ohr

■ **He 7   Lok.:** Uln. Handgelenksfalte, rad. Seite des Os pisiforme **Besond.:** *Yuan*-Quell-, *Shu*-Strömungs- u. Sedativ-Punkt; stärkt Herz-Blut, kühlt Hitze, beruhigt Geist u. Herz, befreit Herz-Öffnungen, bessert Gedächtnis u. Schlaf

■ **Mi 6   Lok.:** 3 cun oberh. der größten Erhebung des Innenknöchels am Hinterrand der Tibia **Besond.:** Stärkt als Gruppen-*Luo*-Punkt Milz, Leber, Niere – *Qi*, *Xue*-Blut u. *Yin*, beruhigt Geist

■ **Mi 10   Lok.:** Bei gebeugtem Knie 2 cun oberh. des Patellaoberrandes, med. des M. vastus med. **Besond.:** „Meer des Blutes" – kühlt, stärkt, bewegt *Xue*-Blut

■ **Ni 3   Lok.:** Zw. stärkster Vorwölbung des Malleolus med. u. Achillessehne **Besond.:** *Yuan*-Quell- u. *Shu*-Strömungs-Punkt; stärkt Nieren-*Jing*, -*Yin* u. -*Yang*, stabilisiert Geist u. Emotionen (Angst, Psycholabilität)

■ **Pe 6   Lok.:** 2 cun prox. der Mitte der palm. Handgelenksfurche zw. den Sehnen der Mm. flex. carpi rad. u. palmaris long. **Besond.:** Kardinal-Punkt *yin wei mai* mit Wirkung auf das Herz, Herz-*Qi* u. -Blut, harmonisiert Magen, beruhigt Geist v.a. mit He 7

■ **Ren 4   Lok.:** 2 cun bzw. $^2/_5$ der Strecke Symphyse/ Nabel oberh. der Symphyse **Besond.:** Reunions-Punkt der 3 unteren *Yin* (Mi, Le, Ni), *Mu*-Alarm-Punkt Dünndarm; roborierend – stärkt *Jing*, *Qi*, *Yang*, *Xue*-Blut u. *Yin*; verwurzelt Wanderseele *hun*

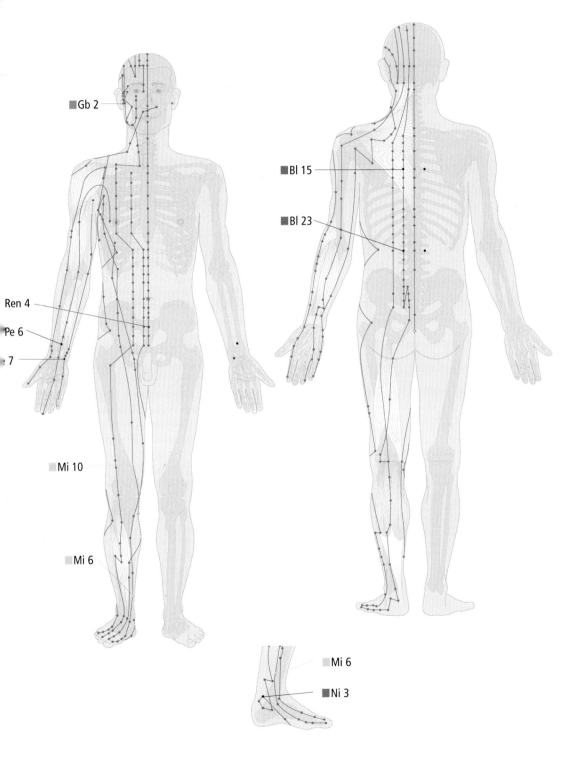

Gb 2

Bl 15

Bl 23

Ren 4

Pe 6

7

Mi 10

Mi 6

Mi 6

Ni 3

6.8.11 Depressive Verstimmung (3)

▨ Leitsymptome: Depression und Angst

TCM

Depression, Grübeln, Angst

Basiskombination

Pe 6, He 7

Individuelle Punktkombination

Appetitstörung

Ren 6, Ren 12

Palpitation

Bl 15, Bl 18

▨ Leitsymptome: Depression und Apathie

TCM

Apathie, wenig Antrieb, Lustlosigkeit im Vordergrund

Basiskombination

Bl 23, Du 4

Individuelle Punktkombination

Impotenz

Ren 2, Ren 4

Appetitlosigkeit

Ma 36, Bl 20 und Ren 4 **M**

Angst

Bl 15 und Bl 18

Verwendete Punkte

■ **Bl 15   Lok.:** 1,5 cun lat. Dornforts. BWK 5
Besond.: *Shu*-Zustimmungs-Punkt Herz; stärkt Herz-*Qi* und -*Yin* mit He 7

■ **Bl 18   Lok.:** 2 cun lat. Dornforts. BWK 9
Besond.: *Shu*-Zustimmungs-Punkt Leber; stärkt u. bewegt Leber-*Qi* u. -*Xue*-Blut

■ **Bl 20   Lok.:** 1,5 cun lat. Dornforts. BWK 11
Besond.: *Shu*-Zustimmungs-Punkt Milz; stärkt Milz u. Magen u. damit *Qi*- u. *Xue*-Blut-Produktion

■ **Bl 23   Lok.:** 1,5 cun lat. Dornforts. LWK 2, also lat. Du 4 **Besond.:** *Shu*-Zustimmungs-Punkt Niere; stärkt Nieren-*Qi*, -*Yang*, -*Yin* u. -*Jing*; wirkt als Gegenpol zu aufsteigendem Leber-*Yang*

■ **Du 4   Lok.:** Unt. Dornforts. LWK 2, lat. liegen Bl 23 u. Bl 47

■ **He 7   Lok.:** Uln. Handgelenksfalte, rad. Seite des Os pisiforme **Besond.:** *Yuan*-Quell-, *Shu*-Strömungs- u. Sedativ-Punkt; stärkt Herz-Blut, kühlt Hitze, beruhigt Geist u. Herz, befreit Herz-Öffnungen, bessert Gedächtnis u. Schlaf

■ **Ma 36   Lok.:** 0,5 cun lat. der vord. Tibiakante, 1,5 cun unterh. des Unterrandes des Fibulaköpfchens (Gb 34) **Besond.:** *He*-Punkt, Beiname: „göttlicher Gleichmut"; stärkt Magen u. Milz

■ **Pe 6   Lok.:** 2 cun prox. der Mitte der palm. Handgelenksfurche zw. den Sehnen der Mm. flex. carpi rad. u. palmaris long. **Besond.:** Kardinal-Punkt *yin wei mai* mit Wirkung auf das Herz, Herz-*Qi* u. -Blut, harmonisiert Magen, beruhigt Geist v.a. mit He 7

■ **Ren 2   Lok.:** Am Oberrand der Symphyse, in der Falte beim Vorbeugen; med. Ni 11, Mi 12, Ma 30
Besond.: Gehört mit Ren 3 zum energetischen Zentrum der Reproduktion

■ **Ren 4   Lok.:** 2 cun bzw. $^2/_5$ der Strecke Symphyse/Nabel oberh. der Symphyse **Besond.:** Reunions-Punkt der 3 unteren *Yin* (Mi, Le, Ni), *Mu*-Alarm-Punkt Dünndarm; roborierend – stärkt *Jing*, *Qi*, *Yang*, *Xue*-Blut u. *Yin*; verwurzelt Wanderseele *hun*

■ **Ren 6   Lok.:** 1,5 cun unterh. Nabel **Besond.:** „Meer des *Qi*" – stärkt Niere, Quellen-*Qi* u. *Yang*-*Qi*; hält *Qi* zusammen

■ **Ren 12   Lok.:** In der Mitte zw. Nabel u. Xiphoid **Besond.:** *Mu*-Alarm-Punkt Magen; stärkt Magen u. Milz, reguliert Magen-*Qi*

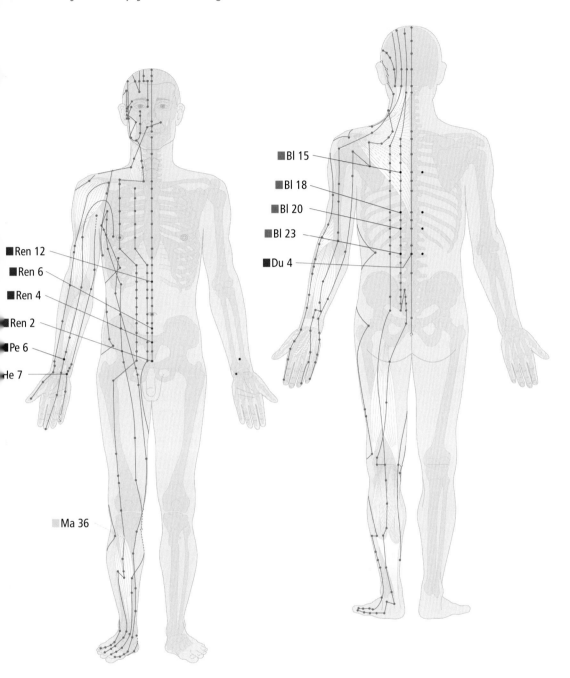

Bl 15

Bl 18

Bl 20

Bl 23

Du 4

Ren 12

Ren 6

Ren 4

Ren 2

Pe 6

He 7

Ma 36

6.9 Erkrankungen der Haut

B. Sommer

Hauterkrankungen entstehen entweder durch äußere Pathogene – wobei praktisch alle in Frage kommen – oder durch im Körper selbst generierte pathologische Substanzen (z.B. feuchte Hitze, Feuer-Toxin) oder durch Mangel-Zustände (z.B. Blut-Trockenheit).

In der TCM ist die Haut dem Funktionskreis Lunge-Dickdarm zugeordnet. Erkrankungen der Haut werden daher oft über Punkte dieser Meridiane behandelt. Die Lunge beherbergt die Körperseele *po*, die sensibelste aller Seelen (zuständig für das Vegetativum), welche empfindlich auf psychische Alterationen reagiert. Nässende oder vesikuläre Dermatosen lassen auf eine Störung im Funktionskreis Erde-Milz/Magen schließen und erfordern daher entsprechende Punkte. Juckreiz gilt als „Wind" und wird dementsprechend über Punkte des Leber-Meridians behandelt.

Der heute übliche Stress trägt zur Verschlimmerung von Hautleiden bei. Deshalb bewähren sich im Rahmen der ersten Sitzung oft nur allgemein entspannende Punkte mit angenehmer Nebenwirkung auf die Haut:

• Entspannungsprogramm: Di 4, Le 3, Ma 36.

Die Auswahl der Fern- und Lokalpunkte erfolgt primär nach der Lokalisation der Erkrankung; mindestens ebenso wichtig ist aber die Identifikation des zugrunde liegenden Musters um einerseits das Punkteprogramm zu komplettieren, anderseits die richtige Manipulationstechnik anzuwenden: Pathogene Faktoren und pathologische Substanzen müssen entfernt werden, erfordern also sedierende Technik, Mangel-Muster hingegen tonisierende Methoden.

In die Hautveränderungen selbst wird meistens nicht gestochen (Ausnahme: flächige Effloreszenzen mit Zeichen der chronischen Blut-Stagnation [dunkelblaurote Verfärbung, Lichenifizierung, z.B. chronische Psoriasis inversa]).

6.9.1 Akne vulgaris

Die Lokalisation der Veränderungen zeigt an, wo die Störung im Körper angesiedelt ist; die Art der Effloreszenzen ist typisch für das zugrunde liegende Muster. Eine periorale Akne mit eitrigen Pusteln entspricht z. B. feuchter Hitze bzw. Hitze-Toxin (Eiter) im *Yang ming* (Meridiane Di/Ma, periorale Zone); bläulichrote Knoten bei chronischer Akne hingegen entsprechen Blut-Stagnation, verhärtete Aknenarben sind „Schleim".

Basiskombination

Lu 5, Di 4, Ren 9
OAP: Punkte auf der den Lokalisationen entsprechenden Reflexzone im Ohr. Zusätzlich nützlich 101 Lunge, 22 Endokrinium, 13 Nebenniere

Individuelle Punktkombination

Passende Auswahl aus den sog. Stoffwechselpunkten nach Bischko
Di 4, Bl 40 [Bl 54 Bi], Bl 58, Ni 6, Le 13

Akne im Gesicht
Dü 3, Lu 5

Akne im Lippenbereich
Ma 45

Akne im Nasenbereich
EX-HN 3 *(yin tang)*

Akne am Rücken
Dü 3, Bl 62, Du 14 [Du 13 Bi]

Akne inversa, Achselhöhle
Gb 38, Gb 40, Pe 1; bei erfolglosem Therapieversuch ist Akne inversa (Achselhöhlen und inguinal) eine Operationsindikation

Akne mit Juckreiz
Bl 13, Bl 42, Di 11, Le 5

Akne mit starker Eiterung
3E 5, Dü 16, Di 11, Mi 9

Verwendete Punkte

■ **3E 5   Lok.:** 2 cun prox. d. Mitte d. dors. Handgelenksfurche, ggü. Pe 6 **Besond.:** *Luo-*, Kardinal-Punkt für *Yang wei mai* – dominiert Oberfläche, entfernt alle äußeren Pathogene bes. Wind-Hitze; spezifisch bei hitzenden oder eitrigen Dermatosen
■ **Bl 13   Lok.:** 1,5 cun lat. Dornforts. BWK 3 **Besond.:** *Shu-*Zustimmungs-P. Lunge
■ **Bl 40   Lok.:** In der Mitte der Kniegelenksquerfal-

te, zw. den Sehnen der Mm. semitendinosus u. biceps **Besond.:** *He-*Punkt; entfernt *Xue-*Blut-Hitze, *Qi-* u. *Xue-*Blut-Stau – z. B. bei Akne mit bläulichroten Knoten; Bi: MP der Hautkrankheiten
■ **Bl 42   Lok.:** 3 cun lat. der dors. Medianen in Höhe Dornforts. BWK 3, lat. Bl 13 (*Shu-*Zustimmungs-Punkt Lu), am med. Skapularand **Besond.:** Der Name „Tor der Körperseele *po*" erklärt die Wirkung – Juckreiz u. Pychosoma
■ **Bl 58   Lok.:** 1 cun dist. u. lat. Bl 57, am lat. Rand des M. gastrocnemius auf M. soleus **Besond.:** *Luo-*Durchgangs-Punkt zu Ni 3, Stoffwechsel-Punkt, kühlt die Hitze und löst Stauungen
■ **Bl 62   Lok.:** Unt. der Spitze des Außenknöchels **Besond.:** Kardinal-Punkt für *Yang qiao mai*
■ **Di 4   Lok.:** Auf dem Handrücken, am höchsten Punkt des Muskelwulstes zw. Metacarpale I u. II **Besond.:** Stoffwechsel-, *Yuan-*Quell-, Kommando-Punkt spez. für Gesicht, mit Di 3 Meister-Punkt der Akne; wichtiger Punkt bei allen Hautkrankheiten
■ **Di 11   Lok.:** Bei max. gebeugtem Arm am rad. Ende der Ellbogenfalte **Besond.:** *He-* und Tonisierungs-Punkt; entfernt feuchte Hitze u. Wind
■ **Du 14   Lok.:** Unt. Dornforts. HWK 7 **Besond.:** Reunions-Punkt aller *Yang-*Meridiane
■ **Dü 3   Lok.:** Bei Faust auf Handrücken im Grübchen hinter d. Ende der obersten Handtellerquerfalte **Besond.:** Kardinal-P. für *Du mai* mit Einfluss aus ZNS; entfernt Wind, Hitze, Feuchtigkeit
■ **Dü 16   Lok.:** Hinterrand d. M. sternocl., Höhe Oberrand d. Schildknorpels **Besond.:** Entfernt Hitze-Toxin; lokal bei schweren Dermatosen Nacken, hoher Rücken
■ **Gb 38   Lok.:** 4 cun oberh. des Außenknöchels, am Hinterrand der Fibula **Besond.:** Entfernt feuchte Hitze
■ **Gb 40   Lok.:** Am Schnittpunkt einer Horizontalen durch die Spitze u. einer Senkr. vorne, durch die größte Circumferenz des Außenknöchels, über dem Calcaneocuboidgelenk **Besond.:** Wirkt spezifisch auf Flankenregion
■ **Le 5   Lok.:** Am med. Tibiarand 5 cun oberh. des Innenknöchels **Besond.:** *Luo-*Durchgangs-P.; spezifisch gegen Juckreiz; entfernt feuchte Hitze, festigt *Jing*; wirksam bei Dermatosen in Zusammenhang mit Sexualität, Pubertät, Geschlechtsverkehr
■ **Le 13   Lok.:** Unterrand des freien Endes der 11. Rippe **Besond.:** Stoffwechsel-Punkt, *Mu-*Alarm-Punkt Milz; belebt Blut-Zirkulation, löst Blut-Koagulationen auf
■ **Lu 5   Lok.:** Ellenbeuge, rad. der Bicepssehne **Besond.:** *He-* u. Sedativ-Punkt; wirkt auf das Gesicht, entfernt Lungen-Hitze u. Schleim

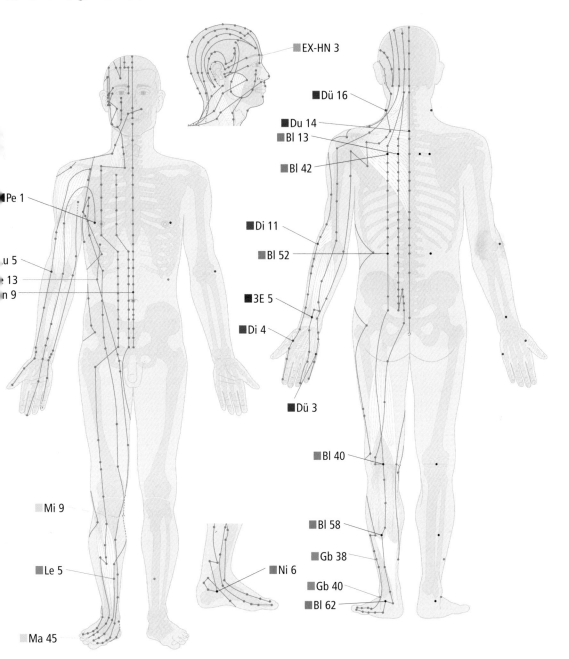

■ EX-HN 3

■ Dü 16

■ Du 14
■ Bl 13

■ Bl 42

■ Di 11

■ Bl 52

■ 3E 5

■ Di 4

■ Dü 3

■ Bl 40

■ Bl 58

■ Gb 38

■ Ni 6

■ Gb 40

■ Bl 62

◀ Pe 1

u 5
13
n 9

■ Mi 9

■ Le 5

■ Ma 45

■ Ma 45 **Lok.:** Neben dem fibularen Nagelfalzwinkel der 2. Zehe **Besond.:** *Jing*-Brunnen-Punkt; entfernt Feuer-Muster von Magen, Haut u. Gesicht

■ Mi 9 **Lok.:** Bei gebeugtem Knie unt. Cond. med. tibiae **Besond.:** *He*-Punkt; entfernt Feuchtigkeit u. Hitze

■ Ni 6 **Lok.:** Unterh. der Spitze des Innenknöchels **Besond.:** Stoffwechsel-P., Kardinal-Punkt für *Yin qiao*

mai; stärkt *Yin* – *Yin*-Mangel wird durch Schleim substituiert! Kühlt *Xue*-Blut, beruhigt Geist

■ Pe 1 **Lok.:** 4. ICR, 1 cun lat. der MCL bzw. der Mamilla **Besond.:** Lokalpunkt

■ Ren 9 **Lok.:** 1 cun oberh. Nabel **Besond.:** Fördert Flüssigkeits- u. Feuchtigkeits-Transformation

EX-HN 3 **Lok.:** Mitte zwischen Augenbrauen **Besond.:** Entfernt Hitze, Lokalpunkt

6.9.2 Neurodermitis und andere Ekzeme (1)

Synonym: Atopische Dermatitis, Endogenes Ekzem.

> Ekzeme imponieren nur scheinbar als Hyperfunktion.

Die TCM betrachtet Ekzeme als Schwäche- oder *Yin*-Erkrankung. Deshalb werden tonisierende Stichtechniken eingesetzt und so wenig Nadeln wie möglich verwendet.

Bei der Neurodermitis kommen die gleichen Punkte wie bei der Ekzembehandlung zum Einsatz, allerdings wird hier die psychische Komponente stärker berücksichtigt.

Eine Heilung der atopischen Veranlagung durch die Akupunktur ist schon definitionsgemäß nicht möglich, aber das Intervall zwischen neurodermitischen Schüben kann verlängert und der Hautzustand möglichst lange steroidfrei stabil gehalten werden. Die Einhaltung des von einigen Autoren, z. B. Stiefvater, geforderten Abstandes der Akupunktursitzungen von mindestens 2 Monaten nach Steroidapplikation kann in der Praxis wohl kaum durchgehalten werden und ist unserer Erfahrung nach auch nicht so absolut zu sehen. Der Patient sollte aber über den evtl. verminderten Effekt der Akupunktur unter Steroideinfluss aufgeklärt sein.

Zusätzlich ist der Einsatz von Moxa und Laser sinnvoll. Die Laserbehandlung bietet sich vor allem bei Kindern an, zusätzlich zu den Akupunkturpunkten kann man auch besonders stark betroffene Hautareale flächig bestrahlen.

> Ein Neurodermitisschub oder gar Ekzema herpeticatum sollten schulmedizinisch behandelt werden. Hinzuziehen eines Hautarztes ist unbedingt empfehlenswert.

Basiskombination

Di 4, Di 11, Ma 36, Mi 6, He 3, Bl 40 [Bl 54 Bi]
OAP: Punkte auf der den Lokalisationen entsprechenden Reflexzone im Ohr; zusätzlich nützlich: 101 Lunge, 29 Hinterkopf, 22 Endokrinium, 13 Nebenniere
Die Haut ist in der TCM den Organen Lunge und Dikkdarm zugeordnet. Bei länger bestehenden Ekzemen ist demnach die Kombination aus Quellpunkt (*Yuan*-Punkt) des betroffenen *Yin*-Meridians Lunge (Lu 9) und Zustimmungspunkt (*Shu*-Punkt) des Blasenmeridians (Bl 13) sinnvoll.
Zusätzlich kann man den Punkt Bl 40 [Bl 54 Bi] bluten lassen, dies soll einen antihistaminischen Effekt haben.

TCM: Entspricht der Ableitung von „*Xue*-Blut-Hitze", der Ursache roter Exantheme.

Individuelle Punktkombination

Akute Ekzeme

3E 5, Bl 52 [Bl 47 Bachmann und Bi]

Verwendete Punkte

■ **3E 5** Lok.: 2 cun prox. der Mitte der dors. Handgelenksfurche, gegenüber Pe 6 **Besond.:** *Luo*-Punkt, Kardinal-Punkt für *Yang wei mai* – dominiert Oberfläche, entfernt alle äußeren Pathogene bes. Wind-Hitze; spezifisch bei hitzenden oder eitrigen Dermatosen

■ **Bl 13** Lok.: 1,5 cun lat. Dornforts. BWK 3 **Besond.:** *Shu*-Zustimmungs-Punkt Lunge

■ **Bl 40** Lok.: In der Mitte der Kniegelenksquerfalte, zw. den Sehnen der Mm. semitendinosus u. biceps **Besond.:** *He*-Punkt; entfernt *Xue*-Blut-Hitze, *Qi*- u. *Xue*-Blut-Stau – z. B. bei Akne mit bläulichroten Knoten; Bischko: Meister-Punkt der Hautkrankheiten

■ **Bl 52** Lok.: 3 cun lat. der dors. Medianen, Höhe Dornforts. LWK 2, lat. Bl 23 (*Shu*-Zustimmungs-Punkt Ni) **Besond.:** Bezug zur Seele der Niere *zhi* – Willenskraft; corticotrop

■ **Di 4** Lok.: Auf dem Handrücken, am höchsten Punkt des Muskelwulstes zw. Metacarpale I u. II **Besond.:** Stoffwechsel-Punkt, *Yuan*-Quell-Punkt, Kommando-Punkt spezifisch für Gesicht, mit Di 3 Meister-Punkt der Akne; wichtiger Punkt bei allen Hautkrankheiten

■ **Di 11** Lok.: Bei max. gebeugtem Arm am rad. Ende der Ellbogenfalte **Besond.:** *He*- und Tonisierungs-Punkt; entfernt feuchte Hitze u. Wind

■ **He 3** Lok.: Bei max. Armbeugung zw. Ende der Ellbogenfalte u. Epicondylus uln. **Besond.:** *He*-Punkt, Meister-Punkt Depression, entfernt Hitze, psychisch aufhellend

■ **Lu 9** Lok.: In der queren Handgelenksfurche, rad. der A. rad. **Besond.:** *Shu*-Strömungs- u. *Yuan*-Quell-Punkt; tonisiert Lungen-*Qi* u. -*Yin*. Bei chronischen Lungen-Mangel-Mustern mit Bl 13

■ **Ma 36** Lok.: 0,5 cun lat. der vord. Tibiakante, 1,5 cun unterh. des Unterrandes des Fibulaköpfchens (Gb 34) **Besond.:** *He*-Punkt, Meister-Punkt Hormone; stärkt Magen u. Milz und dadurch *Qi* u. *Xue*-Blut; beruhigend u. roborierend

■ **Mi 6** Lok.: 3 cun oberh. der größten Erhebung des Innenknöchels am Hinterrand der Tibia **Besond.:** Reguliert die Haut – Feuchtigkeit, Trockenheit, Hitze; Gruppen-*Luo*-Punkt (Mi, Le, Ni), stärkt *Qi*, *Xue*-Blut u. *Yin*, nährt u. bewegt *Xue*-Blut

6

6.9

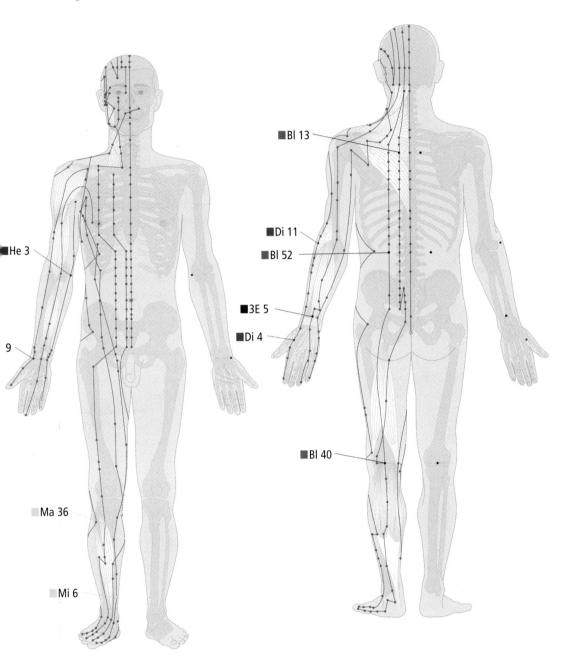

Bl 13

Di 11

Bl 52

3E 5

Di 4

He 3

9

Ma 36

Mi 6

Bl 40

6.9.2 Neurodermitis und andere Ekzeme (2)

Individuelle Punktkombination

Hand- und Fußekzeme

Dü 3, Dü 5, Ni 3, Pe 7, Bl 58, 3E 5

Nässende Ekzeme

Mi 9, Bl 52 [Bl 47 Bi], Ren 9

Chronische Ekzeme

Lu 9, Bl 13

Verwendete Punkte

■ **3E 5 Lok.:** 2 cun prox. der Mitte der dors. Handgelenksfurche, ggü. Pe 6 **Besond.:** *Luo*-Punkt, Kardinal-Punkt für *Yang wei mai* – dominiert Oberfläche, entfernt alle äußeren Pathogene bes. Wind-Hitze; spezifisch bei hitzenden oder eitrigen Dermatosen

■ **Bl 13 Lok.:** 1,5 cun lat. Dornforts. BWK 3 **Besond.:** *Shu*-Zustimmungs-Punkt Lunge

■ **Bl 52 Lok.:** 3 cun lat. der dors. Medianen, Höhe Dornforts. LWK 2, lat. Bl 23 (*Shu*-Zustimmungs-Punkt Ni) **Besond.:** Bezug zur Seele der Niere *zhi* – Willenskraft; corticotrop

■ **Bl 58 Lok.:** 1 cun dist. u. lat. Bl 57, am lat. Rand des M. gastrocnemius auf M soleus. Querschnitt durch Unterschenkel 4.30 h bzw. bei 7.30 h **Besond.:** *Luo*-Durchgangs-Punkt zu Ni 3, Stoffwechsel-Punkt,

kühlt die Hitze und löst Stauungen auf (nach TCM sind Durchblutungsstörungen auf einen Stau von *Qi* und *Xue*-Blut zurückzuführen)

■ **Dü 3 Lok.:** Bei Faust auf Handrücken im Grübchen hinter dem Ende der obersten Handtellerquerfalte **Besond.:** Kardinal-Punkt für *Du mai* mit Einfluss aus ZNS; entfernt Wind, Hitze, Feuchtigkeit

■ **Dü 5 Lok.:** Uln. Seite der Handgelenksfurche, dist. v. Proc. styloid. ulnae, prox. v. Os triquetrum **Besond.:** *Jing*-Fluss-Punkt, Feuer-Punkt; vertreibt feuchte Hitze

■ **Lu 9 Lok.:** In der queren Handgelenksfurche, rad. d. A. rad. **Besond.:** *Shu*-Strömungs- u. *Yuan*-Quell-Punkt; tonisiert Lungen-*Qi* und -*Yin*

▨ **Mi 9 Lok.:** Bei gebeugtem Knie in Vertiefung unt. Condylus med. tibiae, auf gl. Höhe wie Gb 34 **Besond.:** *He*-Punkt; entfernt Feuchtigkeit u. Hitze

■ **Ni 3 Lok.:** Zw. stärkster Vorwölbung des Malleolus med. u. Achillessehne **Besond.:** *Yuan*-Quell- u. *Shu*-Strömungs-Punkt; stärkt Nieren-*Jing*, -*Yin* u. -*Yang*, stabilisiert Geist u. Emotionen

■ **Pe 7 Lok.:** In der Mitte der palm. Handgelenksfurche zw. den Sehnen der Mm. flex. carpi rad. u. palmaris long. **Besond.:** *Yuan*-Quell, *Shu*-Strömungs- u. Sedativ-Punkt; entfernt Hitze, auch lokal gegen Dermatosen; beruhigt Herz u. Geist

■ **Ren 9 Lok.:** 1 cun o. ⅛ oberh. des Nabels **Besond.:** Fördert Flüssigkeits- u. Feuchtigkeit-Transformation

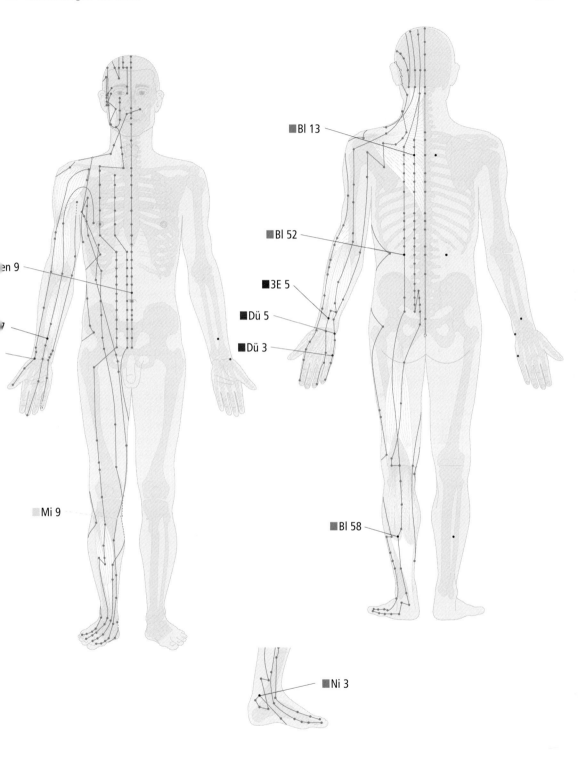

6.9.2 Neurodermitis und andere Ekzeme (3)

Individuelle Punktkombination

Starker Juckreiz
Lu 7, Mi 10, Le 5, Bl 13

Begleitödem
Mi 9

Gesichtsbereich
Lu 5, Di 4

Passende Auswahl aus den sog. Stoffwechselpunkten nach Bischko
Di 4, Bl 40 [Bl 54 Bi], Bl 58, Ni 6, Le 13
Extrapunkt: EX-LE 4 *(nei xi yan)*

Verwendete Punkte

■ **Bl 13 Lok.:** 1,5 cun lat. Dornforts. BWK 3
Besond.: *Shu*-Zustimmungs-Punkt Lunge
■ **Bl 40 Lok.:** In der Mitte der Kniegelenksquerfalte, zw. den Sehnen der Mm. semitendinosus u. biceps
Besond.: *He*-Punkt; entfernt *Xue*-Blut-Hitze, *Qi*- u. *Xue*-Blut-Stau – z. B. bei Akne mit bläulichroten Knoten; Bischko: Meister-Punkt der Hautkrankheiten
■ **Bl 58 Lok.:** 1 cun dist. u. lat. Bl 57, am lat. Rand des M. gastrocnemius auf M. soleus **Besond.:** *Luo*-Durchgangs-Punkt zu Ni 3, Stoffwechsel-Punkt, kühlt die Hitze und löst Stauungen auf
■ **Di 4 Lok.:** Auf dem Handrücken, am höchsten Punkt des Muskelwulstes zw. Metacarpale I u. II
Besond.: Stoffwechsel-Punkt, *Yuan*-Quell-Punkt, Kommando-Punkt spezifisch für Gesicht, mit Di 3

Meister-Punkt der Akne; wichtiger Punkt bei allen Hautkrankheiten
■ **Le 5 Lok.:** Am med. Tibiarand 5 cun oberh. des Innenknöchels **Besond.:** *Luo*-Durchgangs-Punkt; spezifisch gegen Juckreiz; entfernt feuchte Hitze, festigt *Jing* – wirksam bei Dermatosen in Zusammenhang mit Sexualität, Pubertät, Geschlechtsverkehr, spez. gegen Juckreiz
■ **Le 13 Lok.:** Unterrand des freien Endes der 11. Rippe **Besond.:** Stoffwechsel-Punkt, *Mu*-Alarm-Punkt Milz; unterstützt Magen u. Milz; belebt Blut-Zirkulation, löst Blut-Koagulationen auf
■ **Lu 5 Lok.:** Ellenbeuge, rad. der Bicepssehne
Besond.: *He*- u. Sedativ-Punkt; wirkt auf das Gesicht, entfernt Lungen-Hitze u. Schleim
■ **Lu 7 Lok.:** 1,5 cun prox. der queren Handgelenksfurche, über d. A. rad. **Besond.:** *Luo*-Durchgangs-Punkt, Kardinal-Punkt für *Ren mai*, Meister-Punkt Stauung, sedierend bei Kopfschmerzen am Beginn einer Erkältung, stärkt Lungen- und Nieren-*Yin*, vertreibt äußere pathogene Faktoren
■ **Mi 9 Lok.:** Bei gebeugtem Knie in Vertiefung unt. Condylus med. tibiae, auf gl. Höhe wie Gb 34
Besond.: *He*-Punkt; entfernt Feuchtigkeit u. Hitze
■ **Mi 10 Lok.:** Bei gebeugtem Knie 2 cun oberh. des Patellaoberrandes, med. des M. vastus med. **Besond.:** „Meer des Blutes" – kühlt, stärkt, bewegt *Xue*-Blut
■ **Ni 6 Lok.:** Unterh. der Spitze des Innenknöchels
Besond.: Stoffwechsel-Punkt, Kardinal-Punkt für *Yin qiao mai*; stärkt *Yin* – *Yin*-Mangel wird durch Schleim substituiert! Kühlt *Xue*-Blut, beruhigt Geist
■ **EX-LE 4 Lok.:** Knie beugen, med. der Sehne ist das innere Knieauge, lat. der Sehne das äußere Knieauge; dieses ist zugleich auch Ma 35 **Besond.:** Lokalpunkt

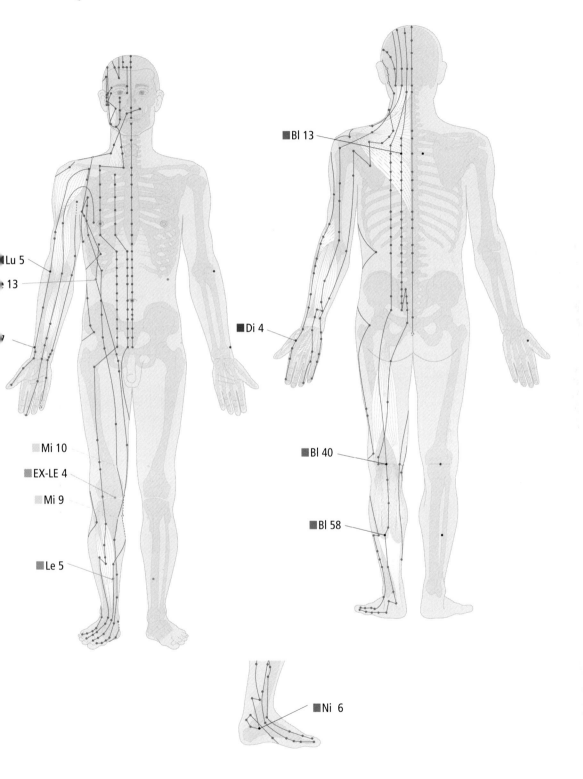

Lu 5

13

Di 4

Bl 13

Mi 10

EX-LE 4

Mi 9

Bl 40

Bl 58

Le 5

Ni 6

6.9.3 Herpes zoster und Postzosterneuralgie (1)

Die Prognose ist bei akutem Zoster besser als bei der Zosterneuralgie. Je früher die Akupunkturtherapie begonnen wird, desto besser sind die Aussichten auf Verkürzung und Linderung der postzosterischen Beschwerden.

TCM

Zuordnung der Nervenerkrankung zum Funktionskreis Galle/Leber, deshalb wird auch über diese Meridiane behandelt.

Die Erkrankung gilt im Anfangsstadium als Wind-Hitze, sobald eitrige Bläschen auftreten als feuchte Hitze, bei Fieber, schweren Schmerzen und aggressiven Effloreszenzen als toxische Hitze; die Postzosterneuralgie ist Rest-Hitze mit Wind, der rezidivierende Zoster ist ein *wen bing*, wobei das Virus als feuchte Hitze gilt, die in der *Qi*-Ebene lauert. Wesentlich ist das Entfernen der Pathogene.

Technik: In jedem Fall werden die Fernpunkte zur Sedierung kräftig stimuliert. Lokal können um frische Hautveränderungen herum 4–5 Nadeln kranzförmig gesetzt werden. Zusätzlich Nadelung der *Shu*-Zustimmungs- und *Mu*-Alarm-Punkte des betroffenen Segments.

Die OAP ergänzt die Punktekombination: Man setzt normale oder Dauernadeln auf druckschmerzhafte Punkte auf der Helix bzw. in der ventral davon liegenden „vegetativen Rinne" und am Thalamus-Punkt.

Flächen-Bestrahlung der Hautveränderungen mit dem Laser trägt zu einer rascheren Abheilung bei.

Bei Komplikationen (Zoster ophthalmicus, Zoster oticus, Gefahr einer Hirnnervenbeteiligung), sollen eine möglichst intravenöse virusstatische Therapie und entsprechende Fachkonsilien erfolgen. Dies schließt eine begleitende bzw. anschließende Akupunkturbehandlung keineswegs aus.

Basiskombination

Bl 60, Le 3, Pe 7, lokale Punkte um die Läsion herum, v.a. am Anfang und Ende der streifenförmigen Effloreszenz.

OAP: Punkte auf der Helix zwischen den Punkten 72–78 (chin.) bzw. 25–30 (Nogier) oder entsprechende druckschmerzhafte Reflexpunkte nach Lokalisation der Effloreszenzen und den Thalamus-Punkt.

Individuelle Punktkombination

Zoster im Kopfbereich

Cave: Augen- und Hirnnervenbefall, (Mitbetreuung durch Spezialisten, Klinikeinweisung)

Zoster im Mastoid-Ohr-Bereich
3E 3, 3E 17, Gb 20, Gb 34, Le 5

Im Anfangsstadium: Gb 41, 3E 5

Zervikaler Zoster
3E 16 bzw. Gb 21, Dü 16

Thorakaler Zoster
Gb 40, Gb 41. Mikromassage Handpunkt 3; Alarmpunkte und Zustimmungspunkte (*Shu*-Punkt) nach segmentalem Bezug (→ 5.2.1, S. 74)

Verwendete Punkte

■ **3E 3** Lok.: Zw. Os metacarpale IV u. V auf dem Handrücken im Grübchen prox. des Metacarpophalangealgelenks bei geballter Faust **Besond.:** Entfernt Wind-Hitze bei Augen- u. Ohrenkrankheiten, bewegt *Qi*-Stagnation

■ **3E 5** Lok.: 2 cun prox. d. Mitte d. dors. Handgelenksfurche **Besond.:** *Luo*- u. Kardinal-Punkt für *Yang wei mai* – dominiert Oberfläche, entfernt alle äußeren Pathogene

■ **3E 16** Lok.: Am Hinterrand des M. sternocleidomast., in Höhe des Angulus mandibulae, unt. 3E 17 **Besond.:** Lokalpunkt

■ **3E 17** Lok.: Am Vorderrand des Mastoids **Besond.:** Entfernt Wind, Lokalpunkt

■ **Bl 60** Lok.: Mitte zw. Achillessehne u. höchster Erhebung des Außenknöchels **Besond.:** *Jing*-Fluss-Punkt, Meister-Punkt der Schmerzen im Meridianverlauf

■ **Dü 16** Lok.: Am Hinterrand des M. sternocleidomast., in Höhe Oberrand des Schildknorpels, in gl. Höhe Di 18 u. Ma 9; hinter u. etw. unt. dem Kieferwinkel **Besond.:** Entfernt Hitze-Toxin; lokal bei schweren Dermatosen Nacken, hoher Rücken

■ **Gb 20** Lok.: Hinter dem Mastoid zw. Trapezius u. M. sternocleidomast. am unt. Occipitalrand **Besond.:** Vertreibt Wind aus Kopfbereich

■ **Gb 21** Lok.: Am höchsten Punkt der Schulter, Mitte zw. Acromion u. Dornforts. HWK 7 **Besond.:** Entfernt Hitze; nicht in Schwangerschaft stechen!

■ **Gb 34** Lok.: Bei gebeugtem Knie vor u. unt. Fibulaköpfchen **Besond.:** *He*-Punkt Gb, Einflussreicher Punkt Sehnen, Meister-Punkt Muskulatur, entspannt Sehnen, glättet Leber-*Qi*-Fluss

■ **Gb 40** Lok.: Am Schnittpunkt einer Horizontalen

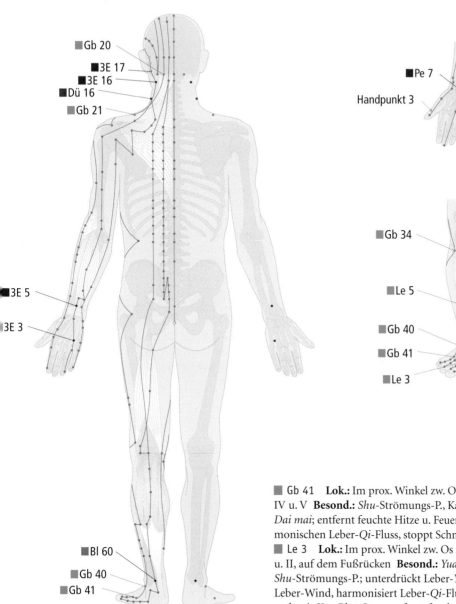

■ Gb 20
■ 3E 17
■ 3E 16
■ Dü 16
■ Gb 21

■ Pe 7
Handpunkt 3

■ 3E 5

■ 3E 3

■ Gb 34

■ Le 5

■ Gb 40

■ Gb 41

■ Le 3

■ Bl 60
■ Gb 40
■ Gb 41

durch die Spitze u. einer Senkr. vorne, durch die größte Circumferenz des Außenknöchels, über dem Calcaneocuboidgelenk **Besond.:** Wirkt spezifisch auf Flankenregion

■ Gb 41 **Lok.:** Im prox. Winkel zw. Os metatarsale IV u. V **Besond.:** *Shu*-Strömungs-P., Kardinal-P. f. *Dai mai*; entfernt feuchte Hitze u. Feuer, fördert harmonischen Leber-*Qi*-Fluss, stoppt Schmerz

■ Le 3 **Lok.:** Im prox. Winkel zw. Os metatarsale I u. II, auf dem Fußrücken **Besond.:** *Yuan*-Quell- u. *Shu*-Strömungs-P.; unterdrückt Leber-*Yang*, entfernt Leber-Wind, harmonisiert Leber-*Qi*-Fluss, bewegt *Qi*- u. damit *Xue*-Blut-Stau, entfernt feuchte Hitze aus Leber u. Gallenblase

■ Le 5 **Lok.:** Am med. Tibiarand 5 cun oberh. des Innenknöchels **Besond.:** *Luo*-Durchgangs-Punkt; gegen Juckreiz; entfernt feuchte Hitze

■ Pe 7 **Lok.:** In der Mitte der palm. Handgelenksfurche zw. den Sehnen der Mm. flex. carpi rad. u. palmaris long. **Besond.:** *Yuan*-Quell, *Shu*-Strömungs- u. Sedativ-Punkt; entfernt Hitze, auch lokal gegen Dermatosen; beruhigt Herz u. Geist

Handpunkt 3 *(long yan)* **Lok.:** Rad. Ende der volaren Querfalte des dist. Daumengelenks

6.9.3 Herpes zoster und Postzosterneuralgie (2)

Bei reduziertem Allgemeinzustand
Di 10, Mi 6, Ma 36, He 3, Ni 10, Bl 60

Postzosterneuralgien
Basiskombination wie beim akuten Zoster. Ebenfalls sedierende Stimulation der Fernpunkte. Laser: Lokale Flächenbestrahlung und Fernpunkte. Behandlung täglich für 5–6 Tage, dann langsam auf 1-mal wöchentlich reduzieren

Alleinige, beidseitige Nadelung von Gb 40 in Richtung Ni 6 *(zhao hai)*. Zuerst zart, dann stärker stimulieren. Zusätzlich eventuell den Punkt *long yan* (Drachenauge): Bei Faustschluss an der radialen Gelenksfalte des Kleinfingerendgelenkes (nach He und Meng)

Verwendete Punkte

■ **Bl 60** **Lok.:** Mitte zw. Achillessehne u. höchster Erhebung des Außenknöchels **Besond.:** *Jing*-Fluss-Punkt, Meister-Punkt der Schmerzen im Meridianverlauf
■ **Di 10** **Lok.:** Unterarm rad., 3 cun dist. Di 11, in der Muskelmasse der Extensoren **Besond.:** Entfernt Schwellungen

■ **Gb 40** **Lok.:** Am Schnittpunkt einer Horizontalen durch die Spitze u. einer Senkr. vorne, durch die größte Circumferenz des Außenknöchels, über dem Calcaneocuboidgelenk **Besond.:** Wirkt spezifisch auf Flankenregion
■ **He 3** **Lok.:** Bei max. Armbeugung zw. Ende der Ellbogenfalte u. Epicondylus uln. **Besond.:** *He*-Punkt, Meister-Punkt Depression, psychisch aufhellend
■ **Ma 36** **Lok.:** 0,5 cun lat. der vord. Tibiakante, 1,5 cun unterh. des Unterrandes des Fibulaköpfchens (Gb 34) **Besond.:** *He*-Punkt, Meister-Punkt Hormone; stärkt Magen u. Milz und dadurch *Qi* u. *Xue*-Blut; beruhigend u. roborierend
■ **Mi 6** **Lok.:** 3 cun oberh. der größten Erhebung des Innenknöchels am Hinterrand der Tibia **Besond.:** Reguliert die Haut – Feuchtigkeit, Trockenheit, Hitze; Gruppen-*Luo*-Punkt (Mi, Le, Ni), stärkt *Qi*, *Xue*-Blut u. *Yin*, nährt u. bewegt *Xue*-Blut
■ **Ni 6** **Lok.:** Unterh. der Spitze des Innenknöchels **Besond.:** *Stoffwechsel*-Punkt, Kardinal-Punkt für *Yin qiao mai*; stärkt *Yin* – *Yin*-Mangel wird durch Schleim substituiert! Kühlt *Xue*-Blut, beruhigt Geist
■ **Ni 10** **Lok.:** Bei gebeugtem Knie in der Kniegelenksfalte med., zw. den Sehnen der Mm. semitendinosus u. semimembranosus **Besond.:** *He*-Punkt; kühlt bei Feuer

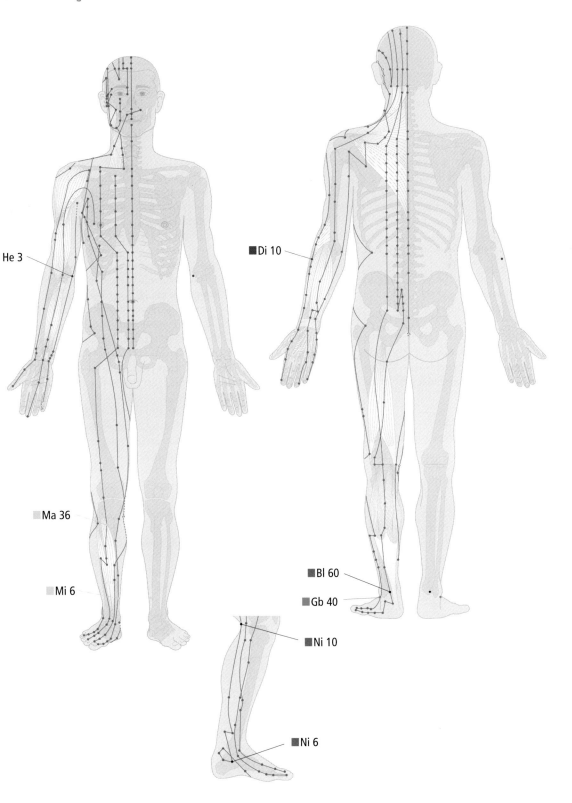

He 3

Di 10

Ma 36

Mi 6

Bl 60

Gb 40

Ni 10

Ni 6

6.9.4 Pruritus

Generalisierter Juckreiz ist für den Patienten immer sehr belastend und häufig therapieresistent gegenüber Schulmedizin und auch Akupunktur. Da die Ursachen gerade für den chronischen Pruritus sehr verschieden sein können, wird man auch eine internistische und hautfachärztliche Mitbetreuung veranlassen.

> Akupunkturtherapie erst nach mykologischer und helminthischer Diagnostik!

Bei einer ausführlichen Anamnese werden die betroffenen Meridiane herausgefiltert und über diese behandelt. Starre Punktekombinationen sind hier nicht hilfreich, dennoch sollen im Folgenden einige bewährte Basispunkte genannt werden.
Der lokalisierte Juckreiz, besonders der Pruritus ani und vulvae, spricht recht gut auf die Akupunktur an.

TCM

Juckreiz gilt als Wind bzw. Wind-Hitze. Für idiopathischen Pruritus wird das Umhervazieren der Seele verantwortlich gemacht. Ursache kann eine mangelhafte Verankerung bei Blut-Mangel oder Beunruhigung sein.

Basiskombination

Di 11, Mi 6, Le 5, EX-LE 3 *(bai chong wo)*
OAP: 22 Endokrinium, 71 Urtikaria, 101 Lunge

Individuelle Punktkombination
Pruritus vulvae, scrotalis, perianalis
Le 5, Mi 10, Bl 57. Lokal Du 1, Du 2, Ren 1, Mi 9
Die lokal sehr wirksamen Punkte werden leider wegen der ungünstigen Lokalisation nicht oft genug eingesetzt

Pruritus der Augen und Augenlider
Gb 1, Le 3

Pruritus des Ohres
Gb 2, Gb 12, 3E 17

Pruritus im Gesichtsbereich
Lu 5

Verwendete Punkte

■ **3E 17   Lok.:** Am Vorderrand des Mastoids **Besond.:** Entfernt Wind, Lokalpunkt
■ **Bl 57   Lok.:** Im Winkel zw. den beiden Mm. gastrocnemii; Zehenstand; Mitte zw. Bl 40 u. Bl 60 **Besond.:** Entfernt feuchte Hitze aus dem unteren Erwärmer

■ **Di 11   Lok.:** Bei max. gebeugtem Arm am rad. Ende der Ellbogenfalte **Besond.:** *He*- und Tonisierungs-Punkt; entfernt feuchte Hitze u. Wind
■ **Du 1   Lok.:** Zw. Os cocc. u. Anus **Besond.:** Entfernt feuchte Hitze
■ **Du 2   Lok.:** Hiatus sacralis **Besond.:** Alternative zu Du 1 (Lokalisation!), entfernt feuchte Hitze
■ **Gb 1   Lok.:** 0,5 cun lat. vom äußeren Augenwinkel **Besond.:** Vertreibt Wind-Hitze, entfernt Feuer, klärt Augen
■ **Gb 2   Lok.:** Bei offenem Mund im Grübchen vor der Incisura intertragica, hinter Ram. asc. der Mandibula **Besond.:** Lokal: Ohr-Pruritus
■ **Gb 12   Lok.:** Hinter u. unt. dem Mastoid, Ansatz des M. sternocleidomast., Kopf vor u. nach kontralat. drehen lassen. **Besond.:** Entfernt Wind
■ **Le 3   Lok.:** Im proximalen Winkel zw. Os metatarsale I u. II, auf dem Fußrücken **Besond.:** *Yuan*-Quell- u. *Shu*-Strömungs-Punkt; unterdrückt Leber-*Yang*, entfernt Leber-Wind, harmonisiert Leber-*Qi*-Fluss
■ **Le 5   Lok.:** Am med. Tibiarand 5 cun oberh. des Innenknöchels **Besond.:** *Luo*-Durchgangs-Punkt; spezifisch gegen Juckreiz; entfernt feuchte Hitze, festigt *Jing* – wirksam bei Dermatosen in Zusammenhang mit Sexualität, Pubertät, Geschlechtsverkehr
■ **Lu 5   Lok.:** Ellenbeuge, rad. der Bicepssehne **Besond.:** *He*- u. Sedativ-Punkt; wirkt auf das Gesicht, kühlt als Wasser-Punkt bei Hitze, tonisiert *Yin*, befeuchtet Trockenheit
▢ **Mi 6   Lok.:** 3 cun oberh. der größten Erhebung des Innenknöchels am Hinterrand der Tibia **Besond.:** Gruppen-*Luo*-Punkt (Mi, Le, Ni); stärkt *Qi*, *Xue*-Blut u. *Yin*, nährt u. bewegt *Xue*-Blut; reguliert die Haut – Feuchtigkeit, Trockenheit, Hitze
▢ **Mi 9   Lok.:** Bei gebeugtem Knie in Vertiefung unt. Condylus med. tibiae, auf gl. Höhe wie Gb 34 **Besond.:** *He*-Punkt; entfernt Feuchtigkeit u. Hitze
▢ **Mi 10   Lok.:** Bei gebeugtem Knie 2 cun oberh. des Patellaoberrandes, med. des M. vastus med. **Besond.:** „Meer des Blutes" – kühlt, stärkt, bewegt *Xue*-Blut
■ **Ren 1   Lok.:** Perineum, zw. Anus u. Scrotum bzw. dors. Kommissur **Besond.:** Stärkt *Yin*, entfernt feuchte Hitze
EX-LE 3   Lok.: 1 cun cranial von Mi 10; (Mi 10: bei gebeugtem Knie 2 cun oberh. des med. Patellarandes – Ausbuchtung des M. quadriceps femoris) **Besond.:** Name „Nest der 100 Würmer" – spezifisch gegen Juckreiz bes. bei Parasitenbefall

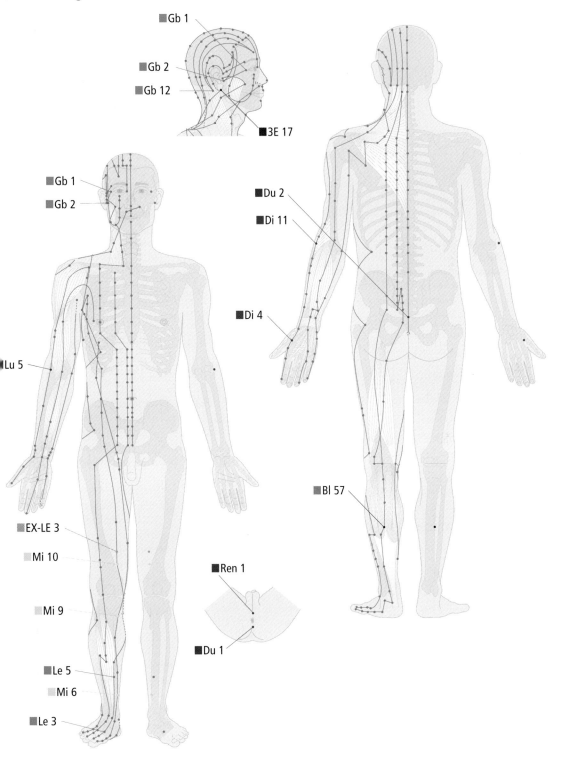

6.9.5 Urtikaria und Allergie

Auch in China wird die Urtikaria als häufige Erkrankung beschrieben.

TCM

Die Ursache sieht die TCM darin, dass die Meridiane von pathogenem *Qi* angegriffen und geschädigt werden. Enterale Auslöser führen darüber hinaus zu einer Disharmonie von Magen und Milz.
Tipp: Die Erfolgsaussichten bei der Urtikaria sind im Gegensatz zu anderen Allergien nicht sehr hoch. Dennoch ist bei der mitunter frustranen Therapie gerade bei chronischen Verlaufsformen eine Akupunkturbehandlung angezeigt und es besteht die Hoffnung, dass Medikamente reduziert werden können.
Therapiert wird mit sedierender Technik v.a. Dickdarm- und Milz-Meridian sedierend. Die Nadeln können dabei bis zu einer Stunde in situ verbleiben.

Basiskombination

Di 4 und Di 11, Ma 36, Mi 6, Bl 40 [Bl 54 Bi], Du 14 [Du 13 Bi]
OAP: 22 Endokrinium, 101 Lunge, 71 Urtikaria

Individuelle Punktkombination

Allergien
Le 3, Du 20, EX-HN 6 (*er jian*, Allergiepunkt)
OAP 78 Allergie

Urtikaria
3E 6, Di 4, Di 11, Mi 6, Mi 10 sedierend

Kälte-Urtikaria
Ni 6, Bl 23 oder Bl 52 [Bl 47 Bi], 3E 5

Verwendete Punkte

■ **3E 5** **Lok.:** 2 cun prox. der Mitte der dors. Handgelenksfurche, ggü. Pe 6 **Besond.:** *Luo*-Punkt, Kardinal-Punkt für *Yang wei mai* – dominiert Oberfläche, entfernt alle äußeren Pathogene bes. Wind-Hitze; spezifisch bei hitzenden oder eitrigen Dermatosen
■ **3E 6** **Lok.:** 3 cun prox. der Mitte der dors. Handgelenksfurche **Besond.:** Entfernt als Feuer-Punkt Wind-Hitze u. *Xue*-Blut-Hitze
■ **Bl 23** **Lok.:** 1,5 cun lat. Dornforts. LWK 2, also lat. Du 4 **Besond.:** *Shu*-Zustimmungs-Punkt Niere; stärkt Nieren-*Qi*, -*Yang*, -*Yin* u. -*Jing*
■ **Bl 40** **Lok.:** In der Mitte der Kniegelenksquerfal-

te, zw. den Sehnen der Mm. semitendinosus u. biceps **Besond.:** *He*-Punkt; entfernt bei Dermatosen Sommer-Hitze, Blut-Hitze, feuchte u. toxische Hitze sowie *Qi*- u. Blut-Stau; Bischko: Meister-Punkt Hautkrankheiten
■ **Bl 52** **Lok.:** 3 cun lat. der dors. Medianen, Höhe Dornforts. LWK 2, lat. Bl 23 (*Shu*-Zustimmungs-Punkt Ni) **Besond.:** Bezug zur Seele der Niere *zhi* – Willenskraft; corticotrop
■ **Di 4** **Lok.:** Auf dem Handrücken, am höchsten Punkt des Muskelwulstes zw. Metacarpale I u. II **Besond.:** Stoffwechsel-Punkt, *Yuan*-Quell-Punkt; entfernt Wind-Kälte u. Wind-Hitze, tonisiert *Qi* u. *Xue*-Blut mit Ma 36
■ **Di 11** **Lok.:** Bei max. gebeugtem Arm am rad. Ende der Ellbogenfalte **Besond.:** *He*- und Tonisierungs-Punkt; entfernt feuchte Hitze u. Wind
■ **Du 14** **Lok.:** Unt. Dornforts. HWK 7 **Besond.:** Reunions-Punkt aller *Yang*-Meridiane, zerstreut Wind, Kälte, Hitze oder roboriert – je nach Art Stimulation
■ **Du 20** **Lok.:** Auf der Verbindungslinie der beiden Apices auriculae **Besond.:** Reunions-Punkt aller divergenten Meridiane u. Endpunkt des inneren Leber-Astes
■ **Le 3** **Lok.:** Im proximalen Winkel zw. Os metatarsale I u. II, auf dem Fußrücken **Besond.:** *Yuan*-Quell- u. *Shu*-Strömungs-Punkt; beruhigt Leber-*Yang*, entfernt Leber-Wind, harmonisiert Leber-*Qi*-Fluss; entfernt feuchte Hitze aus Leber u. Gallenblase
■ **Ma 36** **Lok.:** 0,5 cun lat. der vord. Tibiakante, 1,5 cun unterh. des Unterrandes des Fibulaköpfchens (Gb 34) **Besond.:** *He*-Punkt, Meister-Punkt Hormone; stärkt Magen u. Milz u. dadurch *Qi* u. *Xue*-Blut; beruhigend u. roborierend
■ **Mi 6** **Lok.:** 3 cun oberh. der größten Erhebung des Innenknöchels am Hinterrand der Tibia **Besond.:** Reguliert die Haut – Feuchtigkeit, Trockenheit, Hitze; Gruppen-*Luo*-Punkt (Mi, Le, Ni), stärkt *Qi*, *Xue*-Blut u. *Yin*, nährt u. bewegt *Xue*-Blut
■ **Mi 10** **Lok.:** Bei gebeugtem Knie 2 cun oberh. des Patellaoberrandes, med. des M. vastus med **Besond.:** „Meer des Blutes" – kühlt, stärkt, bewegt *Xue*-Blut
■ **Ni 6** **Lok.:** Unterh. der Spitze des Innenknöchels **Besond.:** *Stoffwechsel*-Punkt, Kardinal-Punkt für *Yin qiao mai*; stärkt *Yin* – Yin-Mangel wird durch Schleim substituiert! Kühlt *Xue*-Blut, beruhigt Geist
■ **EX-HN 6** **Lok.:** Höchster Punkt der Ohrmuschel **Besond.:** „Allergie-Punkt"

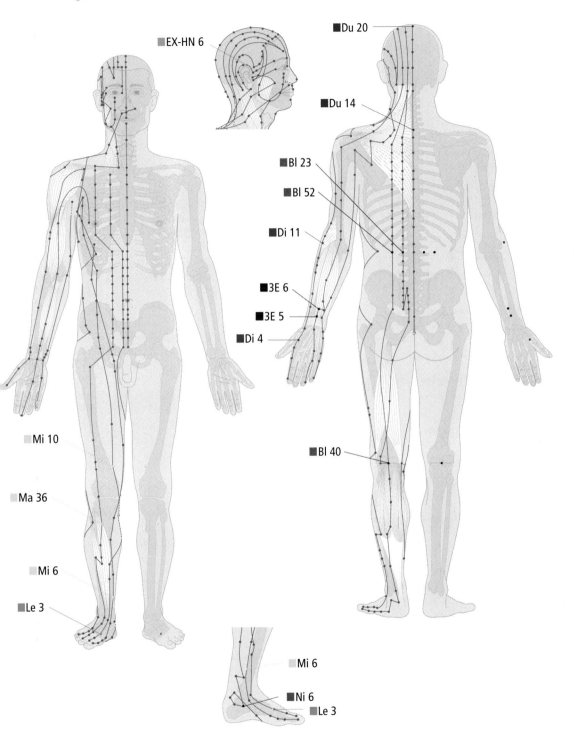

6.10 Erkrankungen im HNO-Bereich

G. Kubiena

6.10.1 Rhinitis (1)

Akupunktur kann hier sehr schnell und effektiv helfen. Sinnvoll: Kombination mit Phytotherapie und Homöopathie. Wie immer ist zwischen Fülle an Pathogenen und Mangel an physiologischem Substrat zu unterscheiden.

Basiskombination

Di 4, Di 20, Bl 13

Individuelle Punktkombination

Nase sofort frei machen
3E 17, Di 20 oder EX-HN 8 *(shang yin xiang = bi tong)*, EX-HN 3 *(yin tang, „Point de Merveille")*, Du 23
OAP: Rhinopharynx (optimal)

Schnupfen akut, ohne Fieber (Wind-Kälte-Fülle)
Di 4 (Ingwer u. Moxa), Di 20, Lu 7, Bl 12, Bl 13 schröpfen

Schnupfen akut mit Fieber (Wind-Hitze-Fülle):
Di 4, Di 20, Di 11, 3E 5, Bl 12, Bl 13 schröpfen, Du 14 [Du 13 Bi]; kein Moxa

Schnupfen chronisch (Lungen-u. Milz-*Qi*-Mangel)
Lu 9, Ma 36, Mi 3 o. Mi 6, Bl 13, Bl 20, Du 12, Ren 6

Einfache Erkältungs-Prophylaxe
Bl 43 [Bl 38 Bi], Bl 17, Ma 36

Verwendete Punkte

■ **3E 5**   **Lok.:** 2 cun prox. der Mitte der dors. Handgelenksfurche, ggü. Pe 6 **Besond.:** *Luo*- u. Kardinal-Punkt für *Yang wei mai* – dominiert Oberfläche, entfernt alle äußeren Pathogene bes. Wind-Hitze

■ **3E 17**   **Lok.:** Am Vorderrand des Mastoids **Besond.:** Reunions-Punkt mit Gallenblase; Nase sofort frei!

■ **Bl 12**   **Lok.:** 1,5 cun lat. Dornforts. BWK 2 **Besond.:** Entfernt äußeren Wind, öffnet Ofl.; fördert Verteilung u. Absenken des Lungen-*Qi*

■ **Bl 13**   **Lok.:** 1,5 cun lat. Dornforts. BWK 3 **Besond.:** *Shu*-Zustimmungs-Punkt der Lunge; fördert Verteilung u. Absenken des Lungen-*Qi*

■ **Bl 17**   **Lok.:** 1,5 cun lat. Dornforts. BWK 7, ca. Höhe des Angulus inf. scapulae **Besond.:** *Shu*-Zustimmungs-Punkt Zwerchfell, einflussreicher Punkt für *Xue*-Blut, Immunstimulation

■ **Bl 20**   **Lok.:** 1,5 cun lat. Dornforts. BWK 11 **Besond.:** Stärkt als *Shu*-Zustimmungs-Punkt die Milz mit Ma 36, Ren 12

■ **Bl 43**   **Lok.:** 3 cun lat. d. dors. Medianen, Dornforts. in Höhe BWK 4, lat. Bl 14 (*Shu*-Zustimmungs-Punkt Pe), am med. Skapularand **Besond.:** Stimuliert prä- u. postnatales *Jing*, Immunstimulation

■ **Di 4**   **Lok.:** Auf dem Handrücken, am höchsten Punkt des Muskelwulstes zw. Metacarpale I u. II **Besond.:** *Yuan*-Quell- u. Kommando-Punkt für Gesicht; entfernt äußeren Wind (mit Lu 7), Kälte, Hitze; induziert Schwitzen mit Ni 7; wichtigster Fernpunkt der HNO; Fieber-Standard: Di 4, Di 11, Du 14

■ **Di 11**   **Lok.:** Bei max. gebeugtem Arm am rad. Ende der Ellbogenfalte **Besond.:** *He*-Meer-Punkt, Tonisierungs-Punkt entfernt äußeren Wind, Hitze, Feuchtigkeit; mit Di 4 u. Du 14 gegen Fieber

■ **Di 20**   **Lok.:** In der Nasolabialfalte, in der Mitte zw. deren Oberende u. Höhe des Naseneingangs **Besond.:** Vertreibt äußeren Wind, öffnet Nase

■ **Du 12**   **Lok.:** Unt. Dornforts. BWK 3, lat. davon Bl 13 **Besond.:** Tonisiert Abwehr-*Qi*

■ **Du 14**   **Lok.:** Unt. Dornforts. HWK 7 **Besond.:** Reunions-Punkt aller *Yang*-Meridiane, je nach Art der Stimulation zerstreut er Wind u. Kälte, entfernt Hitze (sedieren) oder wirkt allgemein roborierend (tonisieren); mit Di 4, Di 11 gegen Fieber

■ **Du 23**   **Lok.:** 1 cun innerh. der Stirnhaargrenze **Besond.:** Vertreibt Wind aus der Nase, stärkt *Du mai*, stoppt Nasenfluss

■ **Lu 7**   **Lok.:** 1,5 cun prox. der queren Handgelenksfurche, über d. A. rad. **Besond.:** Eröffnet als Kardinal-Punkt *Ren mai*, welches besonders bei Frauen *Du mai* unterstützt; stellt Verteilen u. Absenken des Lungen-*Qi* wieder her

■ **Lu 9**   **Lok.:** In der queren Handgelenksfurche, rad. der A. rad. **Besond.:** *Shu*-Strömungs-Punkt, *Yuan*-Quell-Punkt, einflussreicher Punkt f. Gefäße; mit Bl 13 Wirkung auf Organ Lunge, stärkt Abwehr-*Qi*

■ **Ma 36**   **Lok.:** 0,5 cun lat. der vord. Tibiakante, 1,5 cun unterh. des Unterrandes des Fibulaköpfchens (Gb 34) **Besond.:** *He*-Punkt; stärkt zusammen mit Ren 12 u. Bl 20 die Milz – die Hauptproduzentin des postpartalen *Qi*

■ **Mi 3**   **Lok.:** Knapp prox. vom Großzehengrundgelenk, auf der Sehne des M. abductor hallucis **Besond.:** *Shu*-Strömungs-Punkt, *Yuan*-Quell-Punkt Milz, wirkt ausgleichend auf Milz u. Magen, wirkt auf die Herzfunktion

■ **Mi 6**   **Lok.:** 3 cun oberh. der größten Erhebung des Innenknöchels am Hinterrand der Tibia

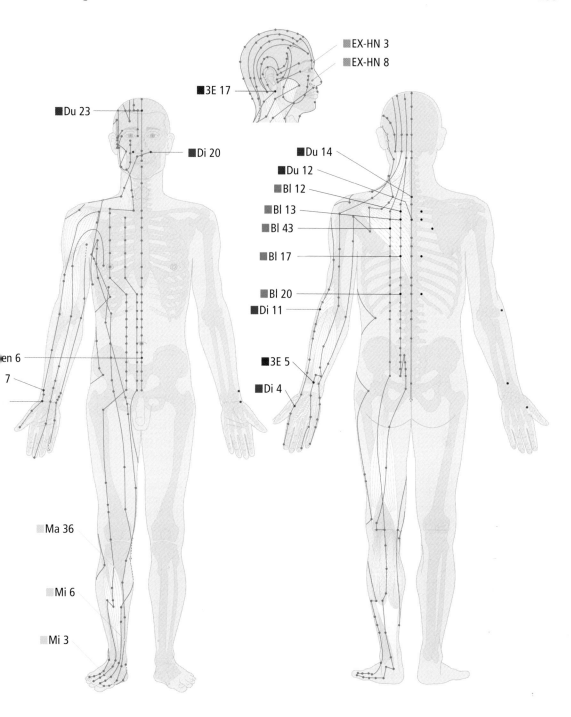

Besond.: Stärkt als Gruppen-*Luo*-Punkt Milz, Leber, Niere – *Qi*, *Xue*-Blut u. *Yin* – roboriert; nährt u. bewegt *Xue*-Blut, entfernt Feuchtigkeit
■ Ren 6 **Lok.:** 1,5 cun unterh. des Nabels. **Besond.:** Stärkt u. belebt *Qi* allgemein
EX-HN 3 **Lok.:** Mitte zwischen Augenbrauen

Besond.: Vertreibt Wind aus der Nase, wirkt Wunder bei Stirnkopfschmerz – daher Wunderpunkt – Point de Merveille – PdM
EX-HN 8 **Lok.:** Kraniales Ende der Nasolabialfalte
Besond.: Vertreibt Wind aus der Nase; Alternative zu Di 20

6.10.1 Rhinitis (2)

Rhinitis allergica – Heuschnupfen – Pollinose
Akut: wie Schnupfen akut, zusätzlich Gb 20, OAP:
78 Allergiepunkt, 13 Nebenniere, 22 Endokrinium,
55 *shen men*
TCM: Allergene werden durch die Luft verbreitet,
daher Wind-Symptomatik. Je nach Symptomen wird
auch hier unterschieden zwischen:
- Wind-Kälte – nur verstopfte Nase, klarer Nasenfluss,
  Niesanfälle
  wie Schnupfen akut ohne Fieber plus Gb 20 u. OAP
  siehe oben
- Wind-Hitze: zusätzlich Fieber, rote Augen, Halskrat-
  zen
  wie Schnupfen akut mit Fieber plus Gb 20 u. OAP
  siehe oben
- ganzjährig ~ Rhinitis vasomotorica: Schwäche von
  Lunge, Niere, Milz u. *Du mai:*
  - **Symptomatisch:** Basiskombination plus Nase frei
    machen plus Gb 20 u. OAP siehe oben
  - **Wurzel:** *Du mai:* Dü 3 u. Bl 62, insbesondere bei
    Frauen plus Lu 7 für *Ren mai* u. Ni 6; **Lungen-*Qi*:**
    Bl 13, Lu 9, Du 12; **Nieren-Schwäche:** Bl 23 u. Ni 3;
    Milz-*Qi*: Ren 12, Ma 36, Bl 20; ***Qi* allgemein:** Du 4,
    Ren 4

Prophylaxe im Intervall (nach Maciocia)
Dü 3, Bl 62 (bei Frauen Lu 7, Ni 6); Du 4, Du 12, Du 14
[Du 13 Bi], Du 23, Du 24, Ren 4, Bl 23, Ni 3,
Gb 20, mindestens 4 Wochen vor dem erwarteten Auf-
treten der Rhinitis allergica (Symptome: Infektanfäl-
ligkeit, rezidivierende Rhinitis, Rückenschwäche, Ge-
sicht u. Zungenkörper: Blass; Puls: Kraftlos, tief; Ursa-
che: Schwäche der Abwehrsysteme von *Du mai*, Lunge,
Milz u. Niere)
Da im Intervall keine Symptome vorhanden sind: kei-
ne symptomatischen Punkte

Verwendete Punkte

■ **Bl 13 Lok.:** 1,5 cun lat. Dornforts. BWK 3
Besond.: *Shu*-Zustimmungs-Punkt Lunge; fördert
Verteilung u. Absenken des Lungen-*Qi*
■ **Bl 20 Lok.:** 1,5 cun lat. Dornforts. BWK 11
Besond.: Stärkt als *Shu*-Zustimmungs-Punkt die Milz
mit Ma 36, Ren 12
■ **Bl 23 Lok.:** 1,5 cun lat. Dornforts. LWK 2, also
lat. Du 4 **Besond.:** *Shu*-Zustimmungs-Punkt Niere;
zur Immunstimulation zusammen mit Ni 3/Mi 6
■ **Bl 62 Lok.:** Unt. der Spitze des Außenknöchels.
Besond.: Kardinal-Punkt, eröffnet *Yang qiao mai*,
unterstützender Partner des *Du mai*

■ **Du 4 Lok.:** Unt. Dornforts. LWK 2, lat. liegen
Bl 23 u. Bl 47 **Besond.:** Tonisiert *Yin* u. *Yang* des *Du
mai* zusammen mit Ren 4
■ **Du 12 Lok.:** Unt. Dornforts. BWK 3, lat. davon
Bl 13 **Besond.:** Tonisiert Abwehr-*Qi*
■ **Du 14 Lok.:** Unt. Dornforts. HWK 7 **Besond.:**
Reunions-Punkt aller *Yang*-Meridiane, je nach Art der
Stimulation zerstreut er Wind u. Kälte, entfernt Hitze
(sedieren) oder wirkt allgemein roborierend (tonisie-
ren); mit Di 4, Di 11 gegen Fieber
■ **Du 23 Lok.:** 1 cun innerh. der Stirnhaargrenze
Besond.: Vertreibt Wind aus der Nase, stärkt *Du mai*,
stoppt Nasenfluss
■ **Du 24 Lok.:** Median, 0,5 cun innerh. der Stirn-
haargrenze **Besond.:** Wie Du 23
■ **Dü 3 Lok.:** Bei Faust auf Handrücken im Grüb-
chen hinter dem Ende der obersten Handtellerquer-
falte **Besond.:** Kardinal-Punkt *Du mai*, optimale Wir-
kung bei Verwendung mit Bl 62
■ **Gb 20 Lok.:** Hinter dem Mastoid zw. Trapezius u.
M. sternocleidomast. am unt. Occipitalrand **Besond.:**
Vertreibt Wind, wichtiger symptomatischer Punkt
gegen Kopfschmerz
■ **Lu 7 Lok.:** 1,5 cun prox. der queren Handge-
lenksfurche, über d. A. rad. **Besond.:** Eröffnet als
Kardinal-Punkt *Ren mai*, welches besonders bei Frau-
en *Du mai* unterstützt; stellt Verteilen u. Absenken des
Lungen-*Qi* wieder her
■ **Lu 9 Lok.:** In der queren Handgelenksfurche, rad.
der A. rad. **Besond.:** *Shu*-Strömungs-Punkt, *Yuan*-
Quell-Punkt, einflussreicher Punkt f. Gefäße; mit
Bl 13 Wirkung auf Organ Lunge, stärkt Abwehr-*Qi*
■ **Ma 36 Lok.:** 0,5 cun lat. der vord. Tibiakante,
1,5 cun unterh. des Unterrandes des Fibulaköpfchens
(Gb 34) **Besond.:** *He*-Punkt; stärkt zusammen mit
Ren 12 u. Bl 20 die Milz – die Hauptproduzentin des
postpartalen *Qi*
■ **Ni 3 Lok.:** Zw. stärkster Vorwölbung des Malleo-
lus med. u. Achillessehne **Besond.:** *Yuan*-Quell-
Punkt; tonisiert zusammen mit Bl 23 Niere
■ **Ni 6 Lok.:** Unterh. der Spitze des Innenknöchels.
Besond.: Kardinal-Punkt für *Yin qiao mai*, den Part-
ner des *Ren mai*
■ **Ren 4 Lok.:** 2 cun bzw. $2/5$ der Strecke Symphyse/
Nabel oberh. der Symphyse **Besond.:** Stärkt zusam-
men mit Du 4 das *Du mai*
■ **Ren 12 Lok.:** In der Mitte zw. Nabel u. Xiphoid
Besond.: *Mu*-Alarmpunkt des Magens/mittleren Er-
wärmers; unterstützt mit Ma 36 u. Bl 20 die Milz

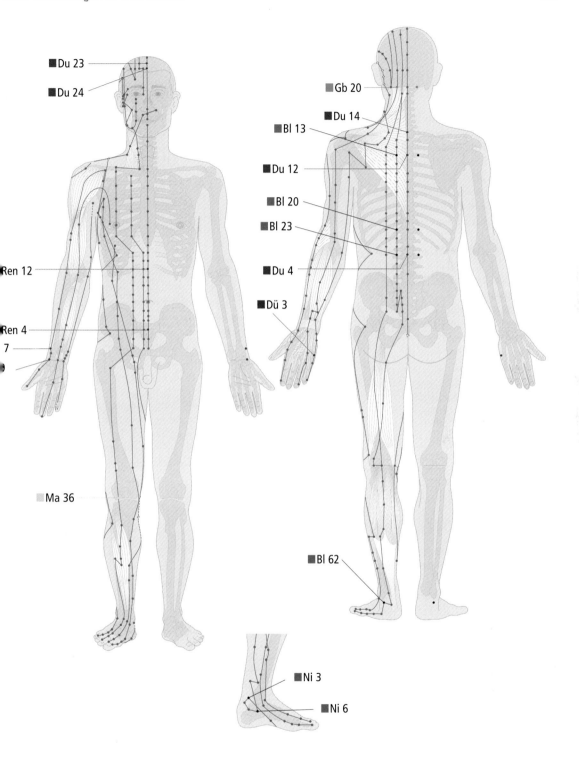

Du 23
Du 24
Gb 20
Du 14
Bl 13
Du 12
Bl 20
Bl 23
Du 4
Dü 3
Ren 12
Ren 4
7
Ma 36
Bl 62
Ni 3
Ni 6

6.10.2 Sinusitis

Basiskombination

Di 4, Di 20 oder EX-HN 8 *(shang ying xiang = bi tong)*
OAP: Rhinopharynx
Lokale Punkte:
Sinusitis frontalis: Gb 14, Bl 2, EX-HN 3 *(yin tang)*
Sinusitis maxillaris: Ma 2 [Ma 5 Bi], Dü 18
Sinusitis ethmoidalis u. sphenoidalis: Du 16, Du 20

Individuelle Punktkombination

Sinusitis acuta catarrhalis (Wind-Kälte)
Di 4 (Moxa), lokale Punkte
Sinusitis acuta purulenta (Wind-Hitze)
Di 4, Di 11, Di 20, 3E 5, Du 23, Bl 12 schröpfen
Rezidivierende eitrige Sinusitis
Di 4, Di 11, Di 20, Lu 7, Du 14 [Du 13 Bi]
Chronische eitrige Sinusitis (Feuchte Hitze in Magen/Milz)
Di 4, Di 11, Di 20, Ma 8 [Ma 1 Bi], Mi 9, Ren 13, Ren 9– alle neutral; Ren 12, Bl 20 +
Schleim
Ma 40
Schwerer Kopf
Ma 8 [Ma 1 Bi]
Schleimhaut abschwellen
Di 20, 3E 17, OAP: Rhinopharynx
Kopfschmerz
Gb 20, EX-HN 3 y*in tang*
Chronisch, ohne Hitzezeichen
Nadeln setzen, Kopflichtkasten darüber
Fieber
Di 4, Di 11, Du 14 [Du 13 Bi]

Verwendete Punkte

■ **3E 5** Lok.: 2 cun prox. der Mitte der dors. Handgelenksfurche, ggü. Pe 6 **Besond.:** *Luo-* u. Kardinal-Punkt für *Yang wei mai* – dominiert Oberfläche, entfernt alle Pathogene bes. Wind-Hitze
■ **3E17** Lok.: Am Vorderrand des Mastoids **Besond.:** Macht Nase sofort frei
■ **Bl 2** Lok.: Schnittpunkt med. Brauenende/Lidwinkel – For. supraorbitale
■ **Bl 12** Lok.: 2 cun lat. Dornforts. BWK 9 **Besond.:** Entfernt äußeren Wind, öffnet Ofl.; fördert Verteilung u. Absenken des Lungen-*Qi*
■ **Bl 20** Lok.: 1,5 cun lat. Dornforts. BWK 11 **Besond.:** *Shu*-Zustimmungs-Punkt Milz; stärkt Milz u. Magen u. damit *Qi*- u. *Xue*-Blut-Produktion; entfernt Feuchtigkeit
■ **Di 4** Lok.: Auf dem Handrücken, am höchsten Punkt des Muskelwulstes zw. Metacarpale I u. II **Besond.:** *Yuan*-Quell- u. Kommando-P. für Gesicht;

entf. äußeren Wind mit Lu 7, Kälte, Hitze; induziert Schwitzen mit Ni 7; wichtigster Fernp. d. HNO; Fieber-Standard: Di 4, Di 11, Du 14
■ **Di 11** Lok.: Bei max. gebeugtem Arm am rad. Ende der Ellbogenfalte **Besond.:** *He*-Meer-Punkt, Tonisierungs-Punkt; entfernt äußeren Wind, Hitze, Feuchtigkeit; mit Di 4 u. Du 14 gegen Fieber
■ **Di 20** Lok.: In der Nasolabialfalte, in der Mitte zw. deren Oberende u. Höhe des Naseneingangs **Besond.:** Vertreibt äußeren Wind, öffnet Nase
■ **Du 14** Lok.: Unt. Dornforts. HWK 7 **Besond.:** Reunions-Punkt aller *Yang*-Meridiane, je nach Art der Stimulation zerstreut er Wind u. Kälte, entfernt Hitze oder wirkt allgemein roborierend; mit Di 4, Di 11 gegen Fieber
■ **Du 16** Lok.: 1 cun über dem occip. Haaransatz, im Grübchen unt. der Protub. occip. ext. **Besond.:** Für Probleme von Kopf u. Sinnesorganen; entfernt pathogenen Wind aus dem Kopf
■ **Du 20** Lok.: Auf der Verbindungslinie der beiden Apices auriculae **Besond.:** Reunions-Punkt aller divergenten Meridiane
■ **Du 23** Lok.: 1 cun innerh. der Stirnhaargrenze **Besond.:** Vertreibt Wind aus der Nase, stärkt *Du mai*, stoppt Nasenfluss
■ **Dü 18** Lok.: Am Vorderrand des Masseteransatzes an der Maxilla. Zähne zusammenbeißen o. Mund weit aufmachen lassen **Besond.:** Lokalpunkt
■ **Gb 14** Lok.: 1 cun über Brauenmitte, Mediopupillarlinie **Besond.:** Lokalpunkt
■ **Gb 20** Lok.: Hinter dem Mastoid zw. Trapezius u. M. sternocleidomast. am unt. Occipitalrand **Besond.:** Vertreibt Wind, wichtiger symptomatischer Punkt gegen Kopfschmerz
■ **Lu 7** Lok.: 1,5 cun prox. der queren Handgelenksfurche, über d. A. rad. **Besond.:** *Luo-* u. Kardinal-P. für *Ren mai*, Kommando-P. für Kopf, Meister-P. Stauung; entfernt äußere Pathogene mit Di 4
■ **Ma 2** Lok.: Mediopupillarlinie, Grübchen über dem Foramen infraorbitale **Besond.:** Lokalpunkt; vertreibt Wind, klärt Augen
■ **Ma 8** Lok.: Im Stirn-Schläfen-Winkel, 3 cun oberhalb u. 1 cun hinter dem Orbital-Jochbeinwinkel **Besond.:** Erleichtert dumpfen Kopf u. Schwindel durch Feuchtigkeit u. Schleim
■ **Ma 40** Lok.: Auf der Hälfte des Unterschenkels 2 Finger lateral der Tibiakante **Besond.:** *Luo*-Durchgangs-Punkt, Schleim!
■ **Mi 9** Lok.: Bei gebeugtem Knie in Vertiefung unt. Condylus med. tibiae, auf gl. Höhe wie Gb 34 **Besond.:** Löst Feuchtigkeit auf
■ **Ren 9** Lok.: 1 cun oberh. des Nabels **Besond.:** Löst Feuchtigkeit auf

6

6.10

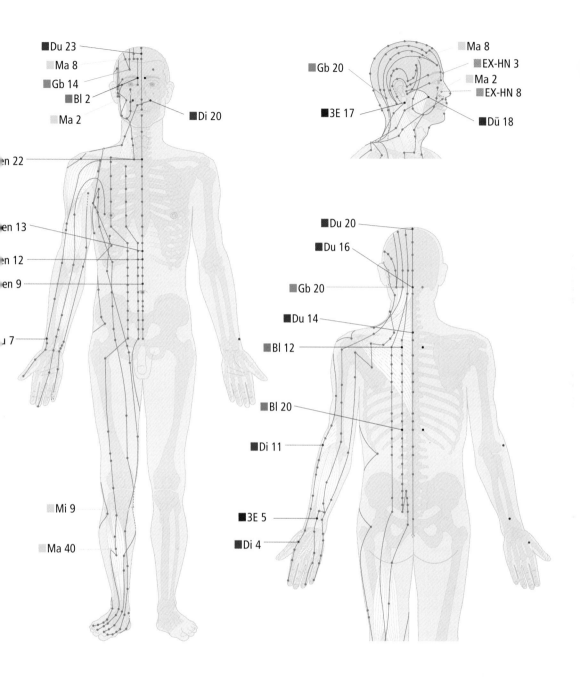

Du 23
Ma 8
Gb 14
Bl 2
Ma 2
Di 20

Ma 8
Gb 20
EX-HN 3
Ma 2
EX-HN 8
3E 17
Dü 18

Ren 22

Ren 13

Ren 12

Ren 9

Du 7

Mi 9

Ma 40

Du 20
Du 16
Gb 20
Du 14
Bl 12
Bl 20
Di 11
3E 5
Di 4

■ **Ren 12 Lok.:** In der Mitte zw. Nabel u. Xiphoid **Besond.:** *Mu*-Alarmpunkt des Magens u. d. mittleren Erwärmers; unterstützt mit Ma 36 Milz
■ **Ren 13 Lok.:** 5 cun oberh. des Nabels, 3 cun unterh. des Xiphoids **Besond.:** Gegen Fülle-Zustände des Magens

■ **Ren 22 Lok.:** Mitte des Jugulums **Besond.:** Löst Schleim
EX-HN 3 Lok.: Mitte zw. Augenbrauen **Besond.:** Vertreibt Wind aus d. Nase, wirkt Wunder b. Stirnkopfschmerz (Point de Merveille [PdM])
EX-HN 8 Lok.: Kraniales Ende der Nasolabialfalte **Besond.:** Macht Nase frei

6.10.3 Otitis und Tubenkatarrh

Gute Erfolge mit Akupunktur und Laser!

Basiskombination

3E 21, Gb 20
OAP: Rhinopharynx

Individuelle Punktkombination

Otitis externa
TCM: Fülle-Typ
3E 5, Laser lokal

Otitis media acuta
TCM: Fülle-Typ
Akupunktur und Laser auf Di 4, Lu 7, 3E 5, 3E 17, 3E 21
Mit Fieber: Di 11, Du 14 [Du 13 Bi]
Mit Kopfschmerzen: Gb 20, EX-HN 5 *(tai yang)*
Laser lokal – Trommelfell

Rezidivierender Tubenkatarrh
TCM: Milz-*Qi*-Mangel (Kinder), *Yin*-Schwäche (alte Leute) und Schleim
Kinder am besten Laser lokal: 3E 17 (macht Nase und Tube frei), auswählen unter 3E 21, Dü 19, Gb 2, Fernpunkte: Di 4, Ma 36
Immunsystem stärken: Laser auf Bl 43 [Bl 38 Bi], Bl 17, Di 4, Ma 36
Milz stärken: Ma 36, Mi 6, Bl 20
Yin stärken: Ni 3, Bl 23
Schleim: Ma 40

Verwendete Punkte

■ **3E 5**   **Lok.:** 2 cun prox. der Mitte der dors. Handgelenksfurche, ggü. Pe 6 **Besond.:** *Luo*- u. Kardinal-Punkt für *Yang wei mai* – dominiert Oberfläche, entfernt alle Pathogene bes. Wind-Hitze
■ **3E 17**   **Lok.:** Am Vorderrand d. Mastoids **Besond.:** Macht Nase u. Tube frei, entfernt äußeren Wind
■ **3E 21**   **Lok.:** In Höhe der Incisura supratragica, bei offenem Mund im Grübchen oberh. d. Cond. d. Mandibula **Besond.:** V.a. gegen Ohrenkrankheiten m. hyperaktivem Leber-*Yang*; Bi: MP d. Ohres
■ **Bl 17**   **Lok.:** 1,5 cun lat. Dornforts. BWK 7, ca. Höhe des Angulus inf. Scapulae **Besond.:** Einflussreicher Punkt *Xue*-Blut, *Shu*-Zustimmungs-Punkt Zwerchfell; stärkt Immunsystem
■ **Bl 20**   **Lok.:** 1,5 cun lat. Dornforts. BWK 11 **Besond.:** *Shu*-Zustimmungs-Punkt Milz; stärkt Milz u. Magen; entfernt Feuchtigkeit

■ **Bl 23**   **Lok.:** 1,5 cun lat. Dornforts. LWK 2, also lat. Du 4 **Besond.:** *Shu*-Zustimmungs-Punkt Niere; stärkt Nieren-*Qi*, -*Yang*, -*Yin* u. -*Jing*
■ **Bl 43**   **Lok.:** 3 cun lat. der dors. Medianen, in Höhe Dornforts. BWK 4, lat. Bl 14, am med. Skapularand **Besond.:** Zustimmungs-Punkt der Lebenszentren; tonisiert *Qi*, Mangel, Essenz – *Jing*, Lungen-*Yin*
■ **Di 4**   **Lok.:** Auf dem Handrücken, am höchsten Punkt des Muskelwulstes zw. Metacarpale I u. II **Besond.:** *Yuan*-Quell-P.; entfernt äußeren Wind (mit Lu 7), Kälte, Hitze; wichtigster Fernpunkt der HNO; Fieber-Standard: Di 4, Di 11, Du 14
■ **Di 11**   **Lok.:** Bei max. gebeugtem Arm am rad. Ende der Ellbogenfalte **Besond.:** *He*- und Tonisierungs-Punkt; entfernt feuchte Hitze u. Wind; gegen Fieber mit Di 4 u. Du 14
■ **Du 14** [Du 13 Bi]   **Lok.:** Unt. Dornforts. HWK 7 **Besond.:** Reunions-Punkt aller *Yang*-Meridiane, zerstreut Wind, Kälte, Hitze oder roboriert – je nach Stimulation; gegen Fieber mit Di 4 u. Di 11
■ **Dü 19**   **Lok.:** Bei offenem Mund in Grübchen zw. Tragus u. Kiefergelenk **Besond.:** Lokalpunkt, entfernt Hitze/Wind-Hitze
■ **Gb 2**   **Lok.:** Bei offenem Mund im Grübchen vor der Incisura intertragica, hinter Ram. asc. der Mandibula
■ **Gb 20**   **Lok.:** Hinter dem Mastoid zw. Trapezius u. M. sternocleidomast. am unt. Occipitalrand **Besond.:** Vertreibt Wind aus Kopfbereich, wichtiger Kopfschmerz-Punkt
■ **Lu 7**   **Lok.:** 1,5 cun prox. der queren Handgelenksfurche, über d. A. rad. **Besond.:** Eröffnet als Kardinal-Punkt *Ren mai*; stellt Verteilen u. Absenken des Lungen-*Qi* wieder her
■ **Ma 36**   **Lok.:** 0,5 cun lat. der vord. Tibiakante, 1,5 cun unterh. des Unterrandes des Fibulaköpfchens (Gb 34) **Besond.:** *He*-Punkt; stärkt Magen u. Milz, beruhigend u. roborierend
■ **Ma 40**   **Lok.:** Auf der Hälfte des Unterschenkels 2 Finger lateral der Tibiakante **Besond.:** *Luo*-Durchgangs-Punkt, Schleim!
■ **Mi 6**   **Lok.:** 3 cun oberh. d. größten Erhebung d. Innenknöchels am Hinterrand d. Tibia **Besond.:** Stärkt als Gruppen-*Luo*-Punkt Milz, Leber, Niere – *Qi*, *Xue*-Blut u. *Yin* – roboriert; entfernt Feuchtigkeit
■ **Ni 3**   **Lok.:** Zw. stärkster Vorwölbung des Malleolus med. u. Achillessehne **Besond.:** *Yuan*-Quell- u. *Shu*-Strömungs-Punkt; stärkt Nieren-*Jing*, -*Yin* u. -*Yang* bes. mit Bl 23
EX-HN 5   **Lok.:** Schläfengrube, Schnittpunkt Verlängerung des Augenbrauenbogens mit Waagrechter vom äußerem Lidwinkel nach lat. **Besond.:** Wichtiger Kopfschmerz-Punkt

6

6.10

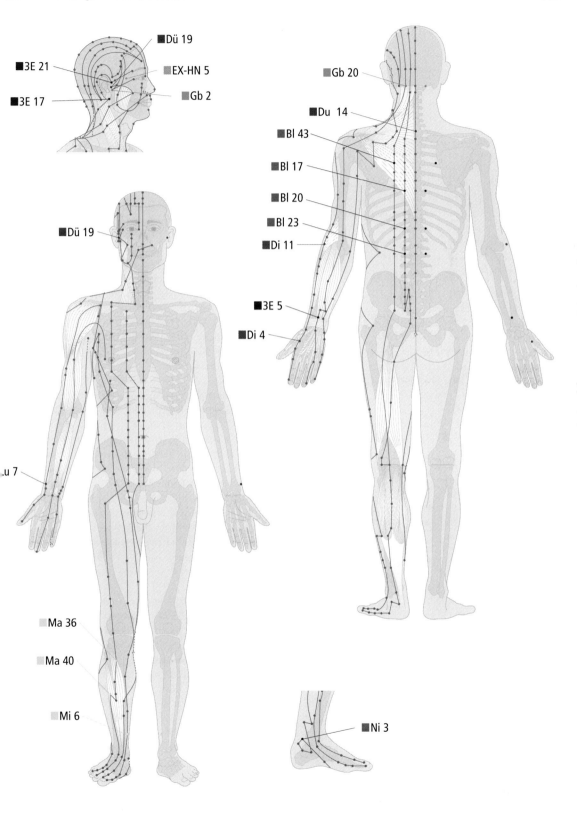

6.10.4 Erkältung und Halsschmerzen

Basiskombination

Lu 10, Lu 11, Di 4, Di 11, 3E 5, Du 14 [Du 13 Bi]

Individuelle Punktkombination

Beginnender Infekt

TCM: Wind-Kälte-Typ
Symptome: Kälte-Aversion, Schüttelfrost, steigendes Fieber, Gliederschmerzen, behinderte Nasenatmung, Heiserkeit, Husten, Auswurf und Nasensekret dünn-flüssig u. weiß, Halskratzen, Kopfschmerz, kein Schwitzen u. kein Durst. **Zungenbelag:** Dünn, weiß; **Puls:** Oberflächlich, gespannt.
TCM: *Qi*-Blockade durch Pathogene Faktoren
Di 4, Lu 7, Du 16; Bl 12 evtl. schröpfen

Hoch akuter, hoch fieberhafter Infekt

TCM: Wind-Hitze-Typ, Kampf zwischen Abwehr-*Qi* und Wind-Hitze
Symptome: Fieber, Schwitzen, Kopfschmerz, Wind-Aversion, eitriger Auswurf, Halsschmerz, Durst. **Zungenbelag:** Dünn, weiß bis gelblich; **Puls:** Oberflächlich, schnell
Punkte: Di 4, 3E 5; Lu 10 oder Lu 11 bluten lassen

Kopfschmerz

Du 16, Gb 20, EX-HN 3 *(yin tang)*

Halsschmerz, heftig (Fülle-Typ), akute Pharyngitis, Tonsillitis

Lu 10 oder Lu 11 bluten lassen, Dü 17

Halsschmerz, mild, Mangel-Typ (*Yin*-Mangel) – chronische Pharyngitis

Ni 3+, Bl 23+, Lu 10–; oder Kardinalpunkte Lu 7, Ni 6 und Lu 10
Fieber
Di 4, Di 11, Du 14 [Du 13 Bi]

Erkältungsprophylaxe

→ Rhinitis (1) S. 282

Verwendete Punkte

■ **3E 5**   **Lok.:** 2 cun prox. der Mitte der dors. Hand-gelenksfurche, ggü. Pe 6 **Besond.:** Kardinal-Punkt für *Yang wei mai*, zerstreut pathogene *Yang*-Faktoren aus der Oberfläche u. entfernt Hitze
■ **Bl 12**   **Lok.:** 1,5 cun lat. Dornforts. BWK 2
Besond.: Entfernt Wind-Kälte aus dem *tai yang* (Bl/Dü), reguliert *Qi*-Zirkulation

■ **Bl 23**   **Lok.:** 1,5 cun lat. Dornforts. LWK 2, also lat. Du 4 **Besond.:** *Shu*-Zustimmungs-Punkt Niere, bei chron. Pharyngitis aufgrund eines *Yin*-Mangels
■ **Di 4**   **Lok.:** Auf dem Handrücken, am höchsten Punkt des Muskelwulstes zw. Metacarpale I u. II
Besond.: *Yuan*-Quellp.; reinigt mit Di 11 Lungen-*Qi* u. entfernt Hitze; mit Di 11 u. Du 14 = Standard-Anti-Fieber-Programm, schleimhautwirksam, bei Kälte Moxa
■ **Di 11**   **Lok.:** Bei max. gebeugtem Arm am rad. Ende der Ellbogenfalte **Besond.:** *He*-Meer-P.; siehe Di 4
■ **Du 14**   **Lok.:** Unt. Dornforts. HWK 7 **Besond.:** Reunions-Punkt aller *Yang*-Meridiane, je nach Art der Stimulation zerstreut er Wind u. Kälte (Moxa), ent-fernt Hitze (sedieren) oder wirkt allgemein roborie-rend (tonisieren); mit Di 4, Di 11 gegen Fieber
■ **Du 16**   **Lok.:** 1 cun über dem occip. Haaransatz, im Grübchen unt. der Protub. occip. ext. **Besond.:** Entfernt Wind, gegen Kopfschmerz
■ **Dü 17**   **Lok.:** Hinter dem Unterkieferwinkel, am Vorderrand des M. sternocleidomast. unt. dem Ohr-läppchen **Besond.:** Entfernt toxische Hitze, fördert Lymphabfluss
■ **Gb 20**   **Lok.:** Hinter dem Mastoid zw. Trapezius u. M. sternocleidomast. am unt. Occipitalrand **Besond.:** Kopfschmerz! Entfernt äußeren u. inneren Wind u. Hitze
■ **Lu 7**   **Lok.:** 1,5 cun prox. der queren Handge-lenksfurche, über d. A. rad. **Besond.:** *Luo*-Punkt, Kar-dinal-Punkt für *Ren mai*; einer der 4 Kommando-Punkte (zuständig für Kopf, Hals)
■ **Lu 10**   **Lok.:** Am Farbumschlag der Haut, Mitte des Os metacarpale I **Besond.:** Feuer-Punkt des Meridians; entfernt Lungen-Hitze, unterstützt Rachen
■ **Lu 11**   **Lok.:** Neben dem Nagelfalzwinkel des Dau-mens, rad. **Besond.:** Meister-Punkt Halskrankheiten; entfernt äußeren u. inneren Wind, senkt u. verteilt Lu-*Qi*
■ **Ni 3**   **Lok.:** Zw. stärkster Vorwölbung des Malleo-lus med. u. Achillessehne **Besond.:** *Yuan*-Quellp.; stärkt Niere; bei chron. Pharyngitis durch *Yin*-Mangel
■ **Ni 6**   **Lok.:** Unterh. der Spitze des Innenknöchels **Besond.:** Kardinal-Punkt für *Yin qiao mai*, zusammen mit Lu 7 bei Halsschmerz durch *Yin*-Mangel
EX-HN 3   **Lok.:** Mitte zwischen Augenbrauen
Besond.: Vertreibt Wind aus der Nase, wirkt Wunder bei Stirnkopfschmerz – daher Wunderpunkt – Point de Merveille – PdM

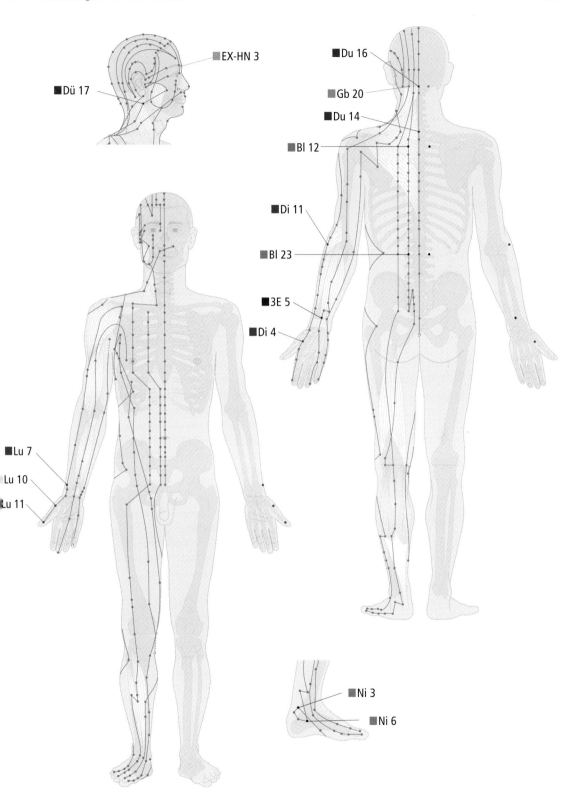

6.10.5 Nasenbluten

Die Akupunktur kann hier sehr schnell helfen. Bei rezidivierendem Nasenbluten muss natürlich nach Blutungsursachen (Infektionskrankheiten, Hypertonie, Gerinnungsstörungen, maligne Systemerkrankungen) differenziert werden.

TCM

Hitze im *Yang ming* (Dickdarm-, Magen-Meridian)

Basiskombination

Di 4, Di 20, Gb 20, Du 23

Individuelle Punktkombination

Frischer Infekt
TCM: Fülle, Lungen-Hitze
Lu 11

Mit Durst, Ruhelosigkeit
TCM: Magen-Hitze
Ma 44

Prämenstruelle Epistaxis
Ma 36, Bl 40 [Bl 54 Bi]

Reduzierter Allgemeinzustand
TCM: *Yin*-Schwäche
Ni 3 oder Ni 6

Verwendete Punkte

■ **Bl 40**   **Lok.:** In der Mitte der Kniegelenksquerfalte, zw. den Sehnen der Mm. semitendinosus u. biceps **Besond.:** *He*-Punkt; entfernt *Qi*- u. Blut-Stau

■ **Di 4**   **Lok.:** Auf dem Handrücken, am höchsten Punkt des Muskelwulstes zw. Metacarpale I u. II **Besond.:** *Yuan*-Quell-Punkt; entfernt äußeren Wind (mit Lu 7), Kälte, Hitze; wichtigster Fernpunkt der HNO

■ **Di 20**   **Lok.:** In der Nasolabialfalte, in der Mitte zw. deren Oberende u. Höhe des Naseneingangs **Besond.:** Macht Nase frei

■ **Du 23**   **Lok.:** 1 cun innerh. der Stirnhaargrenze **Besond.:** Stillt Nasenbluten

■ **Gb 20**   **Lok.:** Hinter dem Mastoid zw. Trapezius u. M. sternocleidomast. am unt. Occipitalrand **Besond.:** Entfernt Wind u. Hitze

■ **Lu 11**   **Lok.:** Neben dem Nagelfalzwinkel des Daumens, rad. **Besond.:** Entfernt Wind-Hitze aus Lunge

■ **Ma 36**   **Lok.:** 0,5 cun lat. der vord. Tibiakante, 1,5 cun unterh. des Unterrandes des Fibulaköpfchens (Gb 34) **Besond.:** *He*-Punkt; Meister-Punkt Hormone; stärkt Magen, Milz, *Qi*, *Xue*-Blut; beruhigend u. roborierend

■ **Ma 44**   **Lok.:** Interdigitalfalte zw. 2. u. 3. Zehe nahe dem Grundgelenk der 2. Zehe **Besond.:** Entfernt Hitze aus Magen bzw. *Yang ming*

■ **Ni 3**   **Lok.:** Zw. stärkster Vorwölbung des Malleolus med. u. Achillessehne **Besond.:** *Yuan*-Quell- u. *Shu*-Strömungs-Punkt; stärkt Nieren-*Jing*, -*Yin* u. -*Yang*

■ **Ni 6**   **Lok.:** Unterh. der Spitze des Innenknöchels **Besond.:** Kardinal-Punkt für *Yin qiao mai*; stärkt *Yin*, beruhigt Geist

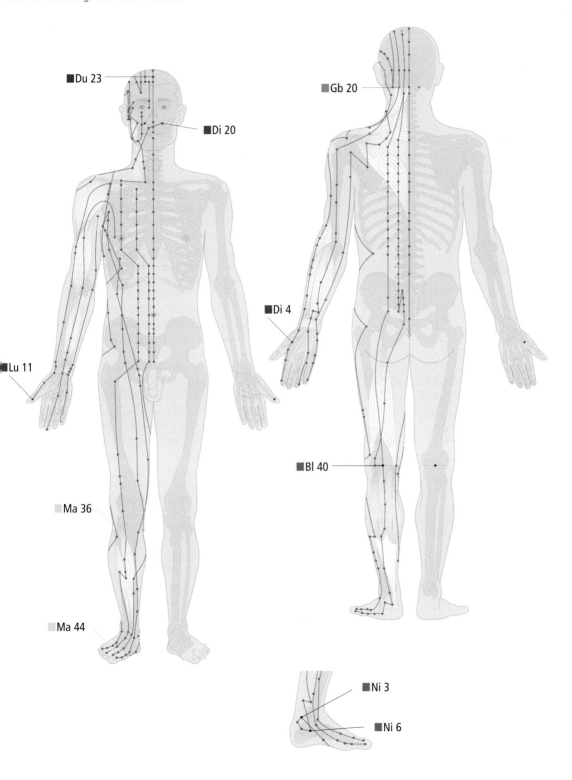

6.10.6 Tinnitus und Schwerhörigkeit (1)

Keine Anfänger-Indikation!

Tinnitus und Schwerhörigkeit entstehen nach der TCM, wenn das Ohr nicht ausreichend von „klarem Qi" erreicht wird. Ursache dafür kann eine Blockade durch Emotionen, Schleim oder Lärm sein (Fülle) aber auch Mangel an Essenz – Jing, Qi oder Blut. Maciocia differenziert nach Syndromen, daher äußerst unterschiedliche Programmvorschläge.

Basisprogramm

3E 17, Gb 2 oder Dü 19 oder 3E 21 (lokale Punkte)

Individuelle Punktkombination

Aus der Fülle der Punkte sind bei jeder Sitzung immer nur einige wenige – optimal nicht mehr als sieben – auszuwählen.

Leber-und Gallenblasen-Feuer
Symptome: Konnex mit Emotionen, plötzlicher Beginn, laut, Kopfschmerz, roter Kopf, Schwindel, Durst; **Zungenkörper:** Rote Ränder, **Zungenbelag:** Gelb; **Puls:** Gespannt, schnell
Therapieprinzip: Leber-Feuer ausleiten, Ohren, Geist und *hun* beruhigen
Punkte: 3E 3, 3E 5, 3E 17, Gb 8, Gb 20, Gb 43, Le 2

Schleim-Feuer
Symptome: Grillenähnlicher Tinnitus, schwerhörig, Druck im Thorax, Auswurf, Durst, benommen u. schwindelig
Therapieprinzip: Schleim auflösen, Feuer ausleiten, Leber-*Yang* unterdrücken, Aufsteigen des klaren/Absteigen des trüben Qi fördern, Milz stärken
Punkte: Di 4, Ma 40, Mi 9, Dü 19, 3E 3, 3E 5, 3E 21, Bl 20, Gb 2, Gb 20, Ren 9, Ren 12

Verwendete Punkte

■ **3E 3 Lok.:** Zw. Os metacarpale IV u. V auf dem Handrücken im Grübchen prox. des Metacarpophalangealgelenks bei geballter Faust **Besond.:** Tonisierungs-Punkt, *Shu*-Strömungs-Punkt; entfernt Hitze, vertreibt Wind, unterstützt Ohr, unterdrückt Leber-*Yang*

■ **3E 5 Lok.:** 2 cun prox. der Mitte der dors. Handgelenksfurche, ggü. Pe 6 **Besond.:** *Luo*-Punkt, Kardinal-Punkt für *Yang wei mai*; entfernt Wind-Hitze u. Meridian-Obstruktion, befreit Ofl., unterstützt Ohr (Verlauf!), unterdrückt Le-*Yang*

■ **3E 17 Lok.:** Am Vorderrand des Mastoids **Besond.:** Nase sofort frei!; entfernt Wind/Obstruktion aus Meridianen u. Kollateralen; unterstützt Ohren

■ **3E 21 Lok.:** In Höhe der Incisura supratragica, bei offenem Mund im Grübchen oberh. des Cond. der Mandibula **Besond.:** Meister-Punkt Ohr; wichtigster Lokalpunkt bei Tinnitus durch Schleim-Feuer; fördert Aufsteigen des klaren u. Absteigen des trüben Qi vom Ohr – zusammen mit Dü 19 u. Gb 2

■ **Bl 20 Lok.:** 1,5 cun lat. Dornforts. BWK 11 **Besond.:** *Shu*-Zustimmungs-Punkt Milz; stärkt die Milz mit Ren 12 u. Ma 36 u. fördert so die Schleimtransformation

■ **Di 4 Lok.:** Auf dem Handrücken, am höchsten Punkt des Muskelwulstes zw. Metacarpale I u. II **Besond.:** *Yuan*-Quell-, Stoffwechsel-Punkt, Kommando-Punkt Gesicht; reguliert Aufsteigen des klaren u. Absteigen des trüben Qi zum/vom Kopf

■ **Dü 19 Lok.:** Bei offenem Mund in Grübchen zw. Tragus u. Kiefergelenk **Besond.:** Wichtigster Lokalpunkt bei Tinnitus durch Qi-Mangel im oberen Erwärmer; unterstützt Ohren, fördert Aufsteigen des klaren u. Absteigen des trüben Qi vom Ohr

■ **Gb 2 Lok.:** Bei offenem Mund im Grübchen vor der Incisura intertragica, hinter Ram. asc. der Mandibula **Besond.:** Entfernt Meridian-Obstruktion, unterstützt Ohren, vertreibt äußeren Wind; wichtigster Lokalpunkt bei Tinnitus durch Nieren-*Jing*-Mangel; fördert Aufsteigen des klaren u. Absteigen des trüben Qi vom Ohr (siehe 3E 21)

■ **Gb 8 Lok.:** 1,5 cun über der Ohrmuschelspitze **Besond.:** Entfernt Wind u. Obstruktionen, unterstützt/beruhigt Ohr

■ **Gb 20 Lok.:** Hinter dem Mastoid zw. Trapezius u. M. sternocleidomast. am unt. Occipitalrand **Besond.:** Unterdrückt Leber-*Yang*, klärt Augen, unterstützt Ohren

■ **Gb 43 Lok.:** In der Schwimmhautfalte zw. 4. u. 5. Zehe, näher am Grundgelenk der 4. Zehe **Besond.:** *Ying*-Quellen-Punkt, Tonisierungs-Punkt; unterdrückt Leber-*Yang*, unterstützt Ohren, entfernt feuchte Hitze

■ **Le 2 Lok.:** In der Schwimmhautfalte zw. 1. u. 2. Zehe, lat. Ende des Großzehengrundgelenks **Besond.:** *Ying*-Quellen-Punkt, Sedativ-Punkt; entfernt Leber-Feuer, unterdrückt Leber-*Yang*, kühlt *Xue*-Blut, unterdrückt inneren Wind

■ **Ma 40 Lok.:** Auf der Hälfte des Unterschenkels 2 Finger lateral der Tibiakante **Besond.:** *Luo*-Punkt zu Mi 3; entfernt Schleim, Feuchtigkeit, Hitze – „Mucosolvan der Akupunktur"

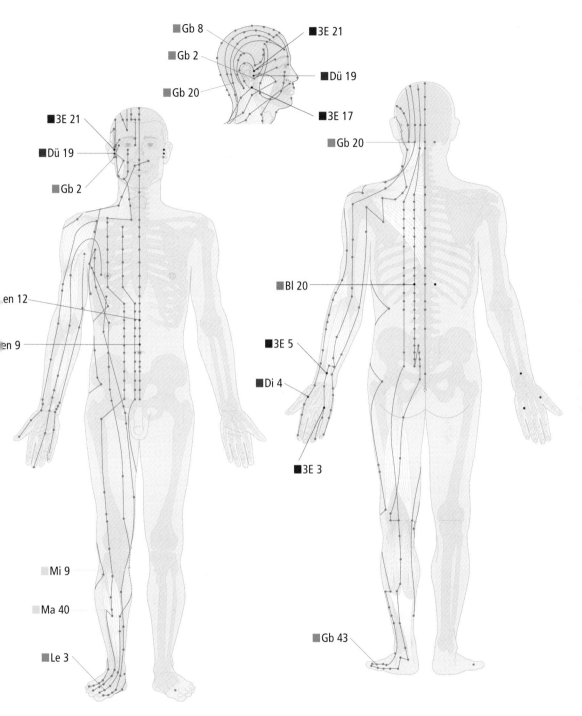

Mi 9 **Lok.:** Bei gebeugtem Knie in Vertiefung unt. Condylus med. tibiae, auf gl. Höhe wie Gb 34 **Besond.:** *He*-Meer-Punkt; entfernt Hitze, löst Feuchtigkeit/Schleim auf

■ Ren 9 **Lok.:** 1 cun o. ⅛ oberh. des Nabels.

Besond.: Schleim, Feuchtigkeit, Eiter

■ Ren 12 **Lok.:** In der Mitte zw. Nabel u. Xiphoid

Besond.: *Mu*-Alarm-Punkt Magen; stärkt Magen u. Milz mit Ma 36, Bl 20 – fördert Schleimtransformation

6.10.6 Tinnitus und Schwerhörigkeit (2)

Nieren-*Jing*-Mangel – Presbyakusis mit oder ohne Tinnitus
Symptome: Schleichender Beginn, leise, intermittierend, wie Wasserrauschen, Schmerzen/Schwäche in Lenden und Knie, Sex↓, Gedächtnisstörung, „Leere" im Kopf, unscharfes Sehen. Achtung! Kann mehr als Nieren-*Yang* oder Nieren-*Yin*-Mangel imponieren, **Zungenkörper:** Kann daher blass oder rot sein; **Puls:** Oberflächlich oder tief, aber immer Mangel-Puls!
Therapieprinzip: *Jing,* Meer des Markes (Hirn), Nieren-*Yang* u. -*Yin* stärken, evtl. Herz-/Niere harmonisieren, Leber-*Yang* unterdrücken
Punkte: Mi 6, He 6, Bl 23, Ni 3, Ni 7, Gb 2, Le 3, Du 4, Ren 4

Qi-Mangel im oberen Erwärmer
Symptome: Schleichender Beginn, intermittierender leiser Tinnitus, müde, Dyspnoe, leichtes Schwitzen spontan und bei Anstrengung, **Gesicht und Zungenkörper:** Blass, Zahnimpressionen; **Puls:** Leer
Therapieprinzip: Lungen-*Qi* tonisieren, Aufsteigen des klaren *Qi* zum Kopf fördern
Punkte: Lu 9, Dü 19, Bl 13, 3E 16, Du 20, Ren 6, Ren 17

Herz-Blut-Mangel
Symptome: Schleichender Beginn, intermittierender leiser Tinnitus, **Gesicht:** Grau-gelblich blass, Palpitationen, Schlafstörung, Gedächtnisstörung, ängstlich, mangelndes Selbstwertgefühl; **Zungenkörper:** Blass, dünn; **Puls:** Leer, rau
Therapieprinzip: Herz tonisieren, Blut stärken
Punkte: Mi 6, Dü 19, Bl 15, Pe 6, Du 20, Ren 14

Verwendete Punkte

■ **3E 16   Lok.:** Am Hinterrand des M. sternocleidomast., in Höhe des Angulus mandibulae, unt. [3E 17 Bi]: Am Trapeziusknick, ident. mit Gb 21, Dü 15 **Besond.:** Speziell bei Hörsturz!; hebt das klare *Yang* zum Kopf
■ **Bl 13   Lok.:** 1,5 cun lat. Dornforts. BWK 3 **Besond.:** *Shu*-Zustimmungs-Punkt Lunge; tonisiert Lungen-*Qi* mit Lu 9, Ren 17
■ **Bl 15   Lok.:** 1,5 cun lat. Dornforts. BWK 5 **Besond.:** *Shu*-Zustimmungs-Punkt Herz; stärkt Herz mit Ren 14
■ **Bl 23   Lok.:** 1,5 cun lat. Dornforts. LWK 2, also lat. Du 4 **Besond.:** *Shu*-Zustimmungs-Punkt Niere; stärkt Niere u. *Jing*
■ **Dü 19   Lok.:** Bei offenem Mund in Grübchen zw. Tragus u. Kiefergelenk **Besond.:** Wichtigster Lo-

kalpunkt bei Tinnitus durch *Qi*-Mangel im oberen Erwärmer; unterstützt Ohren, fördert Aufsteigen des klaren u. Absteigen des trüben *Qi* vom Ohr
■ **Du 4   Lok.:** Unt. Dornforts. LWK 2, lat. liegen Bl 23 u. Bl 47. **Besond.:** Moxa tonisiert bei Nieren-*Yang*-Mangel
■ **Du 20   Lok.:** Auf der Verbindungslinie der beiden Apices auriculae **Besond.:** Universeller Reunions-Punkt; hebt klares *Qi* zum Kopf
■ **Gb 2   Lok.:** Bei offenem Mund im Grübchen vor der Incisura intertragica, hinter Ram. asc. der Mandibula **Besond.:** Entfernt Meridian-Obstruktion, unterstützt Ohren, vertreibt äußeren Wind; wichtigster Lokalpunkt bei Tinnitus durch Nieren-*Jing*-Mangel; fördert Aufsteigen des klaren u. Absteigen des trüben *Qi* vom Ohr
■ **He 6   Lok.:** 0,5 cun prox. He 7 **Besond.:** *Xi*-Akut-Punkt; stärkt u. nährt Herz-*Yin*, harmonisiert mit Ni 7 Herz u. Niere
■ **Le 3   Lok.:** Im proximalen Winkel zw. Os metatarsale I u. II, auf dem Fußrücken **Besond.:** *Shu*-Strömungs-Punkt, *Yuan*-Quell-Punkt; unterdrückt Leber-*Yang*, entfernt inneren Wind, fördert glatten *Qi*-Fluss
■ **Lu 9   Lok.:** In der queren Handgelenksfurche, rad. der A. rad. **Besond.:** *Shu*-Strömungs- u. *Yuan*-Quell-Punkt; tonisiert Lungen-*Qi* u. -*Yin* mit Bl 13 u. Ren 17
■ **Mi 6   Lok.:** 3 cun oberh. d. größten Erhebung d. Innenknöchels a. Hinterrand d. Tibia **Besond.:** Stärkt als Gruppen-*Luo*-Punkt Milz, Leber, Niere – *Qi*, *Xue*-Blut u. *Yin* – roboriert; entf. Feuchtigkeit
■ **Ni 3   Lok.:** Zw. stärkster Vorwölbung des Malleolus med. u. Achillessehne **Besond.:** *Yuan*-Quell-Punkt, *Shu*-Strömungs-Punkt, stärkt Niere u. *Jing*
■ **Ni 7   Lok.:** Am Vorderrand der Achillessehne, hinter dem M. flex. digit. long, 2 cun über der größten Prominenz des Malleolus int. = 2 cun oberh. Ni 3 **Besond.:** Tonisierungs-Punkt, *Jing*-Fluss-Punkt; stärkt Niere u. *Jing*
■ **Pe 6   Lok.:** 2 cun prox. der Mitte der palm. Handgelenksfurche zw. den Sehnen der Mm. flex. carpi rad. u. palmaris long. **Besond.:** Kardinal-Punkt *yin wei mai*, *Luo*-Punkt zu 3E 4; reguliert Herz-Blut, 3E, Herz-*Qi*
■ **Ren 4   Lok.:** 2 cun oberh. der Symphyse **Besond.:** Innerer Treffpunkt der 3 *Yin* der unteren Extremität, *Mu*-Alarm-Punkt Dünndarm; tonisiert Niere u. *Jing*
■ **Ren 6   Lok.:** 1,5 cun unterh. des Nabels. **Besond.:** stärkt Niere u. Quellen-*Qi*
■ **Ren 14   Lok.:** 2 cun unterh. des Xiphoids [Bi: 1 cun unterh. des Xiphoids] **Besond.:** *Mu*-Alarm-Punkt Herz; stärkt Herz mit Bl 15
■ **Ren 17   Lok.:** Mittellinie des Sternums, in Höhe

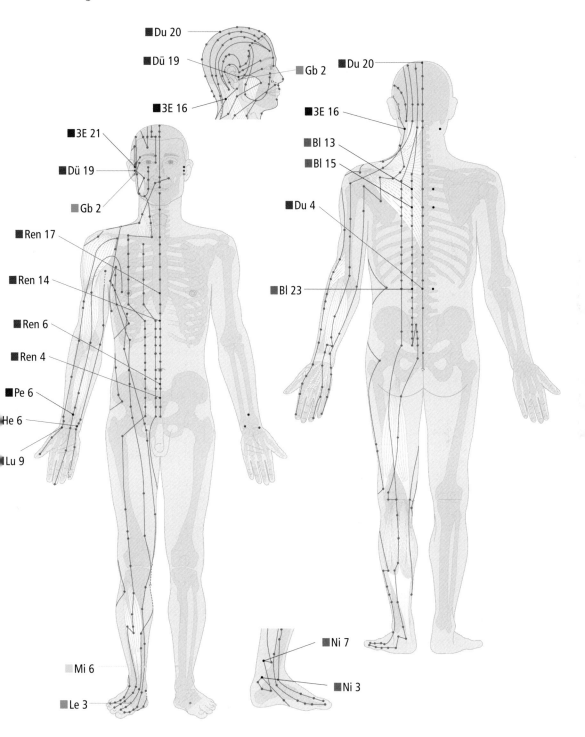

des 4. ICR, zw. den Mamillen (Mann) **Besond.:** *Mu*-Alarm-Punkt Pe, einflussreicher P. für *Qi*/Atmung; stärkt Herz-*Qi*

6.11   Augen

G. Kubiena, B. Sommer, J. Nepp

Einige Erkrankungen der Augen sind der Akupunktur recht gut zugänglich, wobei die Behandlung nur in engem Kontakt mit einem Fachkollegen durchgeführt werden sollte. Im Rahmen dieses Buches wird lediglich die Konjunktivitis besprochen, da andere Indikationen wie der Glaukomanfall oder eine Ablatio retinae mit einer intensiven augenärztlichen Therapie behandelt werden muss und die erwarteten Effekte von Akupunktur für die Akutsituation zu gering sind. Patienten mit Retinitis pigmentosa sind wegen der genetischen Erkrankung nicht beeinflussbar im kausalen Sinn, aber deren zahlreiche Begleitstörungen sind sinnvollerweise behandelbar, individuell und gezielt auf die Beschwerden abgestimmt.

TCM

Das Auge ist dem Funktionskreis Holz (Le/Gb) zugeordnet, die Leber „öffnet" sich im Auge. Einer der wichtigsten Fernpunkte ist Le 3. Ein weiterer Hauptpunkt ist Di 4.

Technik: Es versteht sich, dass bei der Nadelung und Laserung der Punkte im Augenbereich besondere Vorsicht geboten ist.

Eine tiefe Stichtechnik in die Orbita (parabulbär) ist wegen der Verletzungsgefahr des Bulbus obsolet. Zudem hat die tiefe Behandlungstechnik keine Vorteile gegenüber der oberflächlichen Nadelung.

6.11.1 Konjunktivitis (1)

Die hier erwähnten Punkte sind auch für andere Reizzustände des Auges, z. B. Kontaktlinsen-Unverträglichkeit anwendbar und zeigen recht gute Erfolge.

TCM

Abgesehen von Verletzungen, Fremdkörpern und Infektionen sieht die TCM die Ursache einer Konjunktivitis in äußeren Pathogenen (Wind, Hitze, Trockenheit), in aufsteigendem Leber-*Yang* oder -Feuer, Blut- und *Yin*-Mangel.

Basiskombination

Di 4, Bl 1, Gb 1, Le 3; Handpunkt 4 (*yan dian*, Augenpunkt)

Wiener Schule der Akupunktur nach Kubiena:
Lokale Punkte: 1–2 Punkte rund um das Auge (z. B. Bl 1, Bl 2, Gb 14, EX-HN 4 *(yu yao)*, Gb 1, 3E 23, Ma 1 [Ma 4 Bi], Ma 2 [Ma 5 Bi] und EX-HN 3 *(yin tang)* – je nach Empfindlichkeit
Punkte mit Organzugehörigkeit: Le 3, Gb 41, 3E 5 (Le/Gb), Di 4, Lu 9 (Lu/Di)

Verwendete Punkte

■ 3E 5   **Lok.:** 2 cun prox. der Mitte der dors. Handgelenksfurche, ggü. Pe 6 **Besond.:** *Luo*-Durchgangs-Punkt, Kardinal-Punkt für *Yang wei mai;* entfernt alle pathogenen Faktoren, spez. Wind-Hitze
■ 3E 23   **Lok.:** In einer Vertiefung am lat. Ende der Augenbraue **Besond.:** Für Augenerkrankungen durch äußeren Wind, Leber-*Yang* o. Feuer
■ Bl 1   **Lok.:** Nasoorbitalwinkel – wo die Brille auf der Nase sitzt! **Besond.:** Treffpunkt Blasen-Meridian, *Yang qiao mai* u. *Yin qiao mai;* entfernt Wind u. Hitze, klärt Augen, mildert Tränenfluss, stillt Juckreiz u. Schmerz
■ Bl 2   **Lok.:** Schnittpunkt med. Brauenende/Lidwinkel – For. supraorbitale **Besond.:** Vetreibt Wind, klärt Augen
■ Di 4   **Lok.:** Auf dem Handrücken, am höchsten Punkt des Muskelwulstes zw. Metacarpale I u. II **Besond.:** *Yuan*-Quell-Punkt, Stoffwechsel-Punkt; entfernt äußere Pathogene, u.a. Wind
■ Gb 1   **Lok.:** 0,5 cun lat. vom äußeren Augenwinkel **Besond.:** Vertreibt Wind-Hitze, entfernt Feuer, klärt Augen
■ Gb 14   **Lok.:** 1 cun über Brauenmitte, Mediopupillarlinie **Besond.:** Entfernt inneren Wind
■ Gb 41   **Lok.:** Zwischen 4. u. 5. Metatarsalknochen lateral der Sehne des Kleinzeh-Extensors **Besond.:** Kardinal-Punkt für *Dai mai,* entfernt feuchte Hitze u. Feuer, verbessert Augenlicht
■ Le 3   **Lok.:** Im proximalen Winkel zw. Os metatarsale I u. II, auf dem Fußrücken **Besond.:** *Shu*-Strömungs-Punkt, *Yuan*-Quell-Punkt; unterdrückt Leber-*Yang,* entfernt inneren Wind, glättet *Qi*-Fluss
■ Lu 9   **Lok.:** In der queren Handgelenksfurche, rad. der A. rad. **Besond.:** *Yuan*-Quell-Punkt; für Lungen-Schwäche
▪ Ma 1   **Lok.:** Mediopupillarlinie, am Unterrand der Orbita **Besond.:** Lokal-Punkt
▪ Ma 2   **Lok.:** Mediopupillarlinie, Grübchen über dem Foramen infraorbitale **Besond.:** Lokal-Punkt
EX-HN 3   **Lok.:** Mitte zwischen den Augenbrauen
EX-HN 4   **Lok.:** Augenbrauenmitte **Besond.:** Entfernt Hitze, erhellt Augen

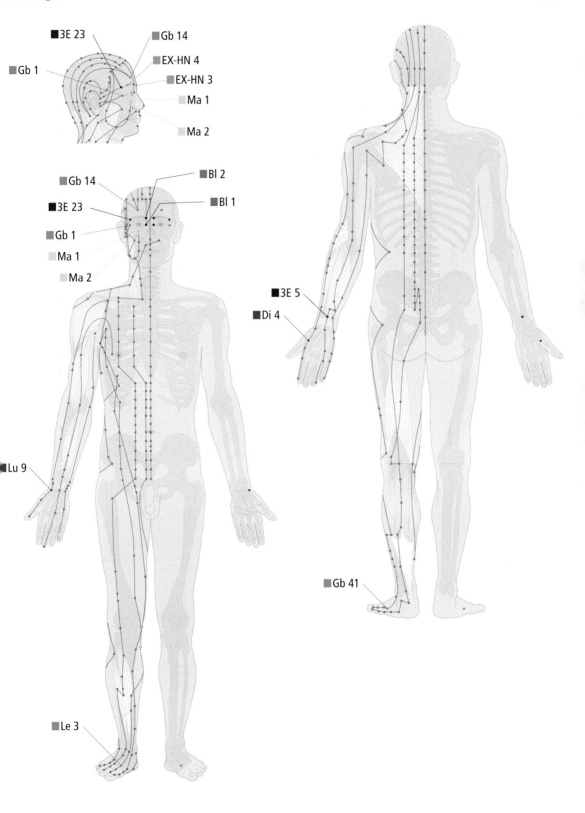

6.11.1 Konjunktivitis (2)

Individuelle Punktkombination

Rötung im Vordergrund
Ma 41, Pe 7, Le 2, EX-HN 2 *(dang yang)*

Jucken im Vordergrund
Gb 14

Stärkerer Tränenfluss im Vordergrund
Dü 3, Bl 67

Konjunktivitis durch Zugluft
Gb 20

Schmerzen im Vordergrund
EX-HN 3 *(yin tang, PdM)*, EX-HN 4 *(yu yao)*, EX-HN 9 *(nei ying xiang)*.
Technik: Nur kurz einstechen, Nadel sofort wieder herausziehen

Conjunctivitis (sicca)
Ni 6, Ni 8, Bl 31, Ren 5

Conjunctivitis allergica
Gb 1, Gb 14, Gb 20, Gb 40, Le 3, Le 8

Conjunctivitis durch psychische Beschwerden
Bl 10, Gb 20 (Vegetative Basis), Du 20, Ex-HN3 –, PdM, Ma 36

Conjunctivitis durch rheumatoide Beschwerden
Gb 41, 3E 5

Verwendete Punkte

■ **3E 5** **Lok.:** 2 cun prox. der Mitte der dors. Handgelenksfurche, ggü. Pe 6 **Besond.:** *Luo*-Durchgangs-Punkt, Kardinal-Punkt für *Yang wei mai*, Meister-Punkt kleine Gelenke
■ **Bl 10** **Lok.:** Trapeziusansatz an der Protub. occip. ext.
■ **Bl 31** **Lok.:** Im 1. Sacralloch **Besond.:** Meister-Punkt Klimakterium
■ **Bl 67** **Lok.:** Neben dem äußeren Nagelfalzwinkel der kl. Zehe **Besond.:** Entfernt Wind, klärt Auge
■ **Du 20** **Lok.:** Auf der Verbindungslinie der beiden Apices auriculae **Besond.:** Universeller Reunions-Punkt
■ **Dü 3** **Lok.:** Bei Faust auf Handrücken im Grübchen hinter dem Ende der obersten Handtellerquerfalte **Besond.:** Kardinal-Punkt für *Du mai*; entfernt Wind
▨ **Gb 1** **Lok.:** 0,5 cun lat. vom äußeren Augenwinkel **Besond.:** Vertreibt Wind-Hitze, entfernt Feuer, klärt Augen

■ **Gb 14** **Lok.:** 1 cun über Brauenmitte, Mediopupillarlinie **Besond.:** Entfernt inneren Wind
■ **Gb 20** **Lok.:** Hinter dem Mastoid zw. Trapezius u. M. sternocleidomast. am unt. Occipitalrand **Besond.:** Gegen inneren/äußeren Wind u. Leber-*Yang*/-Feuer im Kopfbereich, klärt Augen
■ **Gb 40** **Lok.:** Am Schnittpunkt einer Horizontalen durch die Spitze u. einer Senkr. vorne, durch die größte Circumferenz des Außenknöchels, über dem Calcaneocuboidgelenk **Besond.:** *Yuan*-Quell-Punkt
■ **Gb 41** **Lok.:** Zwischen 4. u. 5. Metatarsalknochen lateral der Sehne des Kleinzeh-Extensors **Besond.:** *Shu*-Strömungs-Punkt, Kardinal-Punkt für *Dai mai*, Meister-Punkt große Gelenke
■ **Le 2** **Lok.:** In der Schwimmhautfalte zw. 1. u. 2. Zehe, lat. Ende des Großzehengrundgelenks **Besond.:** Feuer-*Ying*-Quellen-Punkt, Sedativ-Punkt; gegen aufsteig. Leber-Feuer u. Leber-*Yang*; bei akut roten Augen
■ **Le 3** **Lok.:** Im proximalen Winkel zw. Os metatarsale I u. II, auf dem Fußrücken **Besond.:** *Shu*-Strömungs-Punkt, *Yuan*-Quell-Punkt Leber
■ **Le 8** **Lok.:** Bei gebeugtem Knie im Grübchen vor dem Ende der med. Kniegelenksfalte **Besond.:** *He*-Punkt
▨ **Ma 36** **Lok.:** 0,5 cun lat. der vord. Tibiakante, 1,5 cun unterh. des Unterrandes des Fibulaköpfchens (Gb 34) **Besond.:** *He*-Punkt, Meister-Punkt Hormone, Blutdruck
▨ **Ma 41** **Lok.:** In der Mitte der Fußwurzel zw. den Mm. ext. hallucis long. u. ext. digitorum long. **Besond.:** Feuer-Punkt
■ **Ni 6** **Lok.:** Unterh. der Spitze des Innenknöchels **Besond.:** Kardinal-Punkt für *Yin qiao mai*, Stoffwechsel-Punkt, mit Bl 62 Meister-Punkt für Schlaflosigkeit u. nicht lokalisierbare Schmerzen
■ **Ni 8** **Lok.:** 2 cun über der größten Prominenz des Innenknöchels, hinter dem med. Tibiarand **Besond.:** *Xi*-Akut-Punkt v. *Yin qiao mai*, Treffpunkt der 3 *Yin* des Beines: Niere, Leber, Milz
■ **Pe 7** **Lok.:** In der Mitte der palm. Handgelenksfurche zw. den Sehnen der Mm. flex. carpi rad. u. palm. long. **Besond.:** *Yuan*-Quell-Punkt, Sedativ-Punkt, *Shu*-Strömungs-Punkt; entfernt Hitze/Feuer
■ **Ren 5** **Lok.:** 2 cun unterh. des Nabels **Besond.:** *Mu*-Alarm-Punkt 3-Erwärmer
EX-HN 2 **Lok.:** Stirn, Pupillarlinie, 1 cun innerhalb der Haargrenze **Besond.:** Entfernt Wind u. Hitze
Ex-HN 3 **Lok.:** Mitte zwischen Augenbrauen **Besond.:** Entfernt Hitze
EX-HN 9 **Lok.:** An der Knorpel-Knochengrenze der Nasenschleimhaut **Besond.:** Gegen heftige Augenschmerzen

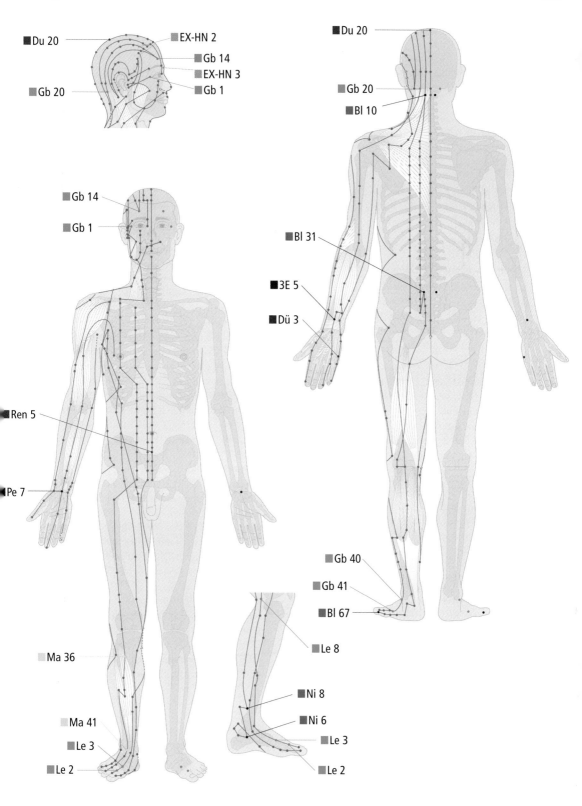

Du 20
EX-HN 2
Gb 14
EX-HN 3
Gb 1
Gb 20

Du 20
Gb 20
Bl 10

Gb 14
Gb 1

Bl 31

3E 5

Dü 3

Ren 5

Pe 7

Gb 40

Gb 41

Bl 67

Le 8

Ma 36

Ni 8

Ni 6

Le 3

Ma 41

Le 2

Le 3

Le 2

6.11.2 Opticusatrophie

Man darf dem Patienten keine Wunder versprechen, aber in China ist die Akupunktur hier die erste Wahl.

TCM

Ursache ist immer mangelnde Ernährung des Auges mit essentiellen *Qi* und Blut, Leitsymptom ist stets verschwommenes Sehen.

Basiskombination

Gb 20, Bl 1, Bl 2, Bl 10, visuelle Zone (Schädelakupunktur n. Zeitler), Gb 37, Du 20, EX-HN 7 *qiu hou*; OAP: Auge

Individuelle Punktkombination

Leber- und Nieren-*Yin*-Mangel

Le 3, Ni 3, Bl 18, Bl 23 (Arznei: *qi ju huang wan*)
TCM: Leber- und Nieren-*Yin*-Mangel führen zu Blut- und *Jing*-Mangel. **Symptome:** Trockenheit des Auges, verschwommenes Sehen, Lumbalgie; **Puls:** Fadenförmig, beschleunigt, **ZK:** Rot, **ZB:** Spärlich oder fehlend. Ursache: Raubbau, Senium

Qi- und Blut-Mangel

Ma 36, Mi 6; Arznei: *ba zhen tang* (plus Lycii Fructus)
TCM: Symptome: Verschwommenes Sehen, Belastungsdyspnoe, Sprechunlust, Schwindel, Appetitlosigkeit, breiige Stühle; **Puls:** Fadenförmig, kraftlos; **Zunge:** Blass, Belag weiß, dünn. **Beispiel:** Anämie

Leber-*Qi*-Stagnation

Le 14, Le 3, Gb 34 (Arznei: *hei xiao yao san*)
TCM: Meist ausgelöst durch Emotionen. **Symptome:** Depressiv, Schwindel, Schmerz/Druck im Hypochondrium, bitterer Mundgeschmack, trockener Hals; **Puls:** Gespannt/saitengleich.

Verwendete Punkte

■ **Bl 1 Lok.:** Nasoorbitalwinkel – wo die Brille auf der Nase sitzt **Besond.:** Treffpunkt Blasen-Meridian, *Yang qiao mai*, *Yin qiao mai*; entfernt Wind u. Hitze, klärt Augen, mildert Tränenfluss. Wichtigster Punkt für die Augenkrankheiten in China, aber Achtung! Hämatomgefahr V. angularis, daher bei uns Bl 2 als Alternative
■ **Bl 2 Lok.:** Schnittpunkt med. Brauenende/Lidwinkel – For. supraorbitale **Besond.:** Vertreibt Wind, klärt Augen

■ **Bl 10 Lok.:** Trapeziusansatz an der Protuberantia occip. ext. **Besond.:** Entfernt Wind, befreit Meridiane lokal, vagoton
■ **Bl 18 Lok.:** 2 cun lat. Dornforts. BWK 9 **Besond.:** *Shu*-Zustimmungs-Punkt Leber; unterstützt Le, Gb u. Augen
■ **Bl 23 Lok.:** 1,5 cun lat. Dornforts. LWK 2, also lat. Du 4 **Besond.:** Tonisiert Nieren-*Yin*, stärkt *Jing*, Hirn u. Mark, fördert Geist, erhellt Auge
■ **Du 20 Lok.:** Scheitelhöhe, auf der Verbindungslinie der beiden Apices auriculae **Besond.:** Universeller Reunions-Punkt; Verbindung mit innerem Ast des Leber-Meridians u. Auge. Daher besonders wirksam zusammen mit Le 3
■ **Gb 20 Lok.:** Hinter dem Mastoid zw. Trapezius u. M. sternocleidomast. am unt. Occipitalrand **Besond.:** Klärt Augen, entfernt Wind u. Hitze
■ **Gb 34 Lok.:** Bei gebeugtem Knie in der Vertiefung vor u. unt. dem Fibulaköpfchen **Besond.:** *He*-Meer-Punkt; glättet Leber-*Qi*-Fluss, unterdrückt rebellierendes *Qi*
■ **Gb 37 Lok.:** 5 cun oberh. des Außenknöchels **Besond.:** *Luo*-Punkt zu Le 3; klärt Augen
■ **Le 3 Lok.:** Im proximalen Winkel zw. Os metatarsale I u. II, auf dem Fußrücken **Besond.:** *Shu*-Strömungs-Punkt, *Yuan*-Quell-Punkt; unterdrückt Leber-*Yang*, entfernt inneren Wind, glättet *Qi*-Fluss
■ **Le 14 Lok.:** MCL, 6. ICR, dir. unt. der Mamilla **Besond.:** *Mu*-Alarm-Punkt Leber; födert glatten *Qi*-Fluss
■ **Ma 36 Lok.:** 0,5 cun lat. der vord. Tibiakante, 1,5 cun unterh. des Unterrandes des Fibulaköpfchens (Gb 34) **Besond.:** *He*-Punkt; stärkt Milz, *Qi*, Blut u. Körper, klärt Augen
■ **Mi 6 Lok.:** 3 cun oberh. der größten Erhebung des Innenknöchels am Hinterrand der Tibia **Besond.:** Gruppen-Durchgangs-Punkt (*Luo*-Punkt) für die 3 *Yin* des Beines, stärkt Milz, Niere, Leber – *Qi*, *Yin*, Blut
■ **Ni 3 Lok.:** Zw. stärkster Vorwölbung des Malleolus med. u. Achillessehne **Besond.:** *Shu*-Strömungs-u. Quell-Punkt; stärkt Niere, *Jing*; mit Bl 23 Ni-*Yin*
EX-HN 7 Lok.: Grenze lat./drei mediale Viertel unter Orbitarand **Besond.:** Spezifisch für Augenkrankheiten: Neuritis u. Atrophie des N. opticus, Glaukom

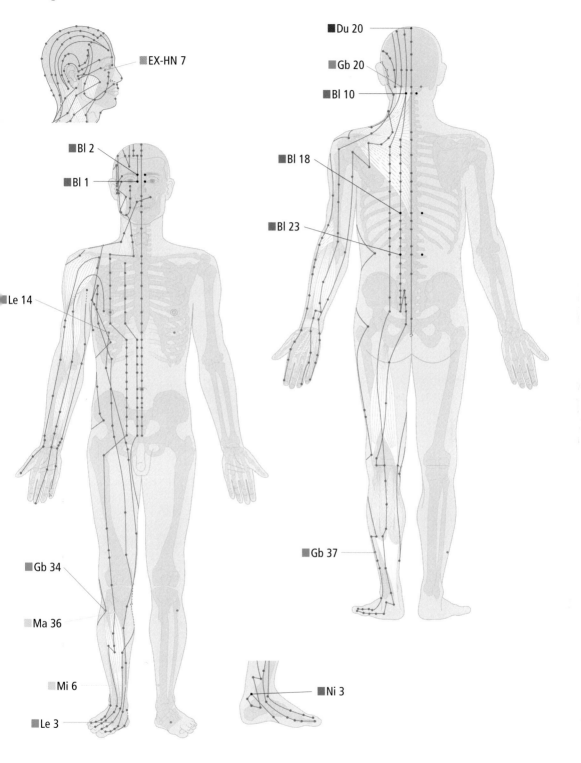

6.12 Erkrankungen im Zahn-, Mund- und Kieferbereich

U. Völkel

In der Zahnheilkunde wird die Akupunktur hauptsächlich zur Schmerzbekämpfung eingesetzt. Daneben spielen aber auch entzündliche Erkrankungen der Zähne, des Parodontiums oder der Kiefergelenke eine Rolle.

> Wichtig ist natürlich die kausale zahnärztliche Behandlung und die Abklärung von Herdgeschehen.

Es wird eine therapeutische von einer rein analgetischen Akupunktur unterschieden. Bei letzterer erlischt kurz nach Beendigung der Reizsetzung (Stimulierung) auch der analgetische Effekt.

6.12.1 Zahnschmerzen

Akupunkturanalgesie bei Zahnschmerzen bzw. bei zahnärztlichen Eingriffen ist indiziert, wenn Kontraindikationen gegen medikamentöse Oberflächen- oder Lokalanästhesie bestehen, z.B.:
- Allergien gegen Lokalanästhetika
- Erkrankungen der Atmungsorgane
- Kardiale Dekompensation
- Schwere Stoffwechselstörungen
- Medikamentenfurcht
- Kollapsgefährdete Patienten.

Hier bietet die Akupunkturanalgesie wegen des schonenden Verlaufs für die Vitalfunktionen Puls, Blutdruck, Kreislauf und Atmung Vorteile.
Technik: Die Nadeln werden während der gesamten Behandlungszeit im Gewebe bewegt.

Besondere Behandlungsformen bei Zahnschmerzen

Akupressur
Druckanalgesie über den Druckanalgesiepunkt in der Mitte am äußeren Rand des aufsteigenden Astes der Mandibula. Zusätzlich Ma 6 oder Dü 18, je nach Lokalisation des zu analgesierenden Zahnes. Die Druckanalgesie wird einseitig nur durch kräftigen Druck mit der Fingerkuppe 1–2 min lang ausgeführt. Die schmerzlindernde Wirkung reicht meist für einen kurzen Eingriff (z.B. Extraktion gelockerter Zähne, Milchzahnextraktion) aus, sodass sich die Verwendung eines Anästhetikums erübrigt.

Akupunktur mit Reizstrom
Die Reizstromanwendung erhöht den Effekt der Akupunkturanalgesie, allerdings sind hier auch bei Verwendung sog. stromkonstanter Geräte mehr Nebenwirkungen zu beachten:
- Der Gleichstromanteil des Reizimpulses bewirkt schädliche Elektrolyse
- Durchströmung des Herzens muss vermieden, die Herzaktion kontrolliert werden
- Eventuelle Reaktionen bei der Durchströmung des Gehirns müssen beobachtet werden.

6.12.1 Zahnschmerzen (1)

Basiskombination

Oberkiefer Frontzahnbereich
Du 26, Di 20

Oberkiefer Seitenzahnbereich
Ma 2, Dü 18, Ma 7, EX-HN 5 (*tai yang*, PaM 9)

Unterkiefer Frontzahnbereich
Ren 24

Unterkiefer Seitenzahnbereich
Ma 6, Ma 5, 3E 17

Molarenbereich (OK u. UK)
3E 23, Gb 2

Fernpunkte bei Zahnschmerzen
Di 1 (kann auch massiert werden), Di 4, Ma 40, Bl 60

Extrapunkte bei Zahnschmerzen
EX-UE 9 (*ba xie*), EX-LE 9 (*wai huai jian*)
OAP: 7 Analgesiepunkt für Oberkieferzähne

Individuelle Punktkombination

Hyperämie der Pulpa
Lokale Punkte beheben die Hyperämie des erkrankten Gebietes (siehe Punktkombination)
Fernpunkte: Di 4, Ma 44

Dolor post extractionem (Zahnschmerzen nach Zahnextraktion)
Di 4 (starke Stimulation, indem man die Nadel 3–5 min ohne Unterbrechung dreht); Di 1 (kann auch massiert werden), Ma 40, Bl 60, EX-UE 9 (*ba xie*), EX-LE 9 (*wai huai jian*)

Bei Entzündungen
3E 5, Lu 5

Verwendete Punkte

■ **3E 5   Lok.:** 2 cun prox. der Mitte der dors. Handgelenksfurche, ggü. Pe 6 **Besond.:** Entfernt alle äußeren Pathogene
■ **3E 17   Lok.:** Am Vorderrand des Mastoids **Besond.:** Lokalpunkt
■ **3E 23   Lok.:** In einer Vertiefung am lat. Ende der Augenbraue **Besond.:** Lokalpunkt
■ **Bl 60   Lok.:** Mitte zw. Achillessehne u. höchster Erhebung des Außenknöchels **Besond.:** Meister-Punkt Schmerzen
■ **Di 1   Lok.:** Neben dem daumenseitigen Nagelfalz-

winkel des Zeigefingers **Besond.:** Meister-Punkt Zahnschmerzen
■ **Di 4   Lok.:** Auf dem Handrücken, am höchsten Punkt des Muskelwulstes zw. Metacarpale I u. II **Besond.:** *Yuan*-Quell-Punkt; universell bei allen Zahnproblemen
■ **Di 20   Lok.:** In der Nasolabialfalte, in der Mitte zw. deren Oberende u. Höhe des Naseneingangs **Besond.:** Lokalpunkt; wirkt spezifisch bei Mangel-, Stagnations-, Hitze-Muster im *Yang ming* (Di/Ma)
■ **Dü 18   Lok.:** Am Vorderrand des Masseteransatzes an der Maxilla. Zähne zusammenbeißen o. Mund weit aufmachen lassen **Besond.:** Lokalpunkt, Meister-Punkt Trismus
■ **Du 26   Lok.:** Zw. ob. u. mittl. Drittel des Philtrums **Besond.:** Lokaler Analgesie-Punkt
■ **Gb 2   Lok.:** Bei offenem Mund im Grübchen vor d. Incisura intertragica, hinter Ram. asc. der Mandibula
■ **Lu 5   Lok.:** Ellenbeuge, rad. der Bicepssehne **Besond.:** Sedativ-Punkt, *He*-Punkt; wirkt auf Gesicht, entfernt Lu-Hitze u. Schleim
■ **Ma 2   Lok.:** Mediopupillarlinie, Grübchen über dem Foramen infraorbitale **Besond.:** Lokalpunkt
■ **Ma 5   Lok.:** Am Vorderrand des Masseteransatzes auf der Mandibula – Backe aufblasen lassen – über der Taststelle der A. facialis. **Besond.:** Lokalpunkt
■ **Ma 6   Lok.:** 1 cun vor u. über dem Unterkieferwinkel **Besond.:** Lokalpunkt
■ **Ma 7   Lok.:** Unterh. der Mitte des Arcus zygomaticus **Besond.:** Lokalpunkt
■ **Ma 40   Lok.:** Auf der Hälfte des Unterschenkels 2 Finger lateral der Tibiakante **Besond.:** *Luo*-Durchgangs-Punkt
■ **Ma 44   Lok.:** Interdigitalfalte zw. 2. u. 3. Zehe nahe dem Grundgelenk der 2. Zehe **Besond.:** Entfernt Hitze aus Magen bzw. *Yang ming*
■ **Ni 3   Lok.:** Zw. stärkster Vorwölbung des Malleolus med. u. Achillessehne **Besond.:** *Yuan*-Quell-Punkt, stärkt Nieren-*Yin*, Spezial-Punkt Zahnschmerz bei *Yin*-Mangel
■ **Ren 24   Lok.:** In der Mitte der Mentolabialfalte **Besond.:** Lokalpunkt UK
EX-HN 5   Lok.: Schläfengrube, Schnittpunkt Verlängerung des Augenbrauenbogens mit Waagrechter vom äußeren Lidwinkel nach lat. **Besond.:** Lokalpunkt
EX-LE 9   Lok.: Vorwölbung des Malleolus externus **Besond.:** Spezieller Zahnschmerz-Punkt (liegt auf Bl-Meridian u. Zähne gehören zum FK Bl/Ni)
EX-UE 9   Lok.: Bei lockerer Faust je 4 Punkte auf jedem Handrücken in den Schwimmhautfalten zwischen den Metacarpalköpfchen I–IV **Besond.:** *ba xie* entfernen Hitze

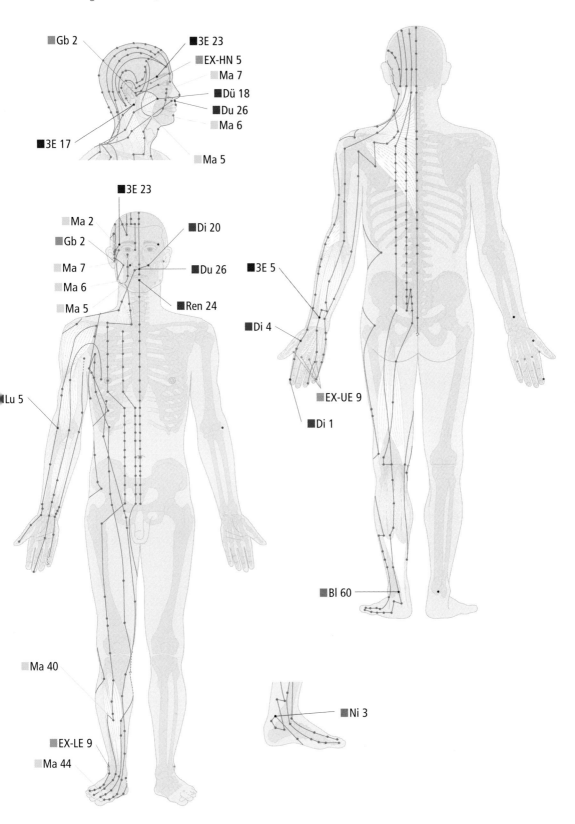

Gb 2
3E 23
EX-HN 5
Ma 7
Dü 18
Du 26
Ma 6
3E 17
Ma 5

3E 23
Ma 2
Di 20
Gb 2
Ma 7
Du 26
Ma 6
Ren 24
Ma 5
3E 5
Di 4
Lu 5
EX-UE 9
Di 1
Ma 40
Bl 60
EX-LE 9
Ma 44
Ni 3

6.12.1 Zahnschmerzen (2)

Akupunktur nach TCM-Diagnose (bei Nachlassen des Schmerzes)

Fülle-Hitze im *Yang-Ming*

Intermittierende Schmerzen; gelber Zungenbelag; übler Fötor ex ore
Ma 3, Ma 44, 3E 5, Gb 20
Lokale Punkte siehe Punktkombination Zahnanalgesie.
OAP: 7 Analgesiepunkt für Oberkieferzähne

Leere-*Yin* bei gespanntem *Yang*
Kein Fötor
Ni 3. **Oberkiefer:** Ma 3, **Unterkiefer:** Ma 5 oder Ma 6

Verwendete Punkte

■ **3E 5** **Lok.:** 2 cun prox. der Mitte der dors. Handgelenksfurche, ggü. Pe 6 **Besond.:** Entfernt alle äußeren Pathogene

■ **Gb 20** **Lok.:** Hinter dem Mastoid zw. Trapezius u. M. sternocleidomast. am unt. Occipitalrand **Besond.:** Entfernt Wind u. Hitze

■ **Ma 3** **Lok.:** Auf dem Schnittpunkt der Mediopupillarlinie mit einer Horizontalen durch den Unterrand des Nasenflügels **Besond.:** Lokalpunkt

■ **Ma 5** **Lok.:** Am Vorderrand des Masseteransatzes auf der Mandibula – Backe aufblasen lassen – über der Taststelle der A. facialis **Besond.:** Lokalpunkt

■ **Ma 6** **Lok.:** 1 cun vor u. über dem Unterkieferwinkel **Besond.:** Lokalpunkt

■ **Ma 44** **Lok.:** Interdigitalfalte zw. 2. u. 3. Zehe nahe dem Grundgelenk der 2. Zehe **Besond.:** Entfernt Hitze aus Magen bzw. *Yang ming*

■ **Ni 3** **Lok.:** Zw. stärkster Vorwölbung des Malleolus med. u. Achillessehne **Besond.:** *Yuan*-Quell-Punkt, stärkt Nieren-*Yin*, Spezial-Punkt Zahnschmerz bei *Yin*-Mangel

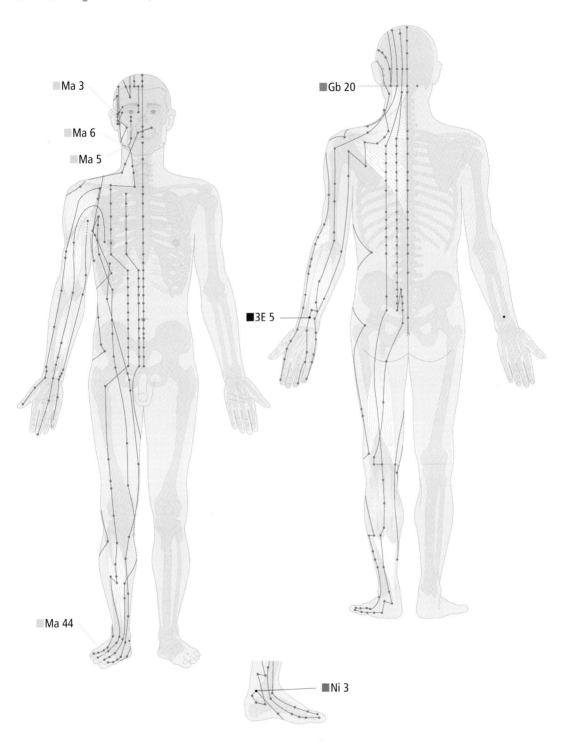

Ma 3

Ma 6

Ma 5

Gb 20

3E 5

Ma 44

Ni 3

6.12.2 Stomatitis

Ursächlich führen folgende Erkrankungen zur Erkrankung der Parodontiums:
- Entzündungen wie Gingivitis = Stomatitis und Parodontitis marginalis
- Dystrophien wie Inaktivitätsatrophie, okklusale Traumen, Gingivosen, Parodontosen, Stoffwechselerkrankungen, Medikamente.

Basiskombination

Druckschmerzempfindliche lokale Punkte, zusätzlich Ma 7, Du 26, Ren 24
Einen oder zwei der Fernpunkte: Pe 6, Di 4, Lu 7, Ma 36

Individuelle Punktkombination

Mit Schmerzen
Di 4, Ma 44, Dü 3

Mit purulenter Entzündung
3E 5, Di 11, Lu 5

Stomatitis aphthosa
Di 4, Ma 44, Bl 23, Le 8, Ren 12 und lokale Soft-Laser-Applikation

Stomatitis bei Gastritis oder Verdauungsstörungen
Ma 36, Pe 6, Mi 4, Le 13, Du 19, Ren 12

Verwendete Punkte

■ **3E 5 Lok.:** 2 cun prox. der Mitte der dors. Handgelenksfurche, ggü. Pe 6 **Besond.:** Entfernt alle äußeren Pathogene
■ **Bl 23 Lok.:** 1,5 cun lat. Dornforts. LWK 2, also lat. Du 4 **Besond.:** *Shu*-Zustimmungs-Punkt Niere, stärkt Nieren-*Qi, -Yin, -Yang* u. *-Jing*
■ **Di 4 Lok.:** Auf dem Handrücken, am höchsten Punkt des Muskelwulstes zw. Metacarpale I u. II **Besond.:** *Yuan*-Quell-Punkt; universell bei allen Zahnproblemen
■ **Di 11 Lok.:** Bei max. gebeugtem Arm am rad. Ende der Ellbogenfalte **Besond.:** *He*-Punkt, Tonisierungs-Punkt, entfernt feuchte Hitze u. Wind
■ **Du 19 Lok.:** 5,5 cun über dem occip. Haaransatz **Besond.:** Psychisch ausgleichend

■ **Du 26 Lok.:** Zw. ob. u. mittl. Drittel des Philtrums **Besond.:** Lokaler Analgesie-Punkt
■ **Dü 3 Lok.:** Bei Faust auf Handrücken im Grübchen hinter dem Ende der obersten Handtellerquerfalte **Besond.:** Kardinal-Punkt für *Du mai*, welches in der Gingiva des Oberkiefers endet
■ **Le 8 Lok.:** Bei gebeugtem Knie im Grübchen vor dem Ende der med. Kniegelenksfalte **Besond.:** Für Zahnschmerzen bei Leber-*Yin*-Mangel
■ **Le 13 Lok.:** Unterrand des freien Endes der 11. Rippe **Besond.:** *Mu*-Alarm-Punkt Milz, unterstützt Magen u. Milz, harmonisiert Leber, Milz u. Magen
■ **Lu 5 Lok.:** Ellenbeuge, rad. der Bicepssehne **Besond.:** Sedativ-Punkt, *He*-Punkt; wirkt auf Gesicht, entfernt Lu-Hitze u. Schleim
■ **Lu 7 Lok.:** 1,5 cun prox. der queren Handgelenksfurche, über d. A. rad. **Besond.:** *Luo*-Durchgangs-Punkt, Kardinal-Punkt für *Ren mai*, Meister-Punkt Stauung, vertreibt pathogene Faktoren
■ **Ma 7 Lok.:** Unterh. der Mitte des Arcus zygomaticus **Besond.:** Lokalpunkt
■ **Ma 36 Lok.:** 0,5 cun lat. der vord. Tibiakante, 1,5 cun unterh. des Unterrandes des Fibulaköpfchens (Gb 34) **Besond.:** *He*-Punkt, stärkt Milz u. Magen, kräftigend, psychisch ausgleichend
■ **Ma 44 Lok.:** Interdigitalfalte zw. 2. u. 3. Zehe nahe dem Grundgelenk der 2. Zehe **Besond.:** Entfernt Hitze aus Magen bzw. *Yang ming*
■ **Mi 4 Lok.:** Im Grübchen über dem Übergang v. Basis zu Schaft des Os metatarsale I, am Farbumschlag der Haut **Besond.:** Kardinal-Punkt für *Chong mai*, stärkt Magen u. Milz
■ **Pe 6 Lok.:** 2 cun prox. der Mitte der palm. Handgelenksfurche zw. den Sehnen der Mm. flex. carpi rad. u. palmaris long. **Besond.:** Kardinal-Punkt für *Yin wei mai*, Meister-Punkt Nausea, harmonisiert Magen, beruhigend
■ **Ren 12 Lok.:** In der Mitte zw. Nabel u. Xiphoid **Besond.:** *Mu*-Alarm-Punkt Magen, stärkt mit Ma 36 auch Milz
■ **Ren 24 Lok.:** In der Mitte der Mentolabialfalte **Besond.:** Lokalpunkt

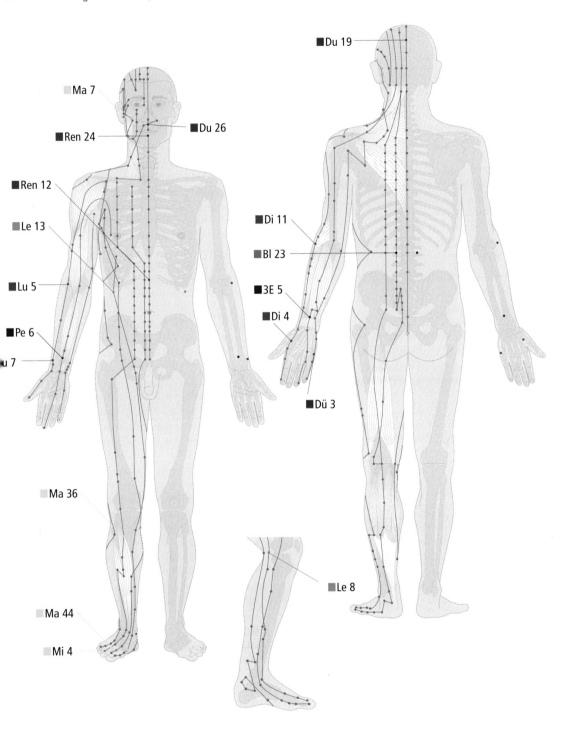

6.12.3 Kiefergelenkserkrankungen (1)

Bei monartikulären Beschwerden sollte an ein Herdgeschehen gedacht werden:
- Tonsillennarben
- Beherdete Zähne
- Impaktierte, verlagerte Weisheitszähne
- Restostitiden
- Taschenbildungen
- Starke parodontologische Veränderungen im Kieferbereich
- Chronische Otitis
- Operationsnarben nach Otitis media
- Furunkel- und Karbunkelnarben des Nackens
- Nebenhöhlenaffektionen.

Auch Okklusionsstörungen bewirken eine unphysiologische Dauerbelastung eines oder beider Gelenke und einzelner Kaumuskeln.

> Bei einer echten Polyarthritis rheumatica muss man sehr sparsam mit den Nadeln umgehen und die zeitlichen Abstände der Sitzungen auf 2–3 Wochen verlängern, da man sonst akute Rheumaschübe auslösen kann.

Daneben können psychische Faktoren einen störenden Einfluss auf die Kaumuskulatur haben und dadurch eine traumatische Schädigung des Kiefers hervorrufen (z. B. Zähneknirschen im Schlaf und in Stresssituationen).

Basispunkte nach TCM

Nach der 5-Elementelehre gehören das Knochensystem zur Niere und der Bandapparat, die Sehnen und die Muskulatur zur Leber. Deshalb werden in der Therapie der Kiefergelenkserkrankungen vor allem die *Xi*- und *He*-Punkte der Leber, Niere, Blase und Gallenblase mit in die Therapie einbezogen.

Individuelle Punktkombination

Entzündliche, rheumatische Prozesse
Technik: Im akuten Stadium täglich behandeln, im chronischen jeden 2. Tag. Nadeln 15–20 min liegen lassen
Lokale Punkte: Dü 18, Ma 7 [Ma 2 Bi], Gb 2, Gb 20, 3E 15, Bl 10
Fernpunkte an der Hand: Di 4, Dü 3, 3E 5
Fernpunkte an den Beinen: Ma 36, Gb 34, Le 6, Bl 63

Verwendete Punkte

- **3E 5** **Lok.:** 2 cun prox. der Mitte der dors. Handgelenksfurche, ggü. Pe 6 **Besond.:** Entfernt alle äußeren Pathogene
- **3E 15** **Lok.:** Am Angulus superior scapulae, Mitte zw. Gb 21 (höchster Punkt der Schulter, Mitte zw. Acromion u. Dornforts. HWK 7) u. Dü 13 (im med. Anteil der Fossa supraspin., bei d. Krümmung der Spina scapulae!) **Besond.:** Regionalpunkt
- **Bl 10** **Lok.:** Trapeziusansatz an der Protub. occip. ext. **Besond.:** Entfernt Wind, befreit Meridiane lokal, vagoton (vegetative Basis mit Gb 20)
- **Bl 63** **Lok.:** In Vertiefung zw. Calcaneus u. Cuboid, ca. 1 cun schräg vor u. unt. Bl 62 **Besond.:** *Xi*-Akut-Punkt Blase
- **Di 4** **Lok.:** Auf dem Handrücken, am höchsten Punkt des Muskelwulstes zw. Metacarpale I u. II **Besond.:** *Yuan*-Quell-Punkt; universell bei allen Zahnproblemen
- **Dü 3** **Lok.:** Bei Faust auf Handrücken im Grübchen hinter dem Ende der obersten Handtellerquerfalte **Besond.:** Tonisierungs-Punkt, Kardinal-Punkt für *Du mai* (ZNS), spasmolytisch, schleimhautwirksam
- **Dü 18** **Lok.:** Am Vorderrand des Masseteransatzes an der Maxilla. Zähne zusammenbeißen o. Mund weit aufmachen lassen **Besond.:** Lokalpunkt, Meister-Punkt Trismus
- **Gb 2** **Lok.:** Bei offenem Mund im Grübchen vor der Incisura intertragica, hinter Ram. asc. der Mandibula
- **Gb 20** **Lok.:** Hinter dem Mastoid zw. Trapezius u. M. sternocleidomast. am unt. Occipitalrand **Besond.:** Vertreibt Wind aus Kopfbereich, unterdrückt inneren u. äußeren Wind
- **Gb 34** **Lok.:** Bei gebeugtem Knie in der Vertiefung vor u. unt. dem Fibulaköpfchen **Besond.:** *He*-Punkt Gallenblase, einflussreicher Punkt für Sehnen, Meister-Punkt Muskulatur; entspannt Sehnen, glättet Leber-*Qi*-Fluss
- **Le 6** **Lok.:** 7 cun über dem Innenknöchel knapp hinter dem med. Tibiarand **Besond.:** Fördert harmonischen Leber-*Qi*-Fluss
- **Ma 7** **Lok.:** Unterh. der Mitte des Arcus zygomaticus **Besond.:** Lokalpunkt
- **Ma 36** **Lok.:** 0,5 cun lat. der vord. Tibiakante, 1,5 cun unterh. des Unterrandes des Fibulaköpfchens (Gb 34) **Besond.:** *He*-Punkt Magen, stärkt Milz u. Magen, kräftigend, psychisch ausgleichend

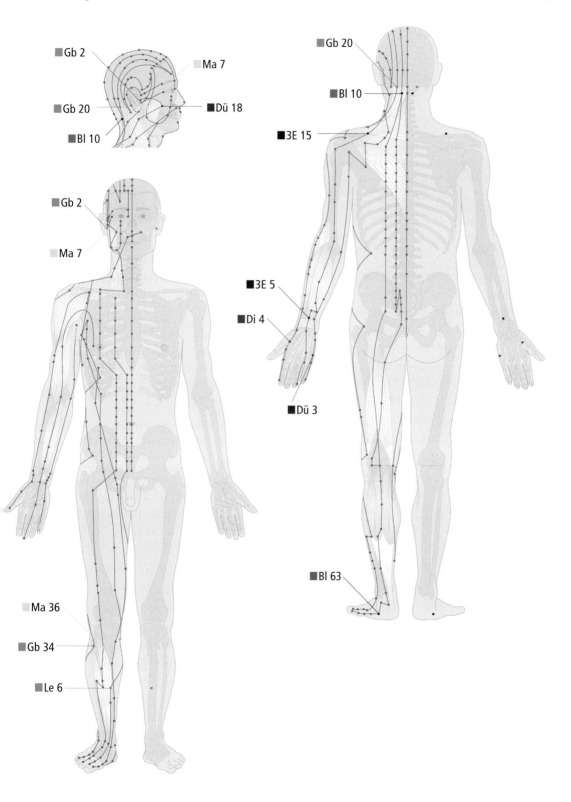

Gb 2
Ma 7
Gb 20
Dü 18
Bl 10

Gb 20
Bl 10
3E 15

Gb 2
Ma 7

3E 5
Di 4
Dü 3

Ma 36
Gb 34
Le 6

Bl 63

6.12.3 Kiefergelenkserkrankungen (2)

Zähneknirschen
Ren 15, Du 19, Ma 3, He 3, Ma 36, Di 4

Kieferklemme, Trismus
Die häufigste Ursache der Kieferklemme sind entzündliche Veränderungen im Bereich der 2. und 3. Molaren. Die meist ödematöse Schwellung, die schnell die benachbarte Kaumuskulatur erreicht, führt oft zum kompletten Verschluss der Kiefer. Daneben können aber auch alle anderen Kiefergelenkserkrankungen sowie fortgeleitete entzündliche und neoplastische Prozesse der Tonsillen, des benachbarten Lymphsystem und der Speicheldrüsen zum Trismus führen.
Lokale Punkte: Dü 18, Ma 6 [Ma 3 Bi], 3E 17, Gb 20
Fernpunkte an der Hand: Di 4, 3E 5
Softlaser (Stomalaser) auf die Region der Weisheitszähne oder auf lokale Entzündungen
OAP: 6 Unterkiefer

Verwendete Punkte

■ **3E 5** **Lok.:** 2 cun prox. der Mitte der dors. Handgelenksfurche, ggü. Pe 6 **Besond.:** Entfernt alle äußeren Pathogene
■ **3E 17** **Lok.:** Am Vorderrand des Mastoids **Besond.:** Entfernt Wind, Lokalpunkt
■ **Di 4** **Lok.:** Auf dem Handrücken, am höchsten Punkt des Muskelwulstes zw. Metacarpale I u. II **Besond.:** *Yuan*-Quell-Punkt; universell bei allen Zahnproblemen
■ **Dü 18** **Lok.:** Am Vorderrand des Masseteransatzes an der Maxilla. Zähne zusammenbeißen o. Mund weit aufmachen lassen **Besond.:** Lokalpunkt, Meister-Punkt Trismus
■ **Du 19** **Lok.:** 5,5 cun über dem occip. Haaransatz **Besond.:** Modern: eher Du 20, vegetativ ausgleichend
■ **Gb 20** **Lok.:** Hinter dem Mastoid zw. Trapezius u. M. sternocleidomast. am unt. Occipitalrand **Besond.:** Vertreibt Wind aus Kopfbereich, unterdrückt inneren u. äußeren Wind
■ **He 3** **Lok.:** Bei max. Armbeugung zw. Ende der Ellbogenfalte u. Epicondylus uln. **Besond.:** *He*-Punkt, Meister-Punkt Depression, entfernt Hitze, psychisch aufhellend
□ **Ma 3** **Lok.:** Auf dem Schnittpunkt der Mediopupillarlinie mit einer Horizontalen durch den Unterrand des Nasenflügels **Besond.:** Lokalpunkt
□ **Ma 6** **Lok.:** 1 cun vor u. über dem Unterkieferwinkel **Besond.:** Lokalpunkt
■ **Ma 36** **Lok.:** 0,5 cun lat. der vord. Tibiakante, 1,5 cun unterh. des Unterrandes des Fibulaköpfchens (Gb 34) **Besond.:** *He*-Punkt Magen, stärkt Milz u. Magen, kräftigend, psychisch ausgleichend
■ **Ren 15** **Lok.:** 1 cun unterh. des Xiphoids **Besond.:** Mit Du 19 oder 20 neurovegetativ ausgleichend

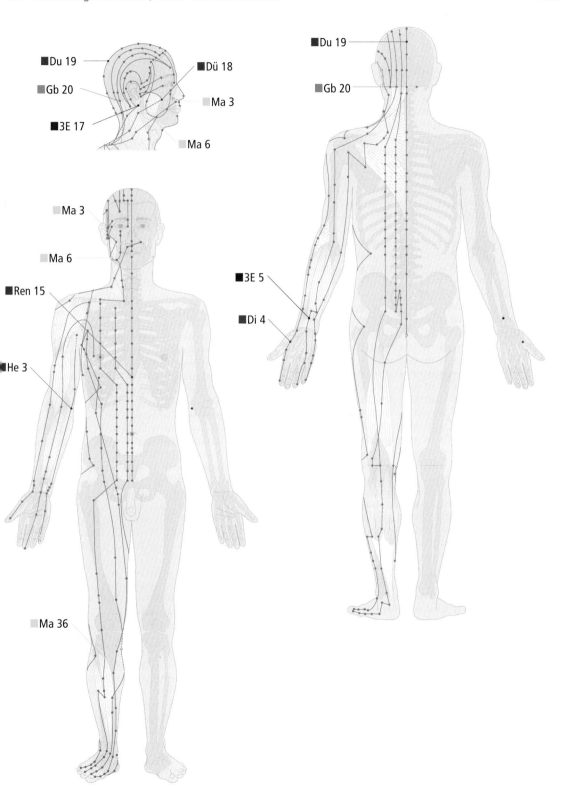

Du 19

Dü 18

Gb 20

Ma 3

3E 17

Ma 6

Du 19

Gb 20

Ma 3

Ma 6

Ren 15

3E 5

He 3

Di 4

Ma 36

6.13 Erkrankungen des Bewegungsapparats

G. Kubiena, B. Sommer

Erkrankungen des Bewegungsapparates sind eine sehr gute Akupunkturindikation. Selbst bei Arthrosen ist eine Besserung zu erwarten. Auch wenn die Akupunktur die pathologischen Veränderungen nicht rückgängig macht, beseitigt sie doch Schmerz und Schwellung. Generell gilt: Je kürzer die Beschwerden bestehen, desto erfolgreicher die Akupunktur.

TCM

Da Akupunktur *Qi* bewegt und Schmerz durch *Qi*-oder *Qi*- und Blut-Stau entsteht, bringt selbst einfachste Akupunktur oft Erfolg.

Grundsätzliche Behandlungsregeln bei Schmerzen des Bewegungsapparates

Der Schmerz**ort** bestimmt den Behandlungs**ort**. Die Schmerz**art** bestimmt die Behandlungs**art**

Primäres Kriterium: Lokalisation des Schmerzes

Siehe auch Kap. 4.1 Übersichtstabelle über die 12 Meridiane
Betroffenen Meridian feststellen: Schmerzort vom Patienten exakt zeigen lassen
Fern-, Regional- und Lokalpunkte auf dem betroffenen Meridian bzw. seinen Partnern wählen
Akuter Schmerz, äußeres Pathogen in der Anamnese (z. B. Zugluft), Leitsymptom: Oberflächlicher Puls bedeutet, dass ein Pathogen den musculotendinären Meridian akut blockiert. **Therapie:** *A-shi*-Punkt (Schmerzpunkt) des musculotendinären Meridians und *Jing*-Brunnen-Punkt homolateral nadeln. Kurzer seichter Einstich, leichte Blutung oder Austritt von Gewebsflüssigkeit erwünscht
Unilateraler Schmerz, der regelmäßig zur gleichen Tageszeit auftritt und von einem „Organgefühl" begleitet wird, ist ein Problem der divergenten Meridiane (psychosomatisch). **Therapie:** *Jing*-Brunnen-Punkt kontralateral, *He*-Punkt und Du 20

- Akuter Schmerz, wenige Stunden bestehend. **Therapie:** Somatotopie (Ohr, Hand, Schädel) und/oder Fernpunkt auf dem korrespondierenden Meridian kontralateral, schmerzendes Gelenk bewegen lassen, anschließend Lokalpunkte
- Akuter Schmerz, einige Tage bestehend. **Therapie:** wie oben, aber Fernpunkt homolateral
- Chronischer Schmerz. **Therapie:** Lokalpunkte wesentlich, zusätzlich Ursache klären und behandeln – Dreier-Regel der Wiener Schule: Welcher Meridian? Zusätzlich Organbefall? „Modalitäten" (siehe unten)
- Generalisierte chronische Schmerzen. **Therapie:** Mi 21, Bl 17
- Einzelne Gelenke oder Regionen. **Therapie:** Region mittels proximaler und distaler Punkte abgrenzen
- Außen-Innen-Regel: Bei Schmerzen an der Außenseite eines Gelenks auch Punkte an der Innenseite behandeln und umgekehrt
- Vorne-Hinten-Regel: Bei Schmerzen ventral auch Punkte dorsal behandeln und umgekehrt

Sekundäres Kriterium: Ursache des Schmerzes – „Modalitäten"

Qi- bzw. *Qi*- und Blut-Stagnation können verschiedene Ursachen haben:
- „Fülle" bedeutet Anwesenheit äußerer Pathogene, die entfernt werden müssen. Vorwiegend kommen hier Wind, Kälte und Feuchtigkeit in Frage. Gegen äußeren Wind werden „Wind-Punkte" verwendet (z. B. Gb 20, 3E 17, Gb 31). Gegen Kälte wird zusätzlich Moxa appliziert; bei Feuchtigkeit hilft v. a. Mi 9
- „Mangel" bedeutet, dass physiologische Substrate fehlen: Abwehr-*Qi*-Mangel erleichtert äußeren Pathogenen das Eindringen, *Qi*- und Blut-Mangel können zu diffusen Schmerzen führen, *Yin*-, *Yang*- und *Jing*-Mangel betreffen v. a. die Lumbalgie, da die Lende das „Haus der Niere" – der Zentrale für *Yin* und *Yang* – ist.
- Kälte erfordert immer Moxa – bei äußerer Fülle-Kälte kombiniert mit sedierender, bei Mangel-Kälte (= *Yang*-Mangel) mit tonisierender Technik. Trifft man auf eine Kombination von *Yang*-Mangel getriggert durch äußere Kälte – was häufig der Fall ist, dann Moxa und neutrale Stimulation

• Hitze oder Feuer erfordern Hitze/Feuer-ableitende Punkte. **Basisprogramm:** Di 4, Di 11, Du 14; Hitzepunkte – 1. oder 2. Punkt des betroffenen Meridians von den Akren, in Extremfällen sogar EX-UE 11 *shi xuan* (10 Fingerspitzen) und/oder EX-LE 12 *qi duan* (10 Zehenspitzen) bluten lassen.

Bei Mangel-Feuer (= *Yin*-Mangel plus Feuer) ist einerseits wohl Hitze zu eliminieren, aber vordringlich *Yin* zu tonisieren – Bl 23, Ni 3, Ni 8/MP 6. Es sei daran erinnert, dass Feuer aufgrund seiner Verwandtschaft mit Hitze wohl zu den 6 äußeren Pathogenen gehört, aber – im Gegensatz zu den anderen 5 – nicht saisonal gebunden ist und jederzeit durch das Zusammenwirken von mindestens 2 pathogenen Faktoren – äußeren oder inneren oder gemischt – entstehen kann. Beispiel: Entzündlicher Schub bei chronischem Rheuma

Bi-Syndrome

Die TCM bezeichnet Muskel- und Gelenksschmerzen als „*bi*", was so viel wie „Meridian-Blockade" bedeutet, im Fall des Bewegungsapparates vorwiegend durch Kälte, Wind, Feuchtigkeit, besonders bei bestehender Prädisposition. Die TCM differenziert hier nach zwei verschiedenen Systemen:

Differenzierung der *bi*-Syndrome nach verschiedenen Stadien bzw. Pathogenen
Kriterium ist hier das Pathogen
• „Wanderndes *bi*" („Wind-*bi*"): Wandernd, nicht lokalstabil, Wetterwechsel, Infekt. Prädisp.: Blut-Mangel
  Spezielle Punkte: Gb 20, u. weitere Wind-Punkte sedieren; Bl 17, Mi 10
• „Kälte-*bi*" („Schmerzhaftes *bi*"): Weichteilrheumatismus, Schmerzen ohne Entzündungszeichen, Wärme erwünscht. Prädisposition: *Qi*- oder *Yang*-Mangel
  Spezielle Punkte: Bl 23, Ren 4. Moxa primär! Sekundär Akupunktur: Tief, lang
• „Feuchtigkeits-*bi*" („Fixiertes *bi*"): Gelenksrheuma, Gelosen. Schweregefühl, lokalstabil, Wärme angenehm, schlechter durch Feuchtigkeit; Prädisposition bei Milz-*Qi*-/Milz-*Yang*-Mangel
  Spezielle Punkte: Ren 4, Mi 9, Ren 9 Moxa, Schröpfen; Ma 36, Ren 12, Bl 20
• „Hitze-*bi*": Arthritis, Gicht. Fieber, rot, Schwellung; Wärme unangenehm. Pathogenese: Zusammenwirken mehrerer Pathogener Faktoren
  Spezielle Punkte: Du 14, Di 11; kein Moxa

Differenzierung der *bi*-Syndrome nach Schichten
Kriterium ist hier die Tiefe des Eindringens der pathogenen Faktoren: Was ist befallen? Haut, Muskeln, Sehnen, Gelenke, Gefäße?
• Haut-*bi*: Psoriasis
• Muskel-*bi*: Weichteilrheumatismus
• Sehnen-*bi*: Kontrakturen, Psoriasis arthropatica Therapie: Gb 34 sedieren, Moxa, Schröpfen
• Knochen-*bi*: Knochen – Gelenksdeformation: Arthrose mit Exophyten, Spondylose, kalte Gicht; Therapie: Bl 11, Gb 39. Akupunktur, Moxa, Schröpfen
• Gefäß-*bi*: Rheumatische Endokarditis, Vaskulitis

■ Grundsätzliche Behandlungsregeln bei Paresen und Atrophien – *Wei*-Syndrome

TCM

Zu Muskel-Paresen und Atrophien kommt es stets durch mangelhafte oder unterbrochene Ernährung (*Yin*- und Blut-Mangel) oder mangelhafte Befeuchtung (*Jing*-Mangel)

Basiskombination

Vorwiegend Punkte des *Yang ming* (Di- u. Ma-Meridian) fördern Blut- u. *Qi*-Zirkulation in den Meridianen und die „Ernährung" von Muskeln u. Sehnen; zusätzlich Gb 34, Gb 39
Die TCM kennt 4 Ursachen für Paresen und Muskelatrophien:
• Exzessive Lungen-Hitze – z.B. Poliomyelitis schädigt *Jing* – Essenz und Körperflüssigkeiten
  Spezielle Punkte: Lu 5, Bl 13
• Feuchte Hitze, welche durch chronische *Qi*- und Blut-Stagnation in den Meridianen und Kollateralen zur Fehlernährung der Muskeln und Sehnen führt
  Spezielle Punkte: Bl 20, Mi 9
• Leber- und Nieren-*Yin*-Mangel: mangelhafte Ernährung der Muskeln, Sehnen und Knochen
  Spezielle Punkte: Bl 18, Bl 23
• Trauma: Wirbelsäulenverletzung
  Spezielle Punkte: *Hua-Tuo*-Punkte im betroffenen Gebiet

Individuelle Punktkombination

• Obere Extremität: Di 15, Di 11, Di 4, 3E 5
• Untere Extremität: Ma 31, Gb 30, Gb 34, Gb 39, Mi 10, Ma 41
• Harninkontinenz: Ren 3, Mi 6
• Stuhlinkontinenz: Bl 25, Bl 32

6

6.13

Beschwerden im Sinne einer Arthritis werden im Gegensatz zu den anderen Erkrankungen des Bewegungsapparates als Hitze-Symptomatik gedeutet und deshalb anders therapiert. Hauptpunkte: Di 11 und Du 14 [Du 13 Bi].

Je akuter, desto mehr Fernpunkte, je chronischer, desto mehr lokale Punkte. Die OAP sollte besonders bei akuten Zuständen in das Programm einbezogen werden.

6.13.1 Zervikalsyndrom

Basiskombination

Lokalpunkt: Bl 10, Gb 20, Du 14 [Du 13 Bi]
Fernpunkt: Dü 3, 3E 5, Gb 34
OAP: HWS-Projektionszone
Punkte an der Hand: Handpunkt 14 Nacken
Extrapunkte: EX-HN 15 *(Jing bai lao)*

Individuelle Punktkombination

Wandernde Schmerzen

TCM: Wandernde Schmerzen werden der Wind-Symptomatik zugeordnet
Bl 17, Mi 10

Lokalstabile Schmerzen
Verschlimmerung durch Kälte
Moxa

Kopfnicken erschwert (Ja-Sagen)
Dü 3, Bl 60, Bl 10, Gb 20

Kopfschütteln erschwert (Nein-Sagen)
3E 5, Gb 41, Gb 20, Bl 10, 3E 15

Akute Schmerzen, Nackenstarre
OAP: 37 HWS, 29 Polster, 26 Hirnstamm-(Hypo)thalamus; Handpunkt 14 *Jing xiang dian*, EX-HN 15 *(Jing) bai lao*

Verwendete Punkte

■ **3E 5** **Lok.:** 2 cun prox. der Mitte der dors. Handgelenksfurche, ggü. Pe 6 **Besond.:** *Luo*-Durchgangs-Punkt, Kardinal-Punkt für *Yang wei mai*, Meister-Punkt kleine Gelenke, vertreibt alle pathogenen *Yang*-Faktoren
■ **3E 15** **Lok.:** Am Angulus superior scapulae, Mitte zw. Gb 21 (höchster Punkt der Schulter, Mitte zw. Acromion u. Dornforts. HWK 7) u. Dü 13 (im med. Anteil der Fossa supraspin., bei d. Krümmung der Spina scapulae!) **Besond.:** Reunions-Punkt mit *Yang wei mai*, Meister-Punkt Arme, gegen Wind/Wetterfühligkeit
■ **Bl 10** **Lok.:** Trapeziusansatz an der Protub. occip. ext. **Besond.:** Lokalpunkt parasympaticoton, mit Gb 20 vegetative Basis

■ **Bl 17** **Lok.:** 1,5 cun lat. Dornforts. BWK 7, ca. Höhe des Angulus inf. scapulae **Besond.:** *Shu*-Zustimmungs-Punkt Zwerchfell, welches er entspannt; einflussreicher Punkt für *Xue*-Blut, welches er stärkt u. bewegt
■ **Bl 60** **Lok.:** Mitte zw. Achillessehne u. höchster Erhebung des Außenknöchels **Besond.:** *Jing*-Fluss-Punkt, Meister-Punkt der Schmerzen im Meridianverlauf
■ **Du 14** **Lok.:** Unt. Dornforts. HWK 7 **Besond.:** Reunions-Punkt aller *Yang*-Meridiane, entfernt Pathogene – bes. Wind-Kälte aus der Oberfläche; gegen Hitze/Fieber mit Di 4 u. Di 11
■ **Dü 3** **Lok.:** Bei Faust auf Handrücken im Grübchen hinter dem Ende der obersten Handtellerquerfalte **Besond.:** Tonisierungs-Punkt, Kardinal-Punkt für *Du mai* – Meridianverlauf!
■ **Dü 9** **Lok.:** 1 cun oberh. des Endes der Achselfalte, bei herabhängendem Arm **Besond.:** Lokalpunkt, entfernt Wind
■ **Gb 20** **Lok.:** Hinter dem Mastoid zw. Trapezius u. M. sternocleidomast. am unt. Occipitalrand **Besond.:** Lokalpunkt, Hauptpunkt gegen Wind in der oberen Körperregion; mit Bl 10 vegetative Basis
■ **Gb 34** **Lok.:** Bei gebeugtem Knie in der Vertiefung vor u. unt. dem Fibulaköpfchen **Besond.:** *He*-Punkt Gallenblase, einflussreicher Punkt für Sehnen, Meister-Punkt Muskulatur
■ **Gb 41** **Lok.:** Zwischen 4. u. 5. Metatarsalknochen lateral der Sehne des Kleinzeh-Extensors **Besond.:** *Shu*-Strömungs-Punkt, Kardinal-Punkt für *Dai mai*, Meister-Punkt große Gelenke
■ **Mi 10** **Lok.:** Bei gebeugtem Knie 2 cun oberh. des Patellaoberrandes, med. des M. vastus med. **Besond.:** „Meer des Blutes"; stärkt u. kühlt *Xue*-Blut, bewegt *Qi* u. *Xue*-Blut, entfernt dadurch Wind
Handpunkt 14 **Lok.:** Auf dem Handrücken, zw. Grundgelenk Digiti II/III, näher bei II **Besond.:** Gegen akutes Zervikalsyndrom
EX-HN 15 **Lok.:** 2 cun cranial der Unterkante des Dornforts. HWK 7 u. 1 cun lateral der Mittellinie **Besond.:** Lokalpunkt

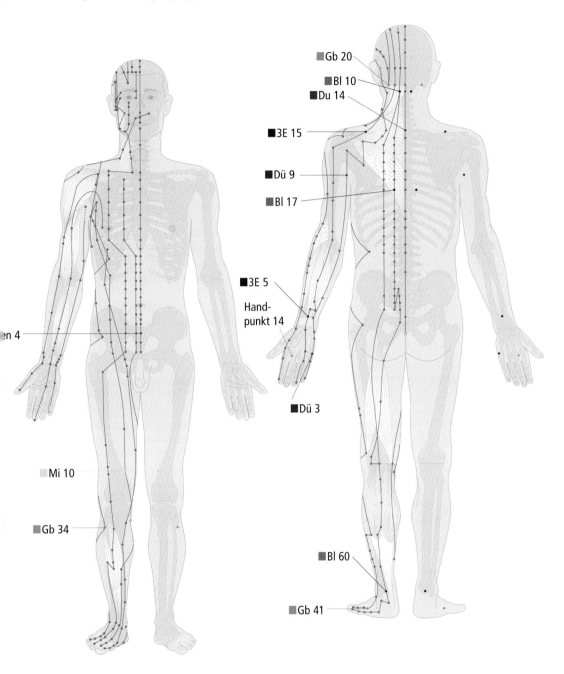

Gb 20
Bl 10
Du 14
3E 15
Dü 9
Bl 17
3E 5
Hand-punkt 14
Dü 3
en 4
Mi 10
Gb 34
Bl 60
Gb 41

6.13.2 Thorakalsyndrom

Nach Ausschluss einer behandlungsbedürftigen Herzerkrankung Wahl der Nah- bzw. Fernpunkte je nach Lokalisation der Schmerzen und Berücksichtigung der Meridianverläufe. Herzbeschwerden führen oft zu Wirbelkörperblockaden im Bereich Th 4 und Th 5. Soll auch eine manuelle Therapie erfolgen, ist es sinnvoll, vorher zu akupunktieren, um eine Entspannung der Muskeln herbeizuführen.
Die OAP sollte besonders dann in das Programm einbezogen werden, wenn Punkte aktiv sind.

Basiskombination

Segmentale Schmerzpunkte auf der *Hua-tuo*-Linie (EX-B 2)
OAP: Druckschmerzhafte Punkte auf der Projektion der BWS

Individuelle Punktkombination

Schmerzen ventral
Ren 17, Fernpunkt: Pe 6, Lu 7, He 7

Schmerzen dorsal
Lokalpunkte auf Blasen-Meridian (→ Zustimmungspunkte, 5.2.1 und 5.6) oder segmentale Punkte auf der *Hua-tuo*-Linie (EX-B 2)
Fernpunkte: Schmerz medial vom Skapularand: Dü 3, lateral vom Skapularand: Dü 6
Shu-Zustimmungs-Punkte und dazugehörige *Yuan*-Quell-Punkte der betroffenen Region prüfen

Schmerzen lateral
Gb 24, Bl 14 bis 21, Mi 21, Pe 1, He 1. Fernpunkt: Gb 40, 3E 6

Verwendete Punkte

■ **3E 6 Lok.:** 3 cun prox. der Mitte der dors. Handgelenksfurche **Besond.:** *Jing*-Fluss-Punkt; reguliert Thorax-*Qi*, mobilisiert *Qi*-Stagnation in den 3 Erwärmern
■ **Bl 14 Lok.:** 1,5 cun lat. Dornforts. BWK 4. **Besond.:** *Shu*-Zustimmungs-Punkt Pericard
■ **Bl 15 Lok.:** 1,5 cun lat. Dornforts. BWK 5 **Besond.:** *Shu*-Zustimmungs-Punkt Herz
■ **Bl 16 Lok.:** 1,5 cun lat. Dornforts. BWK 6 **Besond.:** *Shu*-Zustimmungs-Punkt *Du mai*
■ **Bl 17 Lok.:** 1,5 cun lat. Dornforts. BWK 7, ca. Höhe des Angulus inf. scapulae **Besond.:** Einflussreicher Punkt für *Xue*-Blut, welches er stärkt u. bewegt; *Shu*-Zustimmungs-Punkt Zwerchfell – entfernt daraus Obstruktion

■ **Bl 18 Lok.:** 2 cun lat. Dornforts. BWK 9 **Besond.:** *Shu*-Zustimmungs-Punkt Leber, glättet *Qi*-Fluss
■ **Bl 19 Lok.:** 1,5 cun lat Dornforts. BWK 10 **Besond.:** *Shu*-Zustimmungs-Punkt Gallenblase
■ **Bl 20 Lok.:** 1,5 cun lat. Dornforts. BWK 11 **Besond.:** *Shu*-Zustimmungs-Punkt Milz
■ **Bl 21 Lok.:** 1,5 cun lat. Dornforts. BWK 12 **Besond.:** *Shu*-Zustimmungs- u. Meister-Punkt Magen
■ **Dü 3 Lok.:** Bei Faust auf Handrücken im Grübchen hinter dem Ende der obersten Handtellerquerfalte **Besond.:** Als *Shu*-Strömungs-Punkt gegen Beschwerden im Bewegungsapparat, besonders durch Feuchtigkeit; beeinflusst als Tonisierungs- u. Kardinal-Punkt für *Du mai* Wirbelsäule u. ZNS
■ **Dü 6 Lok.:** In einer Vertiefung knapp prox. u. rad. des Proc. styloid. Ulnae **Besond.:** *Xi*-Akut-Punkt gegen akuten hohen Rückenschmerz lat. des Skapularandes
■ **Gb 24 Lok.:** Auf der MCL im 7. ICR **Besond.:** *Mu*-Alarm-Punkt Gallenblase; mobilisiert Leber-*Qi*-Stagnation
■ **Gb 40 Lok.:** Schnittpunkt einer Horizontalen durch die Spitze u. einer Senkr. vorne, durch die größte Circumferenz des Außenknöchels, über dem Calcaneocuboidgelenk **Besond.:** *Yuan*-Quell-Punkt; Wunderpunkt bei lateralen Thoraxschmerzen! Tonisiert u. mobilisiert *Qi* im Meridianverlauf bes. bei Stagnation durch Mangel
■ **He 1 Lok.:** Mitte der Axilla, med. der A. axillaris **Besond.:** Lokalpunkt, stärkt Herz-*Yin*
■ **He 7 Lok.:** Uln. Handgelenksfalte, rad. Seite des Os pisiforme **Besond.:** *Shu*-Strömungs-, *Yuan*-Quell- u. Sedativ-Punkt; löst Stauungen in den Meridianen der Brust
■ **Lu 7 Lok.:** 1,5 cun prox. der queren Handgelenksfurche, über d. A. rad. **Besond.:** *Luo*-Durchgangs- u. Kardinal-Punkt für *Ren mai*, Meister-Punkt Stauung; fördert senkende u. verteilende Lungen-Funktion, daher gegen chronisch rebellierendes oder stagnierendes Lungen-*Qi*
■ **Mi 21 Lok.:** Medioaxillarlinie, 6. ICR **Besond.:** Verbindung zu allen Kollateralen, daher für Schmerzen im ganzen Körper; hier Lokalpunkt
■ **Pe 1 Lok.:** 4. ICR, 1 cun lat. der MCL bzw. der Mamilla **Besond.:** Lokalpunkt; bewegt *Qi*-Stagnationen von Herz, Leber, Lunge u. Herz-Blut-Stau
■ **Pe 6 Lok.:** 2 cun prox. der Mitte der palm. Handgelenksfurche zw. den Sehnen der Mm. flex. carpi rad. u. palmaris long. **Besond.:** *Luo*-Durchgangs- u. Kardinal-Punkt für *Yin wei mai* mit Wirkung auf die Herzfunktion, öffnet Thorax

6

6.13

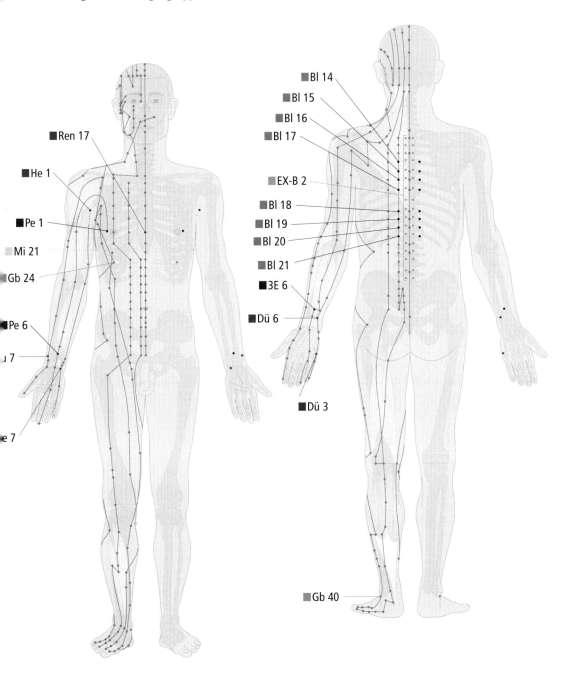

Ren 17
He 1
Pe 1
Mi 21
Gb 24
Pe 6
_ 7
_ 7

Bl 14
Bl 15
Bl 16
Bl 17
EX-B 2
Bl 18
Bl 19
Bl 20
Bl 21
3E 6
Dü 6
Dü 3
Gb 40

■ **Ren 17** **Lok.:** Mittellinie des Sternums, in Höhe des 4. ICR, zw. den Mamillen (Mann) **Besond.:** *Mu*-Alarm-Punkt Pericard, einflussreicher Punkt für das Respirationssystem, befreit Thorax

EX-B 2 **Lok.:** Je 17 Punkte auf jeder Seite, je 0,5 cun paravertebral, lat. der jeweiligen Dornforts.-Spitze von BWK 1 bis LWK 5; med. von den Punkten des inneren Bl-Astes

6.13.3 Schulterschmerzen

Bei Schulter-Arm-Schmerzen müssen eine koronare Herzerkrankung und Gallenblasenerkrankungen ausgeschlossen werden. Die OAP ist fast immer sinnvoll.

Basiskombination

Fernpunkt: Besonders wirksam bei Schulterschmerzen jeder Genese: Ma 38
Lokalpunkte: Di 15, 3E 14, Dü 9
Akutpunkte: Nicht identisch mit den Xi-Akut-Punkten sondern empirisch gefundene Punkte unterhalb des Knies, auf dem korrespondierenden Meridian: Schulter generell: Ma 38; ventral: plus Mi 9; dorsal: Gb 34; Schulterblatt: Bl 40 [Bl 54 Bi]
OAP: 64 Schultergelenk
Punkte an der Hand: Handpunkt 5, Schulter

Individuelle Punktkombination

Schmerzen ventral (Dickdarm-Meridian)

Di 15, Lu 2; Fernpunkt: Di 4; Akutpunkte: Ma 38, Mi 9

Schmerzen dorsal (3E-Meridian)

3E 14, 3E 15, Dü 9, Dü 10; Fernpunkt: 3E 5; Akutpunkt: Gb 34

Schmerzen Schulterblatt (Dünndarm-Meridian)

Dü 9, Dü 10, Dü 11, Dü 12, Dü 13, Bl 43 [Bl 38 Bi], 3E 14 – schmerzende Punkte auswählen, Fernpunkte: Dü 3, Bl 62 oder Bl 60; Akutpunkt: Bl 40 [Bl 54 Bi]

Verwendete Punkte

■ **3E 5 Lok.:** 2 cun prox. der Mitte der dors. Handgelenksfurche, ggü. Pe 6 **Besond.:** Luo-Durchgangs- u. Kardinal-Punkt für Yang wei mai, Meister-P. kleine Gelenke, vertreibt pathogene Yang-Faktoren
■ **3E 14 Lok.:** Bei gehobenem Arm im Grübchen hinter u. unt. dem Acromion, zw. dem mittl. u. dem dors. Anteil des M. deltoideus (vorne Di 15) **Besond.:** Lokalpunkt
■ **3E 15 Lok.:** Am Angulus superior scapulae, Mitte zw. Gb 21 (höchster Punkt der Schulter, Mitte zw. Acromion u. Dornforts. HWK 7) u. Dü 13 **Besond.:** Reunions-P. mit Yang wei mai, Meister-P. Arme, gegen Wind-/Wetterfühligkeit
■ **Bl 40 Lok.:** In der Mitte der Kniegelenksquerfalte, zw. den Sehnen der Mm. semitendinosus u. biceps **Besond.:** He-Punkt, Kommando-Punkt Rücken
■ **Bl 43 Lok.:** 3 cun lat. der dors. Medianen, Dornforts. in Höhe Dornforts. BWK 4, lat. Bl 14 am med. Skapularand **Besond.:** Lokalpunkt, tonisiert Qi, Mangel, Essenz-Jing, Lungen-Yin
■ **Bl 60 Lok.:** Mitte zw. Achillessehne u. höchster

Erhebung des Außenknöchels **Besond.:** Meister-Punkt aller Schmerzen im Blasen-Meridianverlauf, stärkt Rücken
■ **Bl 62 Lok.:** Unt. der Spitze des Außenknöchels **Besond.:** Eröffnet als Kardinal-Punkt Yang qiao mai, verstärkt Wirkung von Dü 3
■ **Di 4 Lok.:** Auf dem Handrücken, am höchsten Punkt des Muskelwulstes zw. Metacarpale I u. II **Besond.:** Yuan-Quell-Punkt; reguliert den Di-Meridian – Schmerzen in Hand u. Arm
■ **Di 15 Lok.:** Bei seitw. gehobenem Arm im ventr. der beiden Grübchen unt. dem Acromioclaviculargelenk zw. vord. u. mittl. Drittel des M. deltoideus **Besond.:** Meister-Punkt Paresen der oberen Extremität, Reunions-Punkt mit Yang qiao mai
■ **Dü 3 Lok.:** Bei Faust auf Handrücken im Grübchen hinter dem Ende der obersten Handtellerquerfalte **Besond.:** Tonisierungs- u. Kardinal-Punkt für Du mai; beeinflusst Wirbelsäule u. ZNS
■ **Dü 9 Lok.:** 1 cun oberh. des Endes der Achselfalte, bei herabhängendem Arm **Besond.:** Lokalpunkt, entfernt Wind u. Meridian-Obstruktion
■ **Dü 10 Lok.:** Unterrand der Spina scapulae, senkr. oberh. v. Dü 9 **Besond.:** Wichtiger Lokalpunkt; Reunions-Punkt mit Yang qiao mai (Bl 62) u. Yang wei mai (3E 5)
■ **Dü 11 Lok.:** In der Mitte der Fossa infraspinata, auf Höhe Dornforts. BWK 5 **Besond.:** Lokalpunkt
■ **Dü 12 Lok.:** Bei seitw. gehobenem Arm in einem Grübchen in der Mitte der Fossa suprascap.
■ **Dü 13 Lok.:** Im med. Anteil der Fossa supraspin., wo die Spina scapulae eine Krümmung aufweist (Name!)
■ **Gb 34 Lok.:** Bei gebeugtem Knie in der Vertiefung vor u. unt. dem Fibulaköpfchen **Besond.:** He-P., Einflussreicher P. Sehnen, Meister-P. Muskulatur
■ **Lu 2 Lok.:** An der Unterkante der Clavicula, vor der Schulter, o. 6 cun lat. der Medianen. Bei Punktur cave Pneumothorax! **Besond.:** Lokalpunkt, bes. bei chron. Beschwerden
□ **Ma 38 Lok.:** 0,5 cun lat. der Tibiakante, 7 cun unterh. der Höhe des Unterrandes des Fibulaköpfchens. Streckenmitte zw. höchsten Punkt des Malleolus ext. u. Kniegelenksspalt **Besond.:** Wirksamster Akut-Punkt der gesamten Schulterregion
□ **Mi 9 Lok.:** Bei gebeugtem Knie in Vertiefung unt. Condylus med. tibiae, auf gl. Höhe wie Gb 34 **Besond.:** He-Punkt, hier Akut-Punkt bei Schmerz in der Region von Lu 2 – liegt auf dem korrespondierenden Meridian (tai yin)
Handpunkt 5 Lok.: Am Farbumschlag der Haut über dem Zeigefingergrundgelenk, zwischen Di 2 u. Di 3 **Besond.:** Bei akuten Schulterschmerzen

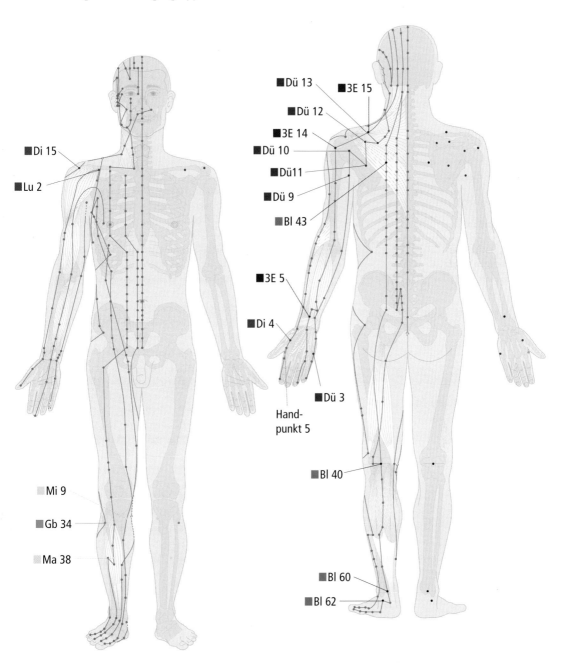

Di 15

Lu 2

Dü 13

3E 15

Dü 12

3E 14

Dü 10

Dü11

Dü 9

Bl 43

3E 5

Di 4

Dü 3

Hand-
punkt 5

Bl 40

Mi 9

Gb 34

Ma 38

Bl 60

Bl 62

6.13.4 Schmerzen im Ellenbogen

Bei chronischen Beschwerden an Herdgeschehen im Kopfbereich denken.

Die OAP ist hier oft sinnvoll.

Basiskombination

Di 11, He 3, 3E 10, nicht vergessen bei Schmerzen radial auch Punkte ulnar nadeln und umgekehrt!
OAP: 66 Ellenbogen

Individuelle Punktkombination

Schmerzen radial

Di 10 oder Di 11, 3E 10; Fernpunkt: Di 4

Schmerzen ulnar

He 3, Pe 3, Dü 8; Fernpunkt: Dü 3

Verwendete Punkte

■ **3E 10** **Lok.:** Bei leicht gebeugtem Ellbogen im Grübchen 1 cun oberh. des Olecranon **Besond.:** *He*-Punkt

■ **Di 4** **Lok.:** Auf dem Handrücken, am höchsten Punkt des Muskelwulstes zw. Metacarpale I u. II **Besond.:** *Yuan*-Quell-Punkt, reguliert den Di-Meridian – Schmerzen in Hand u. Arm

■ **Di 10** **Lok.:** Unterarm rad., 3 cun dist. Di 11, in der Muskelmasse der Extensoren **Besond.:** Behandelt Störungen im Verlauf des Di-Meridians, entfernt Schwellungen

■ **Di 11** **Lok.:** Bei max. gebeugtem Arm am rad. Ende der Ellbogenfalte **Besond.:** *He*- u. Tonisierungs-Punkt, Lokalpunkt, unterstützt Sehnen u. Gelenke

■ **Dü 3** **Lok.:** Bei Faust auf Handrücken im Grübchen hinter dem Ende der obersten Handtellerquerfalte **Besond.:** Als *Shu*-Strömungs-Punkt gegen Gelenksbeschwerden besonders durch Feuchtigkeit

■ **Dü 8** **Lok.:** Bei gebeugtem Ellbogen in der Mulde zw. Olecranon ulnae u. Epicondylus humeri, 0,5 cun v. der Olecranonspitze entfernt **Besond.:** *He*- u. Sedativ-Punkt

■ **He 3** **Lok.:** Bei max. Armbeugung zw. Ende der Ellbogenfalte u. Epicondylus uln. **Besond.:** *He*-Punkt, Meister-Punkt Depression

■ **Pe 3** **Lok.:** Bei abgewinkeltem Ellbogen in der Ellbogenquerfalte, uln. der Bicepssehne (rad. der Bicepssehne liegt Lu 5) **Besond.:** *He*-Punkt

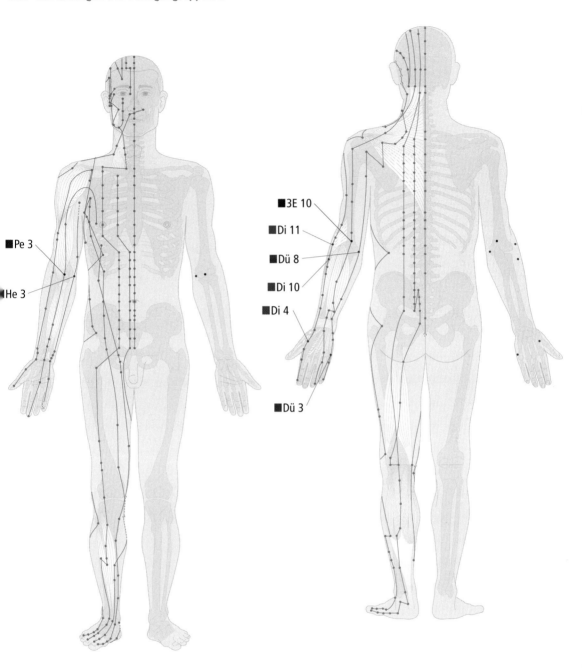

Pe 3

He 3

3E 10

Di 11

Dü 8

Di 10

Di 4

Dü 3

6.13.5 Hand- und Handgelenksschmerzen

Die Punkte um das Handgelenk herum bilden einen „Kranz", der auch bei diffusen Schmerzen gestochen werden kann und dort hilfreich ist. Die OAP ist hier oft sinnvoll.

Basiskombination

Lokal Punktekranz um Handgelenk: Lu 9, Di 5, 3E 4, Dü 5, He 7, Pe 7
OAP: 67 Handgelenk

Individuelle Punktkombination

Fernpunkt bei Schmerzen ulnar
Bl 62

Fernpunkt bei Schmerzen radial
Ma 42

Verwendete Punkte

■ 3E 4   **Lok.:** Grübchen lat. der Sehne des M. ext. digit. long. in Höhe der Handgelenksfurche **Besond.:** *Yuan*-Quell-Punkt

■ Bl 62   **Lok.:** Unt. der Spitze des Außenknöchels. **Besond.:** Kardinal-Punkt für *Yang qiao mai*, liegt auf dem korrespondierenden Meridian (*tai yang*)

■ Di 5   **Lok.:** Rad. an der Handrücken-Querfalte, in einer Mulde zw. den Sehnen der Mm. ext. pollicis brevis u. ext. carpi rad. long. Trick: Handgelenk des Patienten zw. 2 Finger nehmen, die man rad. u. uln. anlegt; Handgelenk beugen lassen, so lokalisiert man die Gelenksfurche am besten. Uln. liegt nun Dü 5, rad. Di 5 unt. dem palpierenden Finger **Besond.:** *Jing*-Fluss-Punkt

■ Dü 5   **Lok.:** Uln. Seite der Handgelenksfurche, dist. v. Proc. styloid. ulnae, prox. v. Os triquetrum **Besond.:** *Jing*-Fluss-Punkt, Feuer-Punkt

■ He 7   **Lok.:** Uln. Handgelenksfalte, rad. Seite des Os pisiforme **Besond.:** *Shu*-Strömungs-, *Yuan*-Quell- u. Sedativ-Punkt, leitet Hitze ab

■ Lu 9   **Lok.:** In der queren Handgelenksfurche, rad. der A. rad. **Besond.:** *Shu*-Strömungs-, *Yuan*-Quell- u. Tonisierungs-Punkt Lunge, einflussreicher u. Meister-Punkt Gefäße

▨ Ma 42   **Lok.:** Auf dem höchsten Punkt des Ristes (A. dors. pedis) **Besond.:** *Yuan*-Quell-Punkt auf dem korrespondierenden Meridian (*Yang ming*)

■ Pe 7   **Lok.:** In der Mitte der palm. Handgelenksfurche zw. den Sehnen der Mm. flex. carpi rad. u. palmaris long **Besond.:** *Shu*-Strömungs-, *Yuan*-Quell- u. Sedativ-Punkt, leitet Hitze ab; spez.: Metakarpaltunnelsyndrom

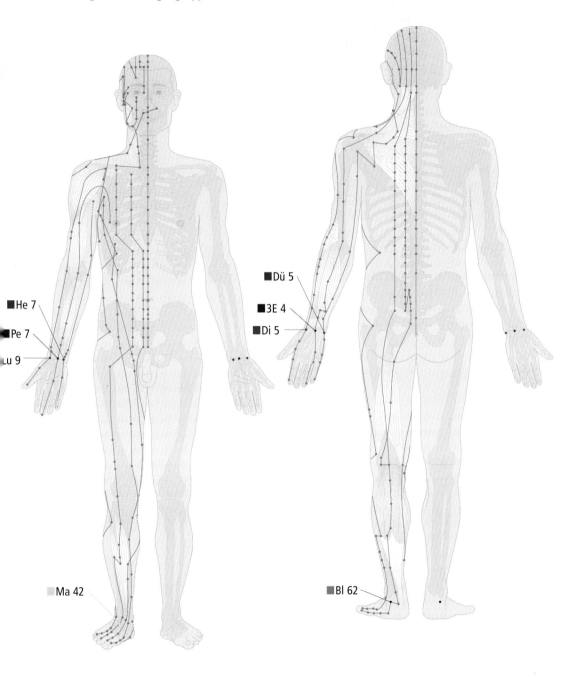

■He 7

■Pe 7

■Lu 9

■Dü 5

■3E 4

■Di 5

■Ma 42

■Bl 62

6.13.6 Lumbalsyndrom

Jeder Lumbalgie liegt ein *Qi*- bzw. *Qi*- und Blut-Stau zugrunde. Auslöser sind Traumata, äußere Pathogene, unausgelebte Emotionen – erfahrungsgemäß mehr bei Männern als bei Frauen – und Mangel-Muster, wobei die Differenzialdiagnose hier besonders wesentlich ist.

Basiskombination

Lokalpunkte: Druckschmerzhafte Punkte, Bl 23, Bl 31, Du 3. Fernpunkte: Bl 60, Bl 40 [Bl 54 Bi]
OAP: 54 Lumbago, 55 *shen men*
Punkte an der Hand: Handpunkt 1 *yao tui dian* – Lenden-Bein-Punkt

Individuelle Punktkombination

Schmerzen ausgelöst durch Kälte oder bei bestehender Mangel-Kälte (*Yang*-Mangel)

Bl 23 **M**, bei Fülle – äußerer Kälte neutrale, bei *Yang*-Mangel tonisierende Akupunktur-Technik

Schmerzen bei *Yin*-Mangel
Nachts und bei Ermüdung schlechter
Bl 23, Ni 3 oder Mi 6 tonisierend, kein Moxa!

Schmerzen über Iliosakral-Gelenk
Akutpunkt Dü 3

Schmerzen bei Drehbewegungen
Bl 23, Bl 52 [Bl 47 Bi], Gb 26, Gb 27, Gb 28; Fernpunkte: Gb 41, 3E 5; Akutpunkt: 3E 3

Schmerzen beim Vorbeugen
Bl 23, Bl 31, Bl 32, Du 4, Ex-B 2 – lokale *Hua-Tuo*-Punkte; Akutpunkte: Dü 3, Bl 62 oder Bl 60

Schmerz-Ausstrahlung in die Leiste
Gb 26, Gb 28, Ma 36

Akute Lumbago, Hexenschuss/Trauma
Du 26, EX-B 6 (*yao yi*), Stechen oder 10–20 min **M**; OAP: LWS, 55 *shen men*, Thalamus; Handpunkt 1 *yao tui dian* (Lenden-Bein)

Verwendete Punkte

■ **3E 3** **Lok.:** Zw. Os metacarpale IV u. V auf dem Handrücken im Grübchen prox. des Metacarpophalangealgelenks bei geballter Faust **Besond.:** Als *Shu*-Strömungs-Punkt gegen Schmerzen Bewegungsapparat

■ **3E 5** **Lok.:** 2 cun prox. der Mitte der dors. Handgelenksfurche, ggü. Pe 6 **Besond.:** *Luo*-Durchgangs- u. Kardinal-Punkt für *Yang wei mai* –Verlauf beachten!, Meister-Punkt kleine Gelenke, kann alle pathogenen Faktoren vertreiben

■ **Bl 23** **Lok.:** 1,5 cun lat. Dornforts. LWK 2, also lat. Du 4 **Besond.:** *Shu*-Zustimmungs-Punkt Niere, kräftigt die Lendenpartie, stärkt das Nieren-*Yin* u. -*Yang*, Moxa nur bei Kälte-Symptomatik, bei *Yin*-Mangel tonisierende Akupunktur

■ **Bl 31** **Lok.:** Im 1. Sacralloch **Besond.:** Lokalpunkt, Meister-Punkt Klimakterium

■ **Bl 32** **Lok.:** Im 2. Sacralloch **Besond.:** Wie Bl 31

■ **Bl 40** **Lok.:** Mitte der Kniekehle **Besond.:** He-Punkt, Kommando-Punkt Rücken

■ **Bl 52** **Lok.:** 3 cun lat. der dors. Medianen, Höhe Dornforts. LWK 2, lat. Bl 23 **Besond.:** Lokalpunkt, Bezug zur Seele der Niere *zhi* (Willenskraft)

■ **Bl 60** **Lok.:** Mitte zw. Achillessehne u. höchster Erhebung des Außenknöchels **Besond.:** *Jing*-Fluss-Punkt, Meister-Punkt aller Schmerzen im Meridian-Verlauf

■ **Bl 62** **Lok.:** Unt. der Spitze des Außenknöchels **Besond.:** Kardinal-Punkt für *Yang qiao mai* – Meridian-Verlauf!

■ **Du 3** **Lok.:** Unt. Dornforts. LWK 4 **Besond.:** Durch Beeinflussung des unt. Wirbelsäulenabschnittes Wirkung auf den cranialen Gegenpol

■ **Du 4** **Lok.:** Unt. Dornforts. LWK 2, lat. liegen Bl 23 u. Bl 47 **Besond.:** Ergänzt Nieren-*Yin*, festigt *Jing*, stärkt Nieren-*Yang*, tiefen Rücken u. Knie

■ **Du 26** **Lok.:** Zw. oberem u. mittl. Drittel d. Philtrums **Besond.:** Empirisch wirksamer Akut-Punkt bei Lumbago

■ **Dü 3** **Lok.:** Bei Faust auf Handrücken im Grübchen hinter dem Ende der obersten Handtellerquerfalte **Besond.:** Als *Shu*-Strömungs-Punkt gegen Beschwerden im Bewegungsapparat – besonders durch Feuchtigkeit, beeinflusst als Tonisierungs- u. Kardinal-Punkt für *Du mai* Wirbelsäule u. ZNS – Meridianverlauf!

■ **Gb 26** **Lok.:** In der vord. Axillarlinie, vor dem höchsten Punkt des Darmbeinkamms in Nabelhöhe **Besond.:** Lokalpunkt

■ **Gb 27** **Lok.:** 3 cun unt. Nabelhöhe (Höhe Ren 4), vor der Spina iliaca ant. sup. **Besond.:** Lokalpunkt

■ **Gb 28** **Lok.:** 0,5 cun unt. der Spina iliaca ant. sup. **Besond.:** Lokalpunkt

■ **Gb 41** **Lok.:** Im proximalen Winkel zw. Os metatarsale IV u. V **Besond.:** *Shu*-Strömungs- u. Kardinal-Punkt für *Dai mai*, Meister-Punkt große Gelenke

■ **Ma 36** **Lok.:** 0,5 cun lat. der vord. Tibiakante, 1,5 cun unterh. des Unterrandes des Fibulaköpfchens (Gb 34) **Besond.:** *He-Punkt*, hier zur Kanalisierung der Akupunkturwirkung in die Leiste

■ **Mi 6** **Lok.:** 3 cun oberh. der größten Erhebung des Innenknöchels am Hinterrand der Tibia **Besond.:** Stärkt als Gruppen-*Luo*-Punkt Milz, Leber,

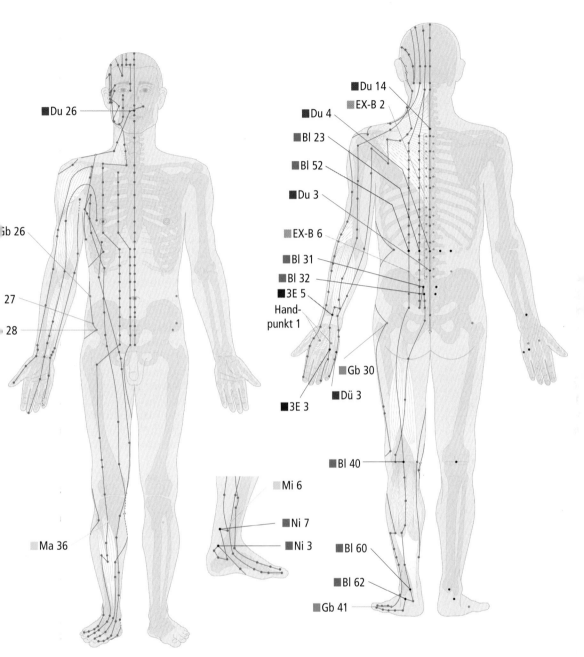

Niere – *Qi, Xue*-Blut u. *Yin* – roboriert; entfernt Feuchtigkeit

■ **Ni 3** **Lok.:** Zw. stärkster Vorwölbung des Malleolus med. u. Achillessehne **Besond.:** Stärkt Niere, Lumbalregion u. Knie; unterstützt *Jing*, Nieren-*Yin* u. -*Yang*

■ **Ni 7** **Lok.:** Am Vorderrand der Achillessehne, hinter dem M. flex. digit. long, 2 cun über der größten

Prominenz des Malleolus int. = 2 cun oberh. Ni 3 **Besond.:** *Jing*-Fluss- u. Tonisierungs-Punkt; stärkt spezifisch Nieren-*Yang* mit Moxa

EX-B 2 – lokale *Hua-Tuo*-Punkte **Lok.:** Je 17 Punkte auf jeder Seite, je 0,5 cun paravertebral, lateral der jeweiligen Dornfortsatzspitze von BWK 1 bis LWK 5 **Besond.:** Lokal extrem wirksam

EX-B 6 **Lok.:** 3 cun lat. auf Höhe des Dornforts. LWK 4 **Besond.:** Bei akuter Lumbalgie

Handpunkt 1 *yao tui dian* Lenden-Bein-Punkt

6.13.7 Hüftgelenksschmerzen

Da Hüftleiden meist auch die angrenzenden Gelenke in Mitleidenschaft ziehen, sind z. B. auch Lumbal- und Kniegelenkspunkte, je nach Meridianverlauf, mit indiziert. Die OAP ist bei Coxarthrose besonders wichtig.

Basiskombination

Lokalpunkt: Gb 30
Regionalpunkte: Gb 26, Gb 34, Bl 23, Bl 25, Bl 31
Fernpunkte: Gb 41, 3E 5
OAP: 57 Hüfte, 55 *shen men*

Verwendete Punkte

■ **3E 5 Lok.:** 2 cun prox. der Mitte der dors. Handgelenksfurche, ggü. Pe 6 **Besond.:** *Luo*-Durchgangs- u. Kardinal-Punkt für *Yang wei mai* – Verlauf beachten! Meister-Punkt kleine Gelenke; kann alle pathogenen Faktoren vertreiben

■ **Bl 23 Lok.:** 5 cun lat. Dornforts. LWK 2, also lat. Du 4 **Besond.:** *Shu*-Zustimmungs-Punkt Niere, kräftigt die Lendenpartie

■ **Bl 25 Lok.:** 1,5 cun lat. Dornforts. LWK 4 **Besond.:** *Shu*-Zustimmungs-Punkt Dickdarm; Lokalpunkt Sacroiliacalgelenk

■ **Bl 31 Lok.:** Im 1. Sacralloch **Besond.:** Lokalpunkt, Meister-Punkt Klimakterium

■ **Gb 26 Lok.:** In der vord. Axillarlinie, vor dem höchsten Punkt des Darmbeinkamms in Nabelhöhe **Besond.:** Lokalpunkt, Punkt des *Dai mai*

■ **Gb 30 Lok.:** Auf Verbindungslinie zw. Trochanter major u. Hiatus sacralis, am Übergang v. unt. z. mittl. Drittel **Besond.:** Reunions-Punkt mit Blase, Meister-Punkt Ischias u. Paresen der Beine

■ **Gb 34 Lok.:** Bei gebeugtem Knie in der Vertiefung vor u. unt. dem Fibulaköpfchen **Besond.:** *He*-Punkt Gallenblase, einflussreicher Punkt für Sehnen, Meister-Punkt Muskulatur

■ **Gb 41 Lok.:** Zwischen 4. u. 5. Metatarsalknochen lateral der Sehne des Kleinzeh-Extensors **Besond.:** *Shu*-Strömungs-Punkt, Kardinal-Punkt für *Dai mai* – Meridianverlauf!, Meister-Punkt große Gelenke, bes. wirksam mit Partner-Punkt 3E 5

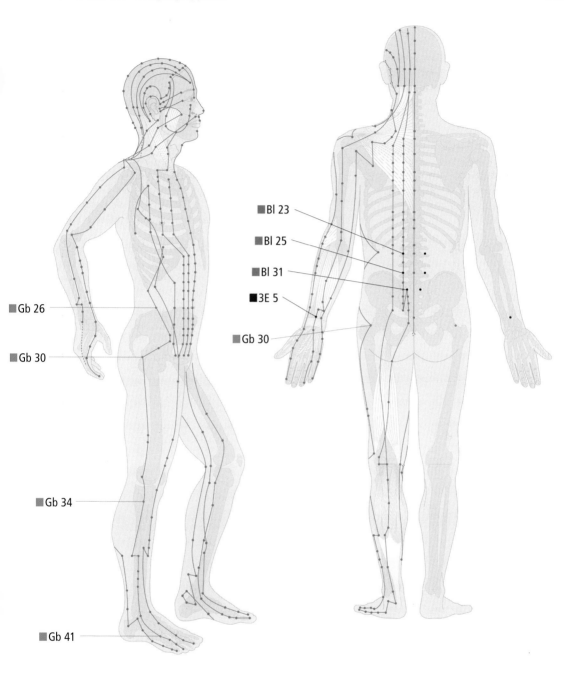

- Bl 23
- Bl 25
- Bl 31
- 3E 5
- Gb 30
- Gb 26
- Gb 30
- Gb 34
- Gb 41

6.13.8 Kniegelenksschmerzen

Auch hier gilt: Angrenzende Gelenke immer mitbe-
handeln, die Punkte für Hüfte und Knöchel sind hier,
je nach Meridianverlauf, ebenfalls indiziert. Die OAP
ist bei Gonarthrose besonders wichtig.

Basiskombination

Bl 40 [Bl 54 Bi], Ma 36, Mi 9, Gb 34
Kniepunkte nach Bachmann, EX-LE 2 *he ding*,
EX-LE 4 *xi yan*
Fernpunkte: Gb 41, 3E 5, Mi 6
OAP: 49 Knie, 55 *shen men*

Verwendete Punkte

■ **3E 5**   **Lok.:** 2 cun prox. der Mitte der dors. Hand-
gelenksfurche, ggü. Pe 6 **Besond.:** *Luo*-Durchgangs-
u. Kardinal-Punkt für *Yang wei mai*, Meister-Punkt
kleine Gelenke, kann alle Pathogenen Faktoren ver-
treiben

■ **Bl 40**   **Lok.:** In der Mitte der Kniegelenksquerfal-
te, zw. den Sehnen der Mm. semitendinosus u. biceps
Besond.: *He*-Punkt, Stoffwechsel-Punkt, Testpunkt
für Gonarthralgien, Kommando-Punkt für Rücken

■ **Gb 34**   **Lok.:** Bei gebeugtem Knie in der Vertiefung
vor u. unt. dem Fibulaköpfchen **Besond.:** *He*-Punkt,
einflussreicher Punkt Sehnen, Meister-Punkt Musku-
latur

■ **Gb 41**   **Lok.:** Im proximalen Winkel zw. Os meta-
tarsale IV u. V **Besond.:** *Shu*-Strömungs- u. Kardi-
nal-Punkt für *Dai mai*, Meister-Punkt große Gelenke

▨ **Ma 36**   **Lok.:** 0,5 cun lat. der vord. Tibiakante,
1,5 cun unterh. des Unterrandes des Fibulaköpfchens
(Gb 34) **Besond.:** *He*-Punkt Magen, Beiname: Gro-
ßer Heiler der Füße u. Knie; Meister-Punkt Hormone

▨ **Mi 6**   **Lok.:** 3 cun oberh. der größten Erhebung
des Innenknöchels am Hinterrand der Tibia
Besond.: Stärkt als Gruppen-*Luo*-Punkt Milz, Leber,
Niere – *Qi*, *Xue*-Blut u. *Yin* – roboriert; entfernt
Feuchtigkeit

▨ **Mi 9**   **Lok.:** Bei gebeugtem Knie in Vertiefung unt.
Condylus med. tibiae, auf gl. Höhe wie Gb 34
Besond.: *He*-Punkt, reguliert Flüssigkeiten bzw.
Feuchtigkeit, stärkt Milz-*Qi*

EX-LE 2   **Lok.:** Mitte des Patellaoberrandes **Besond.:**
Lokalpunkt

EX-LE 4   **Lok.:** Knie beugen, med. der Sehne ist das
innere Knieauge, lat. der Sehne das äußere Knieauge;
dieses ist zugleich auch Ma 35 **Besond.:** Lokalpunkte

Bachmann-Knie-Punkte   **Lok.:** Ein Punkt am höchs-
ten Punkt der Patella, je ein Punkt rechts u. links
neben der Patellarsehne, ein Punkt in der Mitte der
Patella **Besond.:** Lokalpunkte

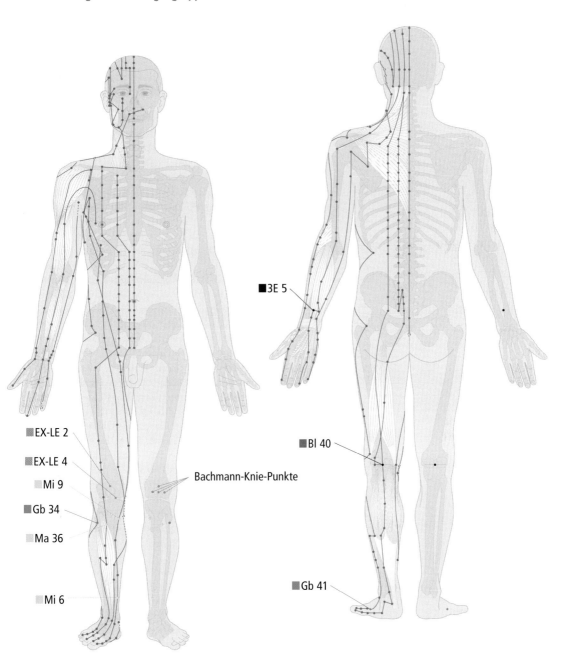

3E 5

EX-LE 2

EX-LE 4

Mi 9

Gb 34

Ma 36

Bachmann-Knie-Punkte

Bl 40

Mi 6

Gb 41

6.13.9 Sprunggelenk, Zehen und Achillodynie

Auch hier gilt: Angrenzende Gelenke immer mitbehandeln, die Punkte für das Knie sind hier, je nach Meridianverlauf, ebenfalls indiziert. Die OAP ist bei Erkrankungen des Sprunggelenks sinnvoll.

Basiskombination

Lokalpunkte: Bl 60, Bl 62, Ni 3, Ni 6, Gb 40, Mi 5, Ma 41, EX-LE 8 *nei huai dian* – auswählen nach Lokalisation der Beschwerden
Fernpunkt: 3E 5
OAP: 55 *shen men*, 48 Knöchel
Punkte an der Hand: Handpunkt 2 *huai dian* Knöchel

Individuelle Punktkombination

Achillodynie
Bl 60, Ni 3, Bl 57

Zehengelenke
EX-LE 10 *ba feng* (8 Winde)

Verwendete Punkte

■ **3E 5 Lok.:** 2 cun prox. der Mitte der dors. Handgelenksfurche, ggü. Pe 6 **Besond.:** *Luo*-Durchgangs-Punkt, Kardinal-Punkt für *Yang wei mai*, Meister-Punkt kleine Gelenke
■ **Bl 57 Lok.:** Im Winkel zw. den beiden Mm. gastrocnemii; Zehenstand; Mitte zw. Bl 40 u. Bl 60 **Besond.:** Entspannt die Sehnen, Spezial-Punkt für Wadenkrämpfe
■ **Bl 60 Lok.:** Mitte zw. Achillessehne u. höchster Erhebung des Außenknöchels **Besond.:** *Jing*-Fluss-Punkt, Meister-Punkt aller Schmerzen im Verlauf des Meridians
■ **Bl 62 Lok.:** Unt. der Spitze des Außenknöchels **Besond.:** Kardinal-Punkt für *Yang qiao mai*, Lokalpunkt
■ **Gb 40 Lok.:** Am Schnittpunkt einer Horizontalen durch die Spitze u. einer Senkr. vorne, durch die größte Circumferenz des Außenknöchels, über dem Calcaneocuboidgelenk **Besond.:** *Yuan*-Quell-Punkt; tonisiert u. mobilisiert *Qi* im Meridian-Verlauf bes. bei Stagnation durch Mangel
■ **Ma 41 Lok.:** In der Mitte der Fußwurzel zw. den Mm. ext. hallucis long. u. ext. digitorum long. **Besond.:** Lokalpunkt Rist; *Jing*-Fluss- u. Tonisierungs-Punkt; entfernt *Qi*-Stau aus dem Bein
■ **Mi 5 Lok.:** Bei Hakenfußstellung im Grübchen zw. Sehne des M. tibialis ant. u. Innenknöchel, auf dem Os naviculare **Besond.:** *Jing*-Fluss- u. Sedativ-Punkt, Meister-Punkt des Bindegewebes
■ **Ni 3 Lok.:** Zw. stärkster Vorwölbung des Malleolus med. u. Achillessehne **Besond.:** *Shu*-Strömungs- u. *Yuan*-Quell-Punkt, Lokalpunkt
■ **Ni 6 Lok.:** Unterh. der Spitze des Innenknöchels **Besond.:** Kardinal-Punkt für *Yin qiao mai*, Lokalpunkt
EX-LE 8 Lok.: Vorwölbung des Malleolus internus **Besond.:** Lokalpunkt
EX-LE 10 Lok.: 4 Punkte auf jedem Fußrücken 0,5 cun (½ QuF) proximal von den Interdigitalfalten **Besond.:** Entspannen Sehnen, vertreiben Wind-Kälte, beleben *Xue*-Blut
Handpunkt 2 Lok.: Rad. Seite des Daumengrundgelenks, Grenze Handfläche/Handrücken **Besond.:** Bei akuten Schmerzen des Knöchels

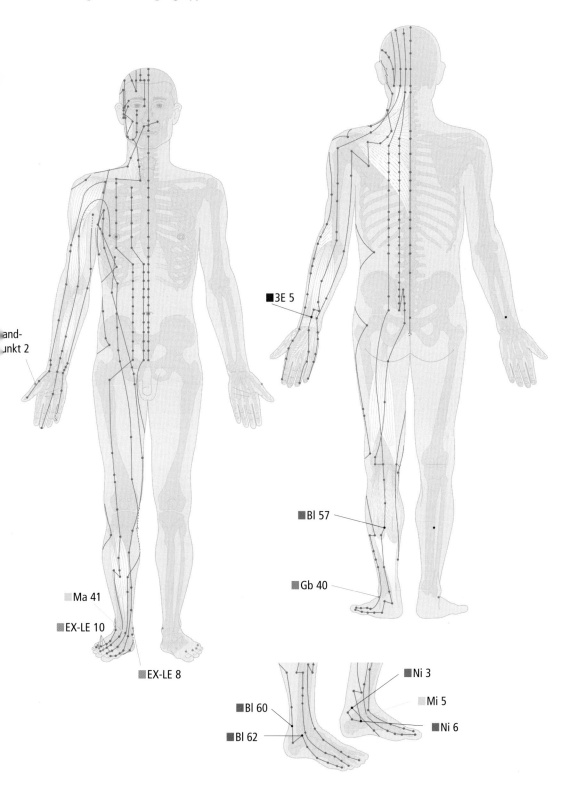

and-
unkt 2

3E 5

Bl 57

Gb 40

Ma 41

EX-LE 10

EX-LE 8

Ni 3

Mi 5

Ni 6

Bl 60

Bl 62

6.14 Bindegewebe/Ödeme

G. Kubiena

6.14.1 Descensus, Ptose, Varikose, Hämorrhoiden (1)

Die Ursache ist Milz-*Qi*-Mangel und sinkendes Milz-*Qi*.

Milz und Magen sind die Hauptproduzenten des postnatalen *Qi*, die Niere liefert das Quellen-*Qi* aus der angeborenen Essenz – *Jing*.

Das Milz-*Qi* hält die Organe an ihrem Platz. Bei einem Uterusprolaps handelt es sich zusätzlich zu einem Milz-*Qi*-Mangel um eine Instabilität von *Ren mai* und *Chong mai* sowie eine Insuffizienz des *Dai mai*, z. B. bei *Jing*-Mangel durch Geburten.

Basiskombination

Ma 36 + **M**, Ren 4 + **M**, Ren 6 + **M**, Du 20 **M**

Individuelle Punktkombination

Rectumprolaps

Ma 36 +, Du 20 **M**, Bl 25 + **M**, Du 1, Ren 8 **M** (Nabel mit Salz füllen, darauf Ingwerscheibe und Moxakegel) Mit Stuhlinkontinenz: Bl 25 +, Bl 31 +

Uterusdescensus, -prolaps

Qi-Mangel: Ma 36 + **M**, Ren 12 + **M**, Bl 20 **M**, Du 20 **M**, Ma 29 +

Nieren-Schwäche: Ren 4 + **M**, Extra EX-CA1 *(zi gong)*, Le 8 + **M** [Bi Le 9], Ni 6

Verwendete Punkte

- ■ **Bl 20** **Lok.:** 1,5 cun lat. Dornforts. BWK 11 **Besond.:** *Shu*-Zustimmungs-Punkt Milz
- ■ **Bl 25** **Lok.:** 1,5 cun lat. Dornforts. LWK 4 **Besond.:** Fördert Dickdarm-Funktion, stärkt entfernt Meridian-Stau
- ■ **Bl 31** **Lok.:** Im 1. Sacralloch auf gl. Höhe wie Bl 28 **Besond.:** Bl 31–35 stärken Niere, Lende, Gentale, *Jing*
- ■ **Du 1** **Lok.:** Zw. Os cocc. u. Anus **Besond.:** Hebt Rektum/Perineum an; reguliert *Du* u. *Ren mai*, entfernt feuchte Hitze
- ■ **Du 20** **Lok.:** Auf der Verbindungslinie der beiden Apices auriculae **Besond.:** Hebt sinkendes *Qi* der Organe, tonisiert *Yang*, stärkt aufsteigende Funktion der Milz, vertreibt inneren Wind
- ■ **Le 8** **Lok.:** Bei gebeugtem Knie im Grübchen vor dem Ende der med. Kniegelenksfalte **Besond.:** „Nährt" Leber-Blut, entspannt Sehnen, Spezial-Punkt bei Erschöpfungszuständen
- ▢ **Ma 29** **Lok.:** 2 cun seitl. der Medianen, neben Ren 3 u. Ni 12, 4 cun unt. dem Nabel **Besond.:** Hebt den Uterus an
- ▢ **Ma 36** **Lok.:** 0,5 cun lat. der vord. Tibiakante, 1,5 cun unterh. des Unterrandes des Fibulaköpfchens (Gb 34) **Besond.:** Unterstützt Magen u. Milz, stärkt *Ying-Qi* u. *Wei-Qi*, hebt *Yang* – Ptose (Moxa mit Du 20, Ren 6), reguliert *Qi*- u. *Xue*-Blut-Zirkulation
- ■ **Ni 6** **Lok.:** Unterh. der Spitze des Innenknöchels **Besond.:** Zusammen mit Le 8 Niere tonisierend, Uterus unterstützend
- ■ **Ren 4** **Lok.:** 2 cun oberh. der Symphyse **Besond.:** Tonisiert *Qi*, stärkt Niere, stellt *Yang-Qi* wieder her
- ■ **Ren 6** **Lok.:** 1,5 cun unterh. des Nabels. **Besond.:** Stärkt u. bewegt *Qi* des Unteren Erwärmers, stärkt Niere u. Quellen-*Qi*, aktiviert *Yang-Qi*, beeinflusst Uterus
- ■ **Ren 8** **Lok.:** Mitte des Nabels **Besond.:** Stärkt Milz/Magen/Quellen-*Qi*, reguliert Funktion der Eingeweide, stoppt Durchfall. Nicht stechen! Nur Moxa
- ■ **Ren 12** **Lok.:** In der Mitte zw. Nabel u. Xiphoid **Besond.:** Stärkt Magen- u. Milz-*Qi*

EX-CA 1 **Lok.:** Unterbauch, 1 cun oberhalb u. 3 cun lateral des Mittelpunktes der Symphyse (Höhe von Ren 3) **Besond.:** Wirkt spezifisch auf Uterus, daher „Palast des Kindes"

6

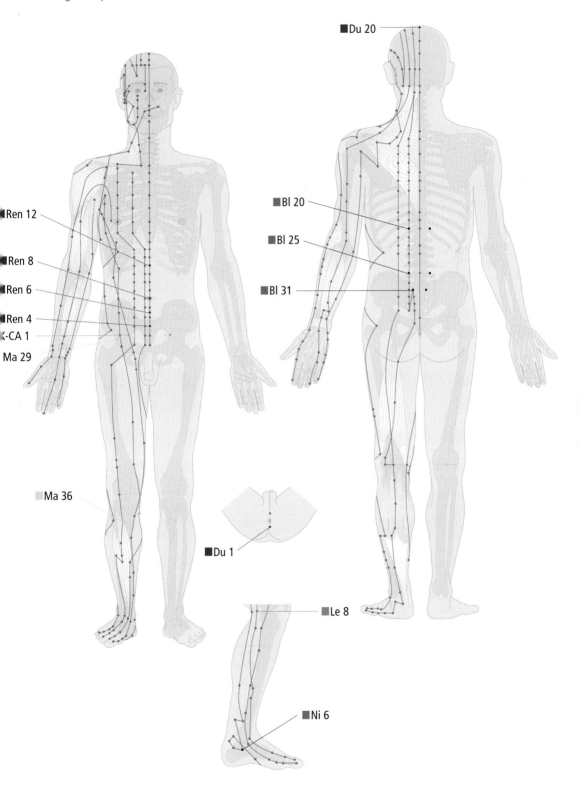

Du 20

Ren 12

Ren 8

Ren 6

Ren 4

K-CA 1

Ma 29

Bl 20

Bl 25

Bl 31

Ma 36

Du 1

Le 8

Ni 6

6.14.1 Descensus, Ptose, Varikose, Hämorrhoiden (2)

Individuelle Punktkombination

Varikose

Qi-/*Xue*-Blut-Stagnation, sinkendes Milz-*Qi*, feuchte Hitze (Thrombophlebitis)
Mi 6 +, Ma 36 + **M**, Bl 40 –, Bl 58; Kardinalpunkte: Mi 4, Pe 6
Thrombophlebitis: plus Mi 9 –
Varizenschmerz: Mi 5
Ulcus cruris: plus Le 3, Le 8 [Le 9 Bi], Bl 40 –, Bl 58

Hämorrhoiden

Du 1, Du 20 **M**, Bl 30
Individuelle Kombination: Mi 6, Le 3, Du 4, Bl 31, Bl 32, Bl 57, Ni 7; Kardinalpunkte: Mi 4, Pe 6
Blutung: Mi 1 – Mangelblutung Moxa, Hitze-Blutung (Entzündung) sedierend

Verwendete Punkte

■ **Bl 30 Lok.:** 1,5 cun lat. der dors. Medianen neben dem 4. Sacralloch **Besond.:** Weißer kostbarer Ring = Perineum – Halteapparat für Essenz *Jing* (ist u.a. auch Sperma) u. *Qi*
■ **Bl 31 Lok.:** Im 1. Sacralloch **Besond.:** Bl 31 bis 35: stärken Niere, Lende, Knie, Genitale
■ **Bl 32 Lok.:** Im 2. Sacralloch auf gl. Höhe wie Bl 28 (*Shu*-Zustimmungs-Punkt Blase) **Besond.:** Wie Bl 31
■ **Bl 40 Lok.:** In der Mitte der Kniegelenksquerfalte, zw. den Sehnen der Mm. semitendinosus u. biceps **Besond.:** Löst *Xue*-Blut-Stagnation, kühlt *Xue*-Blut
■ **Bl 57 Lok.:** Im Winkel zw. den beiden Mm. gastrocnemii; Zehenstand; Mitte zw. Bl 40 u. Bl 60 **Besond.:** Belebt *Xue*-Blut, entfernt Hitze; spezifisch für Wadenkrämpfe, Lumbalgie, Hämorrhoiden
■ **Bl 58 Lok.:** 1 cun dist. u. lat. Bl 57, am lat. Rand des M. gastrocnemius auf M soleus. Querschnitt durch Unterschenkel 4.30 h bzw. bei 7.30 h **Besond.:** Verleiht beim Gehen „Flügel", daher der Name „Aufschwung des *Yang*"
■ **Du 1 Lok.:** Zw. Os cocc. u. Anus **Besond.:** Hebt Rektum/Perineum an; reguliert *Du* u. *Ren mai*, entfernt feuchte Hitze
■ **Du 4 Lok.:** Unt. Dornforts. LWK 2, lat. liegen

Bl 23 u. Bl 47 Besond.: Ergänzt Nieren-*Yin*, festigt *Jing*, stärkt Nieren-*Yang*, tiefen Rücken u. Knie. Allgemeine Tonisierung
■ **Du 20 Lok.:** Auf der Verbindungslinie der beiden Apices auriculae **Besond.:** Hebt sinkendes *Qi* der Organe, tonisiert *Yang*, stärkt aufsteigende Funktion der Milz, vertreibt inneren Wind
■ **Le 3 Lok.:** Im proximalen Winkel zw. Os metatarsale I u. II, auf dem Fußrücken **Besond.:** Fördert glatten *Qi*-Fluss, spasmolytisch
■ **Le 8 Lok.:** Bei gebeugtem Knie im Grübchen vor dem Ende der med. Kniegelenksfalte **Besond.:** „Nährt" Leber-Blut, entspannt Sehnen, Spezial-Punkt bei Erschöpfungszuständen
■ **Ma 36 Lok.:** 0,5 cun lat. der vord. Tibiakante, 1,5 cun unterh. des Unterrandes des Fibulaköpfchens (Gb 34) **Besond.:** Unterstützt Magen u. Milz, stärkt *Ying-Qi* u. *Wei-Qi*, hebt *Yang* – Ptose (Moxa mit Du 20, Ren 6), reguliert *Qi*- u. *Xue*-Blut-Zirkulation
■ **Mi 1 Lok.:** Neben dem med. Nagelfalzwinkel der Großzehe **Besond.:** Stärkt Milz, reguliert *Xue*-Blut – stoppt Blutungen aller Art (Uterus, Hämorrhoiden, Nase), beruhigt Geist
■ **Mi 4 Lok.:** Im Grübchen über dem Übergang v. Basis zu Schaft des Os metatarsale I, am Farbumschlag der Haut **Besond.:** Stärkt Magen u. Milz, reguliert *Chong mai*
■ **Mi 5 Lok.:** Bei Hakenfußstellung im Grübchen zw. Sehne des M. tibialis ant. u. Innenknöchel, auf dem Os naviculare **Besond.:** Stärkt Magen u. Milz, entfernt Feuchtigkeit, speziell gegen Varizenschmerz
■ **Mi 6 Lok.:** 3 cun oberh. der größten Erhebung des Innenknöchels am Hinterrand der Tibia **Besond.:** Stärkt Milz, entfernt *Xue*-Blut-Stau – daher bei Durchblutungsstörungen der Beine; reguliert Uterus
■ **Mi 9 Lok.:** Bei gebeugtem Knie in Vertiefung unt. Condylus med. tibiae, auf gl. Höhe wie Gb 34 **Besond.:** Entfernt feuchte Hitze
■ **Ni 7 Lok.:** Am Vorderrand der Achillessehne, hinter dem M. flex. digit. long, 2 cun über der größten Prominenz des Malleolus int. = 2 cun oberh. Ni 3 **Besond.:** *Jing*-Fluss- und Tonisierungs-Punkt
■ **Pe 6 Lok.:** 2 cun prox. der Mitte der palm. Handgelenksfurche zw. den Sehnen der Mm. flex. carpi rad. u. palmaris long **Besond.:** Verstärkt als Partner-Kardinal-Punkt die Wirkung von Mi 4

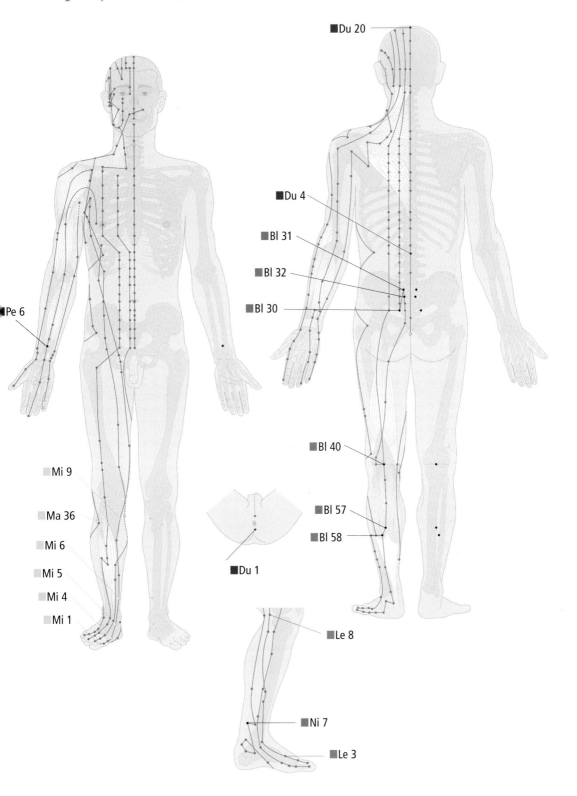

Du 20

Du 4

Bl 31

Bl 32

Bl 30

Pe 6

Bl 40

Mi 9

Ma 36

Bl 57

Mi 6

Bl 58

Mi 5

Mi 4

Mi 1

Du 1

Le 8

Ni 7

Le 3

6.14.2 Ödeme

Nach Ansicht der TCM ist das Eindringen von pathogenem Wind und Feuchtigkeit von außen oder Organdisharmonie die Ursache von Ödemen. Die TCM unterschiedet zwischen *Yang*- und *Yin*-Ödem, wie unten beschrieben.

Individuelle Punktkombination

Yang-Ödem, Höhenödem (Monk's disease), Gesichtsschwellung bei Erkältung

Lu 7, Di 4, Di 6, Mi 9, Bl 39 [Bl 53 Bi], Du 26
TCM: Flüssigkeitsansammlung im Körperinneren, zusätzlich „Wind" von außen. Plötzlicher Beginn, Ödeme in der oberen Körperhälfte, insbesondere Gesichtsödeme, Lidschwellung, Fieber, Schüttelfrost, Durst, asthmoider Husten, verringerte Harnausscheidung; **Zungenbelag:** Weiß, dünn; **Puls:** Rollend, schnell.

Yin-Ödem, sekundäre Ödeme z. B. durch Herzinsuffizienz, Leberversagen

Bl 20 **M**, Bl 23 **M**, Ren 9, Ren 4 **M**, Ni 7 **M**, Ma 36 +, Gb 41, Mi 5.
TCM: Disharmonie zwischen den inneren Organen. *Yang*-Schwäche von Milz und Niere, dadurch relativer *Yin* (Wasser)-Überschuss, der von *Qi*-Energie nicht mehr bewältigt werden kann. Ödeme in der unteren Körperregion; Kältegefühl, kalte Extremitäten, Rücken/Lendenschmerzen (Nieren-*Yang*-Schwäche), evtl. Völlegefühl im Epigastrium (Milz-*Yang*-Schwäche); flüssig-breiige Stühle; **Gesicht:** Blass, evtl. gelblich; **Zungenkörper:** Blass; **Zungenbelag:** Weiß; **Puls:** Tief, fadenförmig.

Verwendete Punkte

■ **Bl 20　Lok.:** 1,5 cun lat. Dornforts. BWK 11 **Besond.:** *Shu*-Zustimmungs-Punkt Milz; stärkt Milz, entfernt Feuchtigkeit
■ **Bl 23　Lok.:** *Shu*-Zustimmungs-Punkt Niere; stärkt Nieren-*Yin*- u. -*Yang*
■ **Bl 39　Lok.:** Lat. (*Yang*) v. Bl 40 an der Innenseite der Bicepssehne **Besond.:** Unterer *He*-Punkt des 3-Erwärmers; Öffnet Wasserwege des 3-Erwärmers
■ **Di 4　Lok.:** Auf dem Handrücken, am höchsten Punkt des Muskelwulstes zw. Metacarpale I u. II **Besond.:** *Yuan*-Quell- u. Kommando-Punkt für Gesicht; entfernt äußeren Wind (mit Lu 7)
■ **Di 6　Lok.:** Radialseite Unterarm, am äußeren Rand des Radius, 3 cun prox. der Handgelenksfalte, Trick Daumen kreuzen, sodass die Zeigefinger über den Handrücken auf den Puls greift. Spitze des Mittelfingers zeigt auf Lu 7, Spitze des Zeigefingers auf Di 6 **Besond.:** *Luo*-Durchgangs-Punkt; öffnet Wasserwege der Lunge – speziell für Gesichts- u. Hand-Ödeme durch äußere Pathogene
■ **Du 26　Lok.:** Zw. ob. u. mittl. Drittel des Philtrums **Besond.:** Lokalpunkt Gesichtsödem
■ **Gb 41　Lok.:** Zwischen 4. u. 5. Metatarsalknochen lateral der Sehne des Kleinzeh-Extensors **Besond.:** *Shu*-Strömungs-Punkt; lokal bei Ödemen des Fußrückens
■ **Lu 7　Lok.:** 1,5 cun prox. der queren Handgelenksfurche, über d. A. rad. **Besond.:** Meister-Punkt Stauung, bewegt, senkt u. verteilt Lungen-*Qi*, entfernt äußere Pathogene – speziell mit Di 4
■ **Ma 36　Lok.:** 0,5 cun lat. der vord. Tibiakante, 1,5 cun unterh. des Unterrandes des Fibulaköpfchens (Gb 34) **Besond.:** *He*-Punkt; stärkt Transport- u. Transformations-Funktion von Milz u. Magen, normalisiert Flüssigkeitsverteilung
■ **Mi 5　Lok.:** Bei Hakenfußstellung im Grübchen zw. Sehne des M. tibialis ant. u. Innenknöchel, auf dem Os naviculare **Besond.:** Meister-Punkt Bindegewebe, Lokalpunkt Fußrücken
■ **Mi 9　Lok.:** Bei gebeugtem Knie in Vertiefung unt. Condylus med. tibiae, auf gl. Höhe wie Gb 34 **Besond.:** *He*-Punkt; entfernt Feuchtigkeit u. Hitze, reguliert Wasserwege
■ **Ni 7　Lok.:** Am Vorderrand der Achillessehne, hinter dem M. flex. digit. long, 2 cun über der größten Prominenz des Malleolus int. = 2 cun oberh. Ni 3 **Besond.:** *Jing*-Fluss-u. Tonisierungs-Punkt; stärkt spezifisch Nieren-*Yang* mit Moxa
■ **Ren 4　Lok.:** 2 cun bzw. ⅖ der Strecke Symphyse/Nabel oberh. der Symphyse **Besond.:** Mit Moxa fördert mit Ren 9 Flüssigkeits-Zirkulation, stärkt Quellen-*Qi*
■ **Ren 9　Lok.:** 1 cun oberh. des Nabels **Besond.:** Fördert Flüssigkeits- u. Feuchtigkeits-Transformation

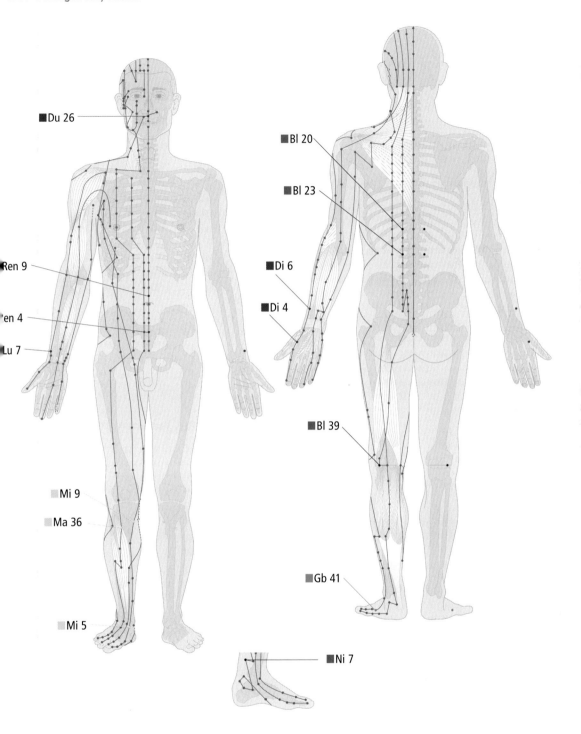

■Du 26

■Bl 20

■Bl 23

Ren 9

■Di 6

en 4

■Di 4

Lu 7

■Bl 39

Mi 9

Ma 36

■Gb 41

Mi 5

■Ni 7

6.15 Schmerztherapie

A. Meng

6.15.1 Allgemeine Anmerkungen zur Schmerztherapie mit Akupunktur

▓ Differenzialdiagnostisches Vorgehen

Eine vereinfachte Form ist die Zuordnung der Symptome nach Zugehörigkeit zu Meridiansystem, Organsystem und Modalitäten, 3-er Regel (Wo? Wo? Wie?) nach der Wiener Schule für Akupunktur. Die unten angeführten Punkteprogramme nach *Bian-Zheng* können auch als Module bei anderen Erkrankungen (*bian bing*) eingesetzt werden.

Diagnose und Basistherapie erfolgen immer zuerst nach der Evidence-based Medicin (EBM). Chinesische Phytotherapie und Akupunktur/Tuina können als adjuvante Heilverfahren angewendet werden.

Seit 1983 wird an der neurologischen Abteilung des Krankenhauses Lainz der Stadt Wien die Körperakupunktur wie auch die Aurikulotherapie mit Einmalnadeln, Dauernadeln, TENS wie auch zum geringeren Teil mit Laserakupunktur erfolgreich angewendet. Das Anwendungsgebiet hat sich von der alleinigen Schmerzbehandlung zur Frühbehandlung der Schlaganfälle und zu den chronischen Erkrankungen der Neurologie entwickelt.

▓ Meridian + Organ + Modalität = vereinfachte TCM-Diagnose

Regel 1: Welcher Meridian ist betroffen? – Wo behandeln?

Reize treffen auf die Rezeptoren des Organismus und werden als Nervenimpulse im Nervensystem weiterverarbeitet. Dabei stehen das vegetative Nervensystem, das periphere Nervensystem, das endokrine System und das Meridiansystem in sehr enger Wechselwirkung zueinander. Der Organismus antwortet auf eine physiologische oder pathophysiologische Weise.

Das Meridiansystem in der TCM hat die Aufgabe, als Kanalsystem für den Transport von *Qi* und *Xue*-Blut und somit auch als Verbindung der Eingeweide zu agieren. Das Meridiansystem (Kanalsystem) wird in der Subcutis bzw. zwischen den Muskeln in verschiedenen Tiefen lokalisiert.

Beispiel: Schmerzen im Kreuz mit Ausstrahlung in die Rückseite des Oberschenkels und an der Außenseite des Unterschenkels werden als Ischias oder Wurzelsymptomatik L5/S1 bezeichnet. Diese Schmerzausbreitung entspricht genau dem Verlauf des Blasenmeridians.

Regel 2: Welches Organ ist betroffen? – Wo behandeln?

Konsequenz: organbezogene bzw. segmentale Punkte.

Regel 3: Welches sind die Modalitäten und Begleitumstände? – Wie behandeln?

Zu der Frage „wie, wie lange, wie intensiv" gehören noch die Fragen: wann passiert etwas, wann wird es besser, wodurch wird es ausgelöst und beeinflussbar, welche Qualität hat es etc.

Schmerzcharakter, Schmerzstärke, Allgemeinzustand/ Ernährungszustand und Auslöser (pathogene Faktoren) weisen auf die Konsequenz der Behandlung wie Reizstärke und Reiztechnik hin.

Pathogene Faktoren, Wind, Kälte, Hitze, Feuchtigkeit, Trockenheit (Bioklimatische Faktoren), sind Auslöser einer Störung, charakterisieren bzw. beeinflussen eine Störung.

▓ Praktisches Vorgehen

Aus praktischen Gründen ist der Einteilung nach der Schmerzlokalisation der Vorzug zu geben. In allen Fällen sind die Modalitäten noch zu berücksichtigen.

- Schmerzen der Eingeweide (Organ-Zuordnung)
- Schmerzen an den Extremitäten (Meridian-Zuordnung)
- Schmerzen am Kopf (Meridian-Zuordnung)
- Schmerzen am Rumpf (Segment- und Meridian-Zuordnung)

} Modalitäten-Zuordnung (Beschreibung der Störungen)

Eine klare schulmedizinische Diagnose und Indikationsstellung ist immer vor der Behandlung notwendig.

In allen Fällen sind psychisch wirksame Punkte zu verwenden, z. B.:

- Du 20 (Punkt des hundertfachen Zusammentreffens)
- Du 24 (Göttlicher Hof)

• Gb 13 (Ursprung des *shen*)
• He 7 (Göttliches Tor).

Ich empfehle hier die Punkte: „Die vier klugen Götter" (EX-HN 1). Weitere wirksame Punkte sind Ma 36, Pe 6, Pe 7, Bl 15. Wenn die Schmerzen einen Rhythmus aufweisen, ist die Zuhilfenahme der Organuhr, der chronomedizinischen Regeln der TCM sinnvoll (→ Abb.2.3)

Schmerzen im Bereich der Eingeweide

Die Organe des Thorax (Herz und Lunge), Abdomen (Leber, Gallenblase, Milz, Magen, Darm) und Beckens (Niere, Blase) können Störungen haben, welche Schmerzen als ein Kardinal- oder Begleitsymptom verursachen. Die TCM-Differenzialdiagnose erfolgt hauptsächlich nach der Organ- und Meridianzuordnung. Die Differenzierung nach den Modalitäten ergänzt die Diagnose zusätzlich.

Akuter Organschmerz

Meist Fülle-Symptomatik, rasch einsetzend und sehr heftig
Therapieansatz: Symptomatisch mit dem Ziel der raschen Schmerzlinderung. Zirkulation des *Xue*-Blutes und der Vitalenergie *Qi* im Meridiansystem und Organ normalisieren sich.
Lokale Schmerzpunkte, *Xi*-Akut-Punkte, *He*-Punkte, *Luo*-Durchgangs-Punkte kommen bei diesen Krankheitsbildern zur Anwendung.

Chronischer Organschmerz

Oft Leere-Symptomatik, besteht länger als 6 Wochen, der Schmerzcharakter ist dumpf, lästig, rezidivierend. Hierbei ist die Differenzierung der Modalitäten sehr wichtig für einen guten Therapieerfolg.
Therapieansatz: Die Wurzel der Störung soll behandelt werden. Daher müssten mehr segmentale Punkte gestochen werden (*Shu*-Zustimmungspunkt und *Mu*-Alarmpunkt).
Der Organschmerz wird als Folge der Disharmonie von *Qi* und *Xue*-Blut in den Eingeweiden gesehen.
Bei Kälte-Symptomatik: die entsprechenden *Rong*-Punkte = *Ying*-Quellen-Punkte, also jeweils die 2. Punkte proximal der Akren auf den Meridianen.
Bei Zeichen von *Xue*-Blut-Stau und der *Qi*-Stagnation: Di 4 und Mi 6
Hinsichtlich eines Projektionsschmerzes als Zeichen der Organstörung, können oft positive Befunde (Hautfarbe, Druckbefund, Gelose, Myogelose, Kibler-Verquellungen etc.) am Rücken oder vorne am Rumpf gefunden werden. Solche Zonen sprechen oft gut auf Akupunktur und Akupressur an.

Schmerzen an den Extremitäten

Gemeint sind die Schmerzen an Weichteilen und Gelenken der Extremitäten. Die Differenzierung nach der Meridian-Zugehörigkeit ist wichtig. Der Begriff *Bi*-Syndrom entspricht oft dem Rheumatismus der modernen Medizin.

Schmerzen in Streifenform (z. B. Neuralgie)

An den entsprechenden Meridianen 1–3 Punkte stechen. Für die obere Extremität bewähren sich immer wieder die Punkte Di 11, Di 4 und He 1.
Für die untere Extremität sind die Punkte Ma 36, Gb 30, Gb 34 und Bl 40 [Bl 54 Bi] oft erfolgversprechend. An den genannten Punkten kann das De Qi-Gefühl gut ausgelöst werden. Sollte der Patient nicht so nadelempfindlich sein (schlecht auslösbares *De-Qi*-Gefühl), können eine Reihe von Punkten eines Meridians gestochen werden, um so das Gefühl der Ausbreitung entlang des Meridians zu erreichen.

Schmerz an einem Ort (z. B. Tenodinopathie)

Deutet auf Störung im MTM (muskulotendinäre Meridiane) hin.
Lokale Punkte kommen zu Anwendung.

Akute Schmerzen

Lokale Nadelung kann die Störung des *Xue*-Blut und der Vitalenergie *Qi* sogar verstärken:
Fernpunkte. Nach Erreichen des *De-Qi*-Gefühls soll der Patient sich aktiv selbst mobilisieren. Wenn lokal noch Verspannungen bestehen, dann sollten diese zart oberflächlich punktiert werden. Die Verwendung der Oppositionsregel ist hier angebracht.

Chronische Schmerzen

Lokale Stagnation von *Xue*-Blut und Vitalenergie-*Qi*, daher sollten zusätzlich mehr lokale Punkte gestochen werden. Bei Beteiligung mehrerer Meridiane oder sehr wechselhafter Schmerzlokalisation, müssen allgemein regulierende Punkte verwendet werden, distal vom Knie- bzw. Ellbogengelenk.

Gelenkschmerzen (obere und untere Extremität)

Di 4 und Le 3 (Schmerzen in Rahmen von Depression und *Qi*-Stauung).

Schmerzen im Rahmen von Disharmonie von *Qi* und *Xue*

Di 11 und Ma 36.

Schmerzen im Rahmen von Muskelverspannungen und Sehnenproblemen

Gb 34 und 3E 5.

Chronisch rebellierende Schmerzen

Du 14 [Du 13 Bi] für den Kopf, Thorax und den Schultergürtel; Du 4 für den Bauchraum und Beckengürtel; Ren 4, 6 und 8 haben auf *Yin* eine roborierende Wirkung.

Psychosomatische Schmerzen

Punkte auf dem Kopf bzw. Zustimmungspunkte auf dem Rücken haben eine beruhigende, anxiolytische und analgetische Wirkung.

Gb 20, Bl 10, Du 24, „Die vier klugen Götter" (EX-HN 1), Bl 15 (Zustimmungspunkt für das Herz), Bl 18 (Zustimmungspunkt für die Leber) und Bl 20 (Zustimmungspunkt für die Milz).

Schmerzen am Kopf

Alle Störungen im Körper, sowohl lokal, wie auch entfernt, können Schmerzen in der Kopfregion verursachen. Die TCM-Differenzialdiagnose erfolgt nach der 3-er Regel (s.o.): Fernpunkte (distal von Knie- und Ellbogengelenk).

Für die organbezogene Behandlung bewähren sich die Zustimmungspunkte und die Hauptpunkte am Rücken.

Schmerzen am Rumpf

- Die Schmerzen am Rumpf werden in erster Linie nach ventral, dorsal und lateral eingeteilt: ventral die Meridiane *Yang ming* – Ma/Di (Ma 44, Di 4, Mi 6)
- lateral die *shao yang* – Gb/3E (Le 3, Gb 34, 3E 7)
- dorsal die *tai yang* – Bl/Dü v.a. Bl 60, Dü 6, Ni 3

Diese nach der Meridianzugehörigkeit ausgewählten Fernpunkte werden durch lokale Punkte ergänzt.

> Je akuter ein Schmerzgeschehen ist, um so mehr sollten Fernpunkte, je chronischer der Schmerz ist, um so mehr sollten lokale Punkte verwendet werden.

Das Basisprogramm für eine chronische Lumbalgie besteht aus folgenden Punkten: Bl 23, Bl 52 [Bl 47 Bi] *(zhi shi)*, Gb 34, Gb 39, Du 4

Modalitätenzuordnung

Wind als Auslöser, Modalität bzw. Faktor der Symptomänderung

Symptomatik mit rascher Symptomänderung, Meridianpunkte mit der Windzugehörigkeit bevorzugt.
Therapie: Bl 12, Du 14 [Du 13 Bi], Du 16, Gb 20 und Gb 31 sedieren und Moxibustion.

Exogene Kälte als Auslöser, Modalität bzw. Faktor der Symptomänderung

In den tieferen Körperschichten, Verkrampfung, Stase in der Meridianzirkulation.
Therapie: Du 14 [Du 13 Bi], Bl 12 und Di 11 sedieren und Moxibustion

Zusätzlich Di 4 tonisierend und Ni 7 sedieren, um die Kälte an der Körperoberfläche durch die Förderung der Schweißsekretion zu vertreiben

Bl 60 mit Ni 3 fördert die „Kältevertreibung aus der Körperoberfläche".

Feuchtigkeit als Auslöser, Modalität bzw. Faktor der Symptomänderung

Zähe, fixierte Schmerzen, oft mit einem lokalen Ödem
Therapie: Ma 36, Mi 9 fördert über die Verdauung die Entwässerung

Di 4 und Le 3 unterstützt die Ödembeseitigung durch die Besserung der Leberfunktion *(Qi ji)*

Zusätzlich Mi 6 und Ma 28 *(shui dao)*, Gb 34, Du 14 [Du 13 Bi], Ren 12

Depression in der Modalität

Hier assoziiert die TCM das Organ Leber, die Leber hat eine verteilende Funktion *(shu xie)*.

Funktion verlangsamt, kommt zur Stagnation, „Verknotung" und Verkrampfung, Schmerzen bzw. Depressionen können dann die Kardinalsymptome sein.
Therapie: Bl 18 sedieren, Le 14
Zusätzlich Gb 34, Le 3 bzw. Pe 6.

Dysfunktion der Vitalenergie-*Qi* in der Modalität

Physiologische Funktionsrichtung *(qi ji*-Funktionsrichtung des *Qi)* gestört: z.B. Husten, Singultus, Stenokardie, Thoraxschmerzen, Magenschmerzen, Erbrechen, Diarrhö, Dysmenorrhö etc
Therapie: Ma 36 und Pe 6 (Abdomen), Ren 17 (Thoraxregion), Ren 6 (kleines Becken).

Xue yu-Blutstauung in der Modalität

Nach Traumata, Überanstrengungen etc. können lokale Mikro - und Makrohämatome entstehen, welche stechende und lokalisierte Schmerzen verursachen
Therapie: Mi 10, Bl 17, Bl 40 [Bl 54 Bi] *(wei zhong*, Mikro-Aderlass) und Mi 6 sedieren
Zusätzlich lokale Schmerzpunkte.

Innere Kälte als Auslöser, Modalität bzw. Faktor der Symptomänderung

Geschwächte, chronisch kranke Patienten mit Magen-, Bauch, Flanken-, Rückenschmerzen und Dysmenorrhö
Therapie: Ma 25, Ma 36, Ren 6, Ren 12 tonisieren und Moxibustion

Zusätzlich Zustimmungspunkte des jeweiligen geschwächten Organs.

Verdauungsstörung als Modalität der Schmerzen
Langes Verweilen von Nahrung im Magen, Darm führt zu Schmerzen im Abdomen
Therapie: Ma 25 und Ren 6, Ren 12 sedieren und Nadeln länger verweilen lassen
Bei Diarrhö: Ma 39
Bei Obstipation: zusätzlich Ma 37.

Starkes *Yang* in der Leber als Modalität
Im Rahmen von *Yin*-Leere oder Stagnation in der Leber kann es zum Symptom von „Feuer und Wind" in der Leber kommen mit Migräne, Kopfschmerzen bei hypertoner Krise etc.

Therapie: Di 4, Gb 20, Le 3, Du 20 und EX-HN 5 *(tai yang)*
Zusätzlich zur Stabilisierung Mi 6 und Ni 3
Feuer in der Modalität, oft eine lokale Entzündung, eine reaktive Arthrose:
sedierende Nadelung und Mikro-Aderlass der Akren (z. B. Lu 11 und Di 1 bei Tonsillitis).

Leere an Vitalenergie-*Qi* und *Xue*-Blut als Modalität
Oft bei älteren Menschen und chronisch Kranken rezidivierende Schmerzen, zunehmend bei Anstrengungen (*Qi*-Mangel) und in Ruhe (*Xue*-Blut-Mangel):
Neben der symptomatischen Behandlung eine Basisbehandlung zur Stärkung der Vitalenergie und des *Xue*-Blutes zur Anwendung kommen.
Therapie: Mit Tuina oder Akupunktur: Ma 36, Bl 17, Bl 20, Du 20, Ren 4, Ren 6 tonisieren und Moxibustion.

6.15.2 Ischialgie

N. ischiadicus (L 4–S 3): Entspricht im Verlauf dem Blasen-Meridian, dem längsten Meridian.

Der N. ischiadicus ist der kräftigste und längste periphere Nerv. Die Schädigung des Ischiadicusstamms hat meist ein direktes Trauma als Ursache. Die chinesische Medizin sieht als weiteren Auslöser die bioklimatischen Noxen wie Wind, Kälte, Feuchtigkeit und Hitze bei abbauenden Erkrankungen mit Folge eines Mangels an Vitalenergie-*Qi* und *Xue*-Blut.

Individuelle Punktkombinationen

Typ A: Schmerzen entlang des Blasen-Meridians: Bl 23, Bl 25, Bl 36 [Bl 50 Bi], Bl 40 [Bl 54 Bi], Bl 57, Bl 60 und lokale Schmerzpunkte.

Typ B: Schmerzen entlang des Gallenblasen-Meridians: Gb 30, Gb 31, Gb 34, Gb 39, Gb 40 und lokale Schmerzpunkte.

Typ C: Schmerzen entlang des Magen-Meridians: Ma 31, Ma 32, Ma 36, Ma 41 und lokale Schmerzpunkte.

In der Akutphase ist eine entsprechende körperliche Schonung wichtig. In der Akupunkturpraxis ist auf das Auslösen des *De-Qi*-Gefühles zu achten.

Verwendete Punkte

■ **Bl 23** **Lok.:** 1,5 cun lat. Dornforts. LWK 2, also lat. Du 4 **Besond.:** *Shu*-Zustimmungs-Punkt Niere

■ **Bl 25** **Lok.:** 1,5 cun lat. Dornforts. LWK 4 **Besond.:** *Shu*-Zustimmungs-Punkt Dickdarm

■ **Bl 36 [Bl 50 Bi]** **Lok.:** Mitte der Glutealfalte (Valley-Druckpunkt) **Besond.:** Lokalpunkt

■ **Bl 40 [Bl 54 Bi]** **Lok.:** Mitte der Kniegelenksquerfalte, zw. den Sehnen der Mm. semitendinosus u. biceps **Besond.:** *He*-Punkt, Kommando-Punkt Rücken, entfernt Blut-Stau

■ **Bl 57** **Lok.:** Im Winkel zw. den beiden Mm. gastrocnemii; Zehenstand; Mitte zw. Bl 40 u. Bl 60 **Besond.:** Wadenkrämpfe!

■ **Bl 60** **Lok.:** Mitte zw. Achillessehne u. höchster Erhebung des Außenknöchels **Besond.:** *Jing*-Fluss-Punkt, Meister-Punkt aller Schmerzen im Verlauf des Meridians

■ **Gb 30** **Lok.:** Auf Verbindungslinie zw. Trochanter major u. Hiatus sacralis, am Übergang v. unt. z. mittl. Drittel **Besond.:** Reunions-Punkt mit Blase, Meister-Punkt Ischias u. Paresen der Beine

■ **Gb 31** **Lok.:** Seitl. auf dem Oberschenkel, wo die Offiziersstreifen sitzen u. wohin der Mittelfinger bei locker herabhängenden Armen zeigt **Besond.:** Wind u. Wetterwechsel

■ **Gb 34** **Lok.:** Bei gebeugtem Knie in der Vertiefung vor u. unt. dem Fibulaköpfchen **Besond.:** *He*-Punkt Gallenblase, Einflussreicher Punkt für Sehnen, Meister-Punkt Muskulatur

■ **Gb 39** **Lok.:** 3 cun oberh. des Außenknöchels, am Vorderrand – Zeitler, Kö/Wa am Hinterrand – der Fibula **Besond.:** Einflussreicher Punkt für Mark, Knochen- u. Rückenmark! Gruppen-*Luo*-Durchgangs-Punkt der 3 unteren *Yang*: Ma, Gb, Bl

■ **Gb 40** **Lok.:** Am Schnittpunkt einer Horizontalen durch die Spitze u. einer Senkr. vorne, durch die größte Circumferenz des Außenknöchels, über dem Calcaneocuboidgelenk **Besond.:** *Yuan*-Quell-Punkt

■ **Ma 31** **Lok.:** Auf Höhe des Perineums, auf einer Verbindungslinie zw. Spina iliaca ant. sup. u. lat. Oberrand der Patella **Besond.:** Lokalpunkt, stärkt *Qi* u. *Xue*-Blut

■ **Ma 32** **Lok.:** 6 cun oberh. Patella-Oberrand auf M. rectus femoris **Besond.:** Reunions-Punkt für Arterien u. Venen

■ **Ma 36** **Lok.:** 0,5 cun lat. der vord. Tibiakante, 1,5 cun unterh. des Unterrandes des Fibulaköpfchens (Gb 34) **Besond.:** *He*-Punkt, Meister-Punkt Hormone, Beiname: „Großer Heiler der Füße u. Knie"

■ **Ma 41** **Lok.:** In der Mitte der Fußwurzel zw. den Mm. ext.. hallucis long. u. ext. digitorum long. **Besond.:** *Jing*-Fluss- u. Tonisierungs-Punkt

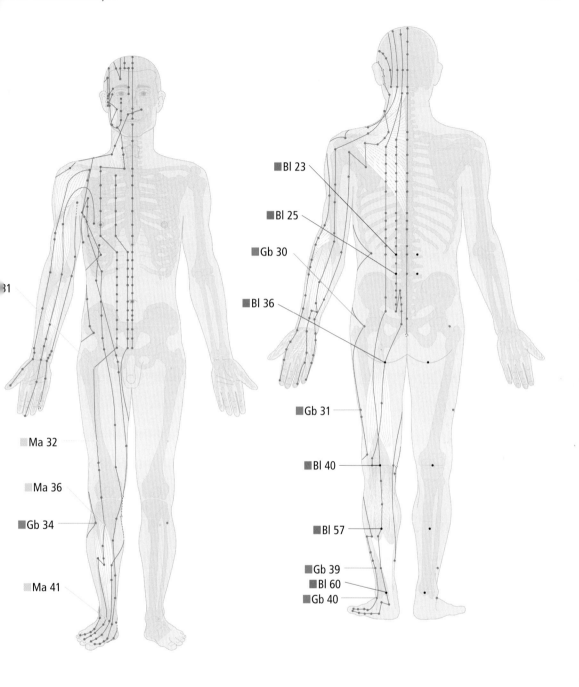

Bl 23

Bl 25

Gb 30

Bl 36

31

Ma 32

Ma 36

Gb 34

Ma 41

Gb 31

Bl 40

Bl 57

Gb 39
Bl 60
Gb 40

6.15.3 Meralgia paraestetica

Schmerzen durch Schädigung des N. cutanaeus femoralis lateralis (L 2–L 3): Bei Durchtritt des Nervs durch das Leistenband medial der Spina iliaca anterior superior, kann der rein sensible Nerv mechanisch geschädigt werden. Wenn die Vermeidung der äußeren Belastungsmomente und der Infiltration keine Besserung bringt, dann kann eine Behandlung mit Akupunktur versucht werden.

Basiskombination

Ma 31, Ma 32, Gb 31, Gb 32, Gb 34

Individuelle Punktkombination

Wechselnde, heftige Schmerzen

Mi 10, Bl 17

Parästhesie der Haut

Ma 36, Mi 5

Erschöpfung

Bl 23, Ren 4
Die lokale, großflächige Therapie steht im Vordergrund.

Verwendete Punkte

■ **Bl 17**   **Lok.:** 1,5 cun lat. Dornforts. BWK 7, ca. Höhe des Angulus inf. scapulae **Besond.:** Einflussreicher Punkt *Xue*-Blut, *Shu*-Zustimmungs-Punkt Zwerchfell, stärkt Blut, bewegt Blut-Stau

■ **Bl 23**   **Lok.:** 1,5 cun lat. Dornforts. LWK 2, also lat. Du 4 **Besond.:** *Shu*-Zustimmungs-Punkt Niere; stärkt Nieren-*Yin*, -*Yang* u. -*Jing*

■ **Gb 31**   **Lok.:** Seitl. auf dem Oberschenkel, wo die Offiziersstreifen sitzen u. wohin der Mittelfinger bei locker herabhängenden Armen zeigt **Besond.:** Wind-Punkt

■ **Gb 32**   **Lok.:** 1 cun unt. Gb 31 **Besond.:** Lokalpunkt

■ **Gb 34**   **Lok.:** Bei gebeugtem Knie in der Vertiefung vor u. unt. dem Fibulaköpfchen **Besond.:** *He*-Punkt, Einflussreicher Punkt für Sehnen, Meister-Punkt Muskulatur

■ **Ma 31**   **Lok.:** Auf Höhe des Perineums, auf einer Verbindungslinie zw. Spina iliaca ant. sup. u. lat. Oberrand der Patella **Besond.:** Lokalpunkt, stärkt *Qi* u. *Xue*-Blut

■ **Ma 32**   **Lok.:** 6 cun oberh. Patella-Oberrand auf M. rectus femoris **Besond.:** Reunions-Punkt für Arterien u. Venen

■ **Ma 36**   **Lok.:** 0,5 cun lat. der vord. Tibiakante, 1,5 cun unterh. des Unterrandes des Fibulaköpfchens (Gb 34) **Besond.:** *He*-Punkt, Meister-Punkt Hormone, Beiname: „Großer Heiler der Füße u. Knie"

■ **Mi 5**   **Lok.:** Bei Hakenfußstellung im Grübchen zw. Sehne des M. tibialis ant. u. Innenknöchel, auf dem Os naviculare **Besond.:** *Jing*-Fluss- u. Sedativ-Punkt, Meister-Punkt Bindegewebe

■ **Mi 10**   **Lok.:** Bei gebeugtem Knie 2 cun oberh. des Patellaoberrandes, med. des M. vastus med. **Besond.:** „Meer des Blutes"; stärkt u. kühlt *Xue*-Blut, bewegt *Qi* u. *Xue*-Blut, entfernt dadurch Wind

■ **Ren 4**   **Lok.:** 2 cun oberh. der Symphyse **Besond.:** Innerer Treffpunkt der 3 unteren *Yin*-Meridiane (Mi, Le, Ni), *Mu*-Alarm-Punkt Dünndarm; roborierend – stärkt *Jing, Qi, Yang, Xue*-Blut u. *Yin*

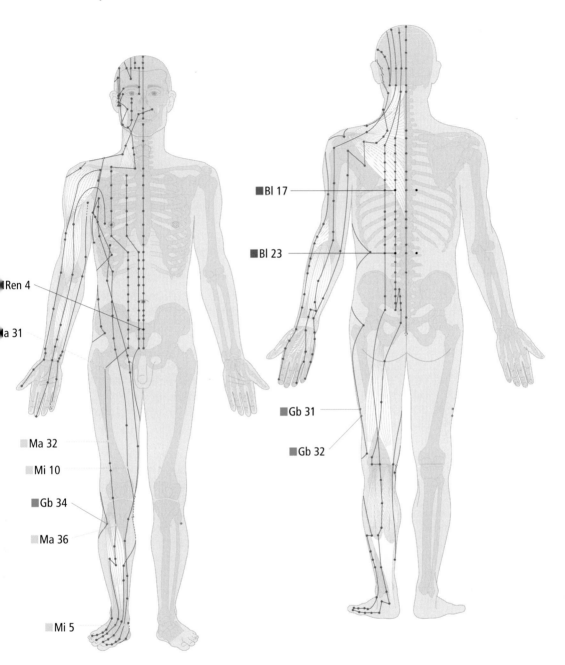

6.15.4 Polyneuropathie

Meist mehr oder weniger symmetrischer Befall einer Reihe von peripheren Nerven, an den unteren Extremitäten distal beginnend, Missempfindungen, in der Nacht sich verschlimmernd, abgeschwächte bis fehlende Reflexe. Neben der evtl. Kausaltherapie und der Physiotherapie kann die Akupunktur adjuvant eingesetzt werden. In leichteren Fällen ist das Ansprechen sogar recht gut.

Basiskombination

Lu 5, Di 4, Di 11, Di 15, Ma 36, Mi 6, Bl 40 [Bl 54 Bi], Bl 60, 3E 5, Le 3, Gb 39, EX-UE 9 *(ba xie)*, EX-LE 10 *(ba feng)*
Eine elektrische Stimulation der Nadeln kann zur Verschlimmerung der Symptome führen.

Verwendete Punkte

■ **3E 5** **Lok.:** 2 cun prox. der Mitte der dors. Handgelenksfurche, ggü. Pe 6 **Besond.:** *Luo*-Durchgangs- u. Kardinal-Punkt für *Yang wei mai*, Meister-Punkt kleine Gelenke; kann alle Pathogene entfernen, bes. Wind-Hitze

■ **Bl 40 [Bl 54 Bi]** **Lok.:** Mitte der Kniegelenksquerfalte, zw. den Sehnen der Mm. semitendinosus u. biceps **Besond.:** *He*-Punkt, Kommando-Punkt Rücken, entfernt Blut-Stau u. Hitze, entspannt Sehnen

■ **Bl 60** **Lok.:** Mitte zw. Achillessehne u. höchster Erhebung des Außenknöchels **Besond.:** *Jing*-Fluss-Punkt, Meister-Punkt aller Schmerzen im Verlauf des Meridians

■ **Di 4** **Lok.:** Auf dem Handrücken, am höchsten Punkt des Muskelwulstes zw. Metacarpale I u. II **Besond.:** *Yuan*-Quell- u. Stoffwechsel-Punkt; entfernt Wind-Hitze, Blut-Hitze, Blut-Stagnation, Feuer-Toxin, feuchte Hitze u. Blut-Mangel mit Di 11

■ **Di 11** **Lok.:** Bei max. gebeugtem Arm am rad. Ende der Ellbogenfalte **Besond.:** *He*- u. Tonisierungs-Punkt; entfernt äußeren Wind, Hitze, Feuchtigkeit; speziell mit Di 4 u. Du 14

■ **Di 15** **Lok.:** Bei seitw. gehobenem Arm im ventr. der beiden Grübchen unt. dem Acromioclaviculargelenk zw. vord. u. mittl. Drittel des M.deltoideus (im dors. Grübchen liegt 3E 14) **Besond.:** Meister-Punkt Paresen der oberen Extremität, Reunions-Punkt mit *Yang qiao mai*, vertreibt Wind aus den vier Extremitäten

■ **Gb 39** **Lok.:** 3 cun oberh. des Außenknöchels, am Hinterrand der Fibula **Besond.:** Einflussreicher Punkt für Mark – Knochen- u. Rückenmark! Gruppen-*Luo*-Durchgangs-Punkt der 3 unteren *Yang*: Ma, Gb, Bl

■ **Le 3** **Lok.:** Im proximalen Winkel zw. Os metatarsale I u. II, auf dem Fußrücken **Besond.:** *Shu*-Strömungs- u. *Yuan*-Quell-Punkt; glättet *Qi*-Fluss, spasmolytisch; unterdrückt Leber-*Yang*, entfernt inneren Wind

■ **Lu 5** **Lok.:** Ellenbeuge, rad. der Bicepssehne **Besond.:** *He*- u. Sedativ-Punkt; wirkt auf das Gesicht, kühlt als Wasser-Punkt bei Hitze, tonisiert *Yin*

■ **Ma 36** **Lok.:** 0,5 cun lat. der vord. Tibiakante, 1,5 cun unterh. des Unterrandes des Fibulaköpfchens (Gb 34) **Besond.:** *He*-Punkt, Meister-Punkt Hormone, Blutdruck; stärkt *Qi* u. *Xue*-Blut

■ **Mi 6** **Lok.:** 3 cun oberh. der größten Erhebung des Innenknöchels am Hinterrand der Tibia **Besond.:** Stärkt als Gruppen-*Luo*-Punkt Milz, Leber, Niere – *Qi*, *Xue*-Blut u. *Yin* – roboriert; entfernt Feuchtigkeit

EX-LE 10 **Lok.:** 4 Punkte auf jedem Fußrücken 0,5 cun proximal von den Schwimmhautfalten zwischen den Metatarsalköpfchen I–IV **Besond.:** Entspannen Sehen, vertreiben Wind und Feuchtigkeit, beleben *Xue*-Blut

EX-UE 9 **Lok.:** Bei lockerer Faust je 4 Punkte auf jedem Handrücken in den Schwimmhautfalten zwischen den Metacarpalköpfchen I–IV **Besond.:** Entspannen Sehen, vertreiben Wind und Kälte, beleben *Xue*-Blut

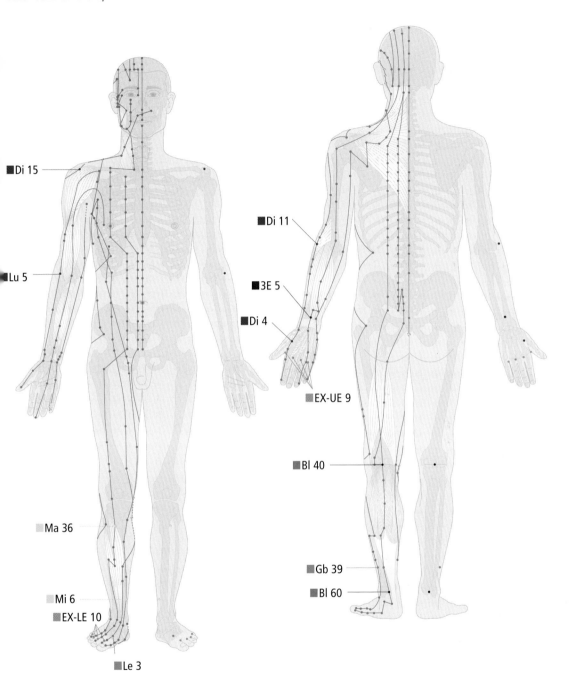

Di 15

Lu 5

Di 11

3E 5

Di 4

EX-UE 9

Bl 40

Ma 36

Gb 39

Mi 6

Bl 60

EX-LE 10

Le 3

6.15.5 Schmerzen bei Fersensporn

Fersensporn ist eine relativ gut zu behandelnde Indikation.

Basiskombination

Ni 3, Bl 57, Bl 60, Pe 7
OAP: 95 Niere, 55 *shen men*, 47 Ferse

Verwendete Punkte

■ **Bl 57   Lok.:** Im Winkel zw. den beiden Mm. gastrocnemii; Zehenstand; Mitte zw. Bl 40 [Bl 54 Bi] u. Bl 60 **Besond.:** Lokalpunkt, entspannt die Sehnen, Spezialpunkt für Wadenkrämpfe

■ **Bl 60   Lok.:** Mitte zw. Achillessehne u. höchster Erhebung des Außenknöchels **Besond.:** *Jing*-Fluss-Punkt, Meister-Punkt aller Schmerzen im Verlauf des Meridians

■ **Ni 3   Lok.:** Zw. stärkster Vorwölbung des Malleolus med. u. Achillessehne **Besond.:** *Shu*-Strömungs- u. *Yuan*-Quell-Punkt; Lokalpunkt

■ **Pe 7   Lok.:** In der Mitte der palm. Handgelenksfurche zw. den Sehnen der Mm. flex. carpi rad. u. palmaris long. **Besond.:** *Shu*-Strömungs-, Sedativ-u. *Yuan*-Quell-Punkt; behandelt das korrespondierende Gelenk der unteren Extremität

6

6.15

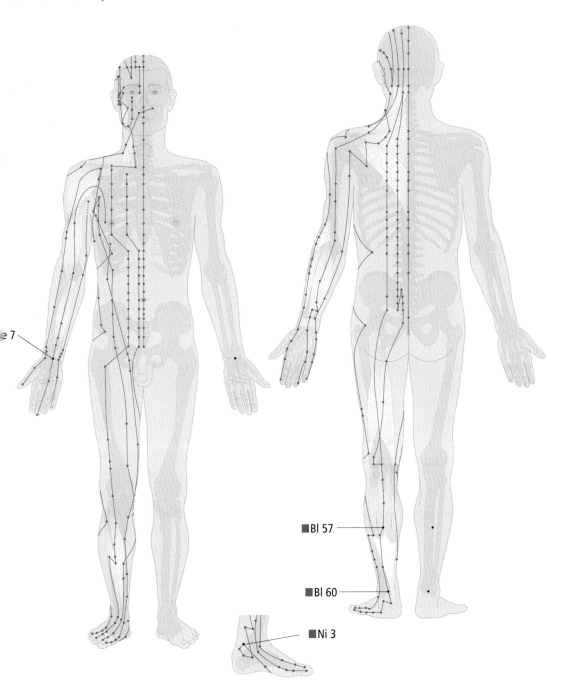

e 7

Bl 57

Bl 60

Ni 3

6.15.6 Sudeck-Syndrom, Algodystrophie, sympathische Reflexdystrophie

Stadium I: heftige Spontanschmerzen, Ödem, schmerzhafte Dystrophie
Stadium II: typische Röntgenveränderung, Atrophie
Stadium III: Kontraktur und Rückgang der Schmerzen.
Neben der üblichen Therapie kann die Akupunktur in jedem Stadium zusätzlich eingesetzt werden.
Im Stadium I ist eine lokale Akupunkturbehandlung nicht angezeigt, sondern erst ab Stadium II (insbesondere interdigitale Punkte). Wir verwenden regionalbezogene Fernpunkte, entsprechend den Meridianverläufen.

Individuelle Punktkombination

Obere Extremität
Regionalbezogene Fernpunkte: Lu 5, Di 11, Di 10, Pe 6
Lokalpunkte: Di 4, Dü 3, Pe 6, 3E 3, 3E 5

Untere Extremität
Regionalbezogene Fernpunkte: Ma 36, Mi 9, Mi 10, Gb 31, Gb 34
Lokalpunkte: Ma 41, Mi 6, Bl 60, Ni 3, Gb 41, Le 3

Verwendete Punkte

■ **3E 3   Lok.:** Zw. Os metacarpale IV u. V auf dem Handrücken im Grübchen prox. des Metacarpophalangealgelenks bei geballter Faust **Besond.:** *Shu*-Strömungs- u. Tonisierungs-Punkt; entfernt Hitze, vertreibt Wind, fördert *Qi*-Fluss i. Meridian
■ **3E 5   Lok.:** 2 cun prox. der Mitte der dors. Handgelenksfurche, ggü. Pe 6 **Besond.:** *Luo*-Durchgangs-u. Kardinal-Punkt für *Yang wei mai*, Meister-Punkt kleine Gelenke; entfernt alle Pathogene
■ **Bl 60   Lok.:** Mitte zw. Achillessehne u. höchster Erhebung des Außenknöchels **Besond.:** *Jing*-Fluss-Punkt u. Meister-Punkt aller Schmerzen im Blasen-Meridian
■ **Di 4   Lok.:** Blasenmeridian Handrücken, am höchsten Punkt d. Muskelwulstes zw. Metacarpale I u. II **Besond.:** *Yuan*-Quell- u. Stoffwechsel-P.; entf. Wind-Hitze, Blut-Hitze, Blut-Stagnation, Feuer-Toxin, feuchte Hitze u. Blut-Mangel m. Di 11
■ **Di 10   Lok.:** Unterarm rad., 3 cun dist. Di 11, in der Muskelmasse der Extensoren **Besond.:** Behandelt Störungen im Verlauf des Dickdarm-Meridians, entfernt Schwellungen

■ **Di 11   Lok.:** Bei max. gebeugtem Arm am rad. Ende der Ellbogenfalte **Besond.:** *He-* und Tonisierungs-Punkt; entfernt feuchte Hitze u. Wind, unterstützt Sehnen u. Gelenke
■ **Dü 3   Lok.:** Bei Faust auf Handrücken im Grübchen hinter dem Ende der obersten Handtellerquerfalte **Besond.:** Tonisierungs- u. Kardinal-Punkt für *Du mai*; vertreibt daraus äußeren u. inneren Wind, unterstützt Sehnen, entfernt Feuchtigkeit
■ **Gb 31   Lok.:** Seitl. a. d. Oberschenkel, wo d. Offiziersstreifen sitzen u. wohin d. Mittelfinger bei locker herabhängenden Armen zeigt **Besond.:** Wind-Punkt
■ **Gb 34   Lok.:** Bei gebeugtem Knie vor u. unt. dem Fibulaköpfchen **Besond.:** *He-* u. Einflussreicher Punkt für Sehnen, Meister-Punkt Muskulatur; glättet Leber-*Qi*-Fluss, entfernt feuchte Hitze
■ **Gb 41   Lok.:** Zwischen 4. u. 5. Metatarsalknochen lateral der Sehne des Kleinzeh-Extensors **Besond.:** *Shu*-Strömungs- u. Kardinal-Punkt für *Dai mai*, Meister-Punkt große Gelenke; entfernt feuchte Hitze, fördert harmonischen Leber-*Qi*-Fluss
■ **Le 3   Lok.:** Im proximalen Winkel zw. Os metatarsale I u. II, auf dem Fußrücken **Besond.:** *Shu*-Strömungs- u. *Yuan*-Quell-Punkt; glättet *Qi*-Fluss, spasmolytisch; unterdrückt Leber-*Yang*, entfernt inneren Wind
■ **Lu 5   Lok.:** Ellenbeuge, rad. der Bicepssehne **Besond.:** *He-* u. Sedativ-Punkt; kühlt als Wasser-Punkt bei Hitze, tonisiert *Yin*
▨ **Ma 36   Lok.:** 0,5 cun lat. der vord. Tibiakante, 1,5 cun unterh. des Unterrandes des Fibulaköpfchens (Gb 34) **Besond.:** *He-* u. Meister-Punkt Hormone, Blutdruck; stärkt *Qi* u. *Xue*-Blut
▨ **Ma 41   Lok.:** Mitte der Fußwurzel zw. den Mm. ext. hallucis long. u. ext. digitorum long. **Besond.:** *Jing*-Fluss-u. Tonisierungs-Punkt; Lokalpunkt
▨ **Mi 6   Lok.:** 3 cun oberh. der größten Erhebung des Innenknöchels am Hinterrand der Tibia **Besond.:** Stärkt als Gruppen-*Luo*-Punkt Milz, Leber, Niere – *Qi*, *Xue*-Blut u. *Yin* – roboriert; entfernt Feuchtigkeit
▨ **Mi 9   Lok.:** Bei gebeugtem Knie in Vertiefung unt. Condylus med. tibiae, auf gl. Höhe wie Gb 34 **Besond.:** *He*-Punkt; reguliert Flüssigkeiten bzw. Feuchtigkeit, stärkt Milz-*Qi*
■ **Mi 10   Lok.:** Bei gebeugtem Knie 2 cun oberh. des Patellaoberrandes, med. des M. vastus med. **Besond.:** „Meer des Blutes"; stärkt u. kühlt Blut, bewegt *Qi* u. *Xue*-Blut, entfernt Wind u. Hitze
■ **Ni 3   Lok.:** Zw. stärkster Vorwölbung des Malleolus med. u. Achillessehne **Besond.:** *Shu*-Strömungs-u. *Yuan*-Quell-Punkt; stärkt Nieren-*Yang* u. besonders Nieren-*Yin*. Knochen sind der Niere zugeordnet!

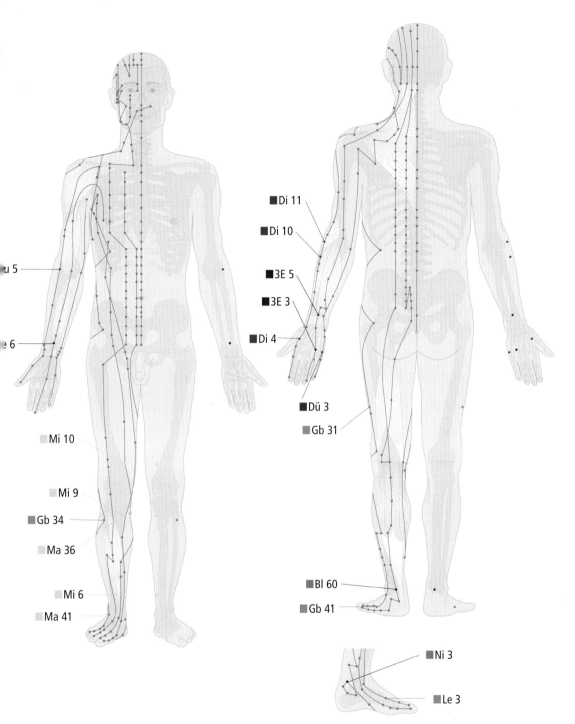

u 5

e 6

■ Di 11

■ Di 10

■ 3E 5

■ 3E 3

■ Di 4

■ Dü 3

■ Gb 31

■ Mi 10

■ Mi 9

■ Gb 34

■ Ma 36

■ Mi 6

■ Ma 41

■ Bl 60

■ Gb 41

■ Ni 3

■ Le 3

■ **Pe 6** **Lok.:** 2 cun prox. der Mitte der palm. Handgelenksfurche zw. den Sehnen der Mm. flex. carpi rad. u. palmaris long. **Besond.:** *Luo*-Durchgangs- u. Kardinal-Punkt für *Yin wei mai*; mobilisiert *Xue*-Blut-, *Qi*- u. Schleim-Stagnation

6.15.7 Phantomschmerzen

Die Phantom-Schmerzsignale von amputierten Abschnitten, treten oft in Zusammenhang mit Wetteränderungen auf.

Basiskombination

Di 4, Ma 36, Bl 60, Pe 6
Zusätzlich sollten die schmerzenden Meridianpunkte spiegelbildlich auf der gesunder Seite genadelt werden, wenn der Phantomschmerz an der Großzehe links, dann die Meridianpunkte Mi 2, Le 2 rechts nadeln.
OAP: 55 *shen men* und 95 Niere
Zusätzlich Dauernadeln bzw. Pflaster mit Magnetkugeln oder Rapskern an die entsprechende Projektionszone des Phantomgliedes am Ohr befestigen. Der Patient muss diese 2- bis 3-mal am Tag je 2–3 Minuten so fest drücken, dass eine Wärme, eine Hitze bzw. ein Schmerz verspürt wird. Nach etwa 10 Tagen müssen diese Kugeln entfernt werden.

Verwendete Punkte

■ **Bl 60** **Lok.:** Mitte zw. Achillessehne u. höchster Erhebung des Außenknöchels **Besond.:** *Jing*-Fluss- u. Meister-Punkt aller Schmerzen im Verlauf des Meridians

■ **Di 4** **Lok.:** Auf dem Handrücken, am höchsten Punkt des Muskelwulstes zw. Metacarpale I u. II **Besond.:** *Yuan*-Quell-Punkt, Stoffwechsel-Punkt; entfernt Wind-Hitze, Blut-Hitze, Blut-Stagnation, Feuer-Toxin u. feuchte Hitze

■ **Le 2** **Lok.:** In der Schwimmhautfalte zw. 1. u. 2. Zehe, lat. Ende des Großzehengrundgelenks **Besond.:** *Ying*-Quellen- u. Sedativ-Punkt; entfernt Leber-Feuer u. -Wind, spasmolytisch; hier symptomatischer Lokalpunkt

■ **Ma 36** **Lok.:** 0,5 cun lat. der vord. Tibiakante, 1,5 cun unterh. des Unterrandes des Fibulaköpfchens (Gb 34) **Besond.:** *He*-Punkt, Meister-Punkt Hormone, Blutdruck

■ **Mi 2** **Lok.:** Am Spalt des Großzehengrundgelenks med., am Farbumschlag der Haut **Besond.:** *Ying*-Quellen- u. Tonisierungs-Punkt wie bei Le 2

■ **Pe 6** **Lok.:** 2 cun prox. der Mitte der palm. Handgelenksfurche zw. den Sehnen der Mm. flex. carpi rad. u. palmaris long. **Besond.:** *Luo*-Durchgangs- u. Kardinal-Punkt für *Yin wei mai*; mobilisiert *Xue*-Blut-, *Qi*- u. Schleim-Stagnation

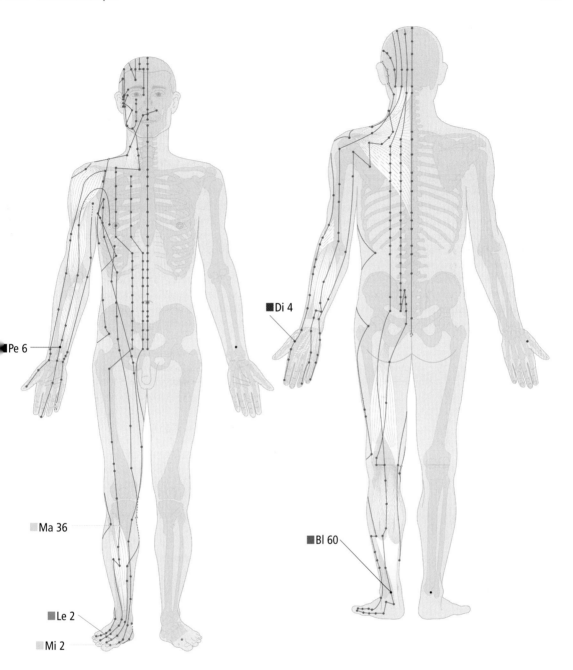

Pe 6

Di 4

Ma 36

Bl 60

Le 2

Mi 2

6.15.8 Multiple Sklerose (1)

Die Multiple Sklerose (MS) oder Encephalomyelitis disseminata ist eine in Schüben verlaufende, entzündliche Erkrankung von Hirn und Rückenmark. Die Symptome sind Lähmungen, Sensibilitätsstörungen, Schmerzen, Sehnervenschädigungen, Spastik, Kleinhirnsymptome, Augenmotilitätsstörungen, Blasen- und Mastdarmentleerungsstörungen und psychische Störungen.

Die Infusionstherapie mit Kortison bei Schüben ist jetzt allgemein anerkannt. Eine Reihe von immunsuppressiven Substanzen und immunstimulierenden Behandlungen (z.B. Beta-Interferon) werden in der Basistherapie eingesetzt.

Die Akupunktur, Tuinatherapie und die chinesische Phytotherapie, wie auch die Krankengymnastik, können als eine symptomatische, adjuvante Methode eingesetzt werden. Das Programm, die Reizdosierung und die Rezeptur sollen individuell dem aktuellen Zustand des Patienten angepasst werden.

TCM

Die TCM sieht in der MS eine Zuordnung zum Organ-Funktionskreis Niere und Leber: Symptome des *Yin*-Mangels, des Leber/Nieren-Mangels und des Nieren-*Yang*-Mangels sind festzustellen (Muskelatrophien).

Individuelle Punktkombination

Funktionskreise Leber und Niere

Mi 6, He 7, Bl 2, Bl 18, Bl 23, Gb 20, Le 3, EX-HN 5 *(tai yang)*

Obere Extremität

Di 4, Di 11, Di 14, Di 15, Lu 5

Verwendete Punkte

■ **Bl 2**   **Lok.:** Schnittpunkt med. Brauenende/Lidwinkel – For. supraorbitale **Besond.:** Vertreibt Wind, klärt Augen; bei Neuritis N. optici

■ **Bl 18**   **Lok.:** 2 cun lat. Dornforts. BWK 9 **Besond.:** *Shu*-Zustimmungs-Punkt Leber

■ **Bl 23**   **Lok.:** 1,5 cun lat. Dornforts. LWK 2, also lat. Du 4 **Besond.:** *Shu*-Zustimmungs-Punkt Niere; stärkt Nieren-*Qi*, -*Yang*, -*Yin* u. -*Jing*

■ **Di 4**   **Lok.:** Auf dem Handrücken, am höchsten Punkt des Muskelwulstes zw. Metacarpale I u. II **Besond.:** *Yuan*-Quell- u. Stoffwechsel-Punkt; entfernt Wind-Hitze, Blut-Hitze, Blut-Stagnation, Feuer-Toxin, feuchte Hitze u. Blut-Mangel mit Di 11, bewegt *Qi*

■ **Di 11**   **Lok.:** Bei max. gebeugtem Arm am rad. Ende der Ellbogenfalte **Besond.:** *He*- und Tonisierungs-Punkt; entfernt feuchte Hitze u. Wind, unterstützt Sehnen u. Gelenke

■ **Di 14**   **Lok.:** An der Außenseite des Oberarms, knapp über u. vor dem Ansatz des M. deltoideus **Besond.:** Reunions-Punkt mit Magen, Dickdarm, *Yang qiao mai,* Lokalpunkt

■ **Di 15**   **Lok.:** Bei seitw. gehobenem Arm im ventr. der beiden Grübchen unt. dem Acromioclaviculargelenk zw. vord. u. mittl. Drittel des M. deltoideus (im dors. Grübchen liegt 3E 14) **Besond.:** Meister-Punkt Paresen der oberen Extremität

■ **Gb 20**   **Lok.:** Hinter dem Mastoid zw. Trapezius u. M. sternocleidomast. am unt. Occipitalrand **Besond.:** Hauptpunkt gegen Wind in der oberen Körperregion; mit Bl 10 vegetative Basis

■ **He 7**   **Lok.:** Uln. Handgelenksfalte, rad. Seite des Os pisiforme **Besond.:** *Shu*-Strömungs-, *Yuan*-Quell- u. Sedativ-Punkt; stärkt Herz-Blut kühlt Hitze, Feuer u. *Yin*

■ **Le 3**   **Lok.:** Im proximalen Winkel zw. Os metatarsale I u. II, auf dem Fußrücken **Besond.:** *Yuan*-Quell- u. *Shu*-Strömungs-P.; unterdrückt aufsteigendes Leber-*Yang* u. Leber-Wind, harmonisiert Leber-*Qi*-Fluss

■ **Lu 5**   **Lok.:** Ellenbeuge, rad. der Bicepssehne **Besond.:** *He*- u. Sedativ-Punkt; Mikroaderlass entfernt *Qi*- u. Blut-Stagnation

■ **Mi 6**   **Lok.:** 3 cun oberh. der größten Erhebung des Innenknöchels am Hinterrand der Tibia **Besond.:** Stärkt als Gruppen-*Luo*-Punkt Milz, Leber, Niere – *Qi, Xue*-Blut u. *Yin* – roboriert; entfernt Feuchtigkeit

EX-HN 5   **Lok.:** Schläfengrube, Schnittpunkt Verlängerung des Augenbrauenbogens mit einer Waagrechten vom äußerem Lidwinkel nach lateral **Besond.:** Lokalpunkt Kopfschmerz, Bezug zu Gb u. 3E

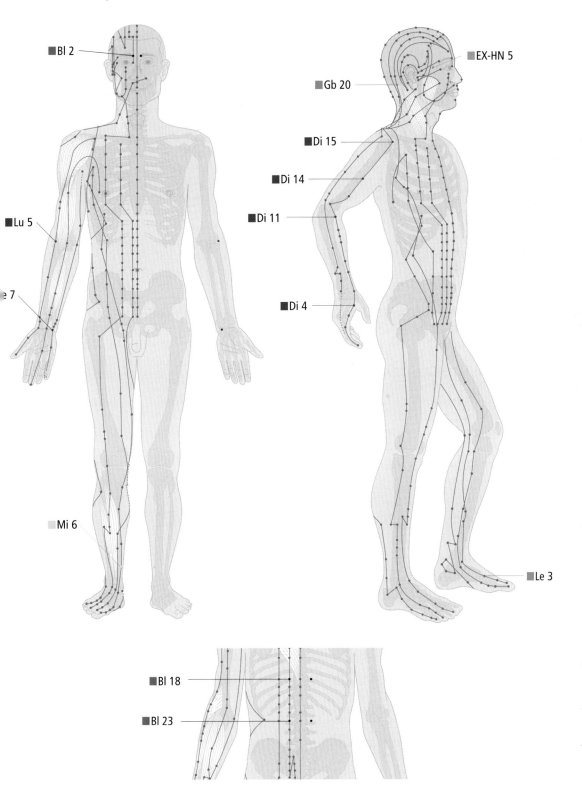

Bl 2

EX-HN 5

Gb 20

Di 15

Di 14

Lu 5

Di 11

e 7

Di 4

Mi 6

Le 3

Bl 18

Bl 23

6.15.8 Multiple Sklerose (2)

Untere Extremität
Ma 31, Ma 32, Ma 36, Gb 30, Gb 34, Gb 39

Blasen-Mastdarm-Entleerungsstörungen
Mi 9, Mi 10, Bl 28, Ren 2, Ren 4, Ren 6
Und zusätzliche Punkte nach den 3-er Regeln nach Alexander Meng

Verwendete Punkte

■ **Bl 28   Lok.:** 1,5 cun lat. der dors. Medianen neben dem 2. Sacralloch **Besond.:** *Shu*-Zustimmungs-Punkt Blase

■ **Gb 30   Lok.:** Auf Verbindungslinie zw. Trochanter major u. Hiatus sacralis, am Übergang v. unt. z. mittl. Drittel **Besond.:** Reunions-Punkt mit Blase, Meister-Punkt Ischias u. Paresen der Beine

■ **Gb 34   Lok.:** Bei gebeugtem Knie in der Vertiefung vor u. unt. dem Fibulaköpfchen **Besond.:** *He*- u. Einflussreicher Punkt für Sehnen, Meister-Punkt Muskulatur

■ **Gb 39   Lok.:** 3 cun oberh. des Außenknöchels, am Hinterrand der Fibula **Besond.:** Einflussreicher Punkt für Mark, Knochen- u. Rückenmark! Gruppen-*Luo*- Punkt der 3 unteren *Yang*: Ma, Gb, Bl

■ **Ma 31   Lok.:** Auf Höhe des Perineums, auf einer Verbindungslinie zw. Spina iliaca ant. sup. u. lat. Oberrand der Patella **Besond.:** Lokalpunkt, stärkt *Qi* u. *Xue*-Blut

■ **Ma 32   Lok.:** 6 cun oberh. Patella-Oberrand auf M. rectus femoris **Besond.:** Reunions-Punkt für Arterien u. Venen

■ **Ma 36   Lok.:** 0,5 cun lat. der vord. Tibiakante, 1,5 cun unterh. des Unterrandes des Fibulaköpfchens (Gb 34) **Besond.:** *He*-Punkt, Meister-Punkt Hormone, stärkt *Qi* u. *Xue*-Blut, fördert Muskelaufbau

■ **Mi 9   Lok.:** Bei gebeugtem Knie in Vertiefung unt. Condylus med. tibiae, auf gl. Höhe wie Gb 34 **Besond.:** *He*-Punkt; entfernt Feuchtigkeit u. Hitze, reguliert Wasserwege; Harnverhalten, Inkontinenz

■ **Mi 10   Lok.:** Bei gebeugtem Knie 2 cun oberh. des Patellaoberrandes, med. des M. vastus med. **Besond.:** „Meer des Blutes"; stärkt u. kühlt *Xue*-Blut, bewegt *Qi* u. *Xue*-Blut, wirkt auf Urogenitale

■ **Ren 2   Lok.:** Am Oberrand der Symphyse, in der Falte beim Vorbeugen; med. Ni 11, Mi 12, Ma 30 **Besond.:** Lokalpunkt für Urogenitale

■ **Ren 4   Lok.:** 2 cun bzw. ²/₅ der Strecke Symphyse/ Nabel oberh. der Symphyse **Besond.:** Reunions-Punkt der 3 unteren *Yin* (Mi, Le, Ni), *Mu*-Alarm-Punkt Dünndarm; stärkt *Jing, Qi, Yang, Xue*-Blut u. *Yin*; zur Behandlung von Mangel-Mustern besser als Ren 6

■ **Ren 6   Lok.:** 1,5 cun unterh. des Nabels **Besond.:** „Meer des *Qi*" – stärkt Niere, Quellen-*Qi* u. *Yang-Qi*; roborierend

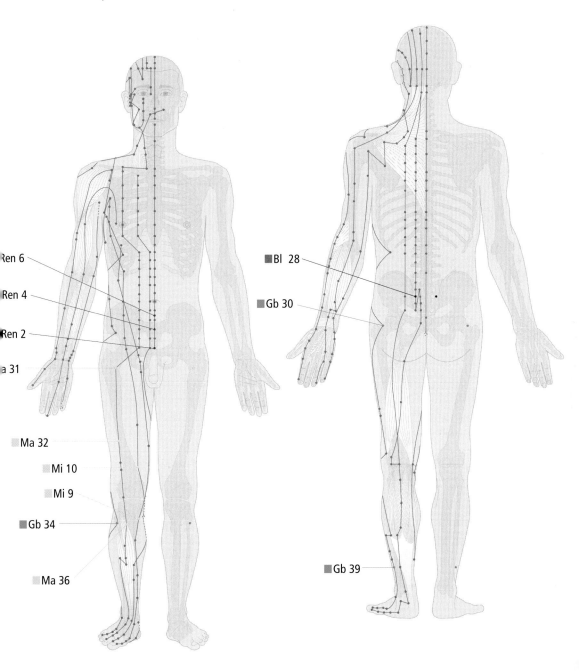

Ren 6

Ren 4

Ren 2

a 31

Ma 32

Mi 10

Mi 9

Gb 34

Ma 36

Bl 28

Gb 30

Gb 39

6.15.9 Tumorschmerztherapie

Prinzip der Punktkombination richtet sich nach dem Primärtumor (Organzugehörigkeit), der Meridianzugehörigkeit und der Modalität der Symptomatik (3-er Regel nach Alexander Meng)

TCM

Der Tumorschmerz wird in der TCM oft als eine *Qi*- bzw. *Qi*- und Blut-Stagnation angesehen, daher ist ein Mikroaderlass an den Punkten Lu 5 und Bl 40 [Bl 54 Bi] meist als fester Bestandteil des Basisprogramms anzusehen.

Individuelle Punktkombination

Die Ohrakupunkturpunkte können auch nach der 3-er Regel nach Meng verwendet werden. Die Dauernadeln, oder auch Rapskern- oder Magnetkugel-Pflaster für die Heimanwendung haben sich bewährt.

Xi-Punkte des betroffenen Organs
z.B. Lu 6 (Bronchus-Ca), Ma 34 (Magen-Ca), Dü 6 u. Di 7 (Dünn-, Dickdarm-Ca)

Anfangs und Endpunkte des betroffenen Meridians
z.B. Lu 1 und Lu 11 (Bronchus-Ca)

Alarmpunkt und Zustimmungspunkt des betroffenen Meridians
z.B. Lu 1 und Bl 13 (Bronchus-Ca)

Bei Carcinom eines *Yang*-Organs (Magen, Dünndarm, Dickdarm, Gallenblase, Harnblase)
Hier ist der *He*-Punkt (bzw. bei Dünndarm und Dickdarm der untere *He*-Punkt) des betroffenen Meridians besonders wirksam: Ma 36, Ma 37, Ma 39, Gb 34, Bl 40 [Bl 54 Bi]

Die 8 Einflussreichen Punkte (Meisterpunkte)
(→ 5.2.3 S. 82) Ren 12, Ren 17, Bl 11, Bl 17, Lu 9, Gb 34, Gb 39
für *Yin*-Organe, *Yang*-Organe, Vitalenergie- Atmungs-*Qi*, *Xue* -Blut, Muskeln, Sehnen, Blutgefäß, Knochen, Gehirn, Rückenmark, Knochenmark verwenden

Psychisch ausgleichend durch Behandlung von Leber und Herz
Ma 36 und Bl 15, He 7, Pe 6, Pe 7, Le 2, Le 3

Tumorschmerzen im Spätstadium
Opioide sind hier unverzichtbar
Di 4, Ma 36, Mi 6, Pe 6, Locus dolendi und Umgebung der schmerzhaften Stelle.
Die TCM sieht in der Krebserkrankung auch eine Stagnation von *Xie-Qi* (pathogenes *Qi*) in den *Yin*-Organen (Lunge, Milz, Leber und Niere).

Diese *Yin*-Organe haben wiederum Projektionen an den großen Gelenken. Hier werden meist Zeichen für eine Beteiligung gefunden. Die Behandlung dieser Region z.B. mit Aku-Injektion (Injektionsakupunktur) kann den Tumorschmerz (und Symptome) lindern.

Achsel für Leber
Ma 19

Ellbogen für Lunge
Pe 2

Leistenbeuge für Milz
Mi 12

Kniekehle für Niere
Mi 10

Verwendete Punkte

- ▨ **Bl 11**   **Lok.:** 1,5 cun lat. Dornforts. BWK 1 **Besond.:** Einflussreicher Punkt Knochen
- ▨ **Bl 13**   **Lok.:** 1,5 cun lat. Dornforts. BWK 3 **Besond.:** *Shu*-Zustimmungs-Punkt Lunge
- ▨ **Bl 15**   **Lok.:** 1,5 cun lat. Dornforts. BWK 5 **Besond.:** *Shu*-Zustimmungs-Punkt Herz
- ▨ **Bl 17**   **Lok.:** 1,5 cun lat. Dornforts. BWK 7, ca. Höhe des Angulus inf. scapulae **Besond.:** Einflussreicher Punkt *Xue*-Blut, *Shu*-Zustimmungs-Punkt Zwerchfell
- ▨ **Bl 40 [Bl 54 Bi]**   **Lok.:** Mitte der Kniegelenksquerfalte, zw. den Sehnen der Mm. semitendinosus u. biceps **Besond.:** *He*- u. Kommando-Punkt Rücken, Mikroaderlass entfernt *Qi*- u. Blut-Stagnation
- ▨ **Di 4**   **Lok.:** Auf dem Handrücken, am höchsten Punkt des Muskelwulstes zw. Metacarpale I u. II **Besond.:** *Yuan*-Quell- u. Stoffwechsel-Punkt; bewegt *Qi*, schmerzstillend, entfernt Pathogene u. Toxine, stärkt *Wei-Qi* mit Ma 36
- ▨ **Di 7**   **Lok.:** Auf der Verbindungslinie Di 5/Di 11, 5 cun oberh. der Handgelenksfurche, d.h. oberh. Di 5 **Besond.:** *Xi*-Akutpunkt
- ▨ **Dü 6**   **Lok.:** In einer Vertiefung knapp prox. u. rad. des Proc. styloid. ulnae **Besond.:** *Xi*-Akut-Punkt
- ▨ **Gb 34**   **Lok.:** Bei gebeugtem Knie in der Vertiefung vor u. unt. dem Fibulaköpfchen **Besond.:** *He*- u. Einflussreicher Punkt für Sehnen, Meister-Punkt Muskulatur
- ▨ **Gb 39**   **Lok.:** 3 cun oberh. des Außenknöchels, am Hinterrand der Fibula **Besond.:** Einflussreicher Punkt für Mark, Knochen- u. Rückenmark! Gruppen-*Luo*-Durchgangs-Punkt der 3 unteren *Yang*: Ma, Gb, Bl

Weitere Punktbeschreibungen s. S. 380

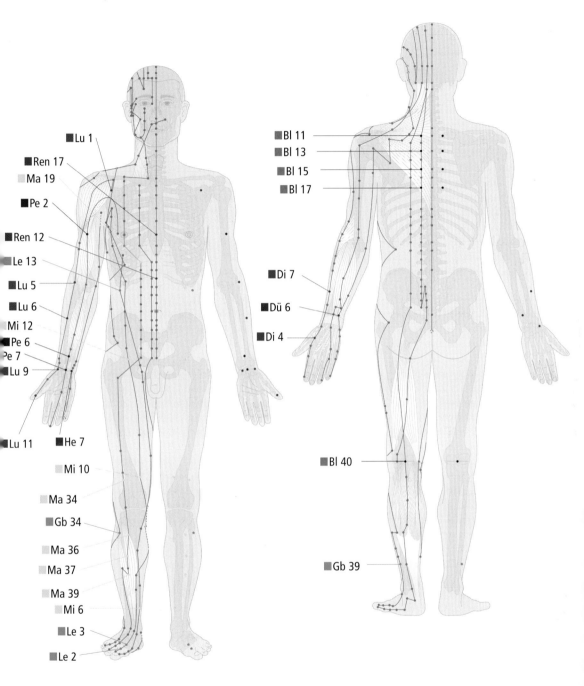

Lu 1
Ren 17
Ma 19
Pe 2
Ren 12
Le 13
Lu 5
Lu 6
Mi 12
Pe 6
Pe 7
Lu 9
Lu 11
He 7
Mi 10
Ma 34
Gb 34
Ma 36
Ma 37
Ma 39
Mi 6
Le 3
Le 2

Bl 11
Bl 13
Bl 15
Bl 17
Di 7
Dü 6
Di 4
Bl 40
Gb 39

■ He 7 **Lok.:** Uln. Handgelenksfalte, rad. Seite des Os pisiforme **Besond.:** *Shu*-Strömungs-, *Yuan*-Quell- u. Sedativ-Punkt

■ Le 2 **Lok.:** In der Schwimmhautfalte zw. 1. u. 2. Zehe **Besond.:** *Ying*-Quellen- u. Sedativ-Punkt; entfernt Leber-Feuer, klärt Herz, beruhigt Geist, lindert Depression

■ Le 3 **Lok.:** Im proximalen Winkel zw. Os metatarsale I u. II, auf dem Fußrücken **Besond.:** *Shu*-Strömungs- u. *Yuan*-Quell-Punkt Leber, unterdrückt Leber-*Yang*, entfernt inneren Wind, fördert glatten *Qi*-Fluss, beruhigt Geist

■ Le 13 **Lok.:** Unterrand freies Ende der 11. Rippe **Besond.:** Einflussreicher Punkt *Zang*-Organe, *Mu*-Alarm-Punkt Milz, Stoffwechsel-Punkt

■ Lu 1 **Lok.:** Zuerst Lu 2 aufsuchen (Unterkante Clavicula vor der Schulter, 6 cun lat. der Medianen), Lu 1 dir. im nächsten ICR darunter **Besond.:** Als *Mu*-Alarm-Punkt der Lunge mit *Shu*-Zustimmungs-Punkt Bl 13, als Anfangspunkt mit Endpunkt Lu 11 wirksam

■ Lu 5 **Lok.:** Ellenbeuge, rad. der Bicepssehne **Besond.:** *He*- u. Sedativ-Punkt; Mikroaderlass entfernt *Qi*- u. Blut-Stagnation

■ Lu 6 **Lok.:** 7 cun oberh. der Handgelenksfurche, auf einer Linie zw. Lu 5 (Ellenbeuge-, rad. der Bicepssehne) u. Lu 9 (Handgelenksquerfurche, über A. rad.) **Besond.:** *Xi*-Akut-Punkt

■ Lu 9 **Lok.:** In der queren Handgelenksfurche, rad. der A. rad. **Besond.:** Einflussreicher u. Meister-Punkt Blutgefäße, *Shu*-Strömungs-, Tonisierungs- u. *Yuan*-Quell-Punkt, Einflussreicher Punkt Gefäße

■ Lu 11 **Lok.:** Neben dem Nagelfalzwinkel des Daumens, rad. **Besond.:** *Jing*-Brunnen-Punkt, als Endpunkt zusammen mit Anfangspunkt Lu 1 wirksam

■ Ma 19 **Lok.:** 2 cun seitl. der Medianen, 5 cun oberh. des Nabels, neben Ren 13, Lokalp. f. Leber

■ Ma 34 **Lok.:** Bei gebeugtem Knie, 2 cun oberh. des lat. Patellaoberrandes **Besond.:** *Xi*-Akut-Punkt

■ Ma 36 **Lok.:** 0,5 cun lat. der vord. Tibiakante, 1,5 cun unterh. des Unterrandes des Fibulaköpfchens

(Gb 34) **Besond.:** *He*-Punkt, Meister-Punkt Hormone, Blutdruck schmerzstillend, roborierend, psychisch ausgleichend

■ Ma 37 **Lok.:** 0,5 cun lat. der Tibiakante, 4 cun unterh. der Höhe des Unterrandes des Fibulaköpfchens; 3 cun unt. Ma 36 **Besond.:** Unterer *He*-Punkt Dickdarm

■ Ma 39 **Lok.:** 1 cun unterh. Ma 38 **Besond.:** Unterer *He*-Punkt Dünndarm

■ Mi 6 **Lok.:** 3 cun oberh. der größten Erhebung des Innenknöchels am Hinterrand der Tibia **Besond.:** Stärkt als Gruppen-*Luo*-Punkt Milz, Leber, Niere – *Qi*, Blut u. *Yin* – roboriert; entfernt Feuchtigkeit

■ Mi 10 **Lok.:** Bei gebeugtem Knie 2 cun oberh. des Patellaoberrandes, med. des M. vastus med. **Besond.:** „Meer des Blutes"; stärkt u. kühlt Blut, bewegt *Qi* u. Blut, entfernt Wind u. Hitze

■ Mi 12 **Lok.:** 3,5 cun lat. der Mitte des Symphysenoberrandes, auf gl. Höhe wie Ren 2, in der Leistenbeuge, lat. der A. femoralis **Besond.:** Entfernt Meridian-Obstruktion, stärkt *Yin*

■ Pe 2 **Lok.:** Auf dem Oberarm, 2 cun dist. der vord. Axillarfalte, zw. den beiden Köpfen des M. biceps **Besond.:** Lokalp. f. Lunge

■ Pe 6 **Lok.:** 2 cun prox. der Mitte der palm. Handgelenksfurche zw. den Sehnen der Mm. flex. carpi rad. u. palmaris long. **Besond.:** *Luo*-Durchgangs- u. Kardinal-Punkt *Yin wei mei*, Meister-Punkt Erbrechen; mobilisiert Blut-, *Qi*- u. Schleim-Stagnation

■ Pe 7 **Lok.:** In der Mitte der palm. Handgelenksfurche zw. den Sehnen der Mm. flex. carpi rad. u. palmaris long. **Besond.:** *Yuan*-Quell-Punkt, Sedativ-Punkt, *Shu*-Strömungs-Punkt, beruhigt Herz, Geist u. Magen

■ Ren 12 **Lok.:** In der Mitte zw. Nabel u. Xiphoid **Besond.:** *Mu*-Alarm-Punkt Magen, Einflussreicher Punkt Hohlorgane

■ Ren 17 **Lok.:** Mittellinie des Sternums, in Höhe des 4. ICR, zw. den Mamillen (Mann) **Besond.:** *Mu*-Alarm-Punkt Pericard, Einflussreicher P. *Qi*, Atmung

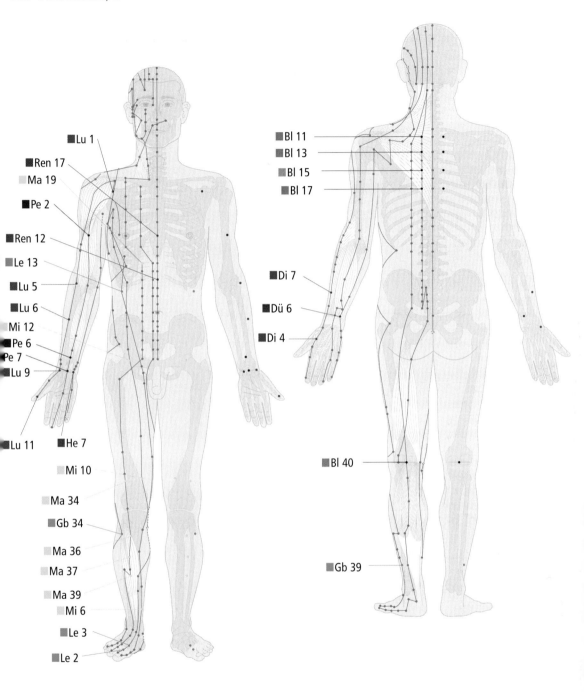

Lu 1
Ren 17
Ma 19
Pe 2
Ren 12
Le 13
Lu 5
Lu 6
Mi 12
Pe 6
Pe 7
Lu 9
Lu 11
He 7
Mi 10
Ma 34
Gb 34
Ma 36
Ma 37
Ma 39
Mi 6
Le 3
Le 2

Bl 11
Bl 13
Bl 15
Bl 17
Di 7
Dü 6
Di 4
Bl 40
Gb 39

6.15.10 Schmerzbehandlung nach zerebralem Insult zur Rehabilitation, Schmerztherapie nach Lokalisation (1)

Ideal ist der Akupunkturbeginn nach der Stabilisierung des internen, neurologischen Zustandbilds (etwa 10 Tage nach dem Ereignis). Hier verwenden wir das allgemeine Programm.

Im Rehabilitationstadium stehen neben den symptomatischen Gesichtspunkten (siehe Tabelle unten) die Schmerzbeseitigung an den Gelenken im Vordergrund der Bemühungen.

TCM

spricht von *zhong feng* (vom Wind geknickt), *zhong zang* (*Yin* Organe irritiert). Die Beeinträchtigung der willkürlichen Bewegung ist ein Wind- und/oder Schleim-Symptom: Beide pathologischen Substanzen „verstopfen" die Meridiane.

Ursache: Milzstörung verursacht Flüssigkeitsstau und Schleimvermehrung. Stress, emotionale und psychische Überlastungen führen dazu, dass das Herzfeuer zu stark ist, das Leber-*Yang* (z. B. durch Zorn angefacht) aufsteigt und so innerer Wind entsteht, welcher „Schleim" aufwirbelt und dadurch die Sinnesöffnungen verlegt. Herzfeuer, aufsteigendes Leber-*Yang* und Leber-Wind irritieren den Geist-*Shen*.

Ziel ist es, den Leberwind zu besänftigen, das Feuer des Herzens abzukühlen, das Herz zu beruhigen, den Schleim zu entfernen, die Sinnesöffnungen zu aktivieren.

Basiskombination

Di 4, Di 11, Ma 36, Mi 6, Bl 40 [Bl 54 Bi], Pe 6, Gb 20, Gb 21, Le 2, Du 14 [Du 13 Bi], Du 20.
Links und rechts neutral stimulieren. Pro Sitzung etwa 8–12 Nadeln.

Individuelle Punktkombination

Die Schmerzen im Rahmen der Hemiparese treten in erster Linie infolge mangelhafter Mobilisierung auf. Hier werden neben modalitätenorientierten Zusatzpunkten (siehe unten) noch an Gelenken orientierte Punkte verwendet.

Schmerzen an Schultergelenk: Di 14, Di 15, 3E 14, Dü 9
Ellbogengelenk: Di 11, Di 10, He 3, Pe 3
Handgelenk/Hand: Interdigitale Punkte: Dü 3, Dü 5, 3E 4, Di 5

Verwendete Punkte

■ **3E 4** **Lok.:** Grübchen lat. der Sehne des M. ext. digit. long. in Höhe der Handgelenksfurche **Besond.:** *Yuan*-Quell- u. Meister-Punkt des vasomotorischen Kopfschmerzes

■ **3E 14** **Lok.:** Bei gehobenem Arm im Grübchen hinter u. unt. dem Acromion, zw. mittl. u. dors. Anteil des M. deltoideus **Besond.:** Lokalpunkt

■ **Bl 40** **Lok.:** Mitte der Kniegelenksquerfalte, zw. den Sehnen der Mm. semitendinosus u. biceps **Besond.:** *He*-Punkt, Kommando-Punkt Rücken, entfernt Blut-Stau

■ **Di 4** **Lok.:** Auf dem Handrücken, am höchsten Punkt des Muskelwulstes zw. Metacarpale I u. II **Besond.:** *Yuan*-Quell- u. Stoffwechsel-Punkt; entfernt Wind-u. Blut-Hitze, Blut-Stagnation, Feuer-Toxin, feuchte Hitze u. Blut-Mangel mit Di 11

■ **Di 5** **Lok.:** Handgelenksfurche rad., in einer Mulde zw. den Sehnen der Mm. ext. pollicis brevis u. ext. carpi rad. long. **Besond.:** *Jing*-Fluss-Punkt, Feuer-Punkt; entfernt Wind-, feuchte u. Blut-Hitze lokal u. von Auge, Gingiva u. Hals

■ **Di 10** **Lok.:** Unterarm rad., 3 cun dist. Di 11 **Besond.:** Für Störungen i. Meridianverlauf, entfernt Schwellungen, mobilisiert Stagnationen in Magen u. Darm

■ **Di 11** **Lok.:** Bei max. gebeugtem Arm am rad. Ende der Ellbogenfalte **Besond.:** *He*-u. Tonisierungs-Punkt; entfernt feuchte Hitze u. Wind, unterstützt Sehnen u. Gelenke

■ **Di 14** **Lok.:** An der Außenseite des Oberarms, knapp über u. vor dem Ansatz des M. deltoideus **Besond.:** Lokalpunkt

■ **Di 15** **Lok.:** Bei seitw. gehobenem Arm im ventr. Grübchen unt. dem Acromioclaviculargelenk zw. vord. u. mittl. Drittel des M. deltoideus **Besond.:** Meister-Punkt Paresen der oberen Extremität

■ **Du 14** **Lok.:** Unt. Dornforts. HWK 7 **Besond.:** Reunions-Punkt aller *Yang*-Meridiane

■ **Du 20** **Lok.:** Auf der Verbindungslinie der beiden Apices auriculae **Besond.:** Universeller Reunions-Punkt; fördert Hirn-Funktion, beruhigt Geist, besänftigt die Leber, zerstreut Wind

■ **Dü 3** **Lok.:** Bei Faust auf Handrücken i. Grübchen hinter dem Ende der obersten Handtellerquerfalte **Besond.:** *Shu*-Strömungs-, Tonisierungs- u. Kardinal-P. für *Du mai*; entfernt äußeren u. inneren Wind u. Feuchtigkeit, unterstützt ZNS, Sehnen

■ **Dü 5** **Lok.:** Uln. Seite der Handgelenksfurche, dist. v. Proc. styloid. ulnae **Besond.:** Lokalpunkt

■ **Dü 9** **Lok.:** 1 cun oberh. des Endes der Achselfalte, bei herabhängendem Arm **Besond.:** Lokalpunkt

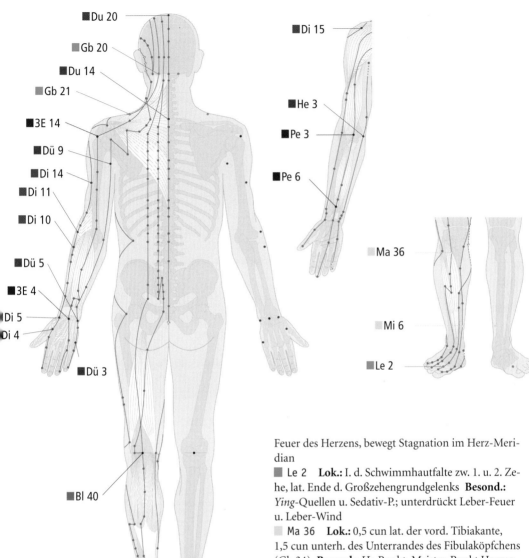

- Du 20
- Gb 20
- Du 14
- Gb 21
- 3E 14
- Dü 9
- Di 14
- Di 11
- Di 10
- Dü 5
- 3E 4
- Di 5
- Di 4
- Dü 3
- Bl 40

- Di 15
- He 3
- Pe 3
- Pe 6

- Ma 36
- Mi 6
- Le 2

Feuer des Herzens, bewegt Stagnation im Herz-Meridian

■ **Le 2** **Lok.:** I. d. Schwimmhautfalte zw. 1. u. 2. Zehe, lat. Ende d. Großzehengrundgelenks **Besond.:** *Ying*-Quellen u. Sedativ-P.; unterdrückt Leber-Feuer u. Leber-Wind

■ **Ma 36** **Lok.:** 0,5 cun lat. der vord. Tibiakante, 1,5 cun unterh. des Unterrandes des Fibulaköpfchens (Gb 34) **Besond.:** *He*-Punkt, Meister-Punkt Hormone, Blutdruck; stärkt Milz, Magen, *Qi*, *Xue*-Blut und Muskulatur

■ **Mi 6** **Lok.:** 3 cun oberh. d. größten Erhebung des Innenknöchels am Hinterrand d. Tibia **Besond.:** Stärkt als Gruppen-*Luo*-P. Milz, Leber, Niere (*Qi*, *Xue*-Blut u. *Yin*) roboriert; entfernt Feuchtigkeit

■ **Pe 3** **Lok.:** Bei abgewinkeltem Ellbogen in der Ellbogenquerfalte, uln. der Bicepssehne **Besond.:** *He*-Punkt; lokal spasmolytisch, befreit Öffner (Sinnesorgane), beruhigt Geist, gegen Zittern von Arm u. Hand

■ **Pe 6** **Lok.:** 2 cun prox. der Mitte der palm. Handgelenksfurche zw. den Sehnen der Mm. flex. carpi rad. u. palmaris long. **Besond.:** *Luo*-Durchgangs- u. Kardinal-Punkt für *Yin wei mei*; mobilisiert *Xue*-Blut-, *Qi*- u. Schleim-Stagnation

■ Gb 20 **Lok.:** Hinter dem Mastoid zw. Trapezius u. M. sternocleidomast. am unt. Occipitalrand **Besond.:** Hauptpunkt gegen Wind im Kopf

■ Gb 21 **Lok.:** Am höchsten Punkt der Schulter, Mitte zw. Acromion u. Dornforts. HWK 7 **Besond.:** Entfernt Wind-Hitze, befreit Kollaterale, entspannt Sehnen

■ He 3 **Lok.:** Bei max. Armbeugung zw. Ende der Ellbogenfalte u. Epicondylus uln. **Besond.:** *He*- u. Meister-Punkt Depression; entfernt Fülle- u. Mangel-

6.15.10 Schmerzbehandlung nach zerebralem Insult zur Rehabilitation, Schmerztherapie nach Lokalisation (2)

Hüftgelenk: Gb 30, Gb 31, Gb 34
Kniegelenk: Ma 34, Mi 9, Mi 10, Gb 34, Bl 40 [Bl 54 Bi]
Sprunggelenk/Zehen: Ma 41, Bl 60, Ni 3, Interdigitalpunkte
Schmerzen nach Insult im Thalamusbereich: In erster Linie sind psychisch allgemein wirksame Punkte zu verwenden. Ganz wichtig hier ist die adjuvante medikamentöse Therapie und Psychotherapie, aus dem Wissen heraus, dass hier das Ansprechen auf Akupunktur nur mäßig ist.

Verwendete Punkte

■ **Bl 40 [Bl 54 Bi]**   **Lok.:** Mitte der Kniegelenksquerfalte, zw. den Sehnen der Mm. semitendinosus u. biceps **Besond.:** *He*-Punkt, Kommando-Punkt Rücken, entfernt Blut-Stau

■ **Bl 60**   **Lok.:** Mitte zw. Achillessehne u. höchster Erhebung des Außenknöchels **Besond.:** *Jing*-Fluss-Punkt, Meister-Punkt aller Schmerzen im Verlauf des Meridians

■ **Gb 30**   **Lok.:** Auf Verbindungslinie zw. Trochanter major u. Hiatus sacralis, am Übergang v. unt. z. mittl. Drittel   **Besond.:** Reunions-Punkt mit Blase, Meister-Punkt Ischias u. Paresen der Beine

■ **Gb 31**   **Lok.:** Seitl. auf dem Oberschenkel, wo die Offiziersstreifen sitzen u. wohin der Mittelfinger bei locker herabhängenden Armen zeigt **Besond.:** Wind-Punkt

■ **Gb 34**   **Lok.:** Bei gebeugtem Knie in der Vertiefung vor u. unt. dem Fibulaköpfchen **Besond.:** *He*-Punkt, Einflussreicher Punkt für Sehnen, Meister-Punkt Muskulatur

▨ **Ma 34**   **Lok.:** Bei gebeugtem Knie, 2 cun oberh. des lat. Patellaoberrandes **Besond.:** *Xi*-Akut-Punkt; Lokalpunkt

▨ **Ma 41**   **Lok.:** In der Mitte der Fußwurzel zw. den Mm. ext. hallucis long. u. ext. digitorum long. **Besond.:** *Jing*-Fluss- u. Tonisierungs-Punkt; Lokalpunkt

▨ **Mi 9**   **Lok.:** Bei gebeugtem Knie in Vertiefung unt. Condylus med. tibiae, auf gl. Höhe wie Gb 34 **Besond.:** *He*-Punkt; reguliert Flüssigkeiten bzw. Feuchtigkeit, stärkt Milz-*Qi*

▨ **Mi 10**   **Lok.:** Bei gebeugtem Knie 2 cun oberh. des Patellaoberrandes, med. des M. vastus med. **Besond.:** „Meer des Blutes"; stärkt u. kühlt *Xue*-Blut, bewegt *Qi* u. *Xue*-Blut, entfernt dadurch Wind u. Hitze

■ **Ni 3**   **Lok.:** Zw. stärkster Vorwölbung des Malleolus med. u. Achillessehne **Besond.:** *Shu*-Strömungs- u. *Yuan*-Quell-Punkt; stärkt Niere, unterstützt *Jing*, Nieren-*Yin* u. -*Yang*

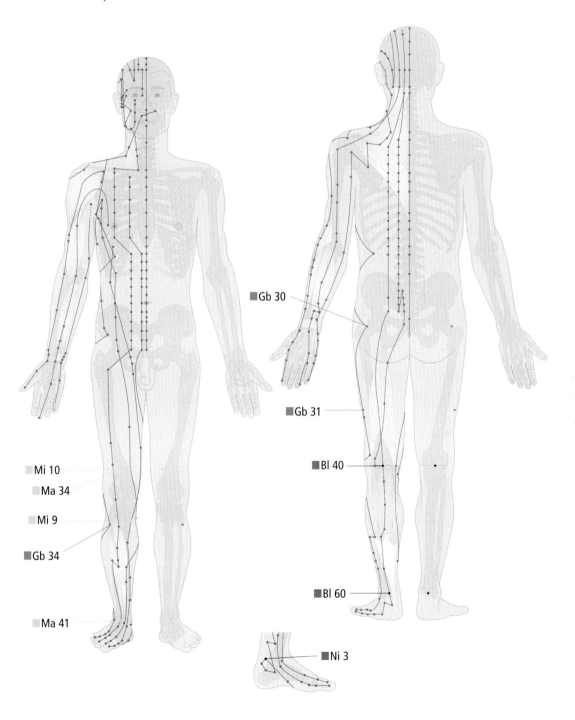

Gb 30

Gb 31

Bl 40

Mi 10

Ma 34

Mi 9

Gb 34

Bl 60

Ma 41

Ni 3

6.15.10 Schmerzbehandlung nach zerebralem Insult zur Rehabilitation, Modalitätenorientierte Zusatzpunkte (3)

Individuelle Punktkombination

Wind-Hitze-Symptomatik, oberflächliche Leere-Symptome: Gb 20, Du 16
Wind-Kälte-Symptomatik, oberflächliche Fülle-Symptome: Bl 13, Dü 3
Hitze-Symptomatik allgemein: Di 4, Di 11
Symptomatik des *Xue*-Blut-Staus allgemein: Mi 10
Feuchtigkeit, Kälte allgemein: Mi 9, Mi 6
Symptomatik der starken Verschleimung: Pe 6, Gb 34, Bl 20, Ma 36, Ma 40

Verwendete Punkte

■ **Bl 13**   **Lok.:** 1,5 cun lat. Dornforts. BWK 3 **Besond.:** *Shu*-Zustimmungs-Punkt Lunge; reguliert *Ying-Qi* und *Wei-Qi*
■ **Bl 20**   **Lok.:** 1,5 cun lat. Dornforts. BWK 11 **Besond.:** *Shu*-Zustimmungs-Punkt Milz, welche für die Schleim-Transformation verantwortlich ist
■ **Di 4**   **Lok.:** Auf dem Handrücken, am höchsten Punkt des Muskelwulstes zw. Metacarpale I u. II **Besond.:** *Yuan*-Quell- u. Stoffwechsel-Punkt; entfernt Wind-Hitze, Blut-Hitze, Blut-Stagnation, Feuer-Toxin, feuchte Hitze u. Blut-Mangel mit Di 11
■ **Di 11**   **Lok.:** Bei max. gebeugtem Arm am rad. Ende der Ellbogenfalte **Besond.:** *He*-Punkt, Tonisierungs-Punkt; entfernt feuchte Hitze u. Wind, unterstützt Sehnen u. Gelenke
■ **Du 16**   **Lok.:** 1 cun über dem occip. Haaransatz, im Grübchen unt. der Protub. occip. ext. **Besond.:** Für Probleme von Kopf u. Sinnesorganen; entfernt pathogenen Wind aus dem Kopf
■ **Dü 3**   **Lok.:** Bei Faust auf Handrücken im Grüb-chen hinter dem Ende der obersten Handtellerquer-falte **Besond.:** Tonisierungs-Punkt, Kardinal-Punkt für *Du mai*; vertreibt daraus äußeren u. inneren Wind, unterstützt ZNS, Sehnen, entfernt Feuchtig-keit
■ **Gb 20**   **Lok.:** Hinter dem Mastoid zw. Trapezius u. M. sternocleidomast. am unt. Occipitalrand **Besond.:** Hauptpunkt gegen Wind im Kopf
■ **Gb 34**   **Lok.:** Bei gebeugtem Knie in der Vertie-fung vor u. unt. dem Fibulaköpfchen **Besond.:** *He*-Punkt, einflussreicher Punkt für Sehnen, Meister-Punkt Muskulatur
■ **Ma 36**   **Lok.:** 0,5 cun lat. der vord. Tibiakante, 1,5 cun unterh. des Unterrandes des Fibulaköpfchens (Gb 34) **Besond.:** *He*-Punkt, Meister-Punkt Hormo-ne, Blutdruck; stärkt Milz, Magen, *Qi*, *Xue*-Blut und Muskulatur
■ **Ma 40**   **Lok.:** Auf der Hälfte des Unterschenkels 2 Finger lateral der Tibiakante **Besond.:** *Luo*-Durch-gangs-Punkt zu Mi 3. Schleim ist das Produkt man-gelhafter Transformation durch eine schwache Milz; Beiname: „Bisolvon der Akupunktur" – schleimlö-send
■ **Mi 6**   **Lok.:** 3 cun oberh. der größten Erhebung des Innenknöchels am Hinterrand der Tibia **Besond.:** Stärkt als Gruppen-*Luo*-Punkt Milz, Leber, Niere – *Qi*, *Xue*-Blut u. *Yin* – roboriert; entfernt Feuchtigkeit
■ **Mi 9**   **Lok.:** Bei gebeugtem Knie in Vertiefung unt. Condylus med. tibiae, auf gl. Höhe wie Gb 34 **Besond.:** *He*-Punkt; reguliert Flüssigkeiten bzw. Feuchtigkeit, stärkt Milz-*Qi*
■ **Mi 10**   **Lok.:** Bei gebeugtem Knie 2 cun oberh. des Patellaoberrandes, med. des M. vastus med. **Besond.:** „Meer des Blutes"; stärkt u. kühlt *Xue*-Blut, bewegt *Qi* u. *Xue*-Blut, entfernt dadurch Wind u. Hitze
■ **Pe 6**   **Lok.:** 2 cun prox. der Mitte der palm. Hand-gelenksfurche zw. den Sehnen der Mm. flex. carpi rad. u. palmaris long. **Besond.:** *Luo*-Durchgangs- u. Kar-dinal-Punkt für *Yin wei mei*; mobilisiert *Xue*-Blut-, *Qi*- u. Schleim-Stagnation

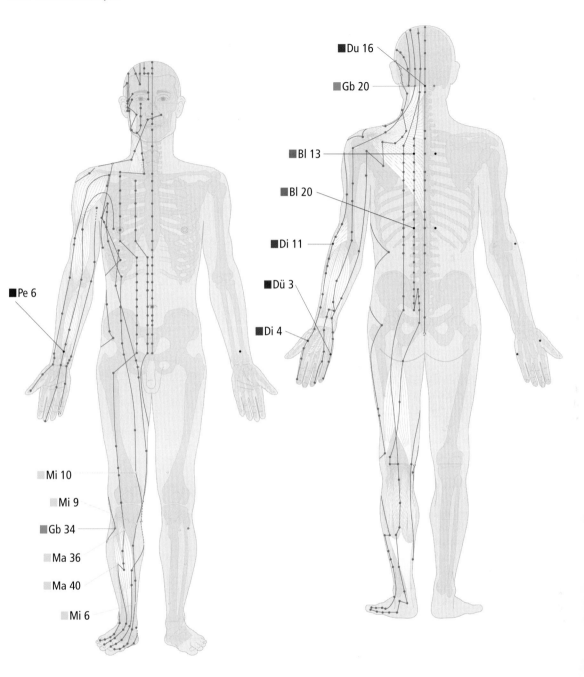

Du 16

Gb 20

Bl 13

Bl 20

Di 11

Dü 3

Di 4

Pe 6

Mi 10

Mi 9

Gb 34

Ma 36

Ma 40

Mi 6

6.15.10 Schmerzbehandlung nach zerebralem Insult zur Rehabilitation, Modalitätenorientierte Zusatzpunkte (4)

Individuelle Punktkombination

Symptomatik des *Qi-Xue*-Mangels
Ren 6, Ma 36, Mi 6, Bl 18, Bl 20

Yang*-Mangel *(yang xu)
Inkludiert *Yang*-Mangel im Herzen, Milz, Leber, Niere. Dabei steht Nieren-*Yang*-Schwäche im Vordergrund: Kältescheu, kalte Extremitäten, Potenzstörung, Infertilität, viel Harn, Knie-und Kreuzschmerzen, Vertigo, Tinnitus, müde, niedergeschlagen
Du 4, Ren 4, Ren 6

Psychisch ausgleichend allgemein
He 7, Pe 7 und Pe 6, je 30 min. nach *De Qi* die Nadeln liegen lassen oder mit Moxa 5 Min erwärmen (Empfehlung Prof. *Chen Xinong*); oder nach einer Empfehlung von Prof. *Lu Souyan*: Bl 15 (Moxen mit 3 Reiskorn-Moxa), Bl 23 (nach Tonisierung die Nadel gleich entfernen), He 7 (nach Tonisierung die Nadel gleich entfernen) und Mi 6 (nach *De Qi* sedieren und Nadeln entfernen)
Nieren-*Yin*-Schwäche: Ni 3, Bl 23
Mangel-Syndrom des Nieren-*Yin* und -*Yang* (z.B. Menopause): Ren 4, Ren 6, Bl 31-34, Bl 23, Bl 26, Bl 53 [Bl 48 Bi]
***Qi*-Stagnation in Leber (Depression):** Le 3, Le 13, Le 14, Gb 25, Bl 17, Bl 18, Bl 19
Mangel-Syndrom von Magen und Milz (Verdauungsstörung): Ren 12, Ma 36, Bl 20, Bl 21, Bl 22
Typ der Leere allgemein: Ren 12 (Ma), Ma 25 (Di), Bl 21, Bl 20, Ma 36, Pe 6
Typ der Fülle allgemein: Im Magen: Ren 12, Ma 21, Ma 36, im Dickdarm: Bl 25, Ma 25, Ma 37, 3E 6

Verwendete Punkte

■ **3E 6** **Lok.:** 3 cun prox. der Mitte der dors. Handgelenksfurche **Besond.:** *Jing*-Fluss-Punkt; reguliert Thorax-*Qi*, mobilisiert *Qi*-Stagnation in den 3-Erwärmern
■ **Bl 15** **Lok.:** 1,5 cun lat. Dornforts. BWK 5 **Besond.:** *Shu*-Zustimmungs-Punkt Herz; stärkt Herz-*Qi* und -*Yin* mit He 7
■ **Bl 17** **Lok.:** 1,5 cun lat. Dornforts. BWK 7, ca. Höhe des Angulus inf. Scapulae **Besond.:** Einflussreicher Punkt für *Xue*-Blut, welches er stärkt und

bewegt; entfernt als *Shu*-Zustimmungs-Punkt Stau aus Zwerchfell
■ **Bl 18** **Lok.:** 2 cun lat. Dornforts. BWK 9 **Besond.:** *Shu*-Zustimmungs-Punkt Leber; unterstützt Le u. Gb, entfernt feuchte Hitze u. Wind, bewegt *Qi*-Stau
■ **Bl 19** **Lok.:** 1,5 cun lat Dornforts. BWK 10 **Besond.:** *Shu*-Zustimmungs-Punkt Gallenblase; befriedet Magen, entspannt Zwerchfell
■ **Bl 20** **Lok.:** 1,5 cun lat. Dornforts. BWK 11 **Besond.:** *Shu*-Zustimmungs-Punkt Milz – Schleim!
■ **Bl 21** **Lok.:** 1,5 cun lat. Dornforts. BWK 12 **Besond.:** *Shu*-Zustimmungs- u. Meister-Punkt Magen
■ **Bl 22** **Lok.:** 1,5 cun lat. Dornforts. LWK 1 **Besond.:** *Shu*-Zustimmungs-Punkt 3-Erwärmer; entfernt Feuchtigkeit, öffnet Wasserwege
■ **Bl 23** **Lok.:** 1,5 cun lat. Dornforts. LWK 2, also lat. Du 4 **Besond.:** *Shu*-Zustimmungs-Punkt Niere stärkt Nieren-*Qi*, -*Yang*, -*Yin* u. -*Jing*
■ **Bl 25** **Lok.:** 1,5 cun lat. Dornforts. LWK 4 **Besond.:** *Shu*-Zustimmungs-Punkt Dickdarm
■ **Bl 26** **Lok.:** 1,5 cun lat. Dornforts. LWK 5 **Besond.:** *Shu*-Zustimmungs-Punkt Ren 4 stärkt unteren Rücken, entfernt Meridian-Obstruktion
■ **Bl 31** **Lok.:** Im 1. Sacralloch **Besond.:** Meister-Punkt Klimakterium
■ **Bl 32** **Lok.:** Im 2 Sacralloch auf gl. Höhe wie Bl 28 (*Shu*-Zustimmungs-Punkt Blase) **Besond.:** Ähnlich Bl 31
■ **Bl 33** **Lok.:** Im 3. Sacralloch **Besond.:** Ähnlich Bl 31
■ **Bl 34** **Lok.:** Im 4. Sacralloch **Besond.:** Ähnlich Bl 31
■ **Bl 53** **Lok.:** 3 cun lat. der dors. Medianen, Höhe 2. Foramen sacrale, auf gleicher Höhe wie Bl 28 **Besond.:** Wirkt auf Urogenitale, fördert Blasen-Funktion
■ **Du 4** **Lok.:** Unt. Dornforts. LWK 2, lat. liegen Bl 23 u. Bl 47 **Besond.:** Ergänzt Nieren-*Yin*, festigt *Jing*, stärkt Nieren-*Yang*, tiefen Rücken und Knie
■ **Gb 25** **Lok.:** Unterrand des freien Endes der 12. Rippe **Besond.:** Mobilisiert *Qi*-Stagnation der Umgebung, mit Le 13 u. Gb 24 gegen Interkostalneuralgie, Schmerz im Hypochondrium
■ **He 7** **Lok.:** Uln. Handgelenksfalte, rad. Seite des Os pisiforme **Besond.:** *Yuan*-Quell-, *Shu*-Strömungs- u. Sedativ-Punkt; stärkt Herz-Blut, kühlt Hitze, Feuer u. *Ying*, beruhigt Geist u. Herz, befreit Herz-Öffnungen, löst *Qi*-Stau des Herzens u. der Brust auf, bessert Gedächtnis u. Schlaf
■ **Le 3** **Lok.:** Im proximalen Winkel zw. Os metatarsale I u. II, auf dem Fußrücken **Besond.:** *Shu*-Strömungs- u. *Yuan*-Quell-Punkt, unterdrückt Leber-

Weitere Punktbeschreibungen s. S. 390

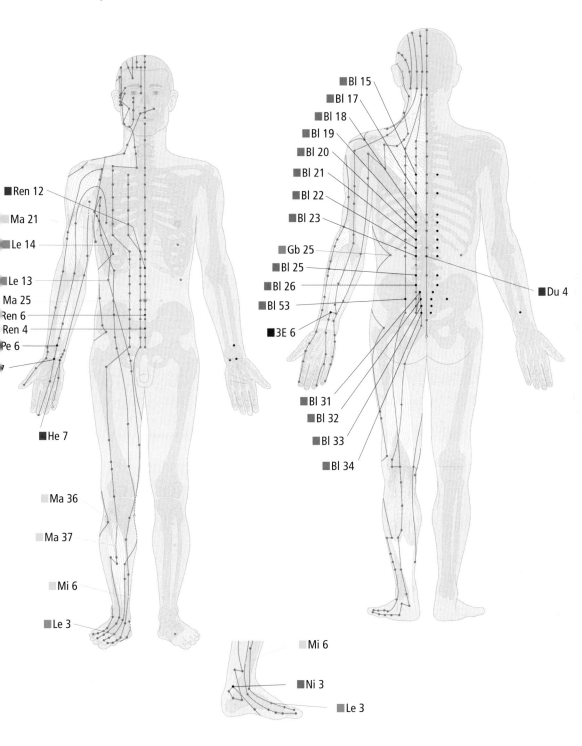

Bl 15
Bl 17
Bl 18
Bl 19
Bl 20
Bl 21
Bl 22
Bl 23
Gb 25
Bl 25
Bl 26
Bl 53
3E 6

Du 4

Bl 31
Bl 32
Bl 33
Bl 34

Ren 12
Ma 21
Le 14
Le 13
Ma 25
Ren 6
Ren 4
Pe 6

He 7

Ma 36
Ma 37
Mi 6
Le 3

Mi 6
Ni 3
Le 3

Yang, entfernt inneren Wind, fördert glatten *Qi*-Fluss, beruhigt Geist

■ **Le 13**   **Lok.:** Unterrand des freien Endes der 11. Rippe **Besond.:** Besänftigt Leber, fördert glatten Leber-Qi-Fluss, unterstützt Magen u. Milz

■ **Le 14**   **Lok.:** MCL, 6. ICR, dir unt. der Mamilla **Besond.:** *Mu*-Alarm-Punkt Leber; fördert glatten Leber-*Qi*-Fluss, Harmonisiert Leber u. Magen

■ **Ma 21**   **Lok.:** 2 cun seitl. der Medianen, neben Ren 12, Höhe Mitte der Strecke zw. Nabel u. Xiphoid **Besond.:** Fülle-Muster! Reguliert Magen, unterdrückt rebellierendes *Qi*

■ **Ma 25**   **Lok.:** 2 cun seitl. der Medianen, neben Ren 8 (Nabel) **Besond.:** *Mu*-Alarm-Punkt Dickdarm

■ **Ma 36**   **Lok.:** 0,5 cun lat. der vord. Tibiakante, 1,5 cun unterh. des Unterrandes des Fibulaköpfchens (Gb 34) **Besond.:** *He*-Punkt, Meister-Punkt Hormone, Blutdruck; stärkt Milz, Magen, *Qi*, *Xue*-Blut und Muskulatur

■ **Ma 37**   **Lok.:** 0,5 cun lat. der Tibiakante, 4 cun unterh. der Höhe des Unterrandes des Fibulaköpfchens; 3 cun unt. Ma 36 **Besond.:** Unterer *He*-Punkt Dickdarm; mit *Mu*-Alarm-Punkt Ma 25 bei Dickdarmproblemen

■ **Mi 6**   **Lok.:** 3 cun oberh. der größten Erhebung des Innenknöchels am Hinterrand der Tibia **Besond.:** Stärkt als Gruppen-*Luo*-Punkt Milz, Leber,

Niere – *Qi*, *Xue*-Blut u. *Yin* – roboriert; entf. Feuchtigkeit

■ **Ni 3**   **Lok.:** Zw. stärkster Vorwölbung des Malleolus med. u. Achillessehne **Besond.:** *Shu*-Strömungs- u. *Yuan*-Quell-Punkt; stärkt Niere, unterstützt *Jing*, Nieren-*Yin* u. -*Yang*

■ **Pe 6**   **Lok.:** 2 cun prox. der Mitte der palm. Handgelenksfurche zw. den Sehnen der Mm. flex. carpi rad. u. palmaris long. **Besond.:** *Luo*-Durchgangs- u. Kardinal-Punkt für *Yin wei mei;* mobilisiert *Xue*-Blut-, *Qi*- u. Schleim-Stagnation

■ **Pe 7**   **Lok.:** In der Mitte der palm. Handgelenksfurche zw. den Sehnen der Mm. flex. carpi rad. u. palmaris long. **Besond.:** *Yuan*-Quell, *Shu*-Strömungs- u. Sedativ-Punkt; beruhigt Herz u. Geist; lokal gegen Kontrakturen

■ **Ren 4**   **Lok.:** 2 cun bzw. $^2/_5$ der Strecke Symphyse/ Nabel oberh. der Symphyse **Besond.:** Innerer Treffpunkt der 3 unteren *Yin* (Mi, Le, Ni), *Mu*-Alarm-Punkt Dünndarm; roborierend – stärkt *Jing, Qi, Yang, Xue*-Blut u. *Yin*

■ **Ren 6**   **Lok.:** 1,5 cun unterh. des Nabels. **Besond.:** „Meer des *Qi*" – stärkt Niere, Quellen-*Qi* u. *Yang-Qi*; roborierend, stabilisierend

■ **Ren 12**   **Lok.:** In der Mitte zw. Nabel u. Xiphoid **Besond.:** *Mu*-Alarm-Punkt Magen, stärkt mit Ma 36 auch Milz

6.16 Suchtbehandlung

A. Meng

Bei der Suchtbehandlung können mit Akupunktur gute Erfolge erzielt werden.

TCM

Die TCM kennt diese Indikationen eigentlich nicht; die einzige Sucht im Rahmen der TCM ist die Schlafsucht bei Milz-, Herz- und Nieren-Mangel-Syndromen.
Die Nikotin-, Alkohol- und Fettsucht ist eher eine neue Akupunkturindikation.

Hier sind pro Indikation nur einige Möglichkeiten und Techniken angeführt, mit welchen der Autor bisher gute Erfahrungen hatte.

Die Akupunkturbehandlung der Sucht nach harten Drogen und eines Medikamentenabusus von Analgetika oder Psychopharmaka (z. B. Tranquilizer) ist nur in spezialisierten Einrichtungen durchzuführen.

6.16.1 Nikotinsucht (1)

Der Erfolg, d.h. der Verzicht auf Zigaretten für mehr als 3 Monate, liegt bei etwa 70%. Die meisten Patienten erzählen nach der Behandlung, dass das Verlangen nachlässt und der Geschmack der Zigaretten unangenehm wurde. Vorbeugend muss der Arzt etwas gegen eventuelle Gewichtszunahme und Nervosität, Unruhe und die Gewohnheit unternehmen. Ein persönliches Gespräch, eine Verhaltenstherapie, eine Diätempfehlung helfen, die Rezidivquote zu reduzieren. Der Patient muss ab der 1. Behandlung ganz mit dem Rauchen aufhören. In der Regel genügen 3–6 Sitzungen. Außer den unten genannten Standardpunkten kommen ab der 2. Sitzung noch symptomatische Punkte dazu, eventuell werden auch Ohrakupunktur oder Dauernadel verwendet.

Basiskombination

Di 4, Di 20, Ma 36, Le 3, Du 20
OAP: 101 Lunge, 100 Herz, 95 Niere, 97 Leber, 55 *shen men*.

Technik: Mittelstark stimulieren, die Nadeln 20 Minuten liegen lassen. Auf die sensiblen Ohrpunkte können ebenso Dauernadeln, Magnetkugeln oder Rapssamen für etwa 3 Tage gegeben werden. Der Patient muss täglich mehrmals 1–2 Minuten diese Ohrzone mit dem Finger mittelstark drücken.

Individuelle Punktkombination

Antinikotin-Punkt 1
In der Mitte der Verbindungsstrecke Lu 7 zu Di 5 **M**, diese Zone ist bei Rauchern oft druck-schmerzhaft.
Technik: Beidseitig, stark stimulieren, 15 Minuten die Nadeln liegen lassen, täglich 1-mal während 4 Tagen

Antinikotin-Punkt 2
Vom oberen Ende der Nasolabialfalte 5 mm lateral
Technik: Beidseitig, stark stimulieren, 15 Minuten die Nadeln liegen lassen, in der ersten Woche 2-mal und in der 2. Woche noch 1-mal; zusätzlich:

Innere Unruhe
He 7, Gb 20

Hungergefühl
Ren 12, Pe 6

Hustenreiz
Ren 22 [Ren 21 Bi], Ren 17, EX-HN 3 *(yin tang)*
Elektrische Stimulation: Di 4 oder Ma 36
Technik: Mit kontinuierlichem Impuls zwischen 2–100 H, mittlere Reizstärke, 15 Minuten
Laserakupunktur: Lu 7, Di 5, Di 4.
Technik: Pro Sitzung 1–2 Punkte, pro Punkt 5 Minuten

Verwendete Punkte

■ **Di 4   Lok.:** Handrücken, am höchsten Punkt des Muskelwulstes zw. Metacarpale I u. II **Besond.:** *Yuan*-Quell-P.; euphorisierend, wirkt auf ges. Respirationstrakt, stärkt verteilende Lungen-Funktion, entfernt Wind u. Hitze. Vorsicht bei Schwangerschaft – bewegt *Qi*!

■ **Di 5   Lok.:** Rad. an der Handrücken-Querfalte, in einer Mulde zw. den Sehnen der Mm. ext. pollicis brevis u. ext. carpi rad. long. **Besond.:** *Jing*-Fluss-P., Feuer-P.; entfernt Wind-, feuchte u. Blut-Hitze lokal u. von Auge, Gingiva u. Hals

■ **Di 20   Lok.:** In der Nasolabialfalte, in der Mitte zw. deren Oberende u. Höhe des Naseneingangs **Besond.:** Spezifisch bei Mangel-, Stagnations-, Hitze-Mustern im *Yang ming* (Di/Ma)

■ **Du 20   Lok.:** Auf der Verbindungslinie der beiden Apices auriculae **Besond.:** Universeller Reunions-P., beruhigt Geist, besänftigt Leber, zerstreut Wind

■ **Gb 20   Lok.:** Hinter dem Mastoid zw. Trapezius u. M. sternocleidomast. am unt. Occipitalrand **Besond.:** Entfernt Wind u. Hitze

■ **He 7   Lok.:** Uln. Handgelenksfalte, rad. Seite des Os pisiforme **Besond.:** *Yuan*-Quell-, *Shu*-Strömungs- u. Sedativ-P.; stärkt Herz-Blut, kühlt Hitze, beruhigt Geist u. Herz, befreit Herz-Öffnungen, beruhigt

■ **Le 3   Lok.:** Im proximalen Winkel zw. Os metatarsale I u. II, auf dem Fußrücken **Besond.:** *Shu*-Strömungs- u. *Yuan*-Quell-Punkt, unterdrückt Leber-*Yang*, entfernt inneren Wind, fördert glatten *Qi*-Fluss, beruhigt Geist

■ **Lu 7   Lok.:** 1,5 cun prox. der queren Handgelenksfurche, über d. A. rad. **Besond.:** *Luo*-Durchgangs- u. Kardinal-P. *Ren mai*, Meister-P. Stauung; senkt Lungen-*Qi* ab – gegen Husten

■ **Ma 36   Lok.:** 0,5 cun lat. der vord. Tibiakante, 1,5 cun unterh. des Unterrandes des Fibulaköpfchens (Gb 34) **Besond.:** *He*-P., Meister-P. Hormone, Blutdruck, beruhigend

■ **Pe 6   Lok.:** 2 cun prox. der Mitte der palm. Handgelenksfurche zw. den Sehnen der Mm. flex. carpi rad. u. palmaris long. **Besond.:** *Luo*-Durchgangs- u. Kardinal-P. *Yin wei mei* mit Wirkung auf das Herz, beruhigt Geist; mobilisiert Blut-, *Qi*- u. Schleim-Stagnation

■ **Ren 12   Lok.:** Mitte zw. Nabel u. Xiphoid **Besond.:** *Mu*-Alarm-P. Magen, Einflussreicher P. Hohlorgane; stärkt Magen u. Milz, reguliert Magen-*Qi*

■ **Ren 17   Lok.:** Mittellinie des Sternums, in Höhe des 4. ICR, zw. den Mamillen (Mann) **Besond.:** *Mu*-Alarm-P. Pericard, einflussreicher Punkt Respirationssystem, öffnet Thorax

6

6.16

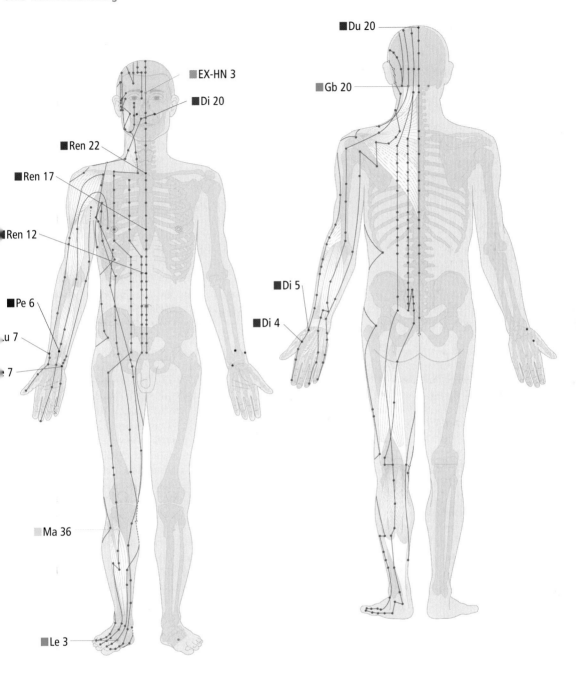

■ **Ren 22** **Lok.:** Mitte des Jugulums **Besond.:**
Senkt Lungen-*Qi*, gegen Husten u. Verschleimung

EX-HN 3 **Lok.:** Mitte zwischen den Augenbrauen
Besond.: Entspannend

6.16.1 Nikotinsucht (2)

Individuelle Punktkombination

Bei Bronchitis, Emphysem, Koronarer Herzkrankheit, Neurasthenie

Lu 1, Ren 15, Pe 6, evtl. zusätzlich Bl 13, Bl 15, Mi 6, Lu 7

Bei Bluthochdruck mit dem Typ der *Yin*-Schwäche in den Organen Leber und Niere

Gb 25, Le 2, Ni 3, evtl. zusätzlich Bl 23, Ni 4, Du 20

Bei Chronischer Gastritis bzw. Magen-Ulkus

Ma 36, Pe 6, Le 13, Ren 12, evtl. zusätzlich Ma 44, Mi 4, Bl 21, Bl 20

Verwendete Punkte

■ **Bl 13 Lok.:** 1,5 cun lat. Dornforts. BWK 3 **Besond.:** *Shu*-Zustimmungs-P. Lunge

■ **Bl 15 Lok.:** 1,5 cun lat. Dornforts. BWK 5 **Besond.:** *Shu*-Zustimmungs-P. Herz

■ **Bl 20 Lok.:** 1,5 cun lat. Dornforts. BWK 11 **Besond.:** *Shu*-Zustimmungs-P. Milz

■ **Bl 21 Lok.:** 1,5 cun lat. Dornforts. BWK 12 **Besond.:** *Shu*-Zustimmungs- u. Meister-P. Magen

■ **Bl 23 Lok.:** 1,5 cun lat. Dornforts. LWK 2, also lat. Du 4 **Besond.:** *Shu*-Zustimmungs-P. Niere; stärkt Nieren-*Qi*, -*Yang*, -*Yin* u. –*Jing*

■ **Du 20 Lok.:** Auf der Verbindungslinie der beiden Apices auriculae **Besond.:** Universeller Reunions-P., beruhigt Geist, besänftigt Leber, zerstreut Wind

■ **Gb 25 Lok.:** Unterrand des freien Endes der 12. Rippe **Besond.:** Mobilisiert *Qi*-Stagnation

■ **Le 2 Lok.:** In der Schwimmhautfalte zw. 1. u. 2. Zehe, lat. Ende des Großzehengrundgelenks **Besond.:** *Ying*-Quellen-, Feuer- u. Sedativ-P.; unterdrückt Leber-Feuer u. Leber-Wind

■ **Le 13 Lok.:** Unterrand des freien Endes der 11. Rippe **Besond.:** Stoffwechsel- u. *Mu*-Alarm-P. Milz, einflussreicher P. *Zang*-Organe, harmonisiert Leber/Milz, gegen Verdauungsprobleme durch Emotionen

■ **Lu 1 Lok.:** Zuerst Lu 2 aufsuchen (Unterkante Clavicula vor der Schulter, 6 cun lat. der Medianen), Lu 1 dir. im nächsten ICR darunter **Besond.:** *Mu*-Alarm-P. Lunge; reguliert und senkt Lungen-*Qi*, gegen Husten, Völlegefühl im Thorax

■ **Lu 7 Lok.:** 1,5 cun prox. der queren Handgelenksfurche, über d. A. rad. **Besond.:** *Luo*-Durchgangs- u. Kardinal-P. *Ren mai*, Meister-P. Stauung; senkt Lungen-*Qi* ab – gegen Husten

▨ **Ma 36 Lok.:** 0,5 cun lat. der vord. Tibiakante, 1,5 cun unterh. des Unterrandes des Fibulaköpfchens (Gb 34) **Besond.:** *He*-P., MP Hormone, Blutdruck, beruhigend

▨ **Ma 44 Lok.:** Interdigitalfalte zw. 2. u. 3. Zehe nahe d. Grundgelenk d. 2. Zehe **Besond.:** *Ying*-Quellen-P., entfernt Hitze aus Magen bzw. *Yang ming*

▨ **Mi 4 Lok.:** Im Grübchen über dem Übergang v. Basis zu Schaft des Os metatarsale I, am Farbumschlag der Haut [Bi: Über dem Innenrand des Gelenks Metatarsale I/Cuneiforme I]* **Besond.:** *Luo*-Durchgangs- u. Kardinalp. für *Chong mai*, stärkt Magen u. Milz und fördert so indirekt die Schleim-Transformation

▨ **Mi 6 Lok.:** 3 cun oberh. der größten Erhebung des Innenknöchels am Hinterrand der Tibia **Besond.:** Stärkt als Gruppen-*Luo*-P. Milz, Leber, Niere – *Qi*, Blut u. *yin* – roboriert; entfernt Feuchtigkeit

■ **Ni 3 Lok.:** Zw. stärkster Vorwölbung des Malleolus med. u. Achillessehne **Besond.:** *Shu*-Strömungs- u. *Yuan*-Quell-P.; stärkt Niere, unterstützt *Jing*, Nieren-*Yin* u. -*Yang*, stabilisiert Emotionen

■ **Ni 4 Lok.:** Oberrand des Calcaneus, 0,5 QF hinter dem Innenknöchel **Besond.:** *Luo*-Durchgangs-Punkt, stabilisiert Emotionen

■ **Pe 6 Lok.:** 2 cun prox. der Mitte der palm. Handgelenksfurche zw. den Sehnen der Mm. flex. carpi rad. u. palmaris long. **Besond.:** *Luo*-Durchgangs- u. KP *Yin wei mei* mit Wirkung auf das Herz, beruhigt Geist; mobilisiert Blut-, *Qi*- u. Schleim-Stagnation

■ **Ren 12 Lok.:** Mitte zw. Nabel u. Xiphoid **Besond.:** *Mu*-Alarm-P. Magen, einflussreicher P. Hohlorgane; stärkt Magen u. Milz, reguliert Magen-*Qi*

■ **Ren 15 Lok.:** 1 cun unterh. des Xiphoids **Besond.:** Beruhigt Geist, unterstützt Quellen-*Qi*

---

* nach Bischko

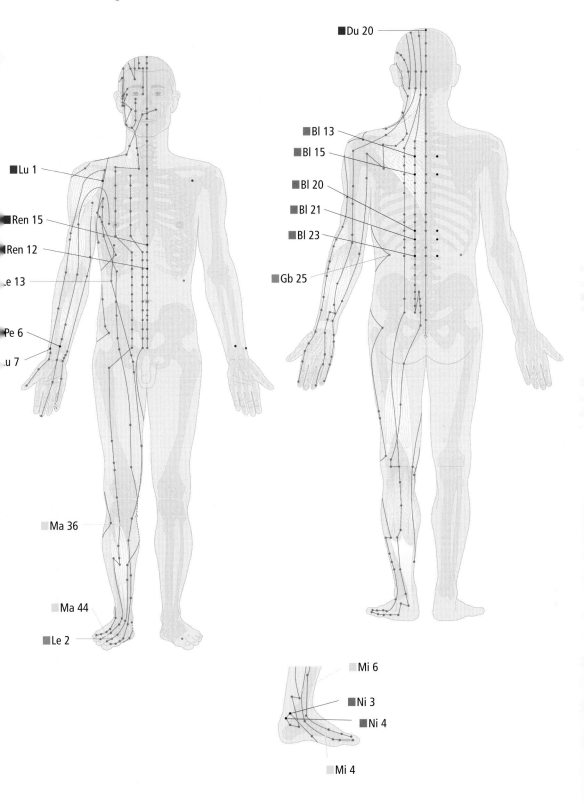

6.16.2 Alkoholsucht

In leichteren Fällen, in denen der Patient selbst vom symptomatischen Alkoholkonsum wegkommen will, können wir nach diversen psychovegetativen Symptomen behandeln.

OAP: 55 *shen men*, 100 Herz, 86 Magen, 22 Endokrinium, 34 Subkortex, 15 Pharynx und Larynx.

Technik: Pro Sitzung links und rechts je 3–4 Punkte mittels Nadeln mittelstark 30–60 Sekunden lang stimulieren, dann die Nadeln 20 Minuten liegen lassen. Auch eine Dauernadel an solchen sensiblen Ohrpunkten kann man für 3 Tage geben, 5 Minuten vor jeder Mahlzeit muss der Patient diese Punkte mittels Fingerdruck 1–2 Minuten lang stimulieren.

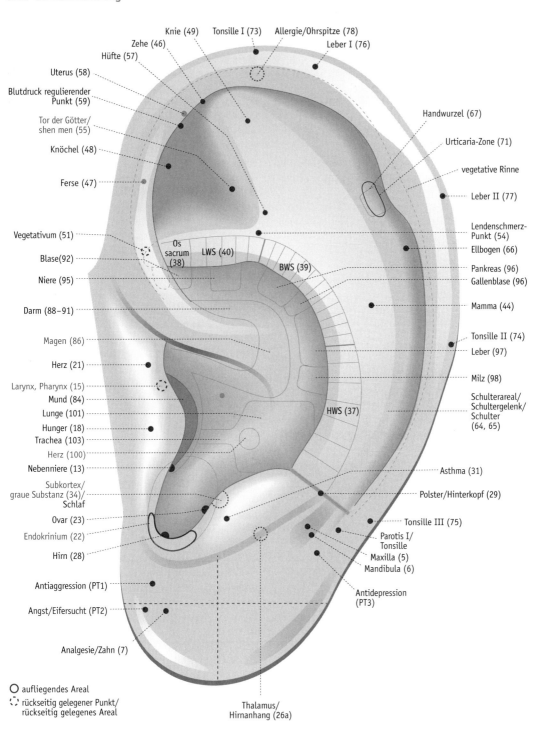

Knie (49) Tonsille I (73) Allergie/Ohrspitze (78)
Zehe (46) Leber I (76)
Hüfte (57)
Uterus (58)
Blutdruck regulierender
Punkt (59)
Tor der Götter/
shen men (55)
Knöchel (48)
Ferse (47)

Handwurzel (67)
Urticaria-Zone (71)
vegetative Rinne
Leber II (77)

Vegetativum (51)
Blase(92)
Niere (95)

Os
sacrum
(38)   LWS (40)
BWS (39)

Lendenschmerz-
Punkt (54)
Ellbogen (66)
Pankreas (96)
Gallenblase (96)
Mamma (44)

Darm (88–91)
Magen (86)
Herz (21)
Larynx, Pharynx (15)
Mund (84)
Lunge (101)
Hunger (18)
Trachea (103)
Herz (100)
Nebenniere (13)
Subkortex/
graue Substanz (34)/
Schlaf
Ovar (23)
Endokrinium (22)
Hirn (28)

HWS (37)

Tonsille II (74)
Leber (97)
Milz (98)
Schulterareal/
Schultergelenk/
Schulter
(64, 65)

Asthma (31)
Polster/Hinterkopf (29)
Tonsille III (75)
Parotis I/
Tonsille
Maxilla (5)
Mandibula (6)

Antiaggression (PT1)
Angst/Eifersucht (PT2)

Antidepression
(PT3)

Analgesie/Zahn (7)

O aufliegendes Areal
⟨⟩ rückseitig gelegener Punkt/
rückseitig gelegenes Areal

Thalamus/
Hirnanhang (26a)

6.16.3 Fettsucht, Adipositas (1)

Gute Erfolge mit Akupunktur bei hyperalimentärer Adipositas ohne endokrine Erkrankungen und strenger Beachtung von sinnvollen Diäten.

Basiskombination

Ma 25, Ma 36, Ma 40, Mi 6, Bl 20, Bl 21, Ren 12
Technik: Mittelstarke Stimulationen
OAP: 55 *shen men*, 87 Magen, 91 Dickdarm, 98 Milz, 84 Mund, 18 Hungerpunkt, 22 Endokrinium, 96 Pankreas/Gallenblase
Technik: Pro Sitzung 3–5 Nadeln stark stimulieren, 30 Minuten die Nadeln liegen lassen. Oder mit Dauernadel wie oben beschrieben fixieren.

Individuelle Punktkombination

Die TCM unterteilt in drei Syndrome:
• Hitze-Stau im Magen
• Feuchtigkeits-Stau bei Milz-Schwäche
• Nieren-Schwäche

Hitze-Stau im Magen
Di 11, Ma 44, Mi 15, 3E 6
Feuchtigkeitssymptomatik (z. B. Ödem): Mi 6, Mi 9
Symptome: Große Essmenge, Obstipation, Durst, Harn konzentriert, übler Mundgeruch, kräftiger Nacken, kräftige Muskulatur, großer Bauch, neigt zur arteriellen Hypertonie; **Zungenkörper:** Rot; **Zungenbelag:** Dick, gelblich; **Puls:** Kräftig und frequent

Verwendete Punkte

■ **3E 6**   **Lok.:** 3 cun prox. der Mitte der dors. Handgelenksfurche   **Besond.:** *Jing*-Fluss-Punkt; mobilisiert *Qi*-Stagnation in den 3 Erwärmern, also auch im Verdauungsbereich
■ **Bl 20**   **Lok.:** 1,5 cun lat. Dornforts. BWK 11   **Besond.:** *Shu*-Zustimmungs-Punkt Milz
■ **Bl 21**   **Lok.:** 1,5 cun lat. Dornforts. BWK 12   **Besond.:** *Shu*-Zustimmungs- u. Meister-Punkt Magen
■ **Di 11**   **Lok.:** Bei max. gebeugtem Arm am rad. Ende der Ellbogenfalte   **Besond.:** *He*- u. Tonisierungs-Punkt; entfernt feuchte Hitze
▨ **Ma 25**   **Lok.:** 2 cun seitl. der Medianen, neben Ren 8 neben dem Nabel [Bi: In der Mitte einer Linie vom Nabel zum ob. Darmbeinkamm]*   **Besond.:** *Mu*-Alarm-Punkt Dickdarm; reguliert Stuhlgang
▨ **Ma 36**   **Lok.:** 0,5 cun lat. der vord. Tibiakante, 1,5 cun unterh. des Unterrandes des Fibulaköpfchens (Gb 34)   **Besond.:** *He*-Punkt, Meister-Punkt Hormone, Blutdruck, beruhigend
▨ **Ma 40**   **Lok.:** Streckenmitte zw. höchsten Punkt des Malleolus ext. u. Kniegelenkspalt 2 cun lat. der Tibiakante   **Besond.:** *Luo*-Durchgangspunkt zu Milz – Schleim!
▨ **Ma 44**   **Lok.:** Interdigitalfalte zw. 2. u. 3. Zehe nahe dem Grundgelenk der 2. Zehe   **Besond.:** *Ying*-Quellen-Punkt; wichtigster Punkt zur Ableitung von Magen-Feuer – gegen Heißhunger, Mundgeruch, Obstipation
▨ **Mi 6**   **Lok.:** 3 cun oberh. der größten Erhebung des Innenknöchels am Hinterrand der Tibia   **Besond.:** Stärkt als Gruppen-*Luo*-Punkt Milz, Leber, Niere – *Qi*, Blut u. *Yin* – roboriert; entfernt Feuchtigkeit
▨ **Mi 9**   **Lok.:** Bei gebeugtem Knie in Vertiefung unt. Condylus med. tibiae, auf gl. Höhe wie Gb 34   **Besond.:** *He*-Punkt; reguliert Flüssigkeiten bzw. Feuchtigkeit, stärkt Milz-*Qi*
▨ **Mi 15**   **Lok.:** Auf der MCL, in Nabelhöhe, auf gl. Höhe wie Ren 8   **Besond.:** Reunions-Punkt mit *Yin wei mei*; bewegt *Qi*, stärkt Milz-*Qi*, löst Feuchtigkeit auf, fördert Dickdarm-Funktion
■ **Ren 12**   **Lok.:** In der Mitte zw. Nabel u. Xiphoid   **Besond.:** *Mu*-Alarm-Punkt Magen, Einflussreicher Punkt Hohlorgane; stärkt Magen u. Milz, reguliert Magen-*Qi*

6

6.16

---

* nach Bischko

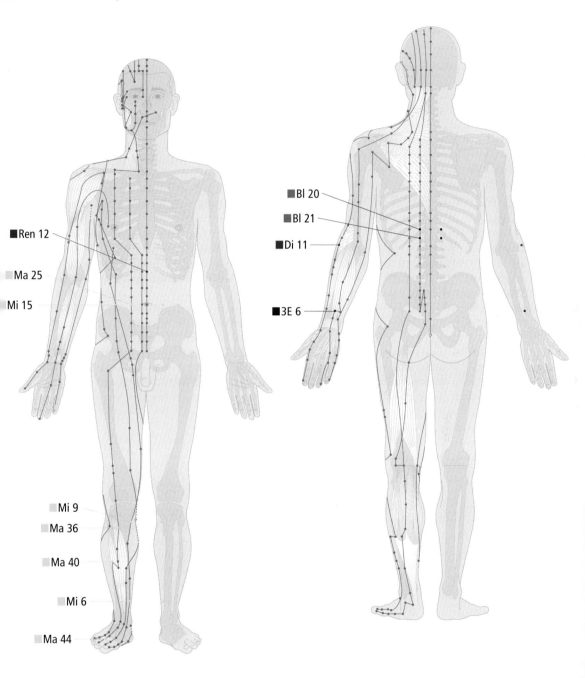

Ren 12

Ma 25

Mi 15

Mi 9

Ma 36

Ma 40

Mi 6

Ma 44

Bl 20

Bl 21

Di 11

3E 6

6.16.3 Fettsucht, Adipositas (2)

Feuchtigkeits-Stau bei Milz-Schwäche
Ma 25, Mi 9, Bl 20, Le 13, Ren 9
Belastungsdyspnoe: Pe 6
Adipositas seit Kindheit: Mi 6, Bl 23
Symptome: Isst eher wenig, müde, schläfrig, Belastungssyndrome, wenig Durst oder hat Durst und trinkt aber nicht gern, wenig Stuhl, Stuhl ist weich, viel schlaffes Fettgewebe, wenig und auch schwache Muskeln; **Zungenkörper**: Blass, plump, mit Zahnimpressionen am Rand der Zunge; **Puls**: Kraftlos

Nieren-Schwäche
Mi 6, Bl 23, Du 4, Ren 4
OAP: 84 Mund, 98 Milz, 87 Magen 95 Niere, 22 Endokrinium, 28 Hypophyse, 13 Nebenniere, dazu evtl. 51 Vegetativum, 23 Ovar, 34 Gehirn.
Nadelung und eventuell Dauernadel wie oben beschrieben fixieren.
Gewichtszunahme nach der Schwangerschaft und Geburt: Le 8, Ren 5
Symptome: Normale Essmenge, normal bis ungeformter Stuhl, Pollakisurie, Lumbago, „weiches Knie", Gynäkomastie; **Zungenkörper**: Blass, plump; **Puls**: Tief und dünn (Leere-Hitze: Zähe und anhaltende Kopf- und Zahnschmerzen, dumpfes Gefühl im Kopf, Müdigkeit, Kreuzschmerzen, Schmerzanfälle).
Deutlicher Zusammenhang mit Übermüdung: **Zungenkörper**: Rot; **Puls**: Dünn und kraftlos (*Xi-Ruo*).

Verwendete Punkte

■ **Bl 20   Lok.**: 1,5 cun lat. Dornforts. BWK 11 **Besond.**: *Shu*-Zustimmungs-Punkt Milz
■ **Bl 23   Lok.**: 1,5 cun lat. Dornforts. LWK 2, also lat. Du 4 **Besond.**: *Shu*-Zustimmungs-Punkt Niere; stärkt Nieren-*Qi*, -*Yang*, -*Yin* u. -*Jing*, daher bei sozusagen angeborener Adipositas
■ **Du 4   Lok.**: Unt. Dornforts. LWK 2, lat. liegen Bl 23 u. Bl 47 **Besond.**: Ergänzt Nieren-*Yin*, festigt *Jing*, stärkt Nieren-*Yang*, tiefen Rücken u. Knie
■ **Le 8   Lok.**: Bei gebeugtem Knie im Grübchen vor dem Ende der med. Kniegelenksfalte **Besond.**: *He*-Punkt
■ **Le 13   Lok.**: Unterrand des freien Endes der 11. Rippe **Besond.**: Stoffwechsel- u. *Mu*-Alarm-Punkt Milz, Einflussreicher Punkt *Zang*-Organe, harmonisiert Leber/Milz, gegen Verdauungsprobleme durch Stress
■ **Ma 25   Lok.**: 2 cun seitl. der Medianen, neben Ren 8 neben dem Nabel [Bi: In der Mitte einer Linie vom Nabel zum ob. Darmbeinkamm]* **Besond.**: *Mu*-Alarm-Punkt Dickdarm; reguliert Stuhlgang
■ **Mi 6   Lok.**: 3 cun oberh. der größten Erhebung des Innenknöchels am Hinterrand der Tibia **Besond.**: Stärkt als Gruppen-*Luo*-Punkt Milz, Leber, Niere – *Qi*, Blut u. *Yin* – roboriert; entfernt Feuchtigkeit
■ **Mi 9   Lok.**: Bei gebeugtem Knie in Vertiefung unt. Condylus med. tibiae, auf gl. Höhe wie Gb 34 **Besond.**: *He*-Punkt; reguliert Flüssigkeiten bzw. Feuchtigkeit, stärkt Milz-*Qi*
■ **Pe 6   Lok.**: 2 cun prox. der Mitte der palm. Handgelenksfurche zw. den Sehnen der Mm. flex. carpi rad. u. palmaris long. **Besond.**: *Luo*-Durchgangs- u. Kardinal-Punkt *Yin wei mei* mit Wirkung auf Herz, beruhigt Geist; mobilisiert Blut-, *Qi*- u. Schleim-Stagnation, Meister-Punkt Nausea
■ **Ren 4   Lok.**: 2 cun bzw. ⅖ der Strecke Symphyse/Nabel oberh. der Symphyse **Besond.**: Reunions-Punkt der 3 unteren *yin* (Mi, Le, Ni), *Mu*-Alarm-Punkt Dünndarm; roborierend – stärkt *Jing, Qi, Yang*, Blut u. *Yin*
■ **Ren 5   Lok.**: 2 cun unterh. des Nabels **Besond.**: *Mu*-Alarm-Punkt 3-Erwärmer; Stärkt Quellen-*Qi*, fördert Transformation u. Transport im unteren 3E, öffnet Wasserwege, beeinflusst Blase
■ **Ren 9   Lok.**: 1 cun oberh. des Nabels **Besond.**: Fördert Flüssigkeits- u. Feuchtigkeits-Transformation

---

* nach Bischko

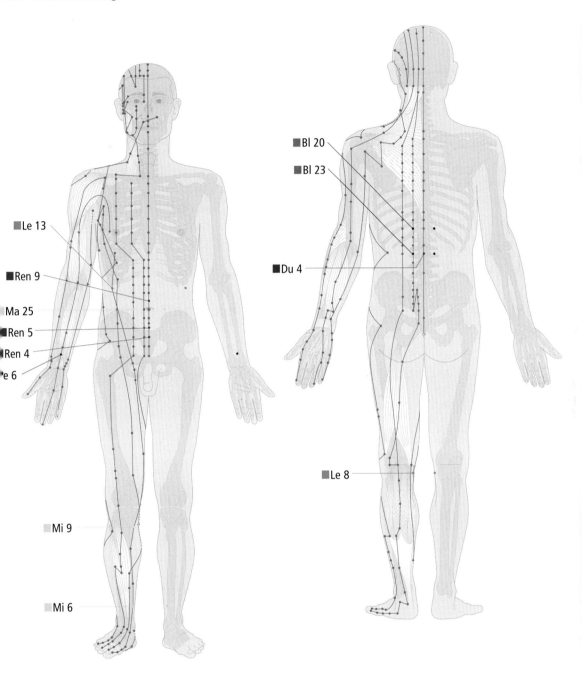

Le 13

Ren 9

Ma 25

Ren 5

Ren 4

e 6

Mi 9

Mi 6

Bl 20

Bl 23

Du 4

Le 8

Literatur

Arnold H-J: Die Geschichte der Akupunktur in Deutschland. Haug, Heidelberg 1976

Bachmann G: Die Akupunktur – eine Ordnungstherapie. Band I und II, 3. Auflage, Haug, Heidelberg 1980

Bahr F: Akupressur. Mosaik 1991

Baldry P: Acupuncture, Trigger Points and Musculosceletal Pain. 2. edition, Churchill Livingstone, Edinburgh-London 1993

Beck R, Heydenreich A, Ots T, Pothmann R, Weinschütz T: Akupunktur in der Neurologie. Hippokrates, Stuttgart 1994

Becke H: Die gefährlichen Punkte in der Schwangerschaft. Dtsch Z Akupunkt, 31/5 (1988) 110

Bensky D, Barolett Randall: Chinesische Arzneimittelrezepte und Behandlungsstrategien. Verlag für Traditionelle Chinesische Medizin Dr. Erich Wühr, Kötzting, Bayer. Wald. (1996) (Englische Erstausgabe 1989).

Beijing-Shanghai-Nanjing Colleges of Traditional Chinese Medicine: Essentials of Chinese Acupuncture. 1. Auflage, Foreign Language Press, Beijing 1980

Bischko J: Akupunktur für Fortgeschrittene. Band III, 8. Auflage, Haug, Heidelberg 1986

Bischko J, Meng A: Akupunktur für mäßig Fortgeschrittene. Band II, 5. Auflage, Haug, Heidelberg 1988

Bischko J: Einführung in die Akupunktur. Band I, 15. Auflage, Haug, Heidelberg 1989

Bucek R: Kurze Zusammenfassung über Laserakupunktur. Dtsch Z Akupunkt, 27 (1984) 30–36

Büssing A: Akupunktur und Immunsystem. therapeutikon 7 (1993) 542–550

Cheng R, McKibbin L, Pomeranz B, Roy, B: Das Verhalten des Blutplasmacortisolspiegels von Pferden nach Akupunktur und Placeboakupunktur. Der Akupunkturarzt und Auriculotherapeut 2/1980, 48-50 (1980)

Cheng Xinnong: Chinese Acupuncture and Moxibustion. Foreign Language Press, Beijing 1987

Cheng Xinnong: Chinese Acupuncture and Moxibustion. 2. Auflage, Foreign Language Press, Beijing 1990

Deadman P, Al-Khafaji M with Baker K: A Manual of Acupuncture. Eastland Press D Vista, California USA. First published by Journal of Chinese Medicine publications 1998. Deutsch: Großes Handbuch der Akupunktur. 1. Auflage, Verlag für ganzheitliche Medizin Dr. Erich Wühr GmbH 2000

Feit R, Zmiewski P: Acumoxa Therapy Volume I and II. Paradigm Publications, Brookline, Massachusetts 1989

Feucht G: Die Geschichte der Akupunktur in Europa, in: Handbuch der Akupunktur und Aurikulotherapie. Haug, Heidelberg 1977

Flaws B, Wolfe H: Das Yin und Yang der Ernährung. Otto Wilhelm Barth Verlag, 2. Auflage 1994. (Originalausgabe: Prince Wen Huis Cook: Chinese Dietary Therapy, 1983)

Focks C, Hillenbrand N: Leitfaden Chinesische Medizin. 5. Auflage. Elsevier, Urban & Fischer, München 2006

Fu W-K: Die Geschichte der chinesischen Akupunktur und Moxibustion, in: Handbuch der Akupunktur und Aurikulotherapie. Haug, Heidelberg 1977

Garten H: Akupunktur bei Inneren Erkrankungen. Hippokrates, Stuttgart 1994

Gerardi A U, Dominici S, Sapia F, Morcellini M, Gaetano M A: Riflessoterapia nell'allergia respiratoria. Minerva Med, 74(42) (1983) 2521–2531

Goldschmitt D, Heidbreder G: Akupunkturbehandlung bei Psoriasis. Med Welt, 32,5 (1981) 158–159

Gomaa M-S: Akupunktur in der Dermatologie. AKU 21 (1993) 163–168

Günes A T: Behandlung von Herpes zoster mit Akupunktur und Aurikulotherapie. Kongressband Teil I, Weltkongress für wissenschaftliche Akupunktur. Wien, 17.–20. Oktober 1983, 174–185, zitiert bei Kubiena G: Akupunktur bei Asthma, allergischen und dermatologischen Erkrankungen. Haug, Heidelberg 1989

Haidvogl M: Alternative Behandlungsmöglichkeiten atopischer Erkrankungen. Pädiatr Pädol, 25(6) (1990) 389–396

Huangdi Neijing Suwen: Innerer Klassiker des gelben Kaisers, elementare Fragen. (Ca. 300–100 v. Chr.). Siehe Chongguang Buzhu Huangdi Suwen und Übersetzungen siehe Schnorrenberger, Van Nghi, Veith.

Jellinger K: Neuere biochemische Aspekte über Schmerzvermittlung und Akupunkturanalgesie. Dtsche. Zschr. f. Akupunktur, 27. Jg./4, 77–93 (1984)

Kaada B: Neurophysiologie der Vasodilatation, hervorgerufen durch transcutane Nervenstimulation (TNS). Bischko Hrsg.: Handbuch der Akupunktur, Kongreßband Weltkongreß für wissenschaftliche Akupunktur. 17.-20.10. 1983, Wien, Teil 1, 6–22 (1984)

Kampik G: Propädeutik der Akupunktur. 2. Auflage, Hippokrates, Stuttgart 1991

Kaptchuk T: Das große Buch der chinesischen Medizin. O.W. Barth, Bern-München 1992

Kirschbaum B: Die 8 außerordentlichen Gefäße. Medizinisch Literarische Verlagsgesellschaft, Uelzen 1995

Kitzinger E: Der Akupunkturpunkt. Wilhelm Maudrich, Wien-München-Bern 1989

König G, Wancura I: Praxis und Theorie der Neuen Chinesischen Akupunktur. Wilhelm Maudrich, Wien-München-Bern 1988

Krauskopf J: Therapie des atopischen Ekzems mit Akupunktur. AKU 21 (1993) 190–192

Kropej H: Systematik der Ohrakupunktur. Haug, Heidelberg 1988

Kubiena G: Akupunktur bei Asthma, allergischen und dermatologischen Erkrankungen. Haug, Heidelberg 1989

Kubiena G, Meng A, Petricek E, Petricek U: Handbuch der Akupunktur. Orac, Wien 1991

Kubiena G: Kleine Klassik für die Akupunktur. Neuauflage, Maudrich, Wien 1995

Kubiena G: Chinesische Syndrome verstehen und verwenden. Maudrich, Wien 1996

Kubiena G: Akupunktur in Versen. Elsevier, Urban & Fischer, München 2005

Kubiena G, Meng A: Die neuen Extrapunkte in der chinesischen Akupunktur. Lehrbuch, Atlas und Behandlungsprogramme mit den von der WHO empfohlenen und in China gesetzlich festgelegten 48 Extrapunkten. Maudrich, Wien 1994

Kubiena G, Mosch-Kang You Song: Koreanische und Chinesische Handakupunktur. Verlag Wilhelm Maudrich, Wien-München-Bern 1996

Kubiena G, Ramakers F: Bestzeitakupunktur Chronopunkter. Akupunktur der Meister nach der energetischen Zeit. Mit CD: Computerprogramm zur Feststellung des aktuellen Qi-Flusses. Verlag Wilhelm Maudrich, Wien-München-Bern 2002

Kubiena G., Wang Huizhu: Was sind He-(Ho-)Punkte, untere He-Punkte, Shu-Punkte an den Extremitäten und Shu-Punkte auf dem Rücken? Dtsche Zschr. f. Akupunktur, 40. Jg., Heft 4, 77–82 (1997)

Lai X: Observation on the curative effect of acupuncture on type I allergic diseases. J Tradit Chin Med, 13(4) (1993) 243–248

Lau B H, Wong D S, Slater J M: Effect of acupuncture on allergic rhinitis: clinical and laboratory evaluations. Am J Chin Med, 3(3) (1975) 263–270

Lewith G T, Field J, Machin D: Acupuncture compared with placebo in post-herpetic pain. Pain, 17(4) (1983) 361–368

Lewith G: Akupunktur. Pietsch, Stuttgart 1987

Liao S J: Acupuncture for poison ivy contact dermatitis. A clinical case report. Acupunct Electrother Res, 13(1) (1988) 31–39

Liao S J, Liao T A: Acupuncture treatment for herpes simplex infections. A clinical case report. Acupunct Electrother Res, 16(3–4) (1991) 135–142

Liao S J, Liao T A: Acupuncture treatment for psoriasis: a retrospective case report. Acupunct Electrother Res, 17(3) (1992) 195–208

Liu Gongwang: Acupoints and Meridians. Huaxia Publishing House, Beijing (Erstauflage 1996) 1998

Low R: The Secondary Vessels of Acupuncture – A Detailed Account of Their Energies Meridians and Control Points. Thorsons Publishers Limited, Wellingtonborough, Northhamshire, GB and New York 1983

Maciocia Giovanni: Die Praxis der Chinesischen Medizin. Verlag für Traditionelle Chinesische Medizin Dr. Erich Wühr, Kötzting, Bayer. Wald 1997 (Englische Erstausgabe 1989).

Maciocia Giovanni: Tongue Diagnosis in Chinese Medicine. Eastland Press, Seattle, Washington 1987

Maciocia Giovanni: Die Grundlagen der Chinesischen Medizin. Verlag für Traditionelle Chinesische Medizin Dr. Erich Wühr, Kötzting, Bayer. Wald 1994 (Englische Erstausgabe 1989).

Literatur

Punkte (numerisch)

Punkte (pinyin)

Sachregister

Mann F: Acupuncture-Cure of many diseases. 2. edition, Butterworth, Heinemann, Oxford-London 1992

Maresch O: Das elektrische Verhalten der Haut. Dtsche. Zschr. f. Akupunktur 9. Jg./2, 33–55, (1966)

Matsumoto Kiiko, Birch S: Extraordinary Vessels. Paradigm Publications, Brookline-Massachusetts 1986

Meng A: Die Akupunktur im China von gestern und heute, in: Handbuch der Akupunktur und Aurikulotherapie. Haug, Heidelberg 1976

Meng A: Die wirklich guten Indikationen der Akupunktur und Tuina-Therapie. Dtsch. Z. Akupunkt., 34 (1991) 3

Meng A, Kokoschinegg P: Wechselwirkung Mensch-Umwelt (Akupunkturmeridiane, die 7. Art der Empfindungsmöglichkeit beim Menschen) Freie Übersetzung und kommentiert nach einem Artikel aus einer chinesischen Tageszeitung vom Oktober 1979. Dtsche. Zschr. f. Akupunktur, 23. Jg./1, 14–17 (1980)

Nielsen M: Acupuncture and pain in dermatology. Dermatologica, 173(3) (1986) 143–145

Pauser G, Gilly H, Steinbereithner K: Neurophysiologische Untersuchungen zur Wirkung der Akupunkturanalgesie. Dtsche. Zschr. f. Akupunktur, 20. Jg./5 (1977)

Pauser G: Neurophysiologie und Neurobiochemie als Grundlagen der Akupunkturanalgesie. Dtsche. Zschr. f. Akupunktur 22. Jg./5, 107–109 (1979)

Pomeranz B H: Akupunkturwirkung durch Ausschüttung von Encephalinen und Endorphinen im Gehirn. New Scientist 73, 12. referiert von D Marthaler 1977

Pomeranz B H, Cheng R, Law P: Aufhebung der Elektroakupunkturanalgesie durch Hypophysektomie. Exp. Neural. 54, 172–178 (1977)

Pöntinen P, Pothmann R: Laser in der Akupunktur. Hippokrates, Stuttgart 1993

Pothmann R: Injektionsakupunktur. Hippokrates, Stuttgart 1992

Pothmann R: Akupunktur-Repetitorium. 2. Auflage, Hippokrates, Stuttgart 1994

Ramakers F: Pulse Diagnosis. Persönliche Mitteilung inklusive Übersetzung des Gedichtes von Li Shizhens Vater 1996 bis 2002

Richter K, Becke H: Akupunktur. Tradition-Theorie-Praxis. Ullstein Mosby, Berlin 1992

Riederer P, Tenk H, Werner H, Bischko J, Rett A, Krisper H: Manipulation of Neurotransmitters by Acupuncture (?). J. of Neural Transmission 37, 61–94 (1975)

Riederer P, Tenk H, Werner H: Biochemische Aspekte der Akupunktur. Dtsche. Zschr. f. Akupunktur 21. Jg./2, 59–64 (1978)

Schnorrenberger C: Therapie mit Akupunktur, Band II-Äußere Erkrankungen. 2. Auflage, Hippokrates, Stuttgart 1991

Schnorrenberger C: Die topographisch-anatomischen Grundlagen der chinesischen Akupunktur und Ohrakupunktur. 6. Auflage, Hippokrates, Stuttgart 1994

Schuler W: Akupunktur in Geburtshilfe und Frauenheilkunde. 2. Auflage, Hippokrates, Stuttgart 1993

Solinas H, Mainville L, Auteroche B: Atlas of Chinese Acupuncture. Meridians and Collaterals. Publishing Canada 1998

Sommer B: Akupunktur, in: Augustin M, Schmiedel V: Praxisleitfaden Naturheilkunde. 2. Auflage, Jungjohann Verlagsgesellschaft, Neckarsulm-Stuttgart 1994

Stiefvater H: Praxis der Akupunktur. Haug, Heidelberg 1973

Stux G, Stiller N, Pomeranz B: Akupunktur – Lehrbuch und Atlas. 4. Auflage, Springer, Berlin 1993

Tian Li, Wortschatz chinesische Medizin. Urban & Fischer, München 2005

Wagner H, Wolkenstein E: Akupunktur als adjuvante Therapie bei Morbus Crohn-Patienten und Therapiekontrolle mittels Decoderdermographie, DZA 38. Jg./1995, Heft 5/114

Wiseman N, Ellis A: Fundamentals of Chinese Medicine. Paradigm Publications, Brookline-Massachusetts 1985

Wogralik W. et al. Platz der Reflextherapie bei Therapie von Krankheiten des Immunsystems. Referat auf der IV. Allunionskonferenz über Reflextherapie, Leningrad, 11.–14. Dezember 1984. Kongreßbericht: Umlauf R. (1985) Dtsche. Zschr. f. Akupunktur, 28. Jg./2, 44.

Zeitler H: Akupunkturtherapie mit Kardinalpunkten. Haug, Heidelberg 1981

Akupunkturpunkte (numerisch)

Bl 1 • *Jing ming* • 132
Bl 2 • *Zan zhu* • 132
Bl 3 • *Mei chong* • 132
Bl 4 • *Qu chai* • 134
Bl 5 • *Wu chu* • 134
Bl 6 • *Cheng guang* • 134
Bl 7 • *Tong tian* • 134
Bl 8 • *Luo que* • 134
Bl 9 • *Yu zhen* • 134
Bl 10 • *Tian zhu* • 134
Bl 11 • *Da zhu* • 134
Bl 12 • *Feng men* • 134
Bl 13 • *Fei shu* • 134
Bl 14 • *Jue yin shu* • 134
Bl 15 • *Xin shu* • 134
Bl 16 • *Du shu* • 134
Bl 17 • *Ge shu* • 134
Bl 18 • *Gan shu* • 134
Bl 19 • *Dan shu* • 134
Bl 20 • *Pi shu* • 134
Bl 21 • *Wei shu* • 134
Bl 22 • *San jiao shu* • 134
Bl 23 • *Shen shu* • 136
Bl 24 • *Qi hai shu* • 136
Bl 25 • *Da chang shu* • 136
Bl 26 • *Guan yuan shu* • 136
Bl 27 • *Xiao chang shu* • 136
Bl 28 • *Pang guang shu* • 136
Bl 29 • *Zhong lu shu* • 136
Bl 30 • *Bai huan shu* • 136
Bl 31 • *Shang liao* • 136
Bl 32 • *Ci liao* • 136
Bl 33 • *Zhong liao* • 136
Bl 34 • *Xia liao* • 136
Bl 35 • *Hui yang* • 136
Bl 36 • *Cheng fu* • 136
Bl 37 • *Yin men* • 136
Bl 38 • *Fu xi* • 136
Bl 39 • *Wei yang* • 136
Bl 40 • *Wei zhong* • 138
Bl 41 • *Fu fen* • 138
Bl 42 • *Po hu* • 138
Bl 43 • *Gao huang* • 138
Bl 44 • *Shen tang* • 138
Bl 45 • *Yi xi* • 138
Bl 46 • *Ge guan* • 138
Bl 47 • *Hun men* • 138
Bl 48 • *Yang gang* • 138

Bl 49 • *Yi she* • 138
Bl 50 • *Wei cang* • 140
Bl 51 • *Huang men* • 140
Bl 52 • *Zhi shi* • 140
Bl 53 • *Bao huang* • 140
Bl 54 • *Zhi bian* • 140
Bl 55 • *He yang* • 140
Bl 56 • *Cheng jin* • 140
Bl 57 • *Cheng shan/yu foc* • 140
Bl 58 • *Fei yang* • 140
Bl 59 • *Fu yang* • 140
Bl 60 • *Kun lun* • 140
Bl 61 • *Pu can* • 140
Bl 62 • *Shen mai* • 140
Bl 63 • *Jin men* • 140
Bl 64 • *Jing ju* • 142
Bl 65 • *Shu gu* • 142
Bl 66 • *Zu tong gu* • 142
Bl 67 • *Zhi yin* • 142

Di 1 • *Shang yang* • 116
Di 2 • *Er jian* • 116
Di 3 • *San jian* • 116
Di 4 • *He gu* • 116
Di 5 • *Yang xi* • 116
Di 6 • *Pian li* • 116
Di 7 • *Wen tiu* • 116
Di 8 • *Xia lian* • 116
Di 9 • *Shang lian* • 116
Di 10 • *Shou san li* • 118
Di 11 • *Qu chi* • 118
Di 12 • *Zhou liao* • 118
Di 13 • *Shou wu li* • 118
Di 14 • *Bi nao* • 118
Di 15 • *Jian yu* • 118
Di 16 • *Ju gu* • 118
Di 17 • *Tian ding* • 118
Di 18 • *Fu tu* • 118
Di 19 • *He liao/kou he liao* • 118
Di 20 • *Ying xiang* • 118

3E 1 • *Guan chong* • 148
3E 2 • *Ye men* • 148
3E 3 • *Zhong zhu* • 148
3E 4 • *Yang chi* • 148
3E 5 • *Wai guan* • 148
3E 6 • *Zhi gou* • 148
3E 7 • *Hui zong* • 148
3E 8 • *San yang luo* • 150
3E 9 • *Si du* • 150
3E 10 • *Tian jing* • 150
3E 11 • *Qing leng yuan* • 150

3E 12 • *Xiao luo* • 150
3E 13 • *Nao hui* • 150
3E 14 • *Jian liao* • 150
3E 15 • *Tian liao* • 150
3E 16 • *Tian you* • 150
3E 17 • *Yi feng* • 152
3E 18 • *Qi mai, ti mai, zi mai* • 152
3E 19 • *Lu xi* • 152
3E 20 • *Jiao sun* • 152
3E 21 • *Er men* • 152
3E 22 • *Er he liao* • 152
3E 23 • *Si zhu kong* • 152

Du 1 • *Chang qiang* • 162
Du 2 • *Yao shu* • 162
Du 3 • *Yao yang guan* • 162
Du 4 • *Ming men* • 162
Du 5 • *Xuan shu* • 162
Du 6 • *Ji zhong* • 162
Du 7 • *Zhong shu* • 162
Du 8 • *Jin suo* • 162
Du 9 • *Zhi yang* • 162
Du 10 • *Ling tai* • 162
Du 11 • *Shen dao* • 164
Du 12 • *Shen zhu* • 164
Du 13 • *Tao dao* • 164
Du 14 • *Da zhui* • 164
Du 15 • *Ya men* • 164
Du 16 • *Feng fu* • 164
Du 17 • *Nao hu* • 164
Du 18 • *Qiang jian* • 164
Du 19 • *Hou ding* • 164
Du 20 • *Bai hui* • 164
Du 21 • *Qian ding* • 164
Du 22 • *Xin hui* • 164
Du 23 • *Shang xing* • 164
Du 24 • *Shen ting* • 164
Du 25 • *Su liao* • 164
Du 26 • *Shui gou o. ren zhong* • 164
Du 27 • *Dui duan* • 164
Du 28 • *Yin jiao* • 164

Dü 1 • *Shao ze* • 130
Dü 2 • *Qian gu* • 130
Dü 3 • *Hou xi* • 130
Dü 4 • *Wan gu* • 130
Dü 5 • *Yang gu* • 130
Dü 6 • *Yang lao* • 130
Dü 7 • *Zhi zheng* • 130
Dü 8 • *Xiao hai* • 130
Dü 9 • *Jian zhen* • 130
Dü 10 • *Nao shu* • 130

Literatur

Punkte (numerisch)

Punkte *(pinyin)*

Sachregister

Literatur
Punkte (numerisch)
Punkte (*pinyin*)
Sachregister

Literatur

Punkte (numerisch)

Punkte (pinyin)

Sachregister

Sachregister

Literatur
Punkte (numerisch)
Punkte (pinyin)
Sachregister

Literatur
Punkte (numerisch)
Punkte (pinyin)
Sachregister

Literatur
Punkte (numerisch)
Punkte (pinyin)
Sachregister

Literatur
Punkte (numerisch)
Punkte (pinyin)
Sachregister

Literatur
Punkte (numerisch)
Punkte (pinyin)
Sachregister

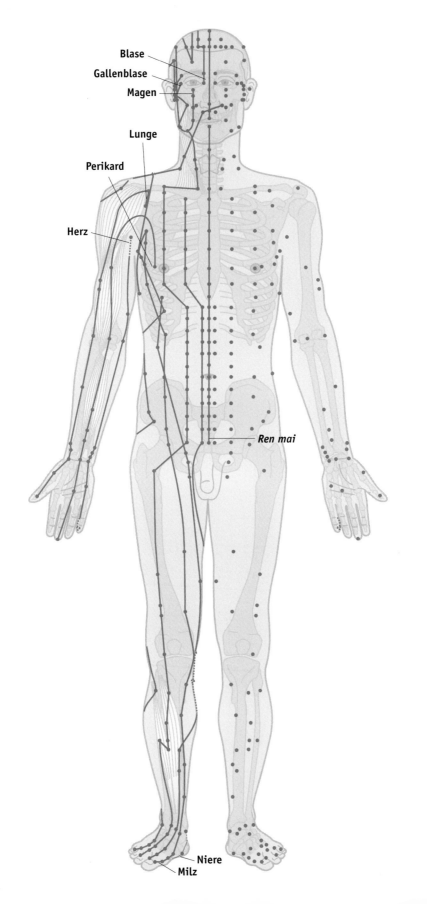

Blase

Gallenblase

Magen

Lunge

Perikard

Herz

Ren mai

Niere

Milz

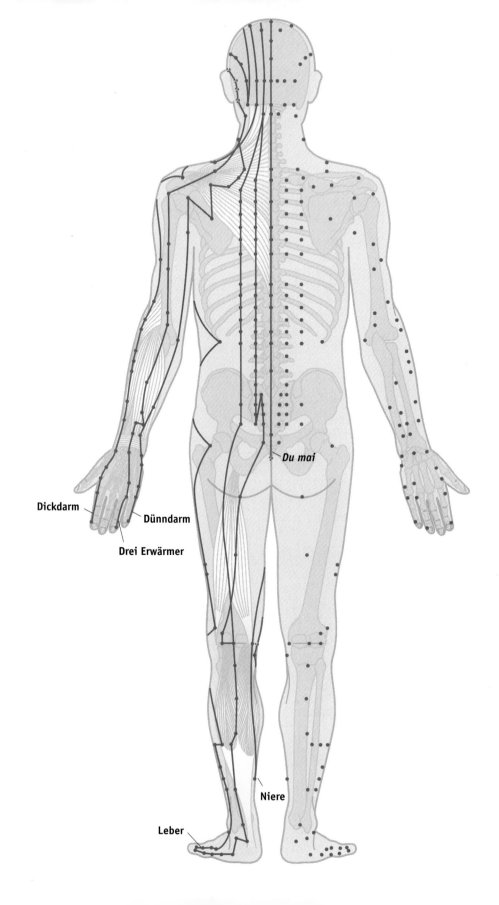

Dickdarm

Dünndarm

Drei Erwärmer

Du mai

Niere

Leber